溃疡性结肠炎

—— 基础研究与临床实践

主编 李明松 朱维铭 陈白莉

高等教育出版社·北京

图书在版编目（CIP）数据

溃疡性结肠炎：基础研究与临床实践 / 李明松，朱维铭，陈白莉主编 . -- 北京：高等教育出版社，2015.3

ISBN 978-7-04-041632-9

Ⅰ. ①溃… Ⅱ. ①李…②朱…③陈… Ⅲ. ①溃疡 - 结肠炎 - 诊疗 Ⅳ. ① R574.62

中国版本图书馆 CIP 数据核字（2014）第 312782 号

| 策划编辑 | 赵晓媛 李光跃 | 责任编辑 | 赵晓媛 李光跃 | 封面设计 | 王 鹏 |
| 责任印制 | 朱学忠 | | | | |

出版发行	高等教育出版社	咨询电话	400-810-0598
社　　址	北京市西城区德外大街4号	网　　址	http://www.hep.edu.cn
邮政编码	100120		http://www.hep.com.cn
印　　刷	北京信彩瑞禾印刷厂	网上订购	http://www.landraco.com
开　　本	787mm×1092mm　1/16		http://www.landraco.com.cn
印　　张	26.25	版　　次	2015 年 3 月第 1 版
字　　数	420千字	印　　次	2015 年 3 月第 1 次印刷
购书热线	010-58581118	定　　价	198.00元

编写人员名单

名誉主编　杨云生　陈旻湖

顾　　问　胡品津　钱家鸣

主　　编　李明松　朱维铭　陈白莉

副 主 编　李初俊　周智洋　叶子茜　陈　烨

编　　者　（以姓氏笔画为序）

王志青　南方医科大学南方医院消化科

王显飞　南方医科大学南方医院消化科

王新颖　南方医科大学南方医院消化科

韦　瑶　南京军区南京总医院普外科

毛　仁　中山大学附属第一医院影像科

毛凯晟　南方医科大学南方医院消化科

叶子茜　中山大学附属第一医院病理科

冯　婷　中山大学附属第一医院消化科

巩兰波　南方医科大学南方医院消化科

朱　薇　南方医科大学南方医院消化科

朱维铭　南京军区南京总医院普外科

任渝棠　南方医科大学南方医院消化科

刘海峰　武警总医院消化科

刘得超　中山大学附属第六医院放射科

李　钏　南方医科大学南方医院消化科

李初俊　中山大学附属第六医院消化科

李明松　南方医科大学南方医院消化科

李夏西　南方医科大学珠江医院重症医学科

吴嘉煖　南方医科大学南方医院消化科

张　强　南方医科大学南方医院消化科
陈　烨　南方医科大学南方医院消化科
陈白莉　中山大学附属第一医院消化科
周智洋　中山大学附属第六医院放射科
郑浩轩　南方医科大学南方医院消化科
饶佩斯　中山大学附属第一医院消化科
顾立立　南京军区南京总医院普外科
顾红祥　南方医科大学南方医院消化科
徐萍萍　中山大学附属第一医院消化科
殷　健　解放军总医院第一附属医院消化科
郭　文　南方医科大学南方医院消化科
龚　伟　南方医科大学南方医院消化科

学术秘书　李　钊　毛凯晟

主编简介

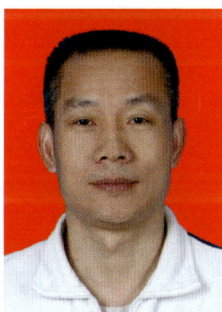

李明松 医学博士，德国肿瘤研究中心博士后，美国国立卫生研究院前研究员，南方医科大学南方医院消化科教授、主任医师。长期从事消化系统疾病诊疗，擅长内镜在消化系统疾病诊疗中的应用。2012年组建并主持炎症性肠病专科门诊和专科病房，在炎症性肠病基础研究和临床实践领域积累了丰富的知识和经验。近年来与美国哈佛大学医学院、约翰霍普金斯大学医学院、耶鲁大学医学院等8所大学保持密切的科研合作，每年派出2~3名研究生在美国从事合作研究、发表SCI论文2~3篇。目前专注于抗炎症性肠病生物药物、抗肿瘤疫苗和分子靶向药物的研发和产业化。

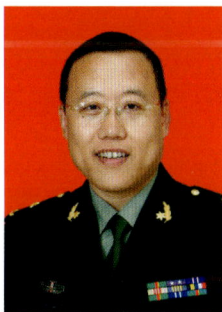

朱维铭 南京军区南京总医院普通外科副主任，南京总医院克罗恩病治疗中心主任，南京大学教授，博士研究生导师。中华医学会外科学分会胃肠学组委员，消化病分会IBD学组核心成员，江苏省医学会营养学组名誉组长，胃肠外科学组副组长，全军普通外科专业委员会常委。以第一、第二贡献者身份获得军队科技进步二等奖、江苏省科技进步一等奖、教育部科技进步一等奖共5项，国家科技进步一等奖"肠功能障碍的治疗"主要完成人之一。首届裘法祖普通外科医学青年奖获得者。

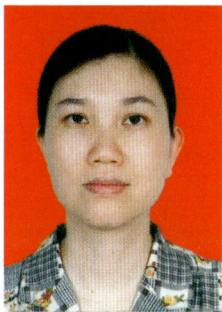

陈白莉 医学博士，中山大学附属第一医院消化科副主任医师。中国炎症性肠病青年俱乐部成员。广东省医学会消化病学分会炎症性肠病学组成员及秘书。广东省医师协会消化内镜学分会委员。主要从事消化内科临床工作10余年，对IBD（CD、UC）及小肠疾病的诊断治疗有较丰富的经验。擅长小肠镜、胶囊内镜及超声内镜。近年主要研究方向为炎症性肠病，特别在炎症性肠病的生物制剂治疗方面做了大量的工作。主持及参与广东省自然科学基金或国家自然科学基金等研究项目7项，在国内外杂志上发表论文30余篇。

序　一

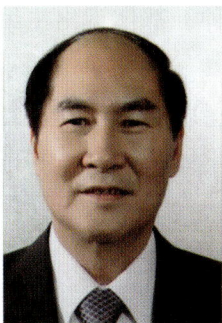

近几十年来，我国经济迅速发展，国人的生活环境和饮食结构随之发生了很大变化，国人的疾病谱也随之发生了明显的改变。以消化系统疾病为例，消化性溃疡、病毒性肝炎和肝硬化等常见病逐渐减少，而以往被视为我国少见病的炎症性肠病的发病率却在不知不觉中增加，逐渐成了消化系统疾病中的常见病。

我国在炎症性肠病的临床实践和研究方面，远比西方发达国家起步晚、基础差。面对这种变化，我国临床医师和研究工作者需要一个学习、实践、研究的向导，需要一个普及和提高的过程。近十多年来，炎症性肠病已成为我国研究的热点，许多医师和研究者为此付出了巨大的努力并做出了杰出的贡献。本书的作者们便是走在前列的佼佼者。他们是我国大型炎症性肠病诊疗中心的技术骨干，有深厚的理论基础、丰富的临床经验和很高的研究水平。他们花了大量心血，决心要出版一套指导临床实践和科学研究、兼顾普及和提高的炎症性肠病的专著。《溃疡性结肠炎——基础研究与临床实践》和《克罗恩病——基础研究与临床实践》两书终于出版了。我乐于为该套著作作序，一是要表达我对作者们学术水平的钦佩之意，二是想与读者们分享读书心得。

我浏览了全书并精读了部分章节，认为该书有如下特点：结构系统、内容全面；表述严谨、准确；既反映了世界水平的最新研究动向，又融入了作者们的临床体会和研究成果；文字简洁、图文并茂；兼具理论性和实用性。例如，病因学一章高度概括了目前基础研究的最新成果；病理学一章是我目前看过的国内有关炎症性肠病病理学诊断最详细、准确而实用的内容；内镜学一章选图准确，图片精美，注释清晰、准确；外科治疗一章浓缩了围手术期处理、手术适应证、手术时机和手术方式的选择等内容，既全面又不失简明，可供内、外科医师做治疗决策时互相沟通之参考。凡此种种，都体现出主编的匠心和作者们的认真与细心。

　　因临床之需，当前国内许多医师、学者学习和研究炎症性肠病的热情很高。相信这两本新书对他们必有帮助。诚意推荐之，是为序。

中山大学附属第六医院消化内科医学部主任

序 二

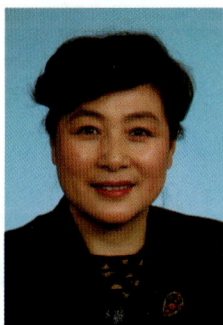

溃疡性结肠炎（UC）和克罗恩病（CD）的总称为炎症性肠病（IBD），它们以惊人步伐将要成为我国消化系统常见病队列中的一员。长期以来，UC 和 CD 的基础和临床的知识和经验主要来自 IBD 高发的欧洲和北美国家。这些知识和经验对我们了解与认识这类疾病是非常有价值的；但是，这些知识和经验毕竟是基于欧洲和北美人群，是否适合中国的 IBD 人群呢？临床医生一直期待一本包含中国人自己科学研究和临床经验的书籍。

近日，有幸应李明松教授的邀请，为《溃疡性结肠炎——基础研究与临床实践》和《克罗恩病——基础研究与临床实践》撰写序言。在先睹为快之余，我认为我有足够的理由向大家推荐这套 IBD 专著。

首先，这套专著的作者为来自我国大型 IBD 诊疗中心的中青年技术骨干，他们是治疗 UC 和 CD 的一线的医生和学者，在 IBD 的基础和临床领域均积累了丰富的理论知识和实践经验。

其次，这套专著基于目前全球有关 UC 和 CD 最新的基础和临床研究成果，最重要的是结合了他们自己丰富的理论知识和临床经验，从基础到临床，全面、系统地介绍了 UC 和 CD，书籍中病因学、病理学、内镜学、内科治疗、内镜治疗和外科治疗这几部分，内容丰富精彩，文字简明扼要，更有作者近年积累的大量消化内镜、影像和组织病理学经典图片，清晰、准确地展示了 UC 和 CD 的特征和特点。对于广大临床医生、从事

IBD 科研的学者及研究生深入了解 UC 和 CD 是一不可或缺的书籍。

　　作为本套专著的顾问，我和大家一样期待这套专著的问世，相信它们不仅有利于在我国普及 UC 和 CD 的基础知识和临床经验，而且对于提高我国 UC 和 CD 的基础和临床研究水平无疑也是有益的。

中国医师协会消化专业委员会会长
中华医学会消化病学会炎症性肠病学组组长
北京协和医院消化科主任

序 三

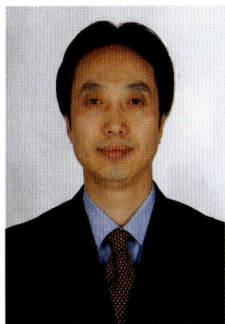

溃疡性结肠炎（UC）是消化系一种经典的疾病。正如李明松教授等主编的这部新著《溃疡性结肠炎——基础研究与临床实践》所述，UC 多发于欧美等西方发达国家，改革开放以前我国 UC 少见，曾被认为是西方或白人的疾病。但近年我国 UC 的发病率逐年升高，并有继续升高的趋势，渐成为我国消化系统常见病和多发病，这种变化已引起世界范围的广泛关注和重视。

本书的作者们是长期工作在第一线的临床专家，具有丰富的经验和研究基础。本书内容丰富，系统、全面地论述了 UC 的基础和临床研究进展，体现了很高的学术水平和实践经验，对临床医生和研究者认识本病具有指导作用，对临床工作具有很好的参考价值。

鉴于我国 UC 专著有限，该病发病在我国迅速增加，李明松教授等组织编写的这部新著非常及时，对我国 UC 的研究和临床诊治等将起到重要的推动作用。

本人有幸先读，颇感收益，愿与广大读者共同学习、结合实践，提高我国对 UC 的研究和诊治水平。

解放军总医院消化病中心主任、主任医师、教授

亚太消化内镜培训中心主任（北京）

亚太消化病学会常务理事

中华消化病学院院长

中华医学会消化病学分会主任委员

序 四

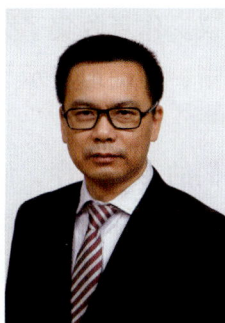

炎症性肠病已经成为消化内科常见的疾病之一。由于本病病因未明，病程迁延，累积并发症发生率高，部分病人可能致残，影响病人的生存质量，对患者家庭也是一个不小的负担。目前对本病的诊断缺乏特异方法，治疗上也没有一劳永逸的特殊措施，加上本病病程中易出现各种各样并发症，需要多学科合作才能给患者提供合理有效的诊疗方案。可以说，炎症性肠病是消化科最具挑战性的疾病之一。我国消化学界对炎症性肠病的重视只有最近几年的时间，虽然有的单位已经积累了不少的病例并取得了一定的临床经验，但与欧美卓越炎症性肠病诊疗中心的诊治水平尚有不小距离，很多基层医院的医生对本病的认识还处于初级阶段。可以说我国消化学界对炎症性肠病的诊治、研究及培训任重道远，我们需要理论与经验的积累。

李明松、朱维铭及陈白莉三位教授编写了《溃疡性结肠炎——基础研究与临床实践》和《克罗恩病——基础研究与临床实践》两本炎症性肠病专著，这两本专著的作者均为工作在炎症性肠病临床第一线的中青年骨干，近年来在溃疡性结肠炎和克罗恩病的基础和临床工作中做了大量的工作，积累了丰富的理论知识和临床经验，也经常参加国内外学术交流，掌握本领域最新的学术动态。两本专著全面、系统地阐述了溃疡性结肠炎和克罗恩病的流行病学、病因学、病理学、内镜学、影像学以及实验室检查技术和方法，并以此为基础，对溃疡性结肠炎和克罗恩病的诊断、鉴别诊断、内科治疗、内镜治疗、外科治疗、营养治疗和心理治疗进行了充分的探讨，同时，对溃疡性结肠炎和克罗恩病及其治疗与生育和机会性感染的相关性进行了深入的分析；此外，还对儿童溃疡性结肠炎和克罗恩病的特点以及溃疡性结肠炎和克罗恩病的预后、随访和肠道癌变的监测给予了详细的说明，并对提高溃疡性结肠炎和克罗恩病患者的生活质量提出了建设性的建议。作者收集了大量的消化内镜、影像及病理组织学图片，清晰、准确地展示了溃疡性结肠炎和克罗恩病的特征。

感谢作者们的盛情邀请为他们的专著作序，使得我能够对这两本专著先睹为快。我认为这是炎症性肠病领域两本不可多得的参考书，特向对溃疡性结肠炎和克罗恩病的基础和临床有兴趣的同仁们推荐，相信各位阅读之后定会受益匪浅。

中华医学会消化病学分会候任主任委员
中山大学附属第一医院消化科教授、首席专家

前　言

炎症性肠病（inflammatory bowel disease，IBD），包括溃疡性结肠炎（ulcerative colitis，UC）和克罗恩病（Crohn's disease，CD），原本在我国少见，但近 20 年来，由于人们饮食习惯、生活节奏及环境的改变，我国 UC 和 CD 的发病率逐渐升高，目前已成为我国消化系统常见病。更重要的是，这两种疾病均为终身性疾病，具有致残性，患者、家庭和社会均要长期承担巨大的痛苦和经济负担。因此，UC 和 CD 不仅是一个医学难题，而且也是一个社会问题。

由于 UC 和 CD 在欧洲和北美洲高发，近一个世纪以来，他们在 UC 和 CD 的基础研究和临床实践领域均开展了大量卓有成效的工作，积累了丰富的知识、方法、技术和经验，为全球 UC 和 CD 的基础研究和临床实践带来了曙光。

近 10 年来，面对我国 UC 和 CD 的严峻形势，我国医学界在 UC 和 CD 的基础研究和临床实践领域也逐步开展了大量开创性的工作。

南方医科大学南方医院消化科作为国家教育部重点学科、国家卫生和计划生育委员会重点专科，在全科大力支持和协助下，由李明松教授牵头，于 2012 年成立了 IBD 专科门诊和专科病房，对 UC 和 CD 实施了规范化和系统性的诊断和治疗，并开展了一系列基础和临床研究，尤其是将消化内镜及其相关的染色、放大和超声技术广泛应用于 IBD 的诊断和治疗。近 3 年来，共收治了近 3 000 人次 UC 和 CD 患者，除个别患者外，绝大部分 UC 和 CD 患者均治疗成功。

中山大学附属第一医院消化科在陈旻湖院长的直接领导和

参与下，以曾志荣主任、何瑶教授和陈白莉教授为代表的一大批中青年骨干对 IBD 的基础研究和临床实践开展了大量开拓性的工作，积累了丰富的理论知识和实践经验。

中山大学附属第六医院消化科在我国著名 IBD 专家胡品津教授的组织下，多年来在国内率先开展了大量有关 IBD 的基础和临床研究，并以高翔教授、李初俊教授、周智洋教授和吴小剑教授为核心，成立了基于多学科协作的 IBD 诊疗中心，为 IBD 的诊断和治疗确立了典范。

南京军区南京总医院普通外科研究所作为国家级重点学科和重点实验室，在朱维铭教授的带领下，在 IBD 的手术治疗、围术期治疗及营养治疗领域进行了不懈的探索，为改善 IBD 患者的生活质量付出了巨大的努力，并取得了丰硕的成果。

但是，由于 UC 和 CD 的复杂性远远超出我们的想象，在 UC 和 CD 的基础研究和临床实践领域，我们仍然缺乏足够的知识、方法、技术、经验和相关的体系来满足目前日益增多的 UC 和 CD 患者的需要，而 UC 和 CD 患者对高品质生活的渴望正是我们的追求。

为此，作为长期战斗在抗 UC 和 CD 一线的我们，在总结了我们多年有关 UC 和 CD 基础研究和临床实践经验的基础上，基于目前有关 UC 和 CD 的基础研究和临床实践的最新成果，集体编写了《溃疡性结肠炎——基础研究与临床实践》和《克罗恩病——基础研究与临床实践》这两本书。希望这两本书能够为我国 UC 和 CD 的基础研究和临床实践取得长足进步助一臂之力，更重要的是有助于改善 UC 和 CD 患者的预后、提高 UC 和 CD 患者的生活质量。

本书在编写过程中，得到了众多专家的指导和同行的帮助，在此深表谢意。尤其要感谢的是我国著名的 IBD 专家胡品津教授、钱家鸣教授、杨云生教授和陈旻湖教授对本书的编写给予了许多具体的指导和中肯的建议，并热情为本书作序；曾志荣主任花费了大量宝贵的时间对本套书进行了修改和校对；刘思德主任和智发朝所长为本套书的顺利出版和发行提供了强有力的支持。

　　尽管我们已竭尽全力，但毫无疑问，书中一定有不妥之处，恳请各位斧正。

2014 年 12 月 16 日

目 录 | CONTENTS

第一章

概　述

1875 年，Willks 和 Moxon 首先描述了一种病因不明确、临床表现为腹痛、黏液脓血便及里急后重、病变主要累及直肠和邻近结肠的慢性非特异性炎症性肠道疾病。

1903 年，Willks 和 Boas 在进一步总结的基础上将上述疾病命名为溃疡性结肠炎（ulcerative colitis，UC）。

1973 年，世界卫生组织（WHO）医学科学国际组织委员会将该病正式命名为溃疡性结肠炎（ulcerative colitis，UC）。

由于 UC 和克罗恩病（Crohn's disease，CD）均以肠道炎症性病变为主，UC 和 CD 合称为炎症性肠病（inflammatory bowel disease，IBD）。

目前认为，UC 是具有易感基因的人群在多种环境因素的共同作用下，肠道及机体免疫系统产生持续的、不可逆转的、过激的免疫应答，从而损伤消化道。虽然 UC 与易感基因相关，具有遗传倾向，但 UC 不是遗传性疾病，同时，环境因素可能在 UC 的发生和发展中起更重要的作用。

UC 多发于欧美等西方发达国家，并被认为与西方生活方式密切相关。改革开放以前我国 UC 少见，但近年我国 UC 的发病率逐年明显升高，并有继续升高的趋势，目前已成为我国消化系统常见病，其中可能的主要原因是逐渐西化的饮食和生活方式。

UC 病变主要波及直肠和结肠的黏膜和黏膜下层，临床表现为腹痛、腹泻、黏液脓血便和里急后重。UC 患者病情轻重不等，多呈反复发作的慢性病程，常有肠外表现及全身症状。

UC 的诊断没有金标准，应根据临床表现、消化内镜、病理学、影像学和实验室检查结果进行综合判断。结肠镜所见具有特征性：自邻近肛门的直肠开始的连续性和弥漫性病变，可表现为充血、水肿、糜烂及溃疡，反复发作的 UC 可有炎性息肉及肠管狭窄。结肠镜检查及其相关的染色、放大和超声技术不仅对 UC 有诊断和鉴别诊断价值，而且在 UC 的随访、癌变监测及治疗中发挥重要作用。

UC 的治疗方案应根据患者的具体病情制订，包括：起病类型、发病年龄、病变部位、病变范围、活动度、并发症、既往治疗方案及患者对治疗的应答，力求治疗方案兼有规范化和个性化。

UC 治疗的一线药物是氨基水杨酸制剂，大部分轻度及中度 UC 患者对此均有良好的应答。对氨基水杨酸制剂应答较差或无应答者应考虑予糖皮质激素（glucocorticoids，GCS）、免疫抑制剂或生物制剂治疗。

对于难治性 UC，应在详细分析原因的基础上制订更加合理的治疗方案，包括营养治疗和心理治疗在内的综合治疗常有更好的疗效，必要时应及时考虑和实施手术治疗。

所有重症 UC 患者都应该住院接受系统治疗，并应该在多学科协作的基础上，采取以足量和足疗程静脉 GCS 为主的综合治疗。当足量和足疗程静脉 GCS 治疗无效时，应及时转换治疗方案，包括内科拯救治疗和外科手术治疗。适时的外科手术治疗能够减少患者手术风险，拯救患者生命。但是，即使是手术治疗也不能治愈 UC 以及阻止 UC 复发。

UC 的病程包括活动期和缓解期，UC 缓解期的维持缓解治疗与活动期的诱导缓解治疗同样重要。当 UC 由活动期进入缓解期后，治疗方案应立即由诱导缓解治疗转换为维持缓解治疗。UC 是否进入缓解期的客观依据是内镜下肠道黏膜是否愈合。维持缓解治疗的主要药物为氨基水杨酸制剂，可长期或终身进行，不仅能够维持长期缓解，而且能够减少继发的肠道癌变。

由于 UC 患者常合并不同程度的营养不良，营养治疗是 UC 治疗的重要内容之一。

建立基于多学科协作的 IBD 诊疗中心，实施包括内科治疗、外科治疗、营养治疗和心理治疗在内的综合治疗常能明显增强疗效，改善 UC 患者生活质量，因而有重要临床价值。

UC 患者对治疗的依从性对疗效有明显的影响，甚至决定治疗的成败。

UC 患者的院外治疗和生活管理对治疗的成败同样具有重要影响。

由于 UC 的病程具有慢性和反复发作的特点，慢性炎症的长期存在会诱发消化道黏膜癌变。因此，应对 UC 患者进行随访和癌症监测，争取及时发现癌前病变和早期癌症，并给予积极治疗。其中，内镜治疗是高级别异型增生和黏膜内癌的首选，必要时追加外科手术治疗。

UC 为慢性复发性疾病，目前无法治愈。随着病程的进展，部分 UC 患者会出现肠道结构和功能障碍，并最终需要手术治疗。同时，随着 UC 病程的延长，部分患者会发生肠道癌变。因此，UC 的治疗迄今仍然面临严峻的挑战。

但是，随着对 UC 的发生和发展机制的进一步了解、治疗 UC 的临床经验逐渐积累及新一代治疗 UC 的药物（尤其是新一代生物蛋白药物）的不断开发和应用，UC 的临床治疗已经显现出曙光。

（李明松）

第二章
流 行 病 学

UC 在全球范围内的发病率总体呈增高趋势，但在全球不同地区其发病率和患病率有明显不同。北美、西欧及日本等发达国家 UC 发病率最高，在南半球及东方发展中国家，UC 发病率和患病率较低。

第一节　发达国家 UC 流行病学

一、发病率和患病率

在欧洲，因地域不同 UC 发病率差异明显。欧洲 UC 平均发病率为 10.4 人 /（10 万人·年），其中北欧发病率最高。大量临床研究显示，近 20 年来北欧发病率为（4~16）人 /（10 万人·年），患病率为（20~240）人 /（10 万人·年）；英国的患病率为 269 人 /（10 万人·年）；冰岛的发病率为 16.5 人 /（10 万人·年）；挪威的发病率为（11.7~18.6）人 /（10 万人·年）；丹麦北部日德兰半岛统计资料显示，1978—2002 年，该地区女性发病率从 8.3 人 /（10 万人·年）增加到 17.0 人 /（10 万人·年），男性发病率从 7.7 人 /（10 万人·年）增加到 16.7 人 /（10 万人·年）。

在南欧，西班牙 UC 发病率为（4~7.5）人 /（10 万人·年），意大利 UC 发病率为 5.0 人 /（10 万人·年），其他南欧国家 UC 的发病率也类似，但均低于北欧国家。

源于东欧的统计数据少见。罗马尼亚一多中心前瞻性研究表明，UC 发病率为 0.97 人 /（10 万人·年），患病率为 2.42 人 /（10 万人·年）。匈牙利的调查报道 UC 有增多趋势，其发病率从 1997 年的 1.6 人 /（10 万人·年）增加到 2001 年的 11.0 人 /（10 万人·年），患病率从 1991 年末的 59.2 人 /（10 万人·年）增加到 2001 年末的 142.6 人 /（10 万人·年）。在克罗地亚也有相同的趋势。但在其他国家如捷克、波兰等报道的 UC 发病率与患病率仍很低。

在北美洲，UC 发病率也有地区差异，北方的发病率较南方高。1998—2000 年，加拿大 UC 平均发病率为（9.9～19.5）人 /（10 万人·年），2000 年统计的患病率为（162～249）人 /（10 万人·年）。而在美国，1993 年统计的患病率为 229 人 /（10 万人·年），每年报道大约有 3 万新增病例数，而且其北部 UC 的发病率更高。

澳大利亚 UC 近年来多见，已达到其他发达工业国家的发病率，2007—2008 年发病率约为 17.4 人 /（10 万人·年）。

UC 在日本的发病率在 1974 年是 5 人 /（10 万人·年），1991 年上升到 20 人 /（10 万人·年）。韩国在 1986 至 2005 年间发病率由 0.07 人 /（10 万人·年）升至 1.68 人 /（10 万人·年），上升了约 23 倍。以色列基布兹的 UC 发病率为 5.04 人 /（10 万人·年）。

虽然欧美等 UC 高发地区总的发病率呈增高趋势，但近年这种趋势已明显趋缓。

二、年龄及性别

在西方国家，UC 的发病率呈双峰趋势，发病最高峰为 15～30 岁，其次为 50～70 岁。尽管 UC 在儿童中不常见，但最近的研究证实儿童及青少年 UC 患者数量已大量增加。例如近年来在苏格兰发现 16 岁以下 UC 发病率显著增加：由 1990—1995 的 1.59 人 /（10 万人·年）[95% 可信区间（CI）：1.28～1.94]增加到 2003—2008 的 2.06 人 /（10 万人·年）（95% CI：1.70～2.47，P=0.023）。Pant 等报道美国在 2000—2009 年 UC 儿童患者住院人数从 4 171 增加到 7 127。Lindberg 等研究表明 UC 青春期发病率高于童年时期，且其发病率在 11～15 岁升高明显，但其在 10 岁以下的发病率一直保持稳定。

大部分的研究表明，在西方国家，UC 在男性的发病率较高。过去意大利的调查人员指出参与胰岛素信号转导的一种酶的多态性（胞质内小分子蛋白酪氨酸磷酸酶）会增加女性 CD 及男性 UC 的发病倾向。然而，与现有的研究相反，其他科学家发现 UC 女性的发病率较高。最近在一篇包含了 35 404 名 IBD 患者的文献中，Betteridge 等报道了 UC 患者女性的发病率为男性的 1.35 倍（95% CI：1.32 ~ 1.39）。

三、遗传因素

家族史是 IBD 最重要的独立危险因素。UC 患者直系亲属的发病风险是最高的：西方国家 5.7% ~ 15.5% 的 UC 患者有直系亲属家族史；在澳大利亚，17% 的 UC 患者有家族史；据报道同卵双胞胎中 UC 同时发病的概率为 6% ~ 13%。另外，犹太人比其他种族的人 UC 发病率高 3 ~ 5 倍，表明这其中有着其他基因相关性。然而，目前种族差异正在缩小，意味着环境是导致 UC 发生的更重要的因素。

四、环境因素

发达国家 UC 的发病率比发展中国家高，而城镇地区比农村地区高，这些可以部分归因于发达国家的卫生保健工作及医疗记录比欠发达国家的更完善健全。工业化国家的卫生条件改善可能导致居民自幼接触肠道感染的概率降低，从而抑制了黏膜免疫系统的成熟，导致将来在接触感染性微生物时免疫反应不完全。城市寄生虫感染率较低、抗生素使用率较高与城市 UC 发病率较农村高也有关系，寄生虫可以通过调节机体主动免疫细胞的功能，起到抑制炎症的作用，而抗生素的使用可能会改变肠道菌群。IBD 的基因易感人群可能在幼年时期更易发生肠道感染，更需要频繁使用抗生素。汽车尾气和工业废气也是 UC 的风险因素。

一些环境因素在 UC 的发病过程中起着诱发或保护作用，其中吸烟与发病的相关性最大。有 meta 分析表明与不吸烟相比，吸烟对 UC 起保护作用［优势比（OR）=0.58，95% CI：0.45 ~ 0.75］。UC 患者中，吸烟者肠道炎症比不吸烟者更轻，而戒烟者的疾病活动性明显增加。在亚洲，UC 患者中有 6% 有吸烟史，而在澳大利亚，该比例为 8%。

另外，与不饮酒的人群相比，少量饮酒者和酗酒者 UC 的发病风险更高（少量饮酒者：OR=1.264，95 % CI：1.073 ~ 1.490，P=0.005；酗酒者：OR=1.453，95 % CI：1.122 ~ 1.882，P=0.005）。但饮酒伴随吸烟时，吸烟的保护作用就会被抵消。

一项多变量分析表明，饮用管道自来水是 UC 的保护因素（OR=0.424，95 % CI：0.302 ~ 0.594，$P < 0.001$）。另外，与不饮或少饮茶的人群相比，大量摄入茶似乎对 UC 的病程进展起保护作用（OR=0.738，95 % CI：0.591 ~ 0.922，P=0.007）。其他潜在的危险因素包括经常处于应激状态（OR=1.981，95 % CI：1.447 ~ 2.711，$P < 0.001$）、摄入辛辣的食物（少量摄入：OR=3.329，95 % CI：2.282 ~ 4.857，$P < 0.001$，大量摄入：OR=3.979，95 % CI：2.700 ~ 5.863，$P < 0.001$）以及过量糖摄入（OR=1.632，95 % CI：1.156 ~ 2.305，$P < 0.001$）。

反式不饱和脂肪酸摄入与 UC 发病率增高有关，却与 CD 无关，可能与肿瘤坏死因子 $-\alpha$（TNF-α）、TNF 受体、C 反应蛋白（CRP）及白介素 -6（IL-6）的水平提高有关。另外，摄入反式不饱和脂肪酸与可溶性黏附受体表达水平增加有关，后者是内皮功能失调的标志，也与 IBD 的发病机制相关。

长链 $\omega-3$ 脂肪酸（如二十二碳五烯酸、EPA 和 DHA）的摄入与 UC 发病风险呈负相关，可能的机制为：①长链脂肪酸可以作为竞争性底物，抑制花生四烯酸转变为类花生酸，继而降低黏膜白三烯 B4 的水平。②长链脂肪酸可以影响细胞膜结构，抑制 TLR-4 的聚合及活化，TLR-4 对于介导肠道炎症起重要作用。③长链脂肪酸会抑制血管黏附因子的表达。④长链脂肪酸还能通过抑制 T 淋巴细胞增殖和抗原表达，并结合作为调节 PPAR γ 介导 NF-κB 活化的脂质调节器的核受体，调节适应性免疫反应。但是，研究发现摄入牛奶、蔬菜和肉类食物对于 UC 发病无明显影响。

五、既往史

研究发现既往的胃肠道感染史（如沙门菌，志贺菌，弯曲杆菌等）可使 UC 的发病率增加 2 倍，原因可能是急性肠道感染会改变肠道菌群，继而诱发基因易感人群的肠道慢性炎症。相对于健康人群，更多的 UC 患者有感染性腹泻病史，比例分别为 9.3% 与 14.1%（OR=1.610，95 % CI：1.256 ~ 2.064，$P < 0.001$）。

阑尾切除术能预防 UC 发生，但该作用仅限于在 20 岁前患过急性阑尾炎的人群。一项 meta 分析表明，阑尾切除术降低了 UC 69% 的发病率（OR=0.31，95% CI：0.25~0.38），阑尾切除术曾被用于治疗 UC。尽管有几项回顾性研究曾假设 UC 的发生具有季节性，实际上，它们之间的联系相当小。

研究发现非甾体类抗炎药（non-steroidal anti-inflammatory drugs，NSAIDS）的应用与 UC 的初发与复发存在一定的流行病学相关性；口服避孕药与 UC 的发生则有较明显的相关性；母乳对 UC 的进展起保护作用（OR=0.56，95% CI：0.38~0.81），但仅限于母乳喂养期长于 3 个月。一项包含 14 例的 meta 分析表明母乳喂养对 UC 的进展起保护作用（OR=0.615，95% CI：0.44~0.84）是因为接受母乳喂养的婴儿肠道内益生菌的浓度比厌氧菌高。

较多的研究表明紧张和压力等精神心理因素与 UC 存在一定的相关性，但紧张和压力是 UC 的诱因，还是由 UC 病情反复发作所致目前尚无明确的结论。也有类似的研究认为心理压力与 UC 的发作或缓解没有关联。

肥胖患者的脂肪细胞肥大会导致炎症因子的释放，这些炎症因子在 IBD 患者的血液内也同样表达增加。肥胖也与肠道炎症及渗透性相关的因子增加有关。同时，近来研究表明肥胖和代谢综合征可能对肠道微生态改变有显著影响，后者的变化与 UC 发病相关。

六、社会经济学因素

大量研究显示，社会经济学因素是影响 UC 发病率的重要因素之一，工业化越发达的国家 UC 发病率越高，且此病易发生于社会经济和教育水平较高的群体中，即白领阶层的人群较蓝领阶层人群的发病率高，常见于从事行政管理、文秘及教师等久坐的户内工作者，而农民和建筑工人则发病率较低。

七、疾病特征

UC 最常见的临床表现为腹泻、便血及粪便中带黏液，而确诊前症状持续时间的中位数为 13 个月，25.8% 的 UC 患者有肠外表现，其中 9.7% 的患者表现为口腔溃疡，12.9% 的患者表现为关节痛。

第二节　发展中国家 UC 流行病学

一、发病率和患病率

传统上认为，除日本、韩国和澳大利亚以外的亚洲是 UC 发病率较低的地区，但近年来文献报道亚太地区随着社会经济的不断发展，其发病率逐年升高，西方化的生活方式和环境恶化被认为是 UC 在亚洲发病率上升的主要诱发因素。黎巴嫩 UC 的发病率为 4.1 人 /（10 万人·年）。在印度旁遮普地区，UC 的患病率为 44.3 人 /（10 万人·年），发病率为 6.02 人 /（10 万人·年）。

在南美洲，UC 的患病率也明显低于欧洲和北美。一项研究发现波多黎各 UC 的患病率为 12.53 人 /（10 万人·年）。在巴西东南部 UC 的患病率也有所上升，从 2001—2005 年，平均患病率约为 14.81 人 /（10 万人·年）。大洋洲和非洲关于 UC 的报道少见。既往在苏丹 UC 被认为是罕见的疾病，但 1990—2001 年，苏丹人确诊 UC 病例已达 73 例。

二、年龄及性别

大部分研究表明，在西方国家，UC 在男性的发病率较高，而在亚洲，UC 的男女发病率几乎相同。而且在亚洲国家，发病高峰为 20～39 岁，并没有发现明显的第二发病高峰。

三、遗传因素

亚洲国家中，约 3.4% 的 IBD 患者有家族史。伊朗的一项病例对照研究发现，等位基因 *C3435-T* 与 UC 有显著关系（*P*=0.001），该基因的纯合子（T/T）及杂合子（C/T）的表达水平比对照组显著增高（分别为 *P*=0.041 及 *P*=0.044）。*MDR1* 基因通过 P- 糖蛋白表达减少产生多态性基因 *C3435-T*，与 UC 的发生相关。这些结果在中国及马来西亚患者中也有发现。中国和马来西亚患者中，*C* 等位基因的表达水平比印度患者要高（分别为：*OR*=0.46，95% CI：0.39～0.53；*OR*=0.48，95% CI：0.42～0.55，以及 *OR*=0.38，95%

CI：0.31 ~ 0.45 ）。

Lankarani 等在 2006 年通过病例对照研究评价了 *CTLA–4* 基因与伊朗 UC 的关系，发现 *CTLA–4* 在伊朗人群中的多态性与 UC 没有相关性。但是，在中国，*CTLA–4* 与 UC 有着显著联系。在日本患者中也有相同的联系。似乎在东亚国家的 UC 患者与伊朗的 UC 患者之间，*CTLA–4* 基因多态性与 UC 的相关性存在明显不同。在另一项病例对照研究中，发现了 UC 患者与对照人群之间 2 个 TGF–β1 启动子基因 *–800 G > A* 及 *–509 C < T* 的表达程度存在显著差异。

四、环境因素

发展中国家 UC 的发病率比发达国家低，而城镇地区比农村地区高。这些发现部分归因于发展中国家的卫生保健工作及医疗记录较发达国家欠完善健全。同时，发展中国家工业化程度较发达国家低，环境污染程度较发达国家轻。此外，在亚洲，UC 患者中只有 6% 有吸烟史，低于发达国家平均水平。

五、既往史

既往有感染性腹泻病史可使 UC 的发病率增高。发展中国家哺乳期较发达国家长，且肥胖和代谢综合征患病率随着社会经济的进步而逐年增高，但仍低于发达国家水平，这也可能与 UC 发病率较低有关。

六、社会经济学因素

大量研究显示，发展中国家工业化越发达的地区 UC 发病率越高，且 UC 也好发于社会经济和教育水平较高的群体中。据统计，发展中国家白领阶层人群 UC 发病率高于蓝领阶层，亦常见于行政管理、文秘等久坐的工作者，而农民和建筑工人则发病率较低。

七、疾病特征

亚洲发展中国家人群与澳大利亚人群相比，UC 的发病部位相似，其中直肠型 UC 分别为 37% 与 32%，左半结肠型分别 32% 与 27%，全结肠型分别 31% 与 41%。

在亚洲发展中国家，IBD 患者累及眼、关节、皮肤以及患强直性脊柱炎和原发性硬化性胆管炎（primary sclerosing cholangitis，PSC）的比例分别为 2%、15%、4%、4% 及 1%。

第三节　中国 UC 流行病学

UC 的发病率有明显的地域差异已成共识。一般认为西欧和北美地区 UC 发病率较高，除澳大利亚、日本和韩国以外的亚洲地区和拉丁美洲发病率较低。

我国 UC 的发病率及患病率大大低于欧美国家，同时也明显低于韩国和日本。但是，由于生活环境的改变，尤其是饮食结构和生活习惯的改变，近年呈明显升高趋势。

一、发病率和患病率

在中国香港地区，UC 的发病率在 1986 至 2006 间上升了约 6 倍［由 0.3 人 /（10 万人·年）升至 1.8 人 /（10 万人·年）］。在中国台湾地区，UC 的发病率在 1998 至 2008 年间上升了约 10 倍［由 0.72 人 /（10 万人·年）升至 7.05 人 /（10 万人·年）］。

UC 过去在中国内地较少见，但近年来已经有越来越多的病例报道。从 1981—1990 年间的 2 506 例增加到 1991—2000 年间的 7 512 例，最近 10 年诊断的 UC 病例数目是过去 10 年的 3.8 倍。近 15 年，文献报道中国 UC 病例数为 143 511 例，其患病率约为 11.6 人 /（10 万人·年）。南方医院消化科未发表的数据显示 UC 的发病率有更大的提高（图 2-1，图 2-2）。由于在过去的 10 年中，中国人的营养状况、生活环境和生活方式的确发生了很大的变化，且遗传因素很难在 10 年中发生显著的变化，所以中国 UC 发病率显著增加可能与环境因素的变化更加密切相关。

2013 年，胡品津等在广东省中山市进行的 IBD 流行病学调查显示，新发 IBD 患者 48 例中，UC 31 例，CD 17 例，年龄标准化后 IBD 发病率为 3.14 人 /（10 万人·年），其中 UC 发病率为 2.05 人 /（10 万人·年），CD 发病率为 1.09 人 /（10 万人·年）。

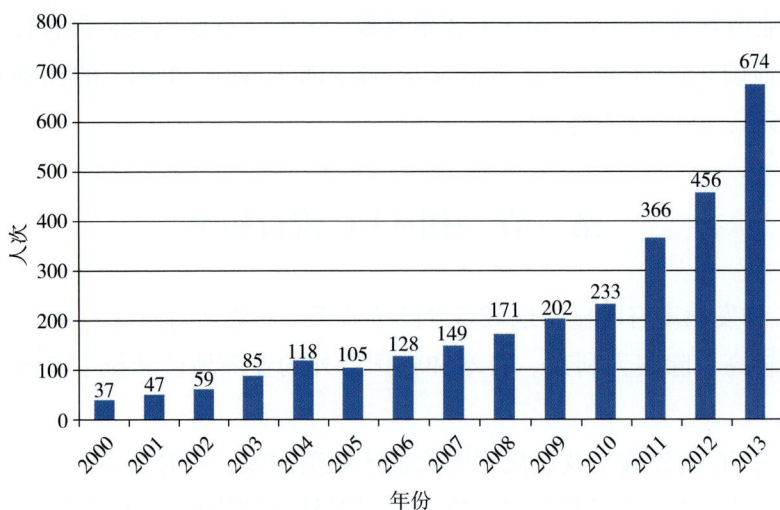

■ 图 2-1 2000—2013 年南方医院消化科年住院 IBD 患者人次

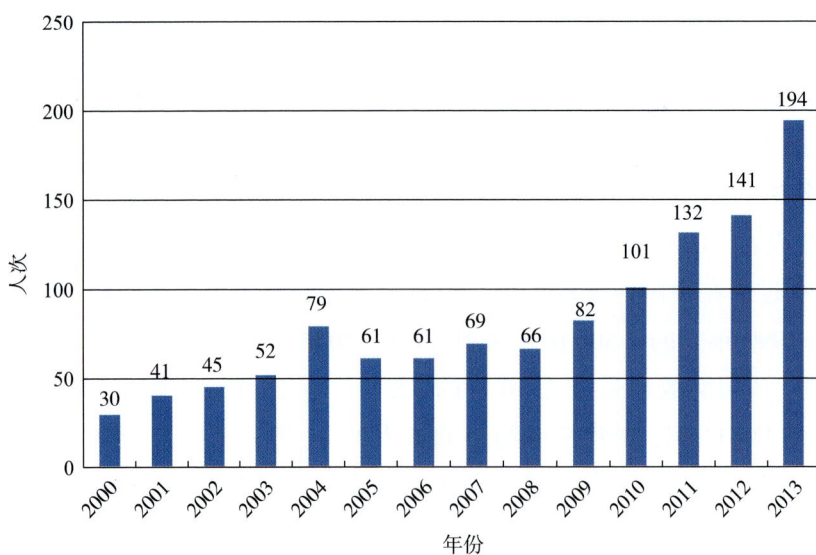

■ 图 2-2 2000—2013 年南方医院消化科年住院 UC 患者人次

2014 年，钱家鸣等在黑龙江省大庆市进行的流行病学调查发现 27 例 IBD 患者中，25 例为 UC，2 例为 CD，年龄标准化后 IBD 发病率为 1.77 人 / （10 万人·年），UC 发病率为 1.64 人 / （10 万人·年），CD 发病率为 0.13 人 / （10 万人·年）。

上述流行病学调查显示，中国 UC 和 CD 的发病率虽然明显升高，但仍明显低于欧美，同时，中国 UC 的发病率要明显高于 CD，尤其是在中国北方，绝大多数 IBD 表现为 UC。

二、年龄及性别

我国较早的临床资料显示，UC 好发于 30~49 岁的人群，但任何年龄均可发病（6~80 岁均有报道），平均发病年龄是 40.7 岁，较西方国家高发年龄在 30 岁要相对较大。男女发病比例大致相等。

2013 年胡品津等在广东省中山市进行的 IBD 流行病学调查显示，新发的 31 例 UC 患者中，男女比例为 19（61.3%）：12（38.7%），百分比为 1.58/1，男性 UC 明显多于女性；确诊时的平均年龄为 40.6 岁（14~73 岁），明显高于西方国家。

2014 年钱家鸣等在黑龙江大庆市进行的流行病学调查发现 25 例 UC 中，男女比例为 13（52%）：12（48%），表明中国北方 UC 的发病率在性别中无明显差异；确诊时平均年龄为 48 岁，也明显高于西方国家。

三、遗传因素

济南军区总医院的 270 例患者中，有来自 2 个家庭的 4 例患者（1.48%）有家族史。

2013 年胡品津等在广东省中山市进行的 IBD 流行病学调查显示，新发的 31 例 UC 中，均未见有家族史。

2014 年钱家鸣等在黑龙江大庆市进行的流行病学调查显示在 25 例 UC 患者中均未发现有家族史。

上述资料表明，在中国，有家族史的 UC 患者明显少于西方国家。这种差异的原因目前还不明确，可能与缺乏大量的临床资料有关。

但是，与西欧和北美不同的是，中国的 UC 与 *CTLA-4* 基因有着密切的相关性。

四、环境因素

随着工业化进程的加速，我国部分地区，尤其是工业化程度较高的东南沿海地区环境污染程度较高，这可能导致该地区 UC 发病率较高。

国外资料显示，吸烟是 UC 重要的环境相关因子，吸烟人群 UC 发病率、复发率及手术率明显低于非吸烟人群，表明吸烟对 UC 有明显的保护作用。国内过去不多的相关资料显示二者之间无显著负相关，但以前吸烟的患者，如果在发病后戒烟，则较不戒烟者更容易复发。

2013 年胡品津等在广东省中山市进行的一项 IBD 流行病学调查显示，新发的 UC 31 例中，27 例从不吸烟，3 例发生于戒烟后，仅 1 例吸烟。提示在中国南方吸烟与 UC 的发生具有负相关性。

2014 年钱家鸣等在黑龙江大庆市进行的一项流行病学调查在 25 例 UC 患者中，4 例目前仍然吸烟，5 例过去吸烟，16 例从不吸烟。表明在中国北方，吸烟对 UC 的保护作用并不明显。

但有一个不容忽视的现象，由于中国没有实行严格的禁烟制度和政策，中国被动吸烟的人口比例较高，同时，中国北方吸烟人口比例较南方高，而且女性吸烟人口比例也较高。这些可能对中国 UC 的流行病学调查有影响。

此外，由于中国地域广阔，东西和南北的自然环境和社会环境差异较大，这些因素也同样影响中国 UC 的流行病学调查结果。

五、既往史

来自中国北方和南方的流行病学调查均未见 UC 的发生与阑尾炎病史和感染史等既往病史有明确的相关性。

六、社会经济学因素

2013 年胡品津等在广东省中山市进行的一项 IBD 流行病学调查显示，31 例 UC 患者中，10 例受过大学教育，16 例受过中学教育，5 例受过小学以下教育。

2014 年钱家鸣等在黑龙江大庆市进行的一项流行病学调查显示，25 例 UC 患者中，11 例受过高等教育，13 例受过中等教育。

上述两项流行病学调查均显示 UC 与是否受过良好教育无明确关联。

七、疾病特征

较早的资料发现，中国 UC 病变主要发生在直肠、乙状结肠、降结肠。一项临床统计资料显示，92.7% 病变位于左半结肠（直肠乙状结肠炎或直肠型 UC 占 70.20%，左半结肠型 UC 占 22.50%），广泛结肠型仅占 7.30%，远低于西方国家。

2013 年胡品津等在广东省中山市进行的 IBD 流行病学调查显示，新发 31 例 UC 中，直肠型 11 例（35.5%），左半结肠型 13 例（41.9%），广泛结肠型 7 例（22.6%），以直肠型和左半结肠型最常见。

2014 钱家鸣等在黑龙江大庆市进行的流行病学调查显示，25 例 UC 患者中，6 例为直肠型，14 例为左半结肠型，5 例为广泛结肠型，同样显示以直肠型和左半结肠型常见。

国内较早的临床资料显示 UC 初发型占 34.8%，慢性反复发作型占 52.6%，慢性持续型 10.7%，急性暴发型 1.9%，主要以慢性反复发作型为主，但大部分患者（75.5%）病程少于 5 年，约有 15.5% 患者在 5 年和 10 年之间，只有 9.1% 患者大于 10 年，大部分患者全身症状较轻，肠外并发症少见（只有 6.1%），低于西方国家。

八、中西医联合治疗在中国的应用

中医药治疗是中国的特色，如锡类散等多种中成药已被应用于临床治疗轻、中度 UC，或者作为中、重度患者的辅助治疗。云南白药在 UC 的治疗中也有作用。中西医结合是中国医学的优势，可使病情缓解，提高疗效，减轻氨基水杨酸制剂及 GCS 的不良反应。但是，由于中医药目前尚没有标准的治疗方案，对于中医药在改善 UC 预后方面的确切疗效尚需进一步研究。

（陈烨　王显飞）

主要参考文献

[1] 朱振华，曾志荣，彭侠彪，等 . 广东省中山市炎症性肠病的发病率及临床特点 [J]. 中华消化杂志，2013，33（6）：390-393.

[2] Yang H, Li Y, Wu W, et al. Northern China: A prospective population-based study[J]. Plos One, 2014, 9 (7): e101296.

[3] Alexis P, Millie D L. A clinical review of recent findings in the epidemiology of inflammatory bowel disease[J]. Clinical Epidemiology, 2013: 5237–5247.

[4] Ingrid O, Lars E, Mark T, et al. Ulcerative colitis[J]. Lancet, 2012, 380: 1606–1619.

[5] Molodecky N A, Soon I S, Rabi D M, et al. Increasing incidence and prevalence of the inflammatory bowel diseases with time, based on systematic review[J]. Gastroenterology, 2012, 142 (1): 46–54.

[6] Silvio D, Claudio F. Ulcerative colitis[J]. The New England and Journal of Medicine, 2011, 365: 1713–1725.

[7] Safarpour A R, Hosseini S V, Mehrabani D. Epidemiology of inflammatory bowel diseases in iran and Asia; a mini review[J]. Iran J Med Sci, 2013, 38 (Suppl 2): 140–149.

[8] Alexis P, Millie D L. A clinical review of recent findings in the epidemiology of inflammatory bowel disease[J]. Clin Epidemiol, 2013, 25 (5): 237–247.

[9] Lani P, Michael A K, Peter P D, et al. Inflammatory bowel disease in Asia: A systematic review[J]. J Gastroenterol Hepatol, 2010, 25 (3): 453–468.

[10] Siew C N, Tang W, Ching J Y, et al. Incidence and phenotype of inflammatory bowel disease based on results from the Asia-Pacific Crohn's and colitis epidemiology study[J]. Gastroenterology, 2013, 145 (1): 158–165.

[11] Zhirong Z, Zhu Z, Yang Y, et al. Incidence and clinical characteristics of inflammatory bowel disease in a developed region of Guangdong Province, China: a prospective population-based study[J]. Journal of Gastroenterology and Hepatology, 2013, 28 (7): 1148–1153.

[12] Ing S S, Natalie A M, Doreen M, et al. The relationship between urban environment and the inflammatory bowel diseases: a systematic review and meta-analysis[J]. BMC Gastroenterol, 2012, 24 (12): 51.

[13] Ananthakrishnan A N, Khalili H, Konijeti G G, et al. Long–term intake of dietary fat and risk of ulcerative colitis and Crohn's disease[J]. Gut, 2014, 63 (5): 776–784.

[14] Bilski J, Mazur-Bialy A I, Wierdak M, et al. The impact of physical activity and nutrition on inflammatory bowel disease: the potential role of cross talk between adipose tissue and skeletal muscle[J]. J Physiol Pharmacol, 2013, 64 (2): 143–155.

[15] Sourianarayanane A, Garg G, Smith T H, et al. Risk factors of non-alcoholic fatty liver disease in patients with inflammatory bowel disease[J]. J Crohns Colitis, 2013, 7: e279–e285.

[16] Jess T, Frisch M, Simonsen J. Trends in overall and causespecific mortality among patients with inflammatory bowel disease from 1982 to 2010[J]. Clin Gastroenterol Hepatol, 2013, 11: 43–48.

[17] Molodecky N A, Soon I S, Rabi D M, et al. Increasing incidence and prevalence of the inflammatory bowel diseases with time, based on systematic review[J]. Gastroenterology, 2012, 142: 46–54.

第三章

病 因 学

目前的理论认为，UC 的发病机制是具有易感基因的人群中环境因素、肠道菌群与肠道免疫系统相互作用存在紊乱，诱导产生过激的免疫应答，损伤消化道（图 3-1）。其中，环境因素可能在 UC 的发生中起着更重要的作用。

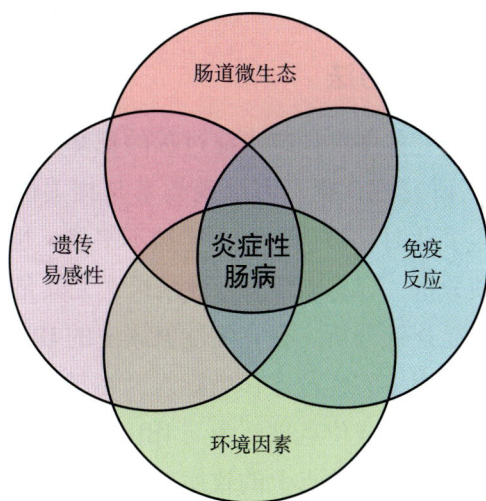

■ 图 3-1 IBD 发病机制示意图

第一节 易 感 基 因

大量的研究发现 UC 的发生与易感基因相关。易感基因是一些与某种疾病具有一定相关性的基因。易感基因并不会导致某种疾病一定会发生，但患病的风险增高。与易感基因相关的疾病还必须有其他因素的参与才会发生和发展。因此，UC 虽然与易感基因相关，有遗传倾向，但 UC 不是遗传性疾病。

在 UC 的发生和发展中，虽然易感基因同肠道免疫、肠道菌群及环境因素的相互作用机制并不明确，但是在过去的 20 年内，这类易感基因及其与 UC 的相关性被逐步发现。

一、UC 的家族聚集性

在 5%～20% 的 IBD 患者中存在 IBD 的阳性家族史，其一级亲属患病危险度也会升高 10～15 倍。UC 的家族聚集性不如 CD。虽然 UC 患者中可能存在相同的生活环境，但是研究发现，UC 家族中收养小孩患 UC 的危险度并未升高。对于孪生儿的研究可以发现：同卵孪生儿 UC 的共患病率为 11%，而异卵孪生儿的共患病率仅为 3%。在 80% 的 UC 家族中，患者具有相同或者相似的患病类型，如都患 UC 或者 CD。IBD 的家族聚集性研究提示，UC 患者很可能具有一大类相似的易感基因或致病基因。

二、易感基因的筛查方法

易感基因最初的研究集中在调节炎症过程的靶基因，在 IBD 患者及种族匹配的健康对照中，研究 IBD 靶基因出现频率与相关性，当在 IBD 患者中基因的出现频率发生变化时，被认为存在连锁不平衡，也就是存在相关性基因。此方法为非连锁分析，容易出现假阳性结果，尤其是当种族不匹配时。

另一种研究方法是连锁分析。在有阳性家族史的 IBD 患者中，进行基因组学的连锁分析。以基因多态性位点作为标志，在某染色体区域或者位点出现共遗传现象时，这些区域或位点被认为与 IBD 的发生相关。相关的区域和位点一旦确定，就可以分析此位点上的致病基因，其中 *NOD2* 基因也是通过这样方法发现的。

随着人类基因组计划的完成，使进行全基因序列相关研究（genome-wide association studies，GWAS）变得可能。这一研究揭示了很多意想不到的致病基因及致病途径，改变了我们对于很多自身免疫疾病的认识，比如糖尿病、系统性红斑狼疮、类风湿关节炎及 IBD。GWAS 的主要方法是利用数十万个基因标志物，来比较目标基因在患者及健康人中出现的频率，从而确定其相关的致病基因。这个研究在 CD 及 UC 中发现了很多全新的致病基因，其中一大部分涉及固有免疫系统及最新的免疫病理机制，如黏膜免疫现象。Luke Jostins 等最近发表在 *Nature* 上的 GWAS 发现的 IBD 相关基因位点共有 163 个，其中 110 个位点为 CD 及 UC 所共有，而 30 个位点是 CD 所特有的，23 个位点是 UC 所特有的（表 3–1）。本文就 UC 的重要相关基因进行阐述。

表 3–1 GWAS 所发现的 IBD 相关基因群

染色体位置	受累及的基因或位点	种族差异	相关的其他疾病
与 CD 相关			
16q12	*NOD2*	白种人多见，亚洲人未发现相关性	移植物抗宿主病
5q31	多个基因（*IBD*5）	亚洲人未发现相关性	银屑病，UC
9q32	*ZNF*365	未报道	未报道
10q21	多个基因	未报道	未报道
18p11	*PTPN*2	未报道	Ⅰ型糖尿病，麦胶肠病
22q13	多个基因	未报道	未报道
与自噬相关			
2q37	*ATG*16L1	亚洲人未发现相关性	未报道
5q33.1	*IRGM*	亚洲人未发现相关性	对结核杆菌产生免疫
12q12	*LRRK*2 *MUC*19	未报道	帕金森病，麻风
与 UC 相关			
6p21	*MHC*	白种人和亚洲人都有相关性	CD
1q23	*CPGR*2A	与日本人溃结有关	系统性红斑狼疮，Ⅰ型糖尿病
1p36	多个基因	与日本人溃结有关	未报道
12q14	*INF* γ，*IL*26，*IL*22	未报道	未报道
与黏膜免疫相关			
7q22	多个基因，包括 *LAMB*1	未报道	未报道
20q13	多个基因，包括 *HNF*4A	未报道	未报道

续表

染色体位置	受累及的基因或位点	种族差异	相关的其他疾病
与 CD、UC 均相关			
12q13，5q33，1p31，19p24 等	IL-23 信号通路相关基因	白种人和亚洲人都有相关性	银屑病，强直性脊柱炎，PSC
1q32	多个基因，包括 IL-10	未报道	Ⅰ型糖尿病，系统性红斑狼疮
5p13	基因沙漠，邻近 PTGER4	未报道	多发性硬化
9q32	TNFSF8，TNSF15	白种人和亚洲人都有相关性	麻风
9q34	多个基因，包括 CARD9	未报道	强直性脊柱炎
转录因子			
10q22	ZMIZ1	未报道	麦胶肠病，多发性硬化，白癜风
10q24	NKX2-3	白种人和亚洲人都有相关性	未报道
15q22	SMAD3	未报道	哮喘

三、人类白细胞抗原相关基因

人类白细胞抗原（HLA）是基因复合体，位于 6p21.3，包含 HLA-Ⅰ、HLA-Ⅱ 及 HLA-Ⅲ。HLA-Ⅰ 有 B、C、A 三个位点，广泛分布于有核细胞，将抗原肽呈递给 $CD8^+T$ 淋巴细胞。HLA-Ⅱ 有 DP、DQ 及 DR 3 个亚区；其表达产物分布于抗原呈递细胞（APC）、胸腺上皮细胞及活化 T 淋巴细胞表面，将抗原肽呈递给 $CD4^+$ T 淋巴细胞，启动免疫应答。HLA-Ⅲ 表达补体成分及炎症因子。在亚洲人群及欧洲白种人群中，均发现 HLA 多态性同 UC 有关，可能的机制是调节宿主细胞及同病原体作用存在正常至异常的多样性。在 HLA-Ⅰ 及 HLA-Ⅱ 基因中，HLA-B*52 被发现同日本人 UC 有关；HLA-B27 及 Bw35 则被发现同高加索人 UC 相关。HLA-B*A33 及 Cw6 被发现同印度人

UC 有关；*HLA-DRB1**1501 和 *DRB1**0103 被发现同西班牙人 UC 有关，而且 *HLA-B7* 被发现同远端结肠型 UC 有关。

最近一组新的非经典 *HLA* 基因——人类 MHC Ⅰ 相关基因（*MIC*）被发现。这个基因包含 11 kb 碱基对，距离 *HLA-B* 基因有 41.2 kb 碱基对。目前至少有 7 个 *MIC* 基因亚型被发现：*MICA* 及 *MICB* 是功能基因，*MICC*、*MICD*、*MICE*、*MICF* 和 *MICG* 都是假基因。*MICA* 基因编码的蛋白结构包括 3 个胞外段（α1、α2 及 α3）、1 个跨膜段及一个羧基的胞内段。MICA 分子的主要结构同 HLA-Ⅰ 蛋白分子结构类似。MICA 分子表达于胃肠道黏膜上皮，并起到调节肠道上皮免疫细胞 γdT 淋巴细胞的保护性免疫反应作用。同 *HLA-I* 基因类似，*MICA* 的基因位点具有高度可变性。微卫星重复序列（GCT/AGC）$_n$ 位于其跨膜区，编码不同数目的丙氨酸，根据其不同数量的重复序列，将 *MICA* 不同的等位基因命名为 *A4*、*A5*、*A6* 和 *A9*。等位基因 *A5.1* 为在重复序列里插入碱基对 G/C（GGCT/AGCC），编码被截断的肽链。

许多研究显示 *MICA* 微卫星重复序列的等位基因同自身免疫性疾病有关，如 Ⅰ 型糖尿病、Addison 病、麦胶肠病、类风湿关节炎、白塞氏病以及 UC。Sugimura 等发现 *MICA-A6* 等位基因同日本人 UC 发病相关，并且携带 *A6* 纯合子的患者发病年龄更早。然而，在高加索人种里，并未发现 *MICA-A6* 等位基因同 UC 相关。Yijuan Ding 等发现 *MICA-A5.1* 亚型同中国人 UC 有关（*MICA-A5.1* 纯合子 *OR*=3.781，*MICA-A5.1* 杂合子 *OR*=2.326），并且 *MICA-A5.1* 在女性 UC 患者中出现频率更高。Juan 等发现 *MICA-A5* 同广泛结肠型 UC 有关（*OR*=2.4），而 *MICA-A5.1* 则局限于远端结肠型 UC 患者（*OR*=3.82）。

κB 样基因（*IKBL* 或 *NFKBIL1*）位于染色体 14q13，即 *TNF* 基因簇的 MHC 末端区域。其基因多态性主要是第 738 位点胸腺嘧啶 T 和胞嘧啶 C 的转化，其结果是表达的蛋白中半胱氨酸被替代为精氨酸，而这个位点是蛋白激酶 C 的一个磷酸化位点。IKBL 蛋白同 I-κBα 蛋白类似，均可以调控 NF-κB 在细胞核内的分布，并且影响多种细胞因子的转录如 TNF-α。*IKBL*+738（C）突变基因最开始发现同 *HLA-DRB1**1501 共存，其后发现其可以和 *HLA-DRB1**1501 或 *DRB1**0103 共存，而这 2 个 *HLA-*Ⅱ 亚型同 UC

相关。携带 *IKBL*+738（C）突变基因同广泛结肠型 UC，重症 UC、以及难治性 UC 均存在相关性（*P* < 0.001）。

Garrity 等对比研究 114 例 UC 合并结直肠癌的患者，发现不合并结直肠癌的患者较合并结直肠癌的 UC 患者更多携带 *HLA–DR*17 或者 *DR*13 基因（*P* < 0.0001 和 *P*=0.02）；而不合并结直肠癌的 UC 患者更多携带 *HLA–DR*7、*DR*1 或者 *DQ*5 基因（*P*=0.002、*P*=0.05 及 *P*=0.01）。第二类反式激活基因（*CIITA*）甲基化可以下调组织 *HLA–Ⅱ* 基因的表达，并且导致肿瘤细胞逃逸免疫监控而出现扩散。在 UC 的结直肠癌组织中，*CIITA* 基因的甲基化同 *DR*17 或者 *DQ*2 基因相关（*P*=0.04 和 *P*=0.02），提示 *DR*17 基因和 *DQ*2 基因对于 UC 肿瘤的发生有重要关系。

四、黏膜免疫相关基因

Andre Franke 等通过 GWAS 方法对比研究了 1 043 例德国 UC 患者及 1 703 例健康人，发现新的危险基因位点在染色体 7q22 及 22q13（*IL–17REL* 基因），其对应的单核苷酸多态性为 *rs7809799* 及 *rs5771069*，其中 *IL–17REL* 基因是细胞因子 IL-17 受体 E 的类似物，其功能尚不明确。*IL–17REL* 的基因表达产物同 *IL–17RE* 同源，并且同属于 IL–17 受体家族。IL–17REL 蛋白形成寡聚体，并结合 IL–17。因此，*IL–17REL* 基因的单核苷酸多态性（*Leu333Pro*）可能会影响 IL–17REL 蛋白的结构，进而影响其功能，包括寡聚体形成以及配体结合。IL–25（也叫 IL–17E）能够促进 IL–4、IL–5 以及 IL–13 参与的免疫反应，其中 Th2 辅助细胞也有参与。IL–25 及 IL–17A 免疫作用相反，但是均可能为 IL–17REL 的配体，*IL–17REL* 基因的多态性可能会影响细胞因子的平衡调节，从而在 UC 发病机制中起了重要作用。

英国 IBD 基因遗传协作组采用 GWAS 方法研究了 2 361 例 UC 患者及 5 417 例健康人，发现了 3 个全新的相关基因位点：染色体 20q13（*HNF4A*，$P=3.2 \times 10^{-17}$）、染色体 16q22（*CDH*1 和 *CDH*3，$P=3.2 \times 10^{-8}$）及染色体 7q31（*LAMB*1，$P=3.0 \times 10^{-8}$），每个基因位点均包含至少一个有关的功能基因。*HNF4A* 基因表达转录因子——肝细胞核因子 HNF4α，并调节细胞和细胞之间的连接，包括紧密连接、黏着连接及桥粒连接。*HNF4α* 对于哺乳动物胃肠道胚胎发育也起到了至关重要的作用。敲除 *HNF4α* 小鼠的肠道黏膜通透性增加，葡聚糖硫酸钠诱导的结肠炎也更为严重。

英国 IBD 基因遗传协作组还发现同 UC 相关的基因单核苷酸多态性 *rs6017342* 位于 *HNF4A* 基因的上游非翻译区约 5 kb 的位置，从而提示 *rs6017342* 可能会影响 *HNF4A* 基因的表达。

位于染色体 16q22 区域的 UC 相关基因多态性为 *rs1728785*，其附近的重组热点跨越约 411 kb 碱基对，包含数个功能基因，其中一个基因为 *CDH1*，表达 E-cadhern。E-cadherin 为跨膜糖蛋白，是肠道上皮细胞黏着连接的重要介质，同时参与上皮重建及黏膜修复损伤。UC 活动部位的结肠黏膜 *CDH1* 表达下降。除此之外，单核苷酸多态性 *rs1728785* 还与 UC 继发结肠癌相关。

第 3 个与 UC 有关的单核苷酸多态性是 *rs886774*，其目标基因是 *LAMB1*。*LAMB1* 基因编码层黏连蛋白（laminin）β1 亚基。层黏连蛋白是异三聚体，β1 轻链出现在层黏连蛋白 −1、−2 及 −10 中。层黏连蛋白在肠上皮基底膜表达，起到锚定肠上皮细胞的作用，在 UC 中，*LAMB1* 表达下降。在一项 meta 分析中，*rs886774* 多态性同 CD 无关。

Jurgen 等研究了 *IL-2/IL-21* 基因组群多态性与 UC 的关系，发现位于染色体 4q27 区域的基因连锁组群 *KIAA1109-TENR-IL-2-IL-21* 有 3 个多态性位点：*rs6840978*（$P=0.008\ 2$，$OR=0.77$）、*rs6822844*（$P=0.002\ 8$，$OR=0.73$）和 *rs13119723*（$P=0.005\ 8$，$OR=0.75$），均对 UC 具有保护作用，并且还发现与 UC 有正相关关系的 IL-23R 单核苷酸多态性 *rs1004819* 与所发现基因连锁组群 *KIAA1109-TENR-IL-2-IL-21* 单核苷酸多态性 *rs13151961*、*rs13119723* 和 *rs6822844* 具有负相关关系。IL-21 与 IL-23 共同作用参与 Th17 淋巴细胞的活化和增殖，而 IL-23 信号通路是 UC 重要的炎症信号通路，因此基因连锁组群 *KIAA1109-TENR-IL-2-IL-21* 单核苷酸多态性 *rs13151961*、*rs13119723* 和 *rs6822844* 可能对 *IL-23R* 基因表达存在负调节作用。

TNF-α 是重要的炎症因子，参与了 UC 的发生，其基因位于 6p21，处在 *HLA-III* 的中心区域。其上游启动子 −308 位被发现有 1 种单核苷酸多态性可能同 UC 相关：*G*（*TNF1* 等位基因）/*A*（*TNF2* 等位基因），但是其相关性尚无定论。Lu ZH 等进行了一项荟萃分析发现，*TNF* 等位基因在欧洲人种里同 UC 无关，但是在东亚人种里，却与 UC 相关（$OR=2.27$，$P=0.03$）。

第二节　环　境　因　素

同大多数自身免疫性疾病类似，UC 被认为是易感基因、环境与免疫系统相互作用的结果。

近 50 年内，UC 发病率较前明显增加，但基因的变化在如此短暂的时间内几乎可以忽略不计。因此，在 UC 的发生中，环境因素应该起更重要的作用。

这类环境因素包括：吸烟、饮食、药物、人文和地理因素、精神和心理异常、阑尾切除术、胃肠道感染史以及肠道菌群紊乱和肠黏膜屏障的改变，其中吸烟、高膳食纤维饮食、维生素 D（VD）、幽门螺杆菌和寄生虫感染及阑尾切除术是 UC 的保护因素，胃肠道感染、抗生素、*NSAIDS*、口服避孕药、高糖和高脂肪饮食、环境污染、精神紧张和压力等是危险因素（图 3-2，图 3-3）。

环境因素在 UC 中的作用通常不是单一的，而是多因素共同作用的结果，在某一特定个体，某一种或几种因素可能起主导作用。

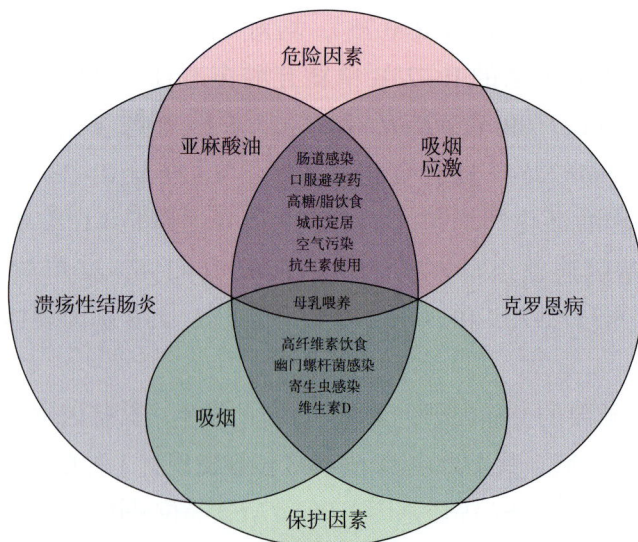

■ 图 3-2　UC 和 CD 相关环境因素示意图

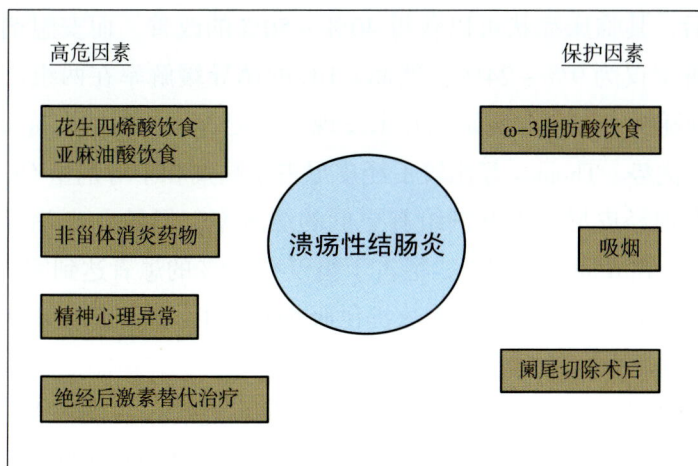

高危因素　　　　　　　　　　　　　　保护因素

花生四烯酸饮食
亚麻油酸饮食

ω-3脂肪酸饮食

非甾体消炎药物

溃疡性结肠炎

吸烟

精神心理异常

绝经后激素替代治疗

阑尾切除术后

■ 图 3-3　UC 高危因素和保护因素示意图

一、吸烟

1982 年，Harries 等第一次报道了 UC 同吸烟的关系。此后，又有更多的研究证实这一关系。在吸烟者中，患 UC 的相对危险度常常较低。

以往的研究还发现，既往吸烟者比从不吸烟者患 UC 的风险增加。预计既往吸烟者比从不吸烟者患 UC 的风险增高 70％。其原因并不清楚。一些学者指出早期消化道症状可能会促使患者戒烟，从而解释"既往吸烟者"患 UC 风险增加。然而，另有研究发现即使是非常遥远的吸烟史，也会导致患 UC 的风险升高。

吸烟可能会影响 UC 的病程。在一项研究中，主动吸烟的 UC 患者的住院率是从不吸烟 UC 患者住院率的 1/2。既往吸烟的患者 UC 相关的住院率是目前吸烟患者的 1.5 倍，并且其需要接受手术切除结肠治疗的风险是从不吸烟患者的 2 倍。在另一项研究中，吸烟能让约 45％ 的 UC 患者症状获得缓解，其中缓解的患者其平均吸烟量是未获得缓解的吸烟量的 2 倍。法国的一项研究提示：UC 患者如果戒烟，其疾病活动度会增加，会面临更多的住院风险，其需要 GCS 及硫唑嘌呤（azathioprine，AZA）的剂量也会增加。

有 2 项随机安慰剂对照研究结果显示，活动期 UC 患者利用经皮尼古丁贴剂治疗后，其临床症状可以获得40%~50%的改善，而安慰剂对照组临床症状改善率仅为9%~24%，然而，UC的诱导缓解率在两组之间没有差异。另一项随机安慰剂对照研究并未发现经皮尼古丁贴剂在维持缓解方面较安慰剂存在优势。Thomas等比较了经皮尼古丁贴剂和中等剂量GCS治疗UC的疗效，发现经皮尼古丁贴剂组有更低的缓解率，但是GSC治疗组有更多的不良反应。在6周的研究中，尼古丁组仅有20%的患者达到完全的黏膜愈合。结果提示尼古丁贴剂可能无法提供吸烟对于UC的保护作用所需的尼古丁量，或者卷烟中其他成分参与了保护作用。

被动吸烟同UC也有关系，但是研究结果不确切。一项研究提示，儿时有过被动吸烟，其患UC风险降低50%。儿时被动吸烟暴露的效应同成年主动吸烟的保护作用相当。然而，另一项研究提示，出生时被动吸烟者UC发病率增加。

二、饮食

UC在西欧及北美的发病率明显高于其他地区，而既往在中国、韩国及日本被认为是罕见疾病，但随着生活逐渐西化，UC的发病率逐渐升高。因此，同CD类似，也有人提出"西方饮食方式"的流行，即高脂肪、高蛋白质、低水果和蔬菜的摄入，可能是UC在西方高发、在生活逐渐西化的发展中国家（包括中国）发病率逐年升高的重要原因。

Reif等早在1997年报道，UC发病同单不饱和脂肪酸（monounsaturated fatty acid，MUFA）及多不饱和脂肪酸（polyunsaturated fatty acid，PUFA）的摄入有关（OR=3.66和6.54）。此后Sakamoto等的研究对能量摄入、年龄、性别、地域、教育及吸烟进行了校正后也发现了类似的规律。

Tragone等的研究还发现蛋白质的摄入同UC发病有关（OR=3.7）。Jantchou等在对摄入能量及体重进行率的调整后，发现总蛋白质的摄入同UC发病有关（OR=3.24），但是仅局限于动物蛋白的摄入（OR=3.29），同植物蛋白的摄入无关。

Tragnone等在1995年报告了高糖类的摄入是UC的高危因素（OR=8.1），其中多糖（OR=6.0）较单糖或者双糖（OR=3.2）与UC的相关性更为显著。

高脂肪、高蛋白质饮食参与 UC 发生的机制涉及以下几个方面。

第一，改变肠道菌群。高脂肪、高蛋白质饮食人群肠道菌群含低水平的普雷沃菌（prevotella）和高水平的类杆菌（bacteroides）；高膳食纤维饮食人群肠道菌群含高水平的普雷沃菌和低水平的类杆菌。普雷沃菌和类杆菌均属于人类正常菌群，但不是互相依存，而是有竞争性，更重要的是类杆菌有较强致病性，尤其是感染后产生较强的炎症反应。

第二，诱发变态反应。高脂肪、高蛋白质、高糖饮食含有较多抗原，易于诱导变态反应，而高膳食纤维饮食抗原很少，通常不会诱导变态反应。

第三，损伤肠道黏膜屏障。高脂肪、高蛋白质饮食减少肠道黏液的分泌，增高肠道黏膜通透性，有利于抗原及病原体激活肠道免疫系统。

第四，增强炎症反应。高脂肪、高蛋白质、高糖饮食中长链脂肪酸含量高，降低抗炎因子合成的共同通道 PPARγ 的活性，导致肠道黏膜致炎因子增加、抗炎因子减少；而高膳食纤维饮食人群中长链脂肪酸含量低，导致肠道黏膜抗炎因子增加、致炎因子减少。

但是，也有一些学者类似的研究并未发现高脂肪、高蛋白质、高糖饮食与 UC 的发生有明确的相关性。提示 UC 的发生非常复杂，是多因素相互作用的结果。

三、地理及人文因素

不管是在北美还是在欧洲，UC 的患病率遵循从北向南递减的梯度，即纬度越高，患病率越高。虽然存在这样的梯度，但近期的观察却提示 UC 的南北差异正在减少，表现为南方的患病率增加，而北方的患病率趋于稳定。

传统意义上，UC 更多见于具有较高社会经济地位的群体，即白领多于蓝领。有趣的是，户外工作者 UC 患病率较低，而室内工作人员 UC 患病率较高。除此之外，久坐的工作人员 UC 患病率更高。有一系列的理论来解释这一现象，其中一条理论就是久坐造成肠道传输减慢，食物中的抗原同肠道接触的时间更长，因此导致免疫系统的异常激活及炎症反应。

四、药物

（一）口服避孕药

多项病例对照研究及队列研究均提示使用口服避孕药的女性 UC 患病率增高。

一项美国和英国的队列研究，纳入了 80 000 例女性，发现 UC 患病率有增高的趋势，但是，调整吸烟这一混杂因素后，使用口服避孕药同 UC 发病无关。

另一项研究也提示，在调整吸烟因素后，使用口服避孕药的女性患 UC 的风险虽然升高 29%，但未达到统计差异。

一些研究还提示 UC 同长期使用口服避孕药存在剂量相关性。低剂量的口服避孕药并不能改变 UC 疾病的活动度。

使用口服避孕药的 UC 患者临床结局是否更差没有定论。考虑到 UC 活动期的高凝状态，使用口服避孕药可能会加重肠道炎症。

（二）NSAIDS

NSAIDS 本身会造成小肠或者大肠的溃疡。Kaufmann 曾报道了 8 例 UC 患者因为服用 NSAIDS 而加重病情，其结论仍需要大样本的流行病学调查来支持。Danniel 等的研究对 IL-10 基因敲除小鼠的研究提示 NSAIDS 可以抑制内源性的前列腺素的生成，而内源性的前列腺素可以抑制结肠炎的发生。

五、阑尾切除术

阑尾切除术对于 UC 的发生具有保护作用，这一负相关性最早是被一多中心儿童 IBD 研究所报道，其后为其他研究所证实。

一项包含 17 个病例对照研究的荟萃分析纳入了 3 600 例 IBD 患者及超过 4 600 例对照，结果提示阑尾切除术可以使 UC 的发生率减少 69%。即使是在多因素分析的研究中，控制了其他重要因素如吸烟，阑尾切除术的保护作用仍然显著。

阑尾切除术与 UC 的队列研究结果并不一致。一项瑞典的国家住院患者注册数据库纳入了超过 212 000 阑尾切除的患者，以及年龄、性别及地域匹配的对照。这项队列研究年随访超过 500 万人次，并记录下 UC 发病率：其中接受了阑尾切除术的患者，其 UC 的发生率仅为未切除阑尾的患者的 75%，其中同低 UC 发生有关的因素包括 20 岁之前接受阑尾切除术，以及因为阑尾炎或者肠系膜淋巴结炎切除阑尾。一项丹麦的队列研究纳入了154 000 接受阑尾切除术的患者，年随访超过 100 万次，并记录其中 IBD 的发生率，结果显示，阑尾切除术能够减少 13% 的 UC 的发病，但未达到统计学差异。这 2 个大型的队列研究结果存在差异原因不明确。瑞典的研究剔除了在切除阑尾后 1 年诊断为 UC 的患者，而丹麦的研究没有剔除。即使是将瑞典研究剔除的患者再次纳入分析，其结论仍未改变。大多数病例对照及队列研究提示，阑尾切除术是 UC 的保护因素。

同吸烟类似，阑尾切除术不但会影响 UC 的发生，也会影响 UC 的病程。在一项日本的多中心调查研究中，阑尾切除术后所患 UC 的患者确诊年龄偏大，并且不如未切除阑尾的 UC 患者复发频繁。法国和澳大利亚的研究显示，阑尾切除术后所患 UC 的患者其结肠切除率更低，其中在澳大利亚的研究中，阑尾切除术后所患 UC 的患者需要免疫抑制剂控制病情的剂量也更低。阑尾切除术对于 UC 病程影响的研究局限于病例报道，小型的队列研究结果并不一致。阑尾切除术会减少 UC 的发病率原因尚不明确，可能与阑尾炎或者肠系膜淋巴结炎能够促进 UC 的发生相关。因此，切除了阑尾后改变了肠道的黏膜免疫，从而降低了发生 UC 的风险。

六、紧张、压力及抑郁等精神心理因素

这类危险因素非常复杂，并且相互联系，分析较为困难。在过去的半个世纪内，这一系列的危险因素被认为是"西方的生活方式"，并且被认为与UC 的发生和发展密切相关。

传统意义上，UC 更多见于高社会经济群体，即白领多于蓝领。有趣的是，户外工作者 UC 患病率较低，而室内工作人员 UC 患病率较高。因为白领和室内工作人员更容易出现紧张、压力及抑郁等精神心理异常。

精神心理异常在 UC 患者中常见。但是，精神心理异常与 UC 谁是因谁

是果迄今尚不明确。一部分学者认为精神心理异常参与了 UC 的发生和发展，另一部分学者则认为，精神心理异常是 UC 反复发作的慢性病程所致。

但是，精神心理异常能够改变疾病的病程能在临床观察到，而且也被结肠炎动物模型及神经免疫反应模型结果所证实，同时，疾病活动度的加重被认为同持续的而非短暂的精神心理异常有关。因此，更多学者倾向于精神心理异常参与了 UC 的发生和发展。

精神心理异常参与 UC 发生和发展的确切机制并不十分明确，可能是通过脑 – 肠轴导致神经、内分泌及免疫因素相互产生过激反应的结果，具体内容如下。

第一，精神心理异常激活肥大细胞和自主神经系统（SNS）。激活 SNS 后，释放系列 GCS；激活肥大细胞，释放多种炎症介质；GCS 和炎症介质调节肠黏膜结构和功能，增加肠黏膜的通透性，改变肠道微生态（图 3-4）。

第二，精神心理异常抑制迷走神经（VN）功能。迷走神经通过胆碱能信号通路，抑制脂多糖（LPS）激活的免疫细胞表达 TNF-a 等促炎因子；迷走神经通过调节脾的免疫功能，抑制免疫应答（图 3-5）。

第三，精神心理异常调节前额叶 – 杏仁核复合体活性。紧张抑制脑前额叶皮质活动；增强杏仁核活性；抑制副交感神经功能，包括迷走神经，调节免疫细胞的活性；促进炎症因子的产生（图 3-6）。

第四，精神心理异常抑制下丘脑 – 垂体 – 肾上腺系统活性。抑制抗炎因子的产生；促进致炎因子的产生。

第五，精神心理异常增强外周肾上腺皮质（CRF）系统活性。肠道存在大量 CRF 腺体；肠道免疫细胞表达丰富的 CRF 受体；激活免疫系统，产生大量的促炎因子和蛋白酶，导致肠道黏膜渗透性增加，有利于细菌突破黏膜屏障，产生过激免疫应答。

第六，精神心理异常肠道微生态改变。激活 SNS，通过释放儿茶酚胺，刺激细菌生长，改变肠道微生态，同时，改变黏膜通透性，有利于细菌突破黏膜屏障，诱导免疫应答；肠道微生态的改变对脑 – 肠轴有反馈调节作用，调节脑起源的神经营养因子，进一步调节免疫细胞活性，诱导过激的免疫应答。

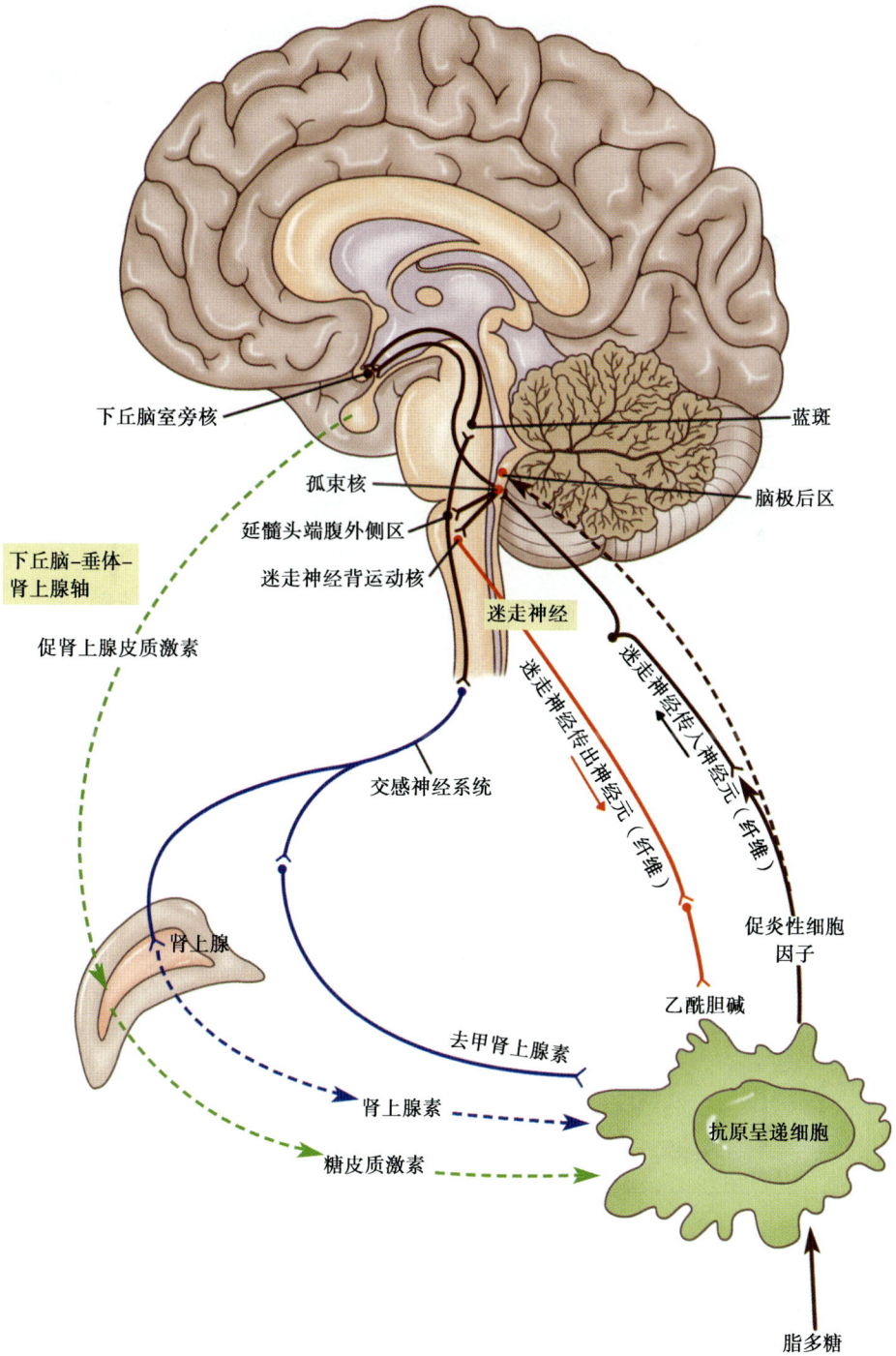

下丘脑室旁核

蓝斑

孤束核

脑极后区

下丘脑-垂体-肾上腺轴

延髓头端腹外侧区

迷走神经背运动核

迷走神经

促肾上腺皮质激素

迷走神经传入神经元（纤维）

迷走神经传出神经元（纤维）

交感神经系统

肾上腺

促炎性细胞因子

去甲肾上腺素

乙酰胆碱

肾上腺素

抗原呈递细胞

糖皮质激素

脂多糖

■ 图 3-4 脑-肠轴的解剖示意图

31

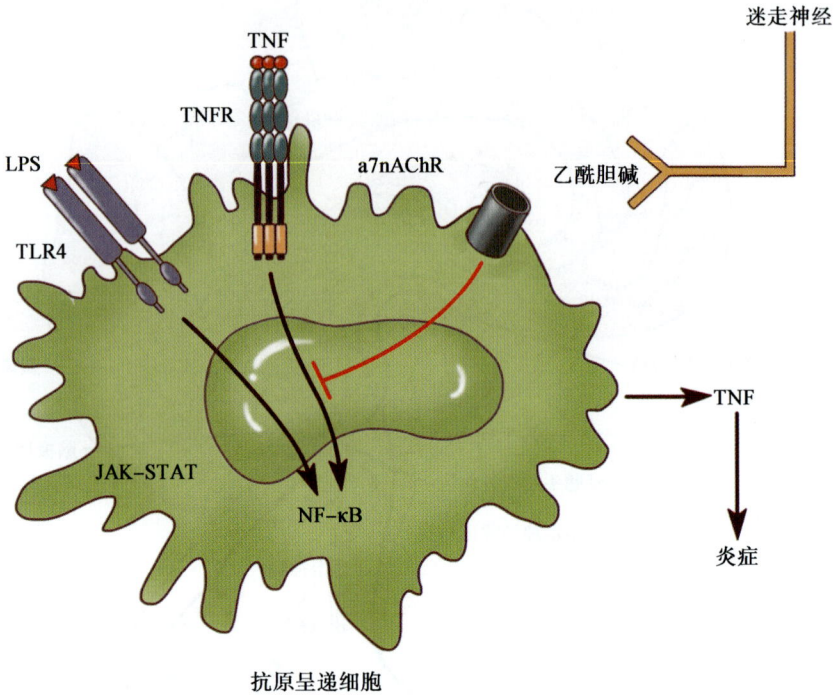

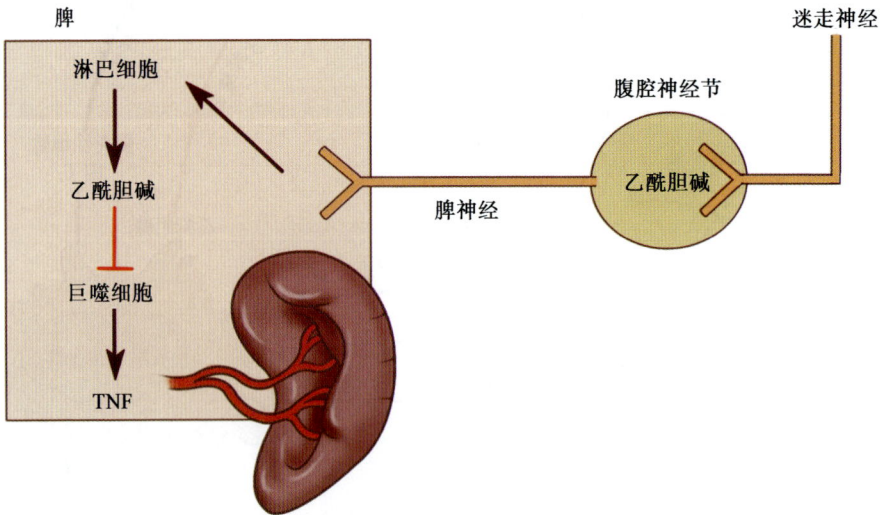

■ 图 3-5 迷走神经参与抗炎作用示意图

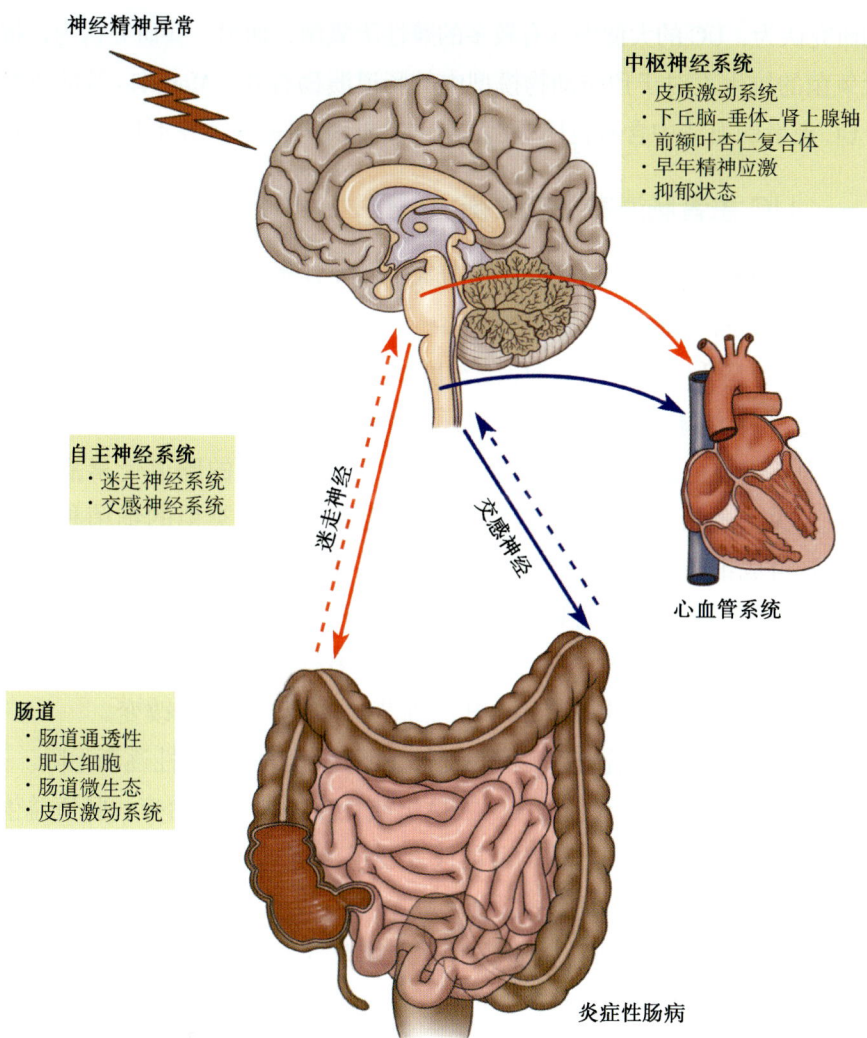

神经精神异常

中枢神经系统
· 皮质激动系统
· 下丘脑-垂体-肾上腺轴
· 前额叶杏仁复合体
· 早年精神应激
· 抑郁状态

自主神经系统
· 迷走神经系统
· 交感神经系统

迷走神经

交感神经

心血管系统

肠道
· 肠道通透性
· 肥大细胞
· 肠道微生态
· 皮质激动系统

炎症性肠病

■ 图 3-6　精神心理异常对肠道的影响示意图

第三节　肠道微生态

UC 的发生被认为是具有易感基因人群的免疫系统对于肠道内的微生态产生了异常的免疫应答。相对 CD 而言，UC 的肠道微生态研究较少。在一些研究中，部分细菌被认为是对于 UC 的发生具有促进作用，这些细菌包括拟杆菌、志贺菌、链球菌、梭杆菌及脱硫弧菌。但是 UC 并没有特定的病原体。Seksik

等的研究认为，UC 的大便中含有较多的兼性厌氧菌，而另一些研究认为，抗专性厌氧菌的抗生素对于预防动物模型中的肠道溃疡有效。Monterio 等的研究提示，UC 患者的血清中含有抗厌氧菌的抗体，但是相关细菌并不具有传染性。

一、UC 患者肠道微生态失衡

肠道菌群组成在 UC 的改变十分复杂。同 CD 类似，UC 患者肠道微生态失衡（microbiota dysbiosis）同样存在。

Hideyuki 等利用末端限制片段长度多态性（T-RFLP）分析了 48 名 UC 的患者及 36 名健康对照的粪便菌群，并绘制了系统树图。系统树图将粪便菌群分为 4 组：1 个健康组和 4 个 UC 组，分组同 UC 的肠道受累范围及活动度均无关。不管是健康组菌群还是 UC 组菌群均有类似的细菌种类，但是其主要组成细菌的数量如拟杆菌及梭菌亚组 XIVab 在 UC 中的数量减低。Hideyuki 等的研究并未发现 UC 特异性的细菌。

Ando 等利用 T-RFLP 技术分析肠道菌群多态性后发现，UC 的患者肠道菌群多态性降低，已知的细菌和未知的细菌共同参与了这个改变。

Martinetz 等发现随着 UC 病程的延长，肠道菌群的多态性逐渐下降。

除此之外，5-氨基水杨酸（5-ASA）或免疫抑制剂的治疗、肠道益生菌的使用、饮食习惯及大便习惯均可能改变肠道菌群。

Hideyuki 等的研究发现，使用 5-ASA 并不改变拟杆菌及梭菌 XIVab 的量。服用含有丁酸梭菌的益生菌胶囊也未能改变主要厌氧菌的水平。UC 患者腹泻次数同梭菌 XIVab 的量存在负相关，而腹泻的次数同拟杆菌并不相关。

在少数需氧细菌中，虽然不管是大便培养还是适时 PCR，均发现 UC 患者肠道肠球菌含量增加。虽然肠球菌是健康人肠道的正常菌群，但是，粪肠球菌被发现可以促进肠上皮细胞促炎细胞因子表达，并在 *IL-10* 基因敲除老鼠中导致结肠炎发生。因此，肠球菌对于 UC 的发生具有促进作用。

虽然双歧杆菌被认为可以缓解 UC，但 Hideyuki 等的研究发现，UC 患者组和健康对照组间双歧杆菌数量并无区别，而 Vigsnæs 等则发现乳酸杆菌在 UC 患者大便中含量显著下降。

乳酸杆菌虽然仅仅占肠道菌群数量的 2%，但是同双歧杆菌一样，是有益的共生细菌，并且能够起到抗炎的作用。动物实验表明，乳酸杆菌能够降低促炎细胞因子的表达、预防化学诱导的结肠炎发生以及降低结肠黏膜的通透性。Zocco 等报道乳酸杆菌能够帮助维持 UC 的缓解。因此，乳酸杆菌的减少可能会促进肠道炎症的发生，也可能是肠道炎症发展的结局。

可降解黏液的细菌 *Akkermansia muciniphila* 也是肠道菌群的一种，被发现与肠道炎症的发生有关。Vigsnæs 等发现，这种细菌在活动性 UC 中数量下降，其原因可能由 UC 黏膜黏液分泌减少所致，因为黏液是其主要的碳来源。Pullan 等的研究发现，UC 左半结肠和直肠的黏液层更薄，有活动性炎症的区域黏液层甚至消失。

Derrien 提出 *Akkermansia muciniphila* 是肠道炎症的致病菌，因为它降解了保护性的黏液。但是，Vigsnæs 等的发现与此矛盾。

Arumugam 等通过宏基因组的研究将人肠道菌群分为 3 个亚组：第一个亚组以拟杆菌为主；第二个亚组以普雷沃菌为主；第三个亚组以瘤胃球菌、*Alistipes* 和 *Akkermansia muciniphila* 为主。Vigsnæs 等的研究发现 UC 患者肠道菌群是以普雷沃菌为主，而健康人的肠道菌群是以乳酸杆菌、梭菌和 *Akkermansia muciniphila* 为主。Mirjana 等通过 HITChip 基因芯片的高通量研究，在 UC 患者中发现了如图 3-7 所示的变化。Kathleen 等发现产丁酸的人

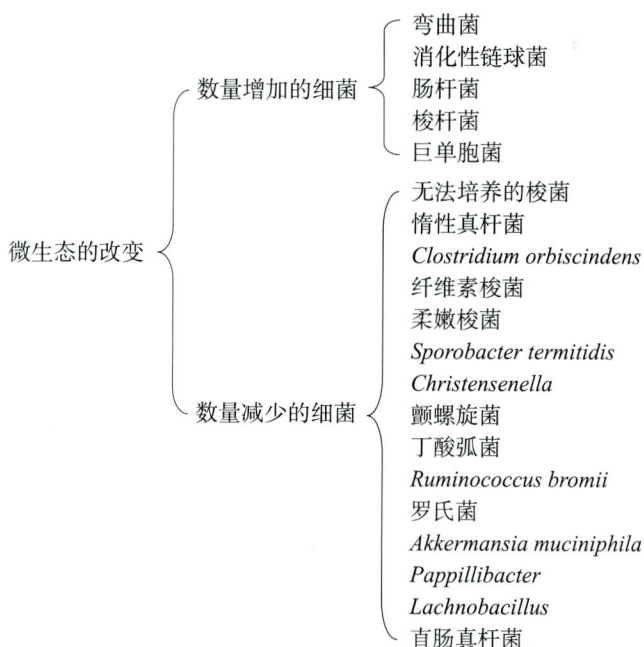

微生态的改变
- 数量增加的细菌
  - 弯曲菌
  - 消化性链球菌
  - 肠杆菌
  - 梭杆菌
  - 巨单胞菌
- 数量减少的细菌
  - 无法培养的梭菌
  - 惰性真杆菌
  - *Clostridium orbiscindens*
  - 纤维素梭菌
  - 柔嫩梭菌
  - *Sporobacter termitidis*
  - *Christensenella*
  - 颤螺旋菌
  - 丁酸弧菌
  - *Ruminococcus bromii*
  - 罗氏菌
  - *Akkermansia muciniphila*
  - *Pappillibacter*
  - *Lachnobacillus*
  - 直肠真杆菌

■ 图 3-7　UC 患者肠道微生态失衡

型罗氏菌及柔嫩梭菌减少是 UC 的标志物。

二、UC 患者肠道细菌代谢产物的变化

UC 患者的粪便中细菌有机物代谢物也是存在异常的，主要表现为丁酸和其他的短链脂肪酸（SCFA）减少。UC 患者粪便中 SCFA 水平的下降同肠道细菌 *Ruminococcus bromii* 数量下降有关。*Ruminococcus bromii* 在肠道内主要发酵并降解淀粉，形成丁酸。在一个链接反应中，丁酸再次被直肠真杆菌代谢形成乙酸。在 UC 肠道中，这两种细菌的数量均被发现减少。除此之外，低丁酸水平还同产丁酸的罗氏菌数量减少有关。

近期，有报道 UC 患者肠道黏膜代谢丁酸的相关基因表达减低，这可能是同丁酸代谢下降的适应性改变。丁酸为肠黏膜上皮提供营养，并起到抗炎和维持内环境稳定的作用。丁酸的抗炎作用是通过 G 蛋白偶联受体 43 介导，通过诱发炎症细胞凋亡途径实现的。

需要注意的是丙酸也有抗炎的作用。在 UC 中，主要产丙酸的细菌 *Akkermansia muciniphila* 减少了 5 倍，其他产丙酸的次要细菌，如巨单胞菌、巨球菌以及光岗菌均有所增加。*Akkermansia muciniphila* 仅生长在黏液层，并且同肠上皮细胞存在紧密联系，虽然该菌的影响还在研究中，但有证据表明这类细菌可以引起固有免疫及适应性免疫反应的改变。

UC 患者食物中芳香族氨基酸代谢同样有所改变，其尿中的马尿酸分泌下降。一种未被培养出的菌种被命名为 MPN 隔离的第 25 组菌，该细菌同尿中马尿酸分泌减少存在正相关。它和柔嫩梭菌在系统发生上存在 98% 的基因相似性，其相关的菌群在 UC 患者的粪便中显著下降。另一种能够被培养出的细菌 *Sporobacter termitidis* 在 UC 中也显著减少，该细菌只以芳香族氨基酸为能量来源。因此，UC 肠道芳香族氨基酸的代谢水平下降。

肠道微生态失衡同 UC 的发生相关。目前仍然不清楚肠道微生态失衡能够介导 UC 的发生还是 UC 发病后的结果。肠道微生态的代谢产物如短链脂肪酸及芳香族氨基酸的水平变化可能也参与了 UC 的发生。肠道微生态改变的研究、基因表达的研究以及代谢谱的变化都有助于发现 UC 新的发病机制，并且寻找新的治疗方法，如粪菌移植。

第四节　肠道黏膜免疫

如前所述，UC 存在关系复杂的易感基因、环境以及肠道微生态等致病因素和保护因素。但是，毋庸置疑的是 UC 患者肠壁内存在过度的免疫活动，正是这些过度的免疫活动启动了 UC。

同 CD 相比，UC 免疫机制可能完全不同。但是，UC 和 CD 可能共享最终的免疫损伤效应机制。目前，UC 的治疗目标也在于抑制或是调节免疫系统活性。本节主要讲述 UC 的免疫机制。

一、T 细胞和其细胞因子在 UC 中的作用

目前的观点认为，幼稚的 $CD4^+T$ 细胞能够分化为 4 种不同的 T 细胞亚群［Th1、Th2、Th17 以及可被诱导的调节性 T 细胞（Treg）］。$CD4^+T$ 细胞的分化方向取决于抗原信号。Shigeo 等利用 RT-PCR 研究了 UC 直肠黏膜的炎症细胞因子表达谱，总共纳入 61 例 UC 患者、18 例炎症患者及 16 例健康对照，发现 UC 患者 IL-4、IL-13 及 IL-10 表达增高，而 IL-2、干扰素 - γ（IFN-γ）及 IL-15 表达同对照并无差异，提示 UC 存在 Th2 细胞、NK T 细胞及 Treg 激活，此外，还有 Th17 淋巴细胞激活。

（一）Th2 细胞及相关细胞因子

Th2 细胞主要参与对抗寄生虫的免疫反应，主要为 IL-4 所诱发，表达转录因子 -GATA 结合蛋白 3（GATA-3），分泌细胞因子 IL-4、IL-5 及 IL-13，其下游细胞为肥大细胞、嗜酸性粒细胞、嗜碱性粒细胞、产生 IgE 的 B 细胞等。Th2 细胞分泌的 IL-5 活化嗜酸性粒细胞，并攻击寄生虫。另外 IL-4 和 IgE 活化肥大细胞而放出组胺及血清素，造成气管收缩及肠蠕动增加。Th2 相关免疫反应对应的是 1 型过敏反应，比如过敏性鼻炎、哮喘及异位性皮肤炎。Th2 细胞也参与了 UC 的发生。

IL-4 是典型的 Th2 细胞因子，也参与介导 B 细胞类别转换（倾向于 IgE 应答）。IL-4 也是 T 细胞和肥大细胞的生长因子。IL-4 主要由 Th2 分泌，也可由肥大细胞及骨髓间质细胞分泌，能够抑制 Th1 应答，比如 Th1 细胞分化、IgG2a 和 IFN-γ 产生、巨噬细胞活化以及迟发型过敏反应。IL-4 在一

些过敏反应及寄生虫感染中表达上调。IL-4R 主要由 IL-4Rα 及共用的 γc 链形成的异二聚体，结合配体后激活下游信号通路，包括 JAK/STAT 途径，其中 STAT6 是重要的中转分子。Th2 的转录因子 GATA-3 调控 IL-4 转录，IL-4 自身还能正反馈激活 IL-4 及 IL-4R 的表达。

暴露于半抗原的恶唑酮形成的结肠炎小鼠模型是 Th2 相关的免疫炎症反应，这种结肠炎炎症反应比较浅表，并且同 UC 病理类似。受累结肠表达 IL-4 及 IL-5 增多，并且利用抗体拮抗 IL-4 可以避免结肠炎的形成。*TCRα* 基因缺陷小鼠可以自发产生 Th2 相关的结肠炎，IL-4 在其中起到了重要作用。Wiskott-Aldrich 综合征蛋白（*WASP*）基因缺陷小鼠也能自发产生 Th2 相关结肠炎。Wiskott-Aldrich 综合征是 X 连锁隐性遗传的人类免疫缺陷病，患者可以发生自身免疫性疾病，包括 IBD 样的肠炎。在该基因缺陷小鼠中，受累肠道黏膜及固有层单个核细胞（LPMCs）IL-4 表达均增加。利用抗 IL-4 抗体可以缓解肠道炎症，但是 *WASP/IL-4* 双基因缺陷小鼠仍然可以产生肠道炎症，提示并非仅仅 IL-4 依赖。另一个结肠炎模型是将 OVA 特异的 *DO*11.10 *TCR* 转基因 Th2 细胞移植到 *RAG-2* 基因缺陷小鼠，并喂养表达 OVA 的 *E.coli*。这样的模型可以形成自发性结肠炎，其 IL-4 及 IL-10 表达增加。利用 TNBS 处理 *Bal b/c* 小鼠，也可以制造 Th2 细胞相关结肠炎模型，其中 IL-4 及 IL-5 表达增加。

在 UC 患者受累肠道中，IL-4 表达正常或者增加；相反，CD 患者受累肠道 IL-4 表达下降。虽然动物实验提示利用抗体中和 IL-4 可以治疗 Th2 介导的结肠炎模型，但尚未见到公开发表的抗 IL-4 单抗治疗 UC 的临床试验。

IL-5 通过受体 IL-5R 发挥作用。IL-5R 包括低亲和力的 α 亚基和 IL-3R 及 GM-CSF 受体合用的 β 亚基。IL-5 参与了过敏及抗寄生虫的免疫反应。

在 Th2 结肠炎小鼠模型中，IL-5 表达增加。*SAMP1/Yit* 小鼠可出现自发性的回肠炎，其 IL-5 及 IL-4 表达均增加，并且 IL-5 升高的程度同嗜酸性粒细胞升高的程度存在正相关。将 *SAMP1/Yit* CD4[+]T 细胞转移至 SCID 小鼠腹腔内可以诱导回肠炎形成。利用抗 IL-5 抗体中和后，其回肠炎的发生受到抑制，炎症反应程度降低，嗜酸性粒细胞浸润程度下降。动物模型实验提示，IL-5 在 Th2 相关结肠炎发展中起到了重要作用。

在 UC 患者受累结肠中，IL-5 表达增加，而 CD 患者 IL-5 表达不变。目前还没有公开发表的抗 IL-5 单抗治疗 UC 的临床试验。

IL-25 在 2001 年通过 BLAST 搜索 IL-17A 同源序列时被发现。这个细胞因子相对分子质量为 1.75×10^4，与 IL-17A 只有 16% 的同源序列。IL-25 是 IL-17 家族的一员，也被称为 IL-17E。仅有 Th2 细胞分泌 IL-25，IL-25 的作用局限于黏膜。为小鼠注射 IL-25 后可出现 Th2 相关的免疫反应，比如血嗜酸性粒细胞增多、IgE、IgA 及 IgG1 产生增加。IL-25 也能增加 IL-4、IL-5 及 IL-13 的表达。在注射 IL-25 后，食管和胃出现黏膜上皮增生及大量嗜酸性粒细胞浸润、小肠和大肠黏膜黏液分泌增加及杯状细胞增生。这些变化在 *IL-4Rα* 基因缺陷小鼠中消失，虽然血嗜酸性粒细胞有升高，提示黏膜病变是 IL-4Rα 依赖的。

（二）NK T 细胞及相关细胞因子

NK T 细胞来自于 T 细胞系，表达 NK 细胞受体如 CD161，识别抗原呈递细胞的 CD1d。CD1d 分子采用不同的细胞内自身的或者异己的脂质，并将这些脂质暴露于 CD1d 限制的细胞。大多数 NK T 细胞对革兰阴性 LPS 阴性细菌细胞壁中的 α- 葡糖苷神经酰胺起反应。NK T 细胞识别这些细菌配体，并激活了 Th1 及 Th2 免疫反应。

从 UC 患者受累肠道分离的黏膜固有层 T 细胞表达 NK 特异的标志物 CD161，并识别 CD1d，提示为 NK T 细胞。这类 NK T 细胞表现为对肠上皮细胞的细胞毒性。结肠上皮细胞表达 CD1d 及 EB 病毒诱导基因（*EBI*3）。*EBI*3 表达产物为同 IL-12p40 相关的蛋白，能够活化产生 IL-13 的 NK T 细胞。

IL-13 由 NK T 细胞和 CD4[+] Th2 细胞分泌，同 IL-4 功能类似，包括促进 B 细胞增殖、分化及向分泌 Ig E 转换。IL-13 的受体也是异二聚体，包括 IL-4Rβ 链及 IL-13α 链，并激活 JAK1/Tyk2、STAT3 及 STAT6 信号通路。IL-13 也参与了哮喘、异位性皮炎及其他过敏反应。

IL-13 参与了恶唑酮诱导的结肠炎小鼠模型，这个模型由肠道内共生细菌所诱发，由 Th2 细胞介导，NK T 细胞也参与了反应。从其受累肠道黏膜分离的 LPMC 表达大量的 IL-13。小鼠的 NK T 细胞表达 T 细胞受体（Vα14Jα281）链及相对保守的 β 链。Heller 等发现在小鼠恶唑酮结肠炎模型中，NK T 细胞是 IL-13 主要来源，因为分离的 LPMC 在受到 α-GalCer 活化后的 CD1d 抗原递呈细胞的刺激后，分泌大量的 IL-13。利用抗 IL-13 抗体，敲除 NK T 细胞 *TCR* 基因或者 *CD1d* 基因的小鼠都可以避免结肠炎的发生。在 *WASP* 基因缺陷小鼠中，IL-13 升高水平同 Th2 相关结肠炎活动度呈正相关，从其结肠分离的 LPMCs 在受到刺激后分泌大量的 IL-13。

从 UC 患者肠道分离的 NK T 细胞表达 IL-5 及 IL-13，并且这类细胞对肠上皮细胞表现为细胞毒性。肠上皮细胞表达 CD1d 以及 EBI3，其表达蛋白同 IL-12p40 相关。*EBI*3 相关的细胞因子被认为可以激活产生 IL-13 的 NK T 细胞。在 UC 患者的黏膜中，*EBI*3 表达产物增加。在一个 I 期临床试验中，anrukinzumab（抗 IL-13 单抗）被用来治疗哮喘，获得一定的疗效。目前正在进行治疗 UC 的尝试。

（三）Th17 淋巴细胞及相关细胞因子

Th17 淋巴细胞最早在类风湿关节炎患者中发现。Langrish 等在 2005 年首次提出 Th17 是一种新的效应 Th 细胞，参与了调节炎症反应。Th17 淋巴细胞表达转录因子——视黄酸孤儿受体 ROR γ t，而不表达 T-bet 及 GATA-3。Th17 淋巴细胞表达高水平的 IL-17A 及 IL-17F，参与对细胞外病原体的免疫反应，同时 Th17 淋巴细胞既参与了 CD 的发生，也参与了 UC 的发生。

IL-17 家族有 6 种分子：IL-17A、IL-17B、IL-17C、IL-17D、IL-17E 及 IL-17F。在经典研究中所指的 IL-17 细胞因子是 IL-17A。IL-17A 结合 IL-17AR 并传导信号。IL-17 由 Th17 淋巴细胞、CD8$^+$ 细胞、NK 细胞、γ δ T 细胞及中性粒细胞分泌。IL-17 的表达是由 Th17 特异的转录因子 ROR γ t 诱导。Th17 淋巴细胞同时分泌 IL-17F，IL-17F 在 IL-17 家族中与 IL-17A 同源性最强。IL-17D 及 IL-17E 也被称为 IL-27 及 IL-25。有趣的是，10% 的肠道黏膜固有层淋巴细胞表达 ROR γ t，提示 Th17 淋巴细胞在正常肠道中起着生理性作用。注射抗 IL-17A 单抗后，DSS 结肠炎模型小鼠更容易进展为结肠炎。IL-17 也能增加黏膜屏障功能，体外用 IL-17 处理后，肠上皮细胞之间紧密连接增加。

在 UC 患者受累肠道中，可以发现大量的 Th17 淋巴细胞及过量的 Th17 淋巴细胞相关的细胞因子表达，比如 IL-17A、IL-17F、IL-22、IL-26、IL-21 及 IL-23。如前所述，Th17 相关基因多态性，如 *STAT3* 及 *IL-23R* 与

UC 的发病相关。从 UC 患者肠道分离的 Th17 淋巴细胞在受到 IL-23 刺激后，IL-17 表达提高，而这个现象在 CD 患者中则表现为 IFN-γ 表达增高，这个现象提示 IL-17 参与了 UC 的发生。在 UC 的黏膜中，Th17 淋巴细胞的趋化因子 CCL20 表达增加，并且受到 IL-21 的调控。

IL-23 是一个异二聚体，包括一个独特的 p19 亚基（IL23A）及一个同 IL-12 共享的 p40 亚基（IL12B）。IL-23 主要是由活化的树突状细胞分泌，并且诱导记忆 T 细胞的扩增。IL-23 的刺激促进 IL-17A 及 IL-17F 的分泌，能够诱导幼稚细胞分化为 Th17 淋巴细胞。在体外，人类和小鼠不同。在小鼠中，联合 TGF-β 及 IL-6 能够促进 Th17 淋巴细胞的分化、存活及扩增；而在人类中，需要联合 IL-1β 及 IL-6 信号。体内实验提示，*IL-23R* 基因缺陷小鼠 Th17 淋巴细胞的终末分化受到抑制，提示 IL-23 参与了 Th17 的终末分化。IL-23 结合的受体 IL-23R 也是一个异二聚体，由同 IL-12R 共用的亚基 IL-12Rβ1，以及独特的可被诱导产生的亚基 IL-23Rα 构成。IL-23 信号传导激活 STAT3 和 STAT4。IL-23 对于免疫的稳定性非常重要。组成性表达 p19 的转基因小鼠能够抑制多个器官的免疫反应，包括肠道。

IL-23 在肠道起着生理作用，在回肠末端的树突状细胞负责 IL-23 的基础分泌。IL-23 功能之一是保护机体免受细胞外细菌的侵犯。*IL-23* 基因缺陷小鼠对于一些细胞外细菌如鼠柠檬酸杆菌易感。*IL-12B* 基因多态性是 UC 的危险因素，而 p19 过度表达小鼠其多个脏器存在自发性炎症，包括小肠。

虽然 IL-23 诱导幼稚 CD4⁺T 细胞分化为 Th17 淋巴细胞，在 UC 中 *IL-23R* 的基因多态性的致病机制可能还有其他免疫细胞参与。IL-23 在肠黏膜中的表达不仅仅是 T 细胞依赖的，也有非 T 细胞依赖的自由途径。在 mRNA 水平，NK 细胞、NK T 细胞、CD4⁺ T 细胞及 CD8⁺ T 细胞均表达 IL-23R。*IL-23R* 的基因多态性可能会影响邻近基因 *IL-12RB2* 的表达。而 *IL-23R* 及 *IL-12RB2* 表达的调节可以影响 T 细胞的分化。

利用抗体中和 p40 可以同时抑制 IL-23 及 IL-12 信号传导，而 p19 特异性的抗体仅能抑制 IL-23 信号传导，然而 IL-12R 及 IL-23R 的信号通路间存在复杂的交叉作用。*IL-23 p19* 基因缺陷的小鼠经过 TNBS 处理后可以形成自发性的结肠炎，利用 p40 特异性的抗体可以缓解结肠炎症。

IL-23 结合于 IL-23R 激活 JAK2，并且导致核转录因子 STAT3 的活化，

STAT3 基因的多态性与 UC 存在相关性。STAT3 基因敲除小鼠对于 Th2 相关结肠炎模型敏感性增高，并且炎症反应仅局限于上皮层。

单克隆抗体 Ustekinumab 作用于 IL-12/IL-23 的 p40 亚基，已经被批准用于银屑病治疗，并且在一个治疗 CD 的 II 期研究中表现出有效性，但是目前尚未见到公开发表的针对 UC 的研究，也未见利用抗 IL-17 单抗治疗 UC 的相关临床研究。作用于 IL-12/IL-23 下游信号通路的分子比如 JAKs 正在进行治疗 UC 的相关临床研究。

（四）Treg 细胞及相关细胞因子

Treg 细胞表达 CD4 及 CD25，在接受 TCR 介导的刺激后能够抑制效应 T 细胞增殖及释放细胞因子。Treg 细胞在体内能够抑制自身免疫相关 T 细胞的活动，从而避免自身免疫性疾病的发生。

Foxp3 是一种叉头翼转录因子，对于 $CD4^+CD25^+$ Treg 细胞的发育及功能具有重要作用。Foxp3 基因突变可能会导致遗传性自身免疫性疾病，比如 IPEX（免疫失调、多发性内分泌腺病变、肠病及 X 相关综合征）和 X 连锁自身免疫性过敏综合征（XLAAD）。

$CD4^+CD25^+$ $Foxp3^+$ Treg 细胞对于免疫系统的平衡至关重要。$CD4^+CD25^+$ $Foxp3^+$ Treg 细胞最早发生于胸腺，在抗原刺激下在周围黏膜器官如肠道黏膜淋巴组织内成熟。一项近期的研究提示，TGF-β 介导的 $Foxp3^+$ Treg 细胞，可以抑制移植 $CD4^+CD62L^+$ T 细胞后形成小鼠结肠炎模型。$Foxp3^+$ Treg 细胞通过 IL-10 及 TGF-β 可以抑制先天性或获得性免疫相关的肠道炎症反应，移植 $Foxp3^+$ Treg 细胞可以治疗结肠炎模型，提示 $Foxp3^+$ Treg 细胞可能在 UC 中的治疗作用。

Treg 细胞主要分布于外周血，肠系膜淋巴结以及肠道的黏膜固有层，分泌 IL-10 及 TGF-β 细胞因子。Treg 包括 2 种细胞亚型，自然 Treg 细胞（nTreg）及诱导 Treg 细胞（iTreg）。nTreg 细胞在胸腺中由自身抗原诱导产生，iTreg 在外周淋巴组织如 GALT 中由幼稚 $CD4^+T$ 细胞发育产生，对自身抗原及肠道内的异己抗原发生反应。Qi TY 等发现 Treg 细胞在 UC 受累或非受累结肠中均增高。Treg 细胞的抑制作用是不依赖细胞因子的细胞间接触产生。Treg 细胞可以抑制 Th1（IFN-γ 和 IL-2）及 Th2（IL-5 和 IL-13）相关细胞因子。在另一些研究中，患者外周血中 Treg 细胞表达下降。

有趣的是，不管是在 UC 还是 CD 中，均存在 Treg/Th17 比例失衡，表现为在外周血中 Treg 细胞数量下降，而 Th17 淋巴细胞数量上升。

Treg 相关细胞治疗仍然处于萌芽状态。Sumida 等利用白细胞去除法分离 UC 患者外周血的 CD4$^+$CD25$^+$ T 细胞，使 Treg 细胞治疗 UC 变得可能。

IL-10 既由 Th2 细胞分泌，也由 CD4$^+$CD25$^+$Foxp3$^+$Treg 细胞和 Tr1 细胞（产 IL-10 的调节性 T 细胞）分泌。IL-10 具有免疫抑制的作用，能够抑制抗原递呈细胞如巨噬细胞和树突状细胞。IL-10 可以增强 B 细胞表达 MHC II 类分子，促进 IgA 分泌以及强化 CD8$^+$ 和 NK 细胞细胞毒性。IL-10 结合于其同源的受体（IFN 受体家族），包括 IL-10R1（结合配体）以及 IL-10R2（信号传导）。在结合了 IL-10 后，IL-10R 激活络氨酸激酶 JAK1、JAK2 以及 Tyk2，进一步活化 STAT3、STAT1 及 STAT5。IL-10 参与维持肠道免疫稳态。*IL-10* 基因缺陷小鼠能够出现自发的结肠炎，这一过程同 Tr1 细胞的缺失有关，同时也依赖于细菌信号。

MyD88 依赖的信号传导对于结肠炎的发生也是重要的，因为 *IL-10/MyD88* 双基因缺陷小鼠不会出现结肠炎。

Tr1 细胞可以通过在体外利用 IL-10 刺激幼稚多克隆 T 细胞分化产生。Tr1 细胞可以抑制 SCID 小鼠移植 CD45R$^+$B^{hi} 细胞后发生结肠炎，这个作用是 IL-10 特异性的，因为注射重组的 IL-10 也可以阻止移植后结肠炎的发生。*IL-10* 基因缺陷的 CD45$^+$RB^{lo} 细胞不能阻止移植 CD45$^+$RB^{hi} 细胞后发生结肠炎。

IL-10 的作用同样也在其他 Th1 结肠炎模型中被证实，如 *IL-2* 基因缺陷小鼠及 *C3H/Hej* 小鼠，这些实验模型中结肠 IL-10 分泌增加，提示 IL-10 参与了肠道的免疫调节，但是 Tr1 细胞是否在其中起到保护作用仍然不明确。在正常生理条件下，结肠黏膜固有层大约有 1/3 的 CD4$^+$ 细胞产生 IL-10，具有免疫抑制作用，但是这些细胞是否为 iTreg 或是 nTreg 仍然未知。虽然在小肠黏膜固有层可以发现产 IL-10 的 Foxp3$^-$ 及 Foxp3$^+$CD4$^+$ 细胞，结肠黏膜固有层发现的 CD4$^+$IL10$^+$ 细胞均表达 Foxp3。

在人类结肠中，一些研究提示 UC 结肠黏膜 IL-10 表达增加，而另一些研究提示 IL-10 表达下降。一项 II 期的安慰剂对照临床实验并未发现重组的 IL-10 对 UC 的治疗作用。目前还有通过基因工程开发的表达 IL-10 的乳酸杆菌尝试治疗 CD 的研究，但尚未见到公开发表的治疗 UC 的研究。

TGF-β 是一类细胞因子，包括 TGF-β1、TGF-β2 及 TGF-β3，参与细胞分裂、生长、移动及细胞外基质的产生。他们参与了许多生理过程，包括胚胎发育、组织重建、伤口愈合及免疫调节。TGF-β 由 T 细胞、B 细胞、NK 细胞、树突状细胞、巨噬细胞、肥大细胞、中性粒细胞以及其他非免疫细胞产生。Treg 细胞也分泌 TGF-β。在正常肠道中，TGF-β 含量较高，参与上皮细胞分化及 IgA 抗体转换，通过服用髓磷脂蛋白可以诱导产生 TGF-β1 T 细胞克隆。这类细胞也被称为 Th3 细胞。TGF-β 参与了肠道的免疫稳态调节。Gorelik 等发现结肠炎模型小鼠中 T 细胞 TGF-β 受体表达增加。在 *IL-2* 基因缺陷小鼠中，利用抗 TGF-β1 抗体可使结肠炎加重。肠道上皮表达负性突变的 TGF-β2 型受体的小鼠，对于 DSS 诱导的结肠炎更为易感。

这些实验提示，分泌 TGF-β1 的上皮细胞及获得性免疫细胞均参与了免疫调节。因为 Th3 细胞并没有特异的细胞标记，一类实验试图证实 Th3 和 CD4$^+$CD25$^+$Foxp3$^+$Treg 细胞是否存在重叠。在 CD45$^+$RB^{hi} 细胞移植 SCID 小鼠结肠炎模型中，移植来自 *TGF-β* 基因缺陷小鼠的 CD4$^+$CD25$^+$ 细胞对于结肠炎并不具有保护作用。在同样的模型中，移植 CD4$^+$CD45$^+$RB^{lo} 细胞的保护作用在使用抗 TGF-β 中和抗体后消失。体外实验证实，TGF-β 可以在外周诱导 CD4$^+$Foxp3$^+$ 细胞分化，而 TGF-β 和 IL-6 协同诱导 Th17 淋巴细胞分化。在肠道固有层中，TGF-β 通过表达整合素 α^{e7}β（CD103）的树突状细胞诱导 Foxp3 表达。在 *CD103* 基因缺陷 SCID 结肠炎模型小鼠中，移植野生型 CD4$^+$CD25$^+$ 细胞不能控制结肠炎发生。CD103$^+$ 树突状细胞可以诱导 CD4$^+$ 细胞表达肠道归巢趋化因子受体 CCR9。维生素 A（VA）代谢物维甲酸同 TGF-β 协同诱导外周 T 细胞表达 Foxp3，并抑制 Th17 淋巴细胞分化。

在活动性 UC 患者肠道中，TGF-β 表达增加。TGF-β1 下游信号通路也参与 CD 的发生。Smad7 是 TGF-β1 下游抑制信号分子，在 UC 患者肠道标本中表达增加，同时 Smad3 的磷酸化下降。通过反义 RNA 抑制 Smad7 作用后，Smad3 磷酸化程度下降，从而抑制促炎症因子如 TNF-α 及 IFN-γ 分泌。目前还没有公开发表的临床试验证实 TGF-β1 在 CD 的治疗作用。

Tr1 细胞是适应性的抗原特异性的调节性 T 细胞。Tr1 不表达 Foxp3，但是产生高水平的 IL-10 及 TGF-β，通过细胞因子依赖模式来抑制 T 细胞的反应。这类细胞可以在体外产生，并已经在 CD 患者中有过 I 期的临床试验。

二、自身抗体在 UC 中的作用

UC 同其他自身免疫性疾病存在重叠现象，如 PSC、自身免疫性甲状腺炎、糖尿病及恶性贫血。早期对免疫功能异常的研究提示抗体介导了 UC 的发生。在 60% UC 患者的血清中，抗中性粒细胞胞质抗体（ANCA）监测阳性。虽然这类抗体可能同肠道内共生细菌存在交叉反应，提示这个抗体可能是疾病相关的自身抗体。

在 UC 受累结肠黏膜中，存在分布广泛并且持续分泌 IgG 的浆细胞，这同 CD 不同，CD 的 IgG 浆细胞仅分布于溃疡周围。抗体介导的免疫反应是造成 UC 组织损伤的原因之一。对家兔注射免疫复合物，并利用刺激物进行灌肠时，这类免疫复合物可以沉积在结肠壁，并产生组织学同 UC 一样的阿弗他溃疡。UC 病变中有大量中性粒细胞浸润，并且形成了中性粒细胞的隐窝脓肿，提示 IgG 浆细胞在 UC 中可能是原发启动因素。

利用免疫组织化学可以发现，在 UC 患者受累肠道黏膜中存在 IgG1 抗体及 C1q、C4c、C3b 等补体。其中 IgG1 部分识别肌原蛋白，为抗肌原蛋白抗体。在 *TCRα* 基因缺陷的小鼠可以形成 Th2 细胞介导的结肠炎模型，同 UC 一样，小鼠血清及结肠黏膜固有层均可以发现核周型中性粒细胞胞质抗体（pANCA）及原肌球蛋白抗体。有研究提示这类抗体同肠道共生细菌存在相互作用。*TCRα* 基因缺陷小鼠在幼年（＜6 周）并不进展为结肠炎，也不会产生抗细菌的抗体。阑尾切除术对于 UC 的预防作用可能源于阑尾是肠道重要的免疫器官，阑尾能够产生 B 淋巴细胞，是 B 淋巴细胞库。移除阑尾后等于去除了能够对结肠或共生细菌产生免疫反应的 B 淋巴细胞。

对 UC 自身抗体的研究也提示 UC 患者存在机体免疫系统对自体及肠道共生细菌存在反应缺陷。在 UC 受累肠道中，产生 pANCA 的 B 细胞仅分布于结肠黏膜以及肠系膜淋巴结，而在外周血并未发现。这个发现提示产 pANCA 的 B 细胞是结肠黏膜起源的，同黏膜特异的抗原发生反应。利用电镜观察可以发现，同 pANCA 相互作用的抗原分布在中性粒细胞核周围。如果事先利用 DNA 酶处理中性粒细胞，这类抗原消失。利用人类单克隆抗体库，可以识别出这类抗原包含组蛋白 H-1。这类抗原还同分离的黏膜肥大细胞存在交叉反应。除此之外，这类抗体也同肠道分离的细菌抗原存在交叉反应。这些结果提示 pANCA 结合 DNA 的抗体表位同样也识别组蛋白 H-1 和共生细菌抗原，并且这些表位是高度保守的。Seibold 等发现吸附了细菌抗原后，pANCA 诱导的免疫反应被中止。

对于 UC 术后储袋炎的研究也提示细菌参与了 UC 的发生。储袋炎出现于 UC 患者接受回肠末端储袋 – 肛管吻合术（ileal pouch-anal anastomosis，IPAA）手术后，表现为储袋黏膜的炎症反应。而家族性腺瘤性息肉病进行 IPAA 手术后并未出现储袋炎，提示存在造成发病的遗传因素。约 50% UC 患者在接受 IPAA 手术后会出现储袋炎。在一项涉及 95 例患者的前瞻性研究中，Fleshner 等评估是否术前 pANCA 的表达同 IPAA 术后出现储袋炎有关。42% pANCA（+）的患者术后出现储袋炎，而仅有 20% pANCA（-）术后出现储袋炎。高水平的 pANCA 滴度与储袋炎的发生成正相关。这个研究的结果提示不仅术前 pANCA 抗体水平能够预示储袋炎的发生，还提示共生细菌也参与了发病，需要手术前抗生素预防。Gionchetti 等证实利用肠道益生菌（VSL#3）可以有效地预防储袋炎的复发。在这个安慰剂对照研究中，接受 VSL#3 治疗的患者仅有 10% 术后出现储袋炎，而安慰剂组有 40% 的患者出现储袋炎。

三、UC 的免疫发病机制

UC 的免疫机制具有较大的异质性，但具有相同的临床表型。对于抗原是否能激发黏膜的免疫反应就存在遗传性倾向，比如肠上皮对于细菌抗原采样的缺陷，可能也是通过遗传特质增强的 Toll 样受体介导。对于抗原的过度反应激活树突状细胞，然后将抗原呈递并激活 Th2 细胞和 NK T 细胞，分泌细胞因子，并激活免疫反应造成组织损伤。因此，UC 的炎症反应过程是一个动态过程，在易感患者中同时能够产生抗黏膜抗原的自身抗体。UC 患者产生的自身抗体并不是造成 UC 发生的原发性因素，他们只是疾病相关抗原的标志物，与肠道共生细菌抗原存在交叉反应。在遗传易感的患者中，缺乏调节性免疫细胞，以及增强的效应细胞（如 CD4$^+$T 细胞）启动了疾病的发生。随着时间的进展，免疫反应扩展到针对于自身抗原。因此，移除这些细菌不再会影响疾病的活动度。

这类抗原及可能的缺陷基因控制了 T 效应细胞反应的种类，同时也存在遗传上的缺陷基因来控制调节或抑制免疫细胞的活动。如前文所述，在 UC 中，抗原诱导的 T 细胞反应是 Th2 主导的（IL-4、IL-13）特殊化的细胞如 NK T 细胞（IL-13）参与介导。其中 NK T 细胞及其分泌的细胞因子对于结肠上皮组织具有细胞毒性作用。以 IL-13-NK T 细胞为靶点对于将来 UC 治疗可能具有重要意义。

对于 UC 的生物治疗也能揭示部分发病机制。Visilizumab 是人源化的非 F_c 受体结合的抗 CD3 的 Ig G2 单克隆抗体，被尝试用来治疗 GCS 抵抗的 UC。其作用机制可能包含选择性的诱导活化 T 细胞凋亡、向 Th2 细胞反应转换及促进 Treg 细胞的产生。Tsao 等发现在使用 Visilizumab 后 Th2 细胞因子水平不变，而 Th1 细胞因子水平却发生下降。

另一种生物制剂是英夫利西（inflixmab，IFX，一种嵌合型抗 TNF-α 单克隆抗体），作用于 TNF-α，在 UC 中有良好的治疗作用。然而，同 CD 不同，在 UC 患者结肠黏膜中 TNF-α 的水平并未升高。UC 主要的效应细胞因子是 IL-13，IFX 在治疗 UC 中的作用机制可能在于诱导释放细胞因子的 T 细胞和抗原呈递细胞凋亡，以及诱导表达 TNF 受体的效应细胞凋亡。

四、过氧化物酶体增殖体激活受体在 UC 中的作用

过氧化物酶体增殖体激活受体（PPARs）是重要的核 GCS 受体，也是合成诱导溶酶体分裂因子的重要靶点。PPARγ 是被研究得最详细的一种，控制脂质代谢以及胰岛素敏感性的调节基因的表达。PPARγ 还参与了调控炎症反应及细胞增殖的基因表达。在激活后，PPARγ 与视黄醛受体 X 结合形成异二聚体，并结合特定的 DNA 序列称为溶酶体增殖体反应单元（PPRE）。PPRE 包括一系列炎症反应信号通路分子：细胞黏附因子、NFκB、NFAT、促炎症细胞因子（IL-1β 和 TNF-α）以及趋化因子等。PPARγ 在结肠上皮细胞高水平表达，其表达水平还受到肠道菌群的调控。有趣的是在 UC 患者肠道中，PPARγ 表达下降，提示共生的菌群可能降低了 PPAR-γ 的表达。

在小鼠 IBD 模型中，利用噻唑烷二酮结合 PPARγ 可以减少结肠炎发生。一项随机对照研究提示利用治疗糖尿病的药物罗格列酮对 UC 治疗有效。罗格列酮能够增加心血管事件的风险，因此从欧洲市场上撤药，并

且 FDA 严格限制罗格列酮仅用于治疗其他药物无效的 II 型糖尿病。此外，5-ASA 在结肠上皮细胞中也是 PPAR γ 的配体，并且促进其转运至细胞核内。目前 5-ASA 对于 PPAR γ 通路的研究还处于基础研究阶段。

五、UC 的下游免疫损伤机制

UC 的下游免疫损伤机制包括产生了过多的花生四烯酸、白三烯、自由基及细胞因子。

在 IBD 动物模型中，抑制这些信号通路可以起到治疗作用。然而，在 UC 患者中，仅有拮抗细胞因子的治疗取得了效果。

目前尚无证据表明 IL-1β 及 TNF-α 直接损害肠道，这些细胞因子通过激活 NF-κB 依赖的通路来促进炎症反应，比如上调黏附因子及趋化因子的表达，从而募集循环血的炎症细胞至组织中。

UC 的溃疡形成是细胞因子（IL-1β 及 TNF-α）诱导产生的中性内肽酶、组织金属蛋白酶（MMPs）作用的结果。

大部分 MMPs 都不由炎症细胞分泌，除了 MMP2 以及 MMP9（白明胶酶）由中性粒细胞分泌以及 MMP12（弹性蛋白酶）由巨噬细胞分泌。其他的胶原蛋白酶（MMP1 和 MMP13）和基质溶素（MMP3 和 MMP10）由细胞因子激活的黏膜成纤维细胞及上皮细胞分泌，原位杂交和 Western Blot 提示，这类分子在受累肠道组织及溃疡周围高度表达。MMP1、MMP3、MMP10 和 MMP13 以酶原形式分泌，在细胞外基质中由血纤维蛋白溶酶、自由基及活化的 MMP 激活。MMPs 能够降解黏膜固有层和基底膜间质的纤维蛋白及黏膜固有层中的蛋白聚糖。利用抗 CD3 抗体及外源性 IL-12 激活 T 细胞，其所在的黏膜中 MMPs 可以快速降解植入的人类胚胎肠道。

细胞基质能够吸附生长因子，提供细胞表面受体的配体，起到调节细胞生存、细胞形态、生长及分化的作用。因为 MMPs 可以调节细胞基质，从而控制微环境。比如基质中的核心蛋白聚糖（同胶原蛋白结合）可以吸附 TGF-β，TNF-α 活化的黏膜固有层肌纤维细胞分泌的 MMPs 降解核心蛋白聚糖，从而使 TGF-β 生物利用度提高，激活成纤维细胞分泌成纤维蛋白。TGF-β 是潜在的 MMP1 及 MMP3 抑制因子，TGF-β1 释放反馈抑制肌纤维细胞分泌 MMPs。然而，TGF-β 信号通路自身也存在一个负反馈。Smad7 是

TGF-β 信号抑制因子，因此可以保证 TNF-α 持续促进 MMPs 分泌。MMP3 及 MMP7 可以切断上皮细胞间黏附蛋白 E- 钙黏着蛋白，因为 E- 钙黏着蛋白不仅能维持上皮细胞屏障，也能抑制肿瘤的发生。肠道中的 MMP3 不仅能够破坏肠黏膜屏障，还能促进肿瘤发生。MMPs 能从细胞膜上切断 TNF-α 前体，升高肠道组织中 TNF-α 浓度，还能降解 IL-1β，从而促进炎症反应发生。临床上尝试利用 MMP 抑制剂治疗 UC，但因为不良反应而终止。

六、纤维化和固有免疫系统在 UC 中的作用

纤维化是 UC 慢性炎症的结局，进而导致肠道出现分泌和动力障碍，最终影响大肠的功能。在终末期，僵硬的无功能的大肠可能需要通过手术切除。纤维化的机制非常复杂，免疫细胞、上皮细胞及间充质细胞均参与，细胞因子也在其中起重要作用。

在炎症组织中，局部间充质细胞分化为成纤维细胞和成肌纤维细胞，或者是平滑肌。肠道成纤维细胞和成肌纤维细胞能分泌细胞外基质（ECM），被认为是导致纤维化的主要效应细胞。其中，胶原蛋白起了主要作用。目前的研究集中在激活成纤维细胞和成肌纤维细胞的细胞因子。

TGF-β1 是主要的促纤维化细胞因子。在一些动物模型中，如 TNBS 结肠炎和恶唑酮结肠炎均发现 IL-13 是主要的促炎症细胞因子。在 TNBS 结肠炎模型中，反复利用 TNBS 半抗原灌肠，可以导致黏膜固有层纤维化。虽然在早期，这类小鼠模型表现为 Th1 细胞反应，IFN γ 及 IL-12p70 表达增加，但是在慢性的纤维形成期，Th2 和 Th17 淋巴细胞反应增加。在这个模型中，阻断 IL-13 及 TGF-β1 信号通路可以阻断纤维化发生。恶唑酮结肠炎模型也提示 IL-13 及 TGF-β1 也参与了纤维化发生。在这个模型中，IL-13 通过 IL-13RA2 信号通路介导纤维化发生。IL-13 和 TGF-β1 的下游促纤维因子包括 IGF-1 及 Egr-1。这两种因子在促纤维化中起着协同作用，通过诱导成肌纤维细胞凋亡及再生来产生胶原蛋白。TGF-β1 及 IGF-1 都可以诱导成纤维细胞转化为产胶原的成肌纤维细胞。

在 UC 纤维化中，另一个细胞因子是 IL-33。IL-33 属于 IL-1 家族，参与 Th2 细胞免疫。在小鼠模型中，IL-33 可以诱导黏膜损伤，也能够通过 IL-13 依赖的途径促进纤维化。在 UC 患者中，IL-33 由上皮下及溃疡边缘的

成肌纤维细胞产生。有趣的是，这类细胞共同表达成纤维细胞和成肌纤维细胞的标志物。

固有免疫系统在 UC 中并不像 CD 占据主导作用。肠道细菌表达抗原相关分子模式（PAMPs）包括脂蛋白、DNA、RNA 或者细菌细胞壁分子的特异性结构。固有免疫系统通过 Toll 样受体（TLRs）或核寡聚域 NOD 样受体（NLRs）来识别 PAMPs。UC 广泛的黏膜屏障破坏导致黏膜免疫系统直接接触肠道内细菌。成纤维细胞表达 TLRs 及 NLRs。革兰阴性杆菌细胞壁的脂多糖激活 TLR4，而革兰阳性细菌脂磷壁酸激活 TLR2，进一步促进纤维化发生。

生长因子可以增加黏膜通透性并促进组织修复，重建肠道黏膜屏障，因此，可以避免肠道固有免疫系统激活。角质细胞生长因子（repifermin）2 并未表现出临床上的疗效，而在一个小样本 RCT 研究中，通过内镜下喷洒表皮生长因子 EGF 可以诱导内镜和临床上的缓解。进一步的研究需要来证实其疗效，并且观察其可能的潜在致癌风险。

上述内容可能是 UC 的免疫病理机制中的冰山一角，环境因素结合遗传易感性参与了促炎症反应，导致免疫系统激活，尤其是肠上皮细胞。这个免疫反应的中间环节就是黏膜固有层的 NK T 细胞，参与黏膜细胞毒性，同时也激活免疫系统对于暴露的肠道菌群的识别。此外，UC 免疫失去正常调节作用，效应 T 细胞和抑制 T 细胞比例失调，使免疫反应向 Th2 方向转化，活化 NK T 细胞参与分泌 IL-13，与 TGF-β1 及暴露的肠道菌群一同活化成纤维细胞，促进肠道纤维化。未来的工作在于选择性地抑制参与免疫激活的细胞种类，阻断其活化及下游信号通路，阻止其迁徙至炎症反应区域，阻断其相关的细胞因子，进而避免肠道纤维化产生。

（李明松　朱薇　任渝棠）

主要参考文献

［1］Alexis P，Millie D L. A clinical review of recent findings in the epidemiology of inflammatory bowel disease[J]. Clinical Epidemiology，2013，5：237-247.

［2］Gert V A，Axel D，Bernd B，et al. Second European evidence-based consensus on the diagnosis and management of ulcerative colitis Part 3：Special situations[J]. Journal of Crohn's and Colitis，2013，7（1）：1-33.

［3］ Axel D, James O L, Andreas S, et al. Second European evidence-based consensus on the diagnosis and management of ulcerative colitis Part 2: Current management[J]. Journal of Crohn's and Colitis, 2012, 6（10）: 991–1030.

［4］ Axel D, Rami E, Fernando M, et al. Second European evidence-based consensus on the diagnosis and management of ulcerative colitis Part 1: Definitions and diagnosis[J]. Journal of Crohn's and Colitis, 2012, 6（10）: 965–990.

［5］ Dan T, Arie, Johanna C E, et al. Management of pediatric ulcerative colitis: Joint ECCO and ESPGHAN evidence-based consensus guidelines[J]. JPGN, 2012, 55（3）: 340–361.

［6］ Ashwin N A. Environmental risk factors for inflammatory bowel disease[J]. Gastroenterology & Hepatology, 2013, 9（6）: 367–374.

［7］ Heiner B, Angel B, Achim B, et al. Critical review: vegetables and fruit in the prevention of chronic diseases[J]. Eur J Nutr, 2012, 51: 637–663.

［8］ Albenberg L G, Wu G D. Diet and the intestinal microbiome: associations, functions, and implications for health and disease[J]. Gastroenterology, 2014, 146（6）: 1564–1572.

［9］ Owyang C, Wu G D. The gut microbiome in health and disease[J]. Gastroenterology, 2014, 146（6）: 1433–1436.

［10］ Wu G D, Bushmanc F D, Lewis J D. Diet, the human gut microbiota, and IBD[J]. Anaerobe, 2013, 24: 117–20.

［11］ Lindsey G A, James D L, Gary D W. Food and the gut microbiota in inflammatory bowel diseases: a critical connection[J]. Curr Opin Gastroenterol, 2012, 28: 314–320.

［12］ Bruno L B, Charles N B. Brain-Gut interactions in inflammatory bowel disease[J]. Gastroenterology, 2013, 144: 36–49.

［13］ Cho J H, Brant S R. Recent Insights into the genetics of inflammatory bowel disease[J]. Gastroenterology, 2011, 140（6）: 1704–1712.

［14］ Jostins L, Ripke S, Weersma R K, et al. Host-microbe interactions have shaped the genetic architecture of inflammatory bowel disease[J]. Nature, 2012, 491（7422）: 119–124.

［15］ Hou J K, Abraham B, El-Serag H. Dietary intake and risk of developing inflammatory bowel disease: a systematic review of the literature[J]. Am J Gastroenterol, 2011, 106（4）: 563–573.

［16］ Rajilić-Stojanović M, Shanahan F, Guarner F, et al. Phylogenetic analysis of dysbiosis in ulcerative colitis during remission[J]. Inflamm Bowel Dis, 2013, 19（3）: 481–488.

［17］ Stephan R T, Fergus S, Loren C K. Inflammatory bowel disease-translating basic science into clinical practice[M]. Chichester: Wiley-Blackwell, 2010.

第四章

病 理 学

UC 是一种局限于黏膜层的慢性炎症性病变，同时伴广泛隐窝结构变形。病变虽可累及全部肠段，但以远端肠段病变显著，越靠近直肠，病变越重，近端肠段病变一般轻于远端肠段。病变呈连续性、弥漫性分布。本章分别介绍内镜下活检标本及手术切除标本的病理形态学特点及诊断中应该注意的问题。

第一节　内镜下活检标本

UC 的病变呈连续性、弥漫性分布，主要病变位于黏膜层，故内镜下活检往往能显示诊断所需的病变特征，结合临床表现及内镜所见，诊断困难一般不大。内镜下活检的主要目的是确定诊断、疾病分期（活动/静止）、评估疾病活动性、确定有无异型增生及有无合并感染等。

一、内镜下活检标本诊断要求临床医师和病理医师充分合作

IBD 的病理诊断和鉴别诊断都不能单纯依靠病理形态，要提高内镜下活检标本诊断的准确性，对临床医师和病理医师都提出较高的要求。临床医师和病理医师应相互沟通，充分交流合作。

1. 病理医师应专门训练，增强对 UC 形态学改变的认识，明确诊断标准

UC 的形态学虽然具有特征性，但没有任何一种改变具有诊断特异性，而这些改变都可以或多或少地出现于其他疾病中，病理医师诊断时

应能做到敏感察觉各种形态学改变的出现与否，明确对诊断最有价值的证据。

2. 病理医师应了解相关的临床知识，多与临床医师交流

非肿瘤性疾病的形态改变往往没有特异性，不同的疾病形态相似，很多非肿瘤性疾病的准确病理诊断实际上比肿瘤性疾病更难，更需要密切结合临床。相同的病理学形态，临床表现可能完全不一样。如慢性缺血性肠炎也可出现隐窝萎缩和变形，形态上与 UC 有一定的相似，但结合临床表现则可以区分是否为缺血性肠炎，若单单从病理学改变来作出诊断，而完全不考虑临床情况，诊断很可能与真实情况相距甚远。

对于胃肠道内镜下活检的非肿瘤性疾病标本，临床医师已不能满足于得到"黏膜慢性炎，未见肿瘤"的病理报告，而希望从活检组织中获取更多的信息为临床诊断、治疗提供依据。故病理医师应多与临床医师相互交流，了解每个病例的临床表现和初步诊断，了解每个病例活检的目的，学会从临床角度出发，才能提高 UC 病理诊断的准确性，提供更为丰富的信息为临床所用。

3. 内镜医师应规范内镜下取材标准，为病理医师提供充足组织

内镜下取材标本对病理诊断有至关重要的作用，取材不恰当往往影响病理诊断的准确性。标本完全为溃疡或肉芽组织，标本体积太小，钳取标本过浅等情况都会导致送检组织完全没有诊断价值，无法提供任何有用信息。UC 病变分布为连续性，多段取材才能充分显示病变分布情况，比较不同部位病变是否有一致性。因此，内镜医师应统一内镜下取材规范，包括取材部位、取材数量、取材深度等。

4. 临床医师应明确病理学活检的作用与局限性

病变早期还未出现典型形态学改变时取活检，儿童患者病变不典型，药物治疗使黏膜愈合，这些因素都可能出现不典型形态改变，增加病理诊断及鉴别诊断的难度。取材标本不合格，也往往影响病理诊断的有效性和准确性，故不能强求每一例内镜下活检都能明确诊断。

病理活检可为临床提供明确信息的是：有无异型增生，有无肿瘤存在。有些特殊感染可通过特殊染色、免疫组化等技术，检测病原体，如抗酸染色可显示结核杆菌，免疫组化可显示巨细胞病毒（CMV）感染等。

5. 临床医师应为病理医师提供充分的临床信息

由于非肿瘤性疾病病理改变的非特异性,很多疾病在形态上与IBD相似或有重叠,若没有充分的临床和内镜资料,则会给病理诊断带来极大的困难。病程处于不同阶段,病变组织形态会有改变。初诊患者活检,一般病变比较有特征性,易于诊断。药物治疗使病变修复、正常化,炎症由弥漫性变为局灶性,病变往往缺乏特异性,病理诊断难度更大。因此,临床医师应在标本送检单中提供充足的临床信息,包括临床病史、内镜下所见、初步考虑的诊断和鉴别诊断疾病、治疗经过及对治疗的反应等,以供病理医师参考。

6. 定期临床病理影像多学科讨论对提高诊断准确性非常重要

临床信息是诊断的基础,却缺乏形态学这一最直接的证据;病理形态是疾病最直观的改变,却由于内镜下活检往往仅能取到肠壁浅表组织;影像检查如CT、磁共振成像(MRI)等可全面观察小肠、结肠病变情况,却无法提供病变的直接形态改变。三方面的信息相互结合,各自发挥优势,可全面提供病变信息,显著提高诊断准确性。IBD的诊疗需要多学科专家团队合作,由消化内科、胃肠外科、病理科和影像科医师组成,诊断需要综合临床病史、实验室检查、内镜表现、组织学改变和影像学改变等多方面信息。多学科讨论会使各专业的医师相互交流、相互理解,促进各学科的发展。

二、内镜下活检标本取材及处理的要求

内镜下活检是为明确诊断在内镜下取活体组织标本并做病理学检查,应在药物治疗开始前进行,药物可引起形态学改变,而影响诊断的准确性。活检标本取材的部位、数量、大小、深度等对病理诊断至关重要,取材不佳的标本往往无法提供有效的形态学信息,因此内镜下活检取材及组织处理需要统一规范。

(一)活检数量

UC病变呈连续性、弥漫性分布,为提供病变分布情况的充分信息,建议内镜下活检与CD一样,多段、多点黏膜取材,以提高诊断可靠性。初次诊断UC需要在结肠(包括直肠)取5个部位活检,同时在回肠取材活检,每个部位至少取2块组织。随访病例可适当减少取材数量。

（二）取材的大小和深度

活检取材组织尽可能大而深，需要达黏膜下层，以充分显示黏膜全层改变及黏膜下层浅层改变。活检组织过小或仅仅在黏膜表面取材，常常只能观察到慢性炎症细胞浸润的非特异性改变，却无法提供更多的诊断信息，如有无隐窝结构的改变，炎症细胞浸润随组织深度的变化、黏膜下层的改变等。

（三）活检标本的处理

取出活检组织后，应立刻放入标本瓶中，不同部位取的组织应分开标本瓶，注明取材部位。标本瓶中应预先装有足够量的10%中性福尔马林溶液（甲醛）固定液。组织包埋注意方向性，切片应与黏膜表面垂直，黏膜与黏膜下层位于同一水平面上。建议连续切片4~6片，或多个组织平面切片，有利于观察病变在不同平面的形态。隐窝溶解性肉芽肿由于隐窝破裂引起肉芽肿反应，可出现在UC、感染性结肠炎、憩室性结肠炎等多种结肠炎中，隐窝溶解性肉芽肿不是排除UC的证据，连续切片可帮助辨认破裂隐窝。

三、活检标本诊断步骤

UC病理改变多样，需要全面观察组织各个结构的改变，建议建立一套系统性诊断步骤，逐个结构进行观察，才不会遗漏任何重要的信息。系统性诊断步骤应包括观察上皮的改变、黏膜固有层的改变、黏膜肌层及黏膜下层的改变等（表4-1）。提示慢性病变的改变包括：隐窝结构的不规则、显著的隐窝分支和萎缩、肠上皮绒毛状转化、帕内特细胞化生或幽门腺化生、淋巴滤泡增生及基底浆细胞增生等。

四、UC内镜下活检的形态特征

（一）隐窝分支

在包埋方向良好的切片中，出现两个或两个以上的分支隐窝，或超过10%隐窝出现分支，分支可以垂直方向为轴，亦可以水平方向为轴（图4-1）。隐窝分支是在隐窝损伤或破坏的基础上发生再生性改变形成的。当组织中仅见一个分支隐窝时，则不具有诊断特异性。

表 4-1 IBD 内镜下活检组织诊断的系统性观察

系统性观察内容

组织结构改变

  隐窝方向（有无变形）

  隐窝长度

  隐窝基底到黏膜肌层的距离

  隐窝间的距离

  隐窝分支

  黏膜表面绒毛状转化

上皮改变

  黏蛋白含量（杯状细胞数量）

  帕内特细胞化生或幽门腺化生

  上皮内淋巴细胞浸润或嗜酸性粒细胞浸润

  隐窝炎

  内分泌细胞增生

  特殊病原体感染

黏膜固有层及黏膜下层炎症

  炎症细胞浸润

  炎症性质：急性或慢性

  炎症分布：连续性或节段性

        弥漫性或局灶性

        表浅或基底部

        隐窝内或固有层内

        局限黏膜层内或累及黏膜下层，黏膜层及黏膜下层炎症细胞密度的区别

        特殊病原体感染

        肉芽肿，肉芽肿部位，数量，大小，有无多核巨细胞、坏死

  纤维化

  神经组织增生及神经节细胞增生

注：炎症分布，连续性或节段性指不同部位见炎症分布，弥漫性或局灶性指同一部位内炎症分布，采用不同用词区分比较的重点。

（二）黏膜（隐窝）变形

隐窝大小不一，距离不等，失去平行排列的方向性，形状改变，出现囊状扩张并分支（图 4-1）。但应注意的是，正常直肠黏膜可出现不规则或缩短的隐窝，尤其是直肠肛门移行处取的活检组织不适宜评估是否有隐窝分支或黏膜变形改变。

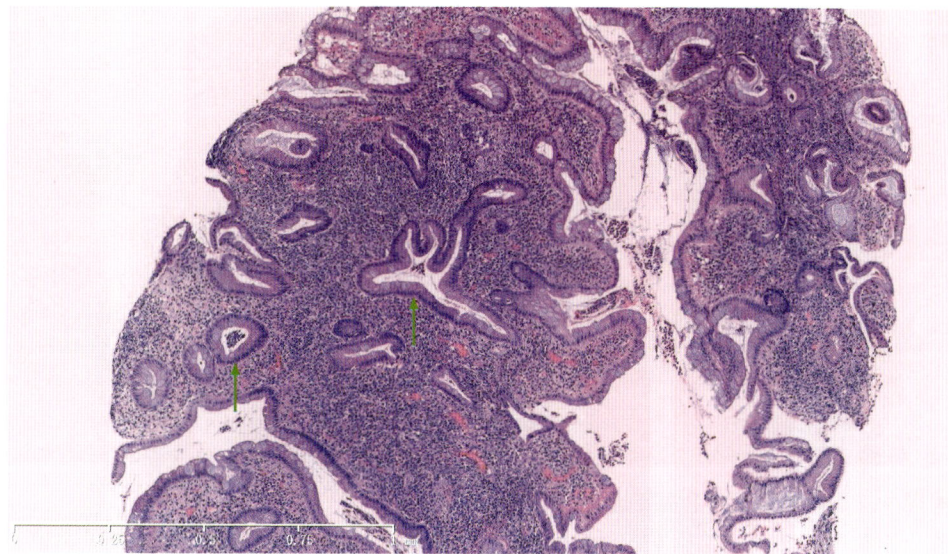

■ **图 4-1** 黏膜层内重度弥漫性炎症
临床诊断 UC，内镜活检标本病理学检查见黏膜层内重度弥漫性炎症，隐窝大小不一，距离不等，失去平行排列的方向性，形状改变，出现囊状扩张并分支，隐窝脓肿形成

（三）黏膜（隐窝）萎缩和隐窝密度减少

隐窝数量减少主要体现在隐窝之间的距离超过一个隐窝的直径，隐窝底部到黏膜肌层距离增大，这些特征提示黏膜萎缩。隐窝底部到黏膜肌层的距离不应在淋巴滤泡附近评估。盲肠和远端直肠正常情况下也可出现隐窝间距离增大和隐窝底到黏膜肌层距离增大，不应作为评估隐窝萎缩的区域。隐窝受挤压塌陷的组织不适宜衡量是否存在黏膜萎缩，但目前对于需要多大的活检组织、需要多少切片平面来评估黏膜萎缩并无明确标准。

（四）黏膜表面不规则或绒毛状

黏膜表面不规则，绒毛状黏膜表面，指隐窝开口增宽，黏膜表面呈指状突起（图 4-2）。绒毛状突起高度与隐窝深度之比超过 1.5，称为黏膜表面绒毛状（villous mucosal surface）；绒毛状突起高度与隐窝深度之比在 1 ~ 1.5，称为黏膜表面不规则（irregular surface）。

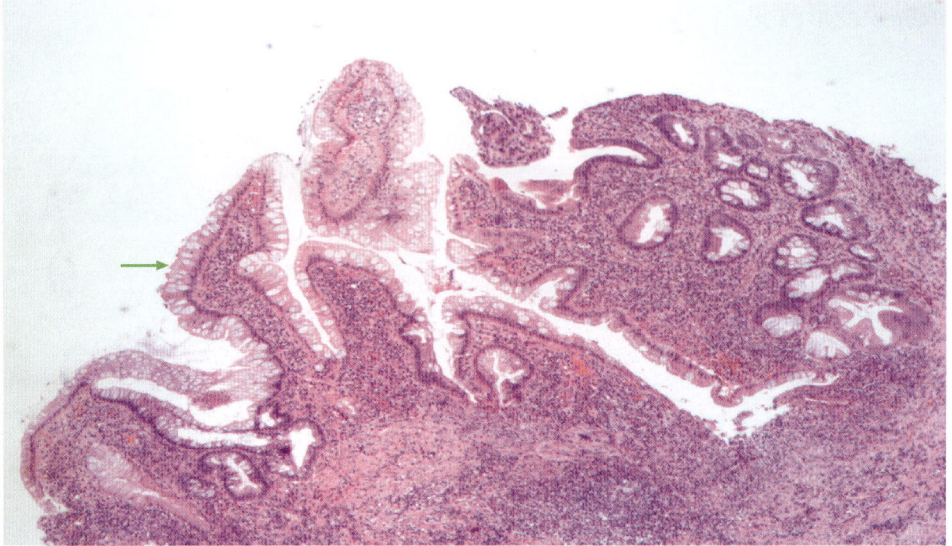

■ 图 4-2　黏膜表面绒毛状突起
临床诊断 UC，内镜活检标本病理学检查见黏膜表面不规则，呈绒毛状突起，并见黏膜萎缩，隐窝变形，失去平行排列方向性

（五）隐窝炎和隐窝脓肿

广泛隐窝炎及隐窝脓肿是 UC 的常见特征。隐窝炎指中性粒细胞迁移至隐窝上皮内（图 4-3）。隐窝炎使细胞表面损伤，引起隐窝破坏和隐窝脓肿。隐窝脓肿指中性粒细胞聚集于隐窝腔内（图 4-4）。隐窝脓肿可单个出现于慢性炎症细胞浸润的背景中，也可多个隐窝脓肿形成范围更广的病变。隐窝溃疡指炎症引起的隐窝破裂，隐窝腔内容物和黏液外溢至周围固有层内，组织细胞增生将其包裹，可形成隐窝溶解性肉芽肿（cryptolytic granuloma）（图 4-5）。该肉芽肿包绕隐窝破裂处，其内常可见异物巨细胞。这种肉芽肿不应认为是诊断 CD 的证据。

UC 诊断不能仅仅依靠隐窝脓肿，因为隐窝脓肿并非 UC 特异性改变，在其他肠炎伴急性炎症也可出现，如 CD、急性自限性肠炎等，但一般数量

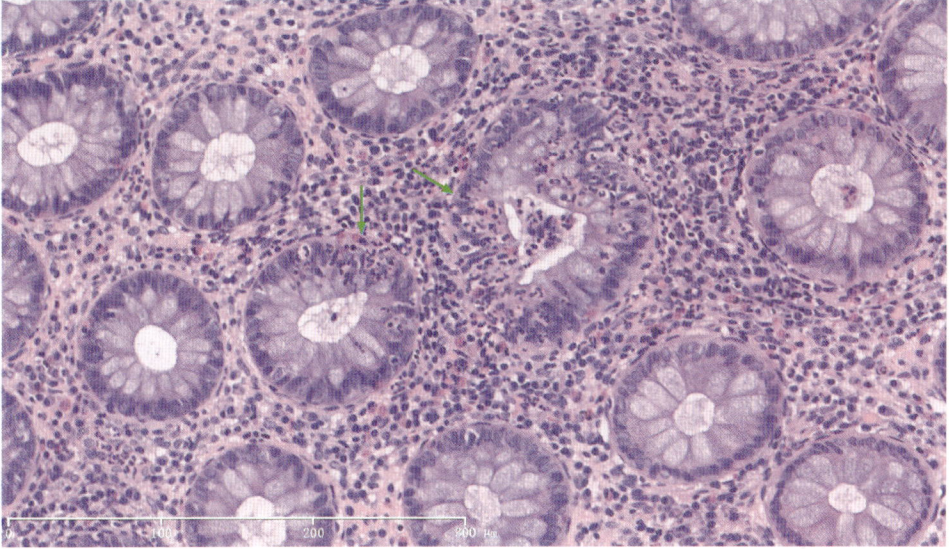

■ 图4-3 隐窝炎及隐窝脓肿

临床诊断UC，内镜活检标本病理学检查见隐窝炎及隐窝脓肿，中性粒细胞迁移至隐窝上皮内形成隐窝炎，部分隐窝腔内可见中性粒细胞聚集，形成隐窝脓肿

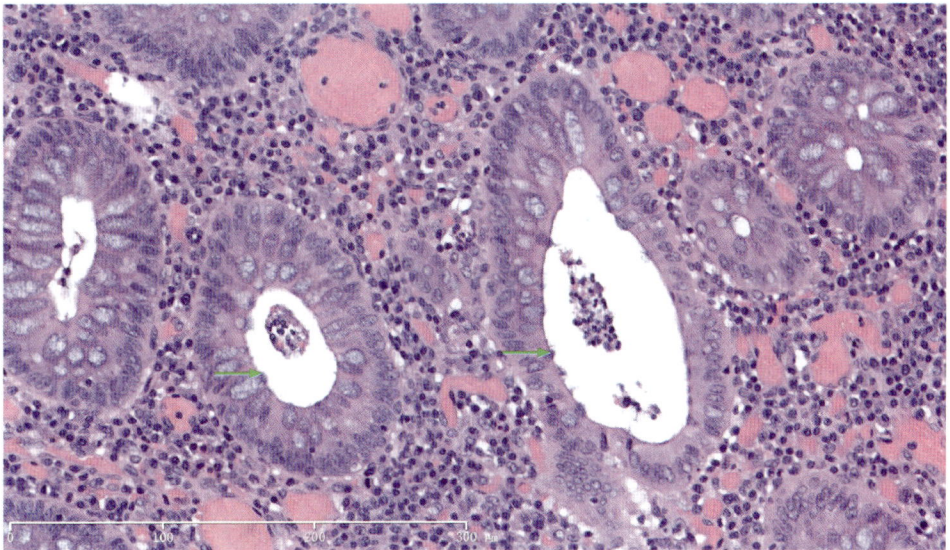

■ 图4-4 隐窝脓肿

临床诊断UC，内镜活检标本病理学检查见隐窝脓肿，中性粒细胞聚集于隐窝腔内

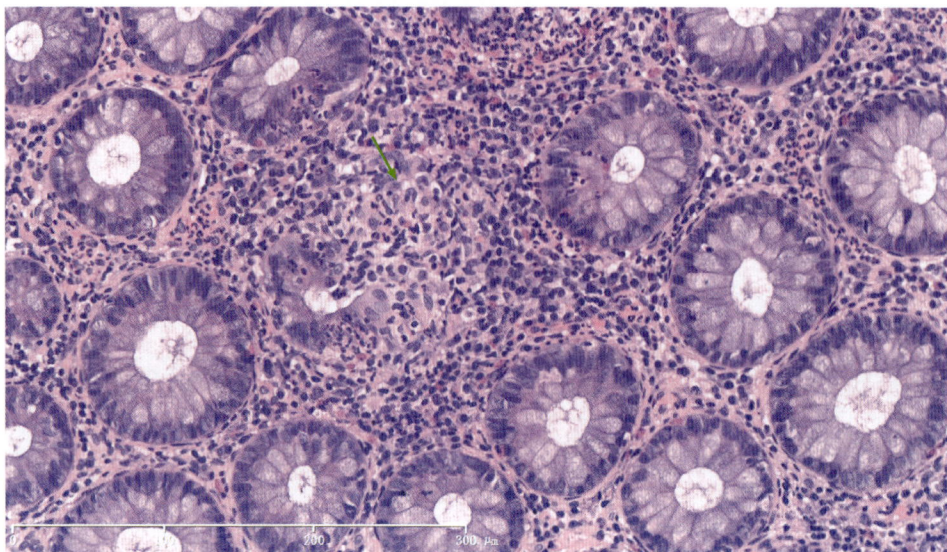

■ 图 4-5 隐窝溶解性肉芽肿

临床诊断 UC，内镜活检标本病理学检查见隐窝溶解性肉芽肿，隐窝破裂，黏液外溢形成反应性肉芽肿，包绕隐窝破裂处

少。若隐窝脓肿非常显著，累及几乎所有的隐窝，则比较支持 UC。而慢性炎症背景中出现单个隐窝脓肿，尤其是固有层有中性粒细胞浸润时，则更常见于 CD。

（六）基底浆细胞增多

基底浆细胞增多（basal plamacytosis）是最早出现且具有特异性的 IBD 特征。正常肠黏膜固有层内浆细胞分布具有梯度变化，浆细胞主要位于黏膜固有层上 1/3，随着深度增加，浆细胞数量逐渐减少。正常情况下，仅盲肠和升结肠可在黏膜基底出现浆细胞，而不出现浆细胞梯度变化。基底浆细胞增多指黏膜基底部（黏膜固有层下 1/5）浆细胞数量明显增多，失去正常的浆细胞分布梯度变化，浆细胞聚集于隐窝旁或隐窝下方，隐窝基底与黏膜肌层距离增宽，两者之间有较厚的浆细胞浸润带，甚至可穿透黏膜肌层（图 4-6）。基底浆细胞增多约见于 63% 的 UC 病例，是鉴别 UC 和感染性肠炎的重要特征，但不能区分 UC 与 CD。改变可为局灶性或弥漫性，不一定所有病例都出现隐窝底浆细胞增多。新发或治疗后病例可无明显基底浆细胞增多。

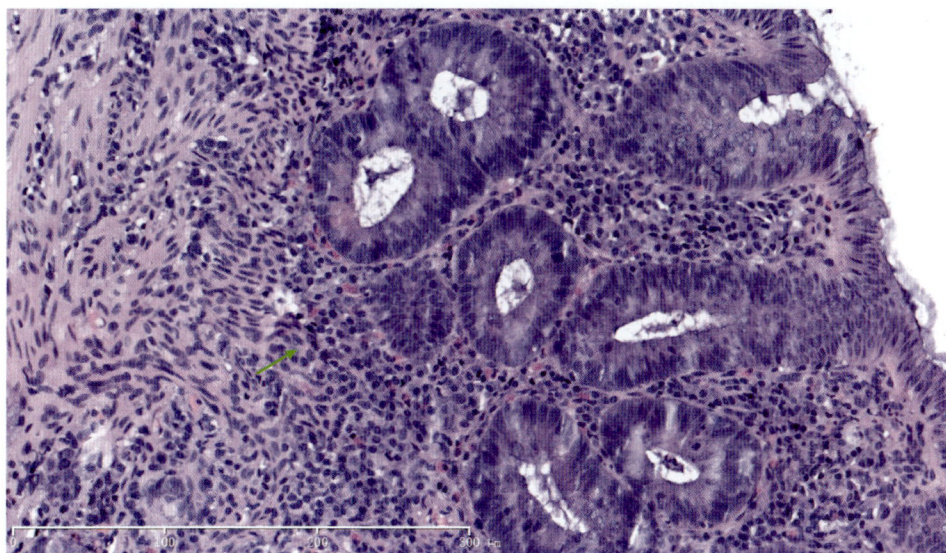

■ **图 4-6 基底浆细胞增多**
临床诊断UC，内镜活检标本病理学检查见基底浆细胞增多，隐窝基底与黏膜肌层距离增宽，其间为浆细胞浸润带

（七）黏膜固有层炎症细胞浸润

黏膜固有层全层内弥漫性、重度炎症细胞浸润（diffuse transmucosal inflammation），是 UC 炎症细胞浸润的重要特征（图 4-1，图 4-7），浸润细胞包括浆细胞、淋巴细胞、中性粒细胞、组织细胞、嗜酸性粒细胞等各种炎症细胞。炎症呈连续性分布，炎症细胞密度没有显著区别，不出现跳跃性病变，越靠近直肠，病变越重。该特征在未经治疗成年患者比较典型，儿童病变初发阶段、药物治疗后、消退期或静止期患者，黏膜可表现正常或炎症呈局灶性改变，应避免在这类情况下取材活检来作出诊断，或在诊断中应该考虑这些因素造成的影响。正常情况下盲肠黏膜活检也会出现炎症细胞增多。

中性粒细胞浸润可位于黏膜固有层，也可位于上皮细胞内形成隐窝炎。黏膜固有层内在毛细血管外出现 3 个以上中性粒细胞可认为异常。上皮细胞破坏伴中性粒细胞浸润提示病变活动，非活动期或静止期则一般没有中性粒细胞在黏膜固有层或上皮内浸润。中性粒细胞浸润并非特异性改变，在感染性肠炎及其他类型的肠炎中都可出现。嗜酸性粒细胞增多较为显著。

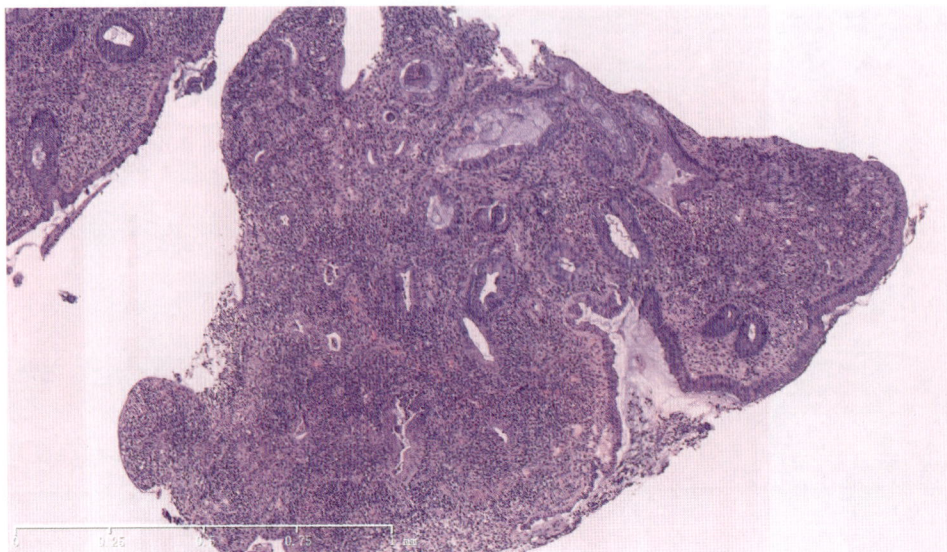

■ 图 4-7　黏膜层内重度弥漫性炎症

临床诊断UC，内镜活检标本病理学检查见黏膜层内重度弥漫性炎症，隐窝广泛变形，隐窝脓肿形成

　　炎症细胞主要位于黏膜层，以浅层为主，有时可浸润浅表黏膜下层。黏膜及黏膜下层炎症细胞浸润成比例，炎症细胞浸润以黏膜层为主，黏膜下层浸润密度低于黏膜层。

（八）基底淋巴细胞聚集

　　隐窝底与黏膜肌层之间淋巴细胞结节状聚集，没有生发中心形成。超过2个结节才能认为是异常。

（九）帕内特细胞化生

　　正常情况下帕内特细胞不出现于结肠脾曲远端。若远端结肠黏膜出现帕内特细胞（又称帕内特细胞），则称为帕内特细胞化生（图4-8），是慢性炎症导致上皮破坏后修复和再生所引起。UC出现帕内特细胞化生提示病变慢性炎症过程，但缺乏诊断特异性，一般不出现于病变早期。

（十）杯状细胞及黏蛋白减少

　　表现为杯状细胞减少或细胞内黏蛋白减少（mucin depletion）（图4-9）。虽然特异性不高，在CD和感染性肠炎均可出现，但是这是一个对诊断有帮助的特征。广泛黏蛋白减少是支持UC的证据，与病变活动相关，但并非诊断的关键依据。若在活动性病变中黏蛋白保存，则支持 CD。

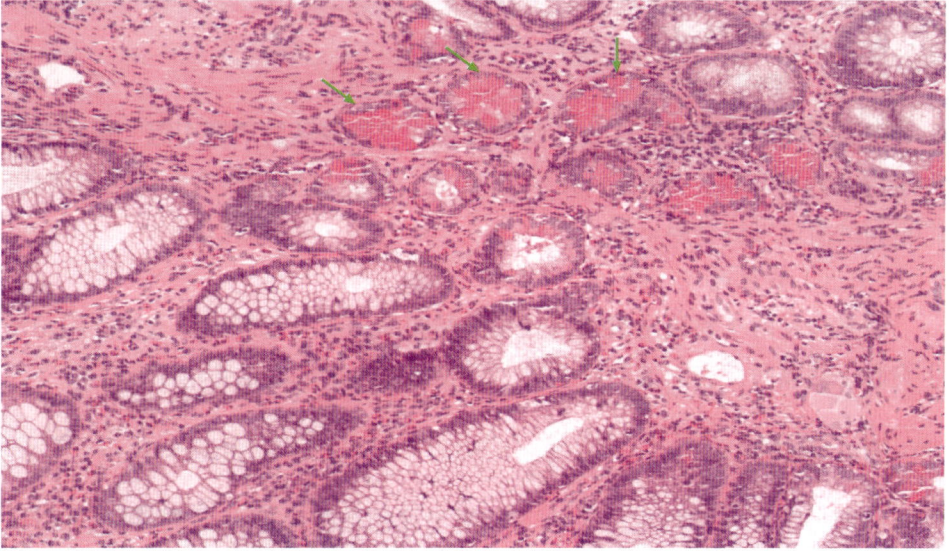

■ 图 4-8 帕内特细胞化生
临床诊断UC，内镜活检标本病理学检查见降结肠黏膜帕内特细胞化生

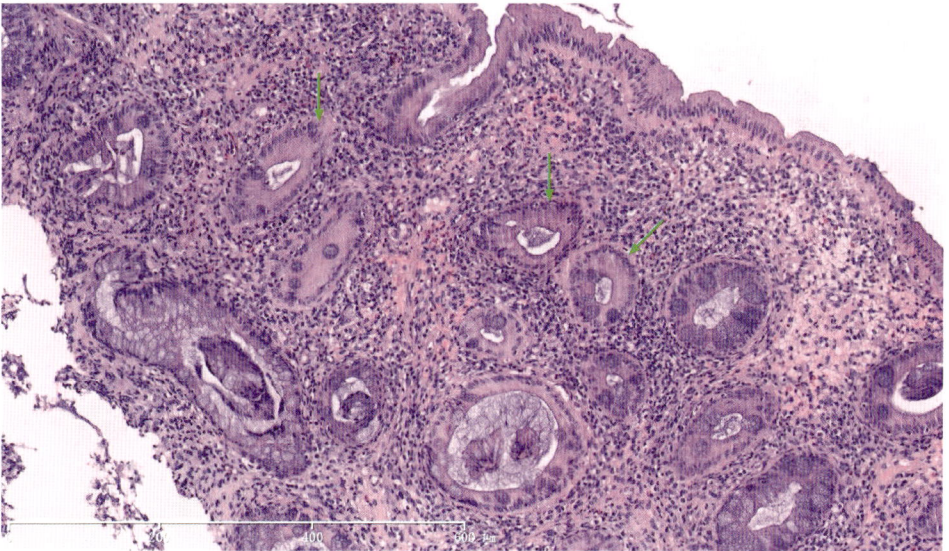

■ 图 4-9 杯状细胞及黏蛋白减少
临床诊断UC，内镜活检标本病理学检查见杯状细胞减少，细胞内黏蛋白减少，隐窝变形、扩张

（十一）间质改变

长期活动或静止期 UC 可出现黏膜肌层弥漫性增厚，双层黏膜肌虽然少见，但是 UC 特征性改变。

（十二）溃疡

多为小而浅的溃疡，多由于活动性炎症及隐窝脓肿破裂引起，蔓延至邻近组织及表面黏膜，形成溃疡。炎症加重，黏膜可形成浅表而广泛的溃疡。严重病例溃疡可达黏膜下层

（十三）假息肉

假息肉是由于黏膜全层溃疡残留的黏膜岛相对突起形成，或肉芽组织增生突起于黏膜面，表面披覆肠上皮。一般比较短，高度不超过 1.5 cm。

五、活动性

病理报告应包括病变活动性，以便于评估治疗反应及预测复发危险性。上皮细胞破坏伴中性粒细胞浸润是活动性的指标。形态学上病变活动性的指标是中性粒细胞浸润引起上皮破坏，形成隐窝炎、隐窝脓肿或黏膜上皮糜烂。黏膜固有层中性粒细胞浸润一般不作为组织学上病变活动性判断的标准。

有研究应用评分系统评估组织学上疾病活动性，相关分级如下。

0 级：黏膜结构改变。

1 级：慢性炎症细胞浸润。

2 级：黏膜固有层中性粒细胞及嗜酸性粒细胞浸润。

3 级：中性粒细胞浸润至上皮内。

4 级：隐窝破坏。

5 级：黏膜糜烂或溃疡。

但目前这种分级主要用于临床治疗试验中。组织学可确认疾病活动性，若组织学上缺乏活动性的证据，则可排除活动期 UC。对于轻 - 中度活动性 UC 患者，临床与内镜评估与组织学改变可能不一致，有些患者根据临床和内镜标准属于活动期，但组织学却没有活动性证据，在临床试验中，这类患者则不应纳入活动性范围。

六、病理诊断

诊断 UC 比较可靠的依据是广泛而严重的隐窝结构变形，明显的隐窝密度减少，黏膜表面不规则，弥漫性重度黏膜全层炎症，当存在 2 个以上这些特征时，诊断 UC 的准确性约为 75%。但目前尚无确切的 UC 组织学诊断标准。

七、病程与药物治疗对组织学形态的影响

未经治疗的 UC，结肠黏膜炎症连续性分布，严重程度从远端到近端肠段递减。黏膜表面绒毛状或不规则，隐窝结构变形伴隐窝萎缩，黏蛋白减少（杯状细胞减少），隐窝炎，浅表溃疡，对诊断 UC 预测值高。但这些改变可能随病程变化、患者年龄、治疗等因素改变。

早期 UC（首发症状出现 10 天内）需要与急性感染性肠炎鉴别，两者均可出现非特异性炎症细胞浸润。此时，隐窝结构保存、没有累及全黏膜层的炎症并不能排除早期 UC。因此，建议于首次评估后不少于 6 周后重复活检，UC 患者可出现特征性改变，有助于鉴别诊断。基底浆细胞增多是 UC 出现最早的诊断性特征，约在首发症状出现 2 周内可见，儿童患者更为明显，可帮助鉴别早期 UC 和感染性肠炎，常在直肠黏膜最为显著，近端肠段减轻。开始基底浆细胞增多为局灶性，逐渐增多呈弥漫性。弥漫性隐窝结构改变、黏膜萎缩及黏膜表面绒毛状结构是 UC 特征性改变，但在早期病变多未出现，隐窝结构改变及黏膜表面绒毛状结构一般在首发症状后 16～30 天出现。

长期 UC 诊断主要依据是隐窝结构广泛变形，黏膜全层弥漫性炎症细胞浸润，但有时会出现不典型改变，如黏膜正常化、节段性、局灶性炎症细胞浸润、直肠豁免（rectal sparing）等。病变可随着时间延长而减轻，最终可能出现直肠黏膜完全恢复正常（直肠豁免），病变分布可由连续性演变为节段性。隐窝结构恢复正常可使黏膜恢复正常形态。这些改变都会使诊断变得困难，应注意寻找支持 UC 的其他证据，如黏膜全层炎症细胞密度增加，隐窝炎、隐窝脓肿、黏蛋白减少（杯状细胞减少）和帕内特细胞化生等。

药物治疗可使变形的隐窝完全恢复正常结构，炎症细胞消退，连续性、弥漫性病变可变为节段性、局灶性，这些改变增加诊断和鉴别诊断的难度。如果不了解前期药物治疗的经过，单纯依靠组织学改变，则容易误诊或漏

诊。有些药物可导致特殊的形态改变，如 5-ASA 和外用 GCS 可使部分 UC 患者黏膜正常化。环孢素 A（cyclosporin A，CsA）可引起异型增生。药物治疗可能导致并发症，如 CMV 感染，伴或不伴继发性血管内膜炎及缺血性改变。GCS 撤退后可引起急性肠梗阻。

八、鉴别诊断

（一）CD

缓解期 UC 炎症呈局灶性分布，需与 CD 鉴别（表 4-2）。CD 炎症呈节段性、斑片状、局灶性分布，不成比例的黏膜下层炎症细胞浸润，非隐窝溶解性肉芽肿的出现支持 CD（图 4-10，图 4-11）。隐窝形态变形、分支等呈局灶性、节段性分布，活动性病变中黏蛋白保存。

表 4-2　内镜下活检标本 CD 与 UC 形态学的区别

观察指标	CD	UC
慢性炎症细胞浸润	局灶性	弥漫性
急性炎症细胞浸润	局灶性	弥漫性
回肠病变	常见	少见
隐窝不规则	局灶性	弥漫性
隐窝脓肿	局灶性	常见
黏蛋白减少（杯状细胞减少）	少见	明显
肉芽肿	可见	无，隐窝溶解性肉芽肿除外
神经组织增生	常见	少见
帕内特细胞化生	少见	可见
幽门腺化生	可见	少见

UC 出现反流性回肠炎应与 CD 鉴别，局灶性炎症、散在回肠糜烂、幽门腺化生、局灶性水肿伴轻度活动性炎症提示 CD。

（二）感染性肠炎

早期 UC 需要与急性感染性肠炎鉴别，两者均可出现非特异性炎症细胞浸润，不伴隐窝结构改变。感染性肠炎缺乏特异性组织学改变，缺乏支持 IBD 特征性的改变是诊断的主要依据。中性粒细胞浸润上皮内，而不是固有层，慢性炎症相关的改变支持 UC。

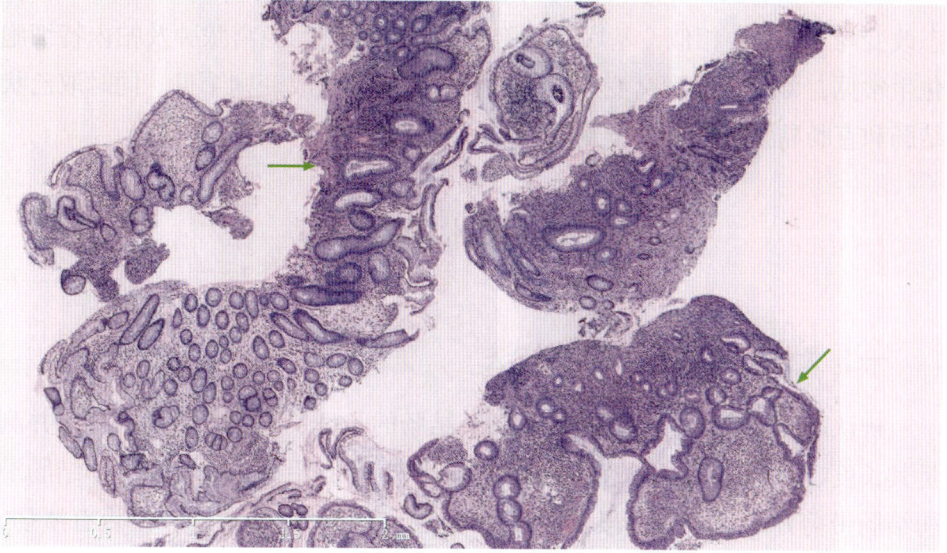

■ 图 4-10　局灶性炎症
临床诊断CD，内镜活检标本病理学检查见黏膜固有层炎症细胞呈局灶性浸润，伴局灶性
隐窝变形

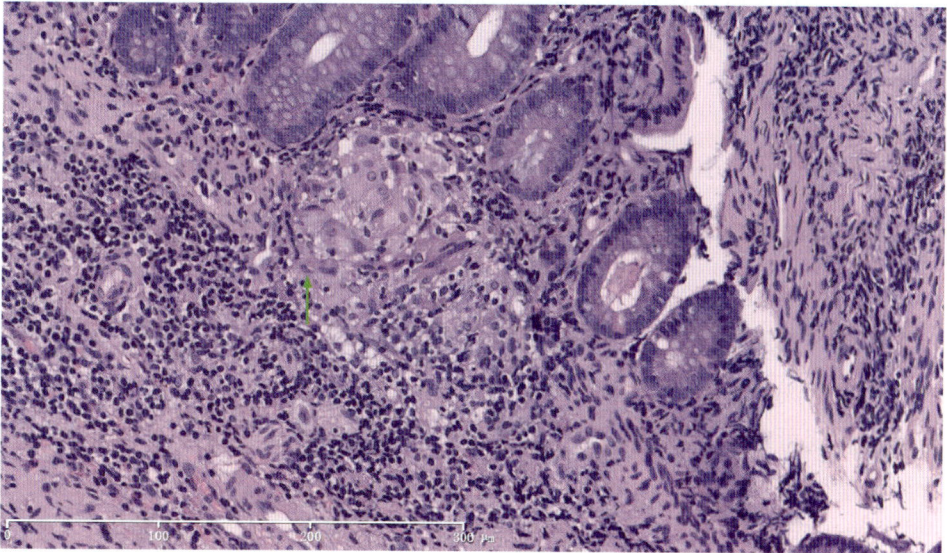

■ 图 4-11　肉芽肿
临床诊断CD，内镜活检标本病理学检查见肉芽肿形成

（三）憩室结肠炎

憩室所在节段肠黏膜的慢性炎症，常多发生于乙状结肠。活检组织中形态改变与 UC 非常相似，基底浆细胞增多、隐窝炎、隐窝脓肿及帕内特细胞化生常见，可有轻度隐窝变形，但黏膜表面绒毛状改变则罕见。同时取乙状结肠和直肠黏膜活检有助于鉴别。

第二节　手术切除标本

一、大体标本检查与取材方法

辨认小肠及结肠，分别测量小肠及结肠的长度、管径，寻找阑尾，并测量其长度、管径。观察肠壁浆膜面是否光滑。小肠沿肠系膜缘剪开，结肠沿前结肠带剪开。观察各肠段黏膜形态改变，连续性或节段性，是否有溃疡、颗粒状等特殊改变。测量肠壁厚度，有无肠管狭窄，记录肠壁最厚、最薄处，狭窄段长度及肠管内径。

UC 的大体取材应在送检标本全部肠段有规律地取材观察，以评估病变分布情况，并尽可能保证不遗漏扁平型异型增生病灶。建议每隔 10 cm 取一块组织，切面与肠管长轴平行。此外，肉眼可见的改变，如黏膜面的溃疡、息肉等，也应取材。肠系膜淋巴结、系膜血管、手术切缘、回盲瓣及阑尾也应取材。

二、大体形态

（一）病变范围

病变一般从直肠开始，向近端呈连续性延伸，延伸的范围长短不一，可表现为直肠炎、直肠乙状结肠炎、左半直肠结肠炎、次全直肠结肠炎及全结肠炎。病变可在回盲瓣或远端结肠某个部位突然终止，病变肠段与正常肠段分界清楚。

有时可由于溃疡间黏膜大体形态正常，而造成节段性病变的印象，或由于 GCS 灌肠、黏膜愈合而造成直肠豁免的假象，但这些大体看似正常的组织在组织学上都有黏膜结构异常的证据，因此病变的真正累及范围在大体标本中不容易确定，需要依靠组织学才能明确。

左半结肠型 UC 可同时伴阑尾口周围炎，形成不连续性炎症，这种不典型的炎症浸润方式称为"盲肠斑块（cecal patch）"。暴发性 UC 也可出现累及左半结肠及回肠的不连续性炎症。

（二）黏膜面颗粒状外观

活动性 UC 黏膜表面呈弥漫性、大小一致的细颗粒状，伴充血、出血，可见浅溃疡形成。炎症消退期黏膜面呈颗粒状，伴或不伴炎性息肉，充血、出血不明显或消失。静止期黏膜皱襞消失，黏膜面变得萎缩、光滑。

（三）假息肉

假息肉是由于黏膜全层溃疡残留的黏膜岛相对突起形成，或肉芽组织增生突起于黏膜面，表面披覆肠上皮。一般比较短，高度不超过 1.5 cm。假息肉形成后持续存在。多见于乙状结肠和降结肠，直肠罕见。相邻的假息肉表面溃疡，肉芽组织内成纤维细胞在假息肉间增生，可使两者融合，形成迷宫样黏膜桥。偶可见体积较大的假息肉，形状怪异，可引起急性肠梗阻或肠套叠，甚至被误诊为癌。丝状息肉病（filiform polyposis）是一种罕见的假息肉病，多见于 UC 和 CD，由大量绒毛状息肉密集排列构成，长度为 2～3 cm，伴炎症和水肿。可见结肠各处，但一般不发生于直肠。

（四）纤维化

长期病变引起的组织修复，纤维组织增生，一般仅发生于黏膜层及黏膜下层，仅少数病例会引起肠管狭窄。

（五）肠管狭窄

肠管狭窄主要由于黏膜肌层和固有肌层肥大、增生引起，肌层增生、持续痉挛或收缩，使肠管蠕动障碍，肠管缩短，结肠袋消失。继发的缺血性改变也可引起肠管狭窄，缺血性狭窄出现广泛纤维化，黏膜层和黏膜下层被肉芽组织及瘢痕组织取代。

三、组织学形态

UC 病变主要局限于黏膜层，呈连续性、弥漫性炎症。主要特征包括隐窝结构改变、上皮细胞改变和炎性细胞浸润等。隐窝结构广泛变形、分支，隐窝萎缩，黏膜表面不规则，呈绒毛状突起。与 CD 相比，UC 更易见隐窝结构改变及黏膜表面不规则或呈绒毛状，病变范围广泛。上皮细胞改变主要为杯状细胞减少和远端结肠黏膜出现帕内特细胞化生。黏膜固有层全层内弥漫性、重度炎症细胞浸润，基底浆细胞增多，基底淋巴滤泡形成，并形成隐窝炎及隐窝脓肿。长期活动或静止期 UC 可出现黏膜肌层弥漫性增厚，双层黏膜肌虽然少见，但是 UC 特征性改变。这些特征在 UC 内镜下活检标本的组织学形态中均有详细描述，不再赘述。

四、病变各阶段特点

（一）活动期 UC

大体形态：黏膜表面呈弥漫性、大小一致的细颗粒状伴充血、出血，可见浅溃疡形成。严重病例溃疡在邻近黏膜下潜行，最终使表面黏膜剥落，或穿透至黏膜肌层。广泛溃疡间残留的黏膜岛形成假息肉，常见于乙状结肠和降结肠，但直肠罕见。

组织学形态：大量急、慢性炎症细胞浸润、隐窝脓肿、黏蛋白减少（杯状细胞减少）及表面溃疡是活动期 UC 的特征性表现（图 4-12）。急性活动性的标志为中性粒细胞浸润黏膜固有层和隐窝上皮。活动期 UC 早期表现为隐窝炎，逐渐发展为隐窝脓肿和隐窝破裂。隐窝脓肿破裂后，播散至邻近组织，表面黏膜上皮脱离，形成小而浅的溃疡。偶见严重病例溃疡可达固有肌层，但一般不会穿透固有肌层或浆膜层。隐窝破裂、黏膜缺失后，上皮细胞再生，隐窝上皮细胞增殖活性增强，以补偿细胞的丢失。在活动期，免疫组化 Ki-67 显示隐窝内增殖区域扩大。基底淋巴浆细胞增多，黏膜层淋巴滤泡可显著增生，直肠尤为明显。黏膜毛细血管充血，血管扩张，严重病例伴黏膜内出血。黏蛋白减少（杯状细胞减少），杯状细胞减少，严重病例杯状细胞可完全消失。上皮细胞坏死、再生，帕内特细胞化生。神经组织可轻度增生。活动性病变可自然缓解或经药物治疗后消退。

（二）炎症消退期 UC

炎症消退期 UC 是指急性炎症逐渐消退，进入缓解的过程。

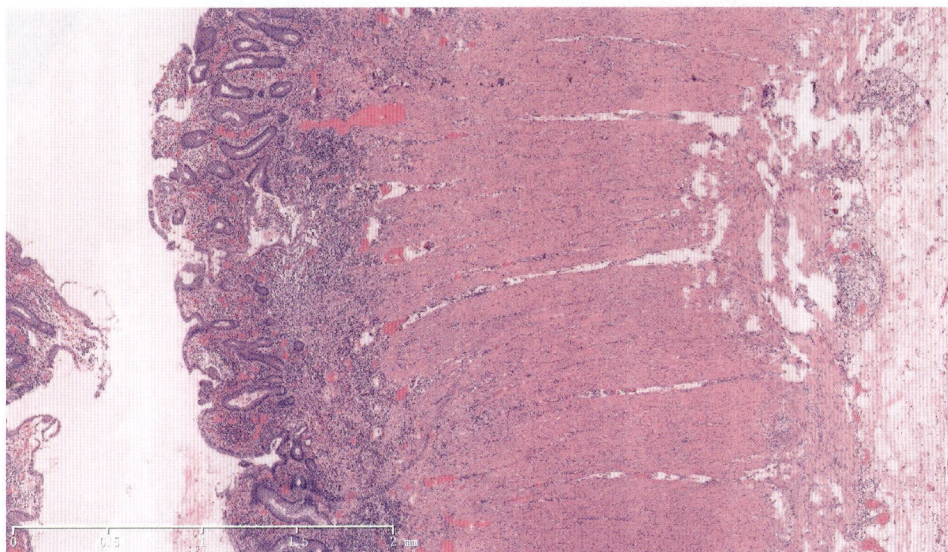

■ **图 4-12**　黏膜层内重度弥漫性炎症
临床诊断UC，手术切除标本病理学检查见黏膜层内重度弥漫性炎症，广泛隐窝变形，隐窝脓肿形成

　　大体形态：黏膜面呈颗粒状，伴或不伴炎性息肉，充血、出血不明显或消失。

　　组织学形态：血管扩张充血减少，急性炎症细胞浸润及隐窝脓肿减少。上皮再生活性增强，上皮连续性得到恢复，炎症细胞减少，上皮细胞黏蛋白含量逐渐恢复，杯状细胞数量恢复正常。上皮再生始于隐窝底部及溃疡边缘，形成合体细胞样，细胞边界不清，胞质丰富，开始为扁平，然后慢慢呈立方状，最后形成柱状，在这个过程中，上皮细胞重新产生黏蛋白，形成杯状细胞。上皮细胞修复再生过程中隐窝结构出现变形、分支。

　　黏膜完整，炎症局限于固有层，主要为淋巴细胞和浆细胞，偶见个别隐窝脓肿（图 4-13）。随着炎症消退，淋巴细胞和浆细胞数量减少，病变由弥漫性变为局灶性（图 4-14），需与CD鉴别。最终基底浆细胞减少，使黏膜固有层恢复正常炎症细胞密度。黏膜愈合过程中，中性粒细胞数量逐渐减少，最后完全消失，但嗜酸性粒细胞数量则不会发生明显变化。黏膜层淋巴滤泡可增多，尤其在远端肠段。有些病例出现内分泌细胞增生。

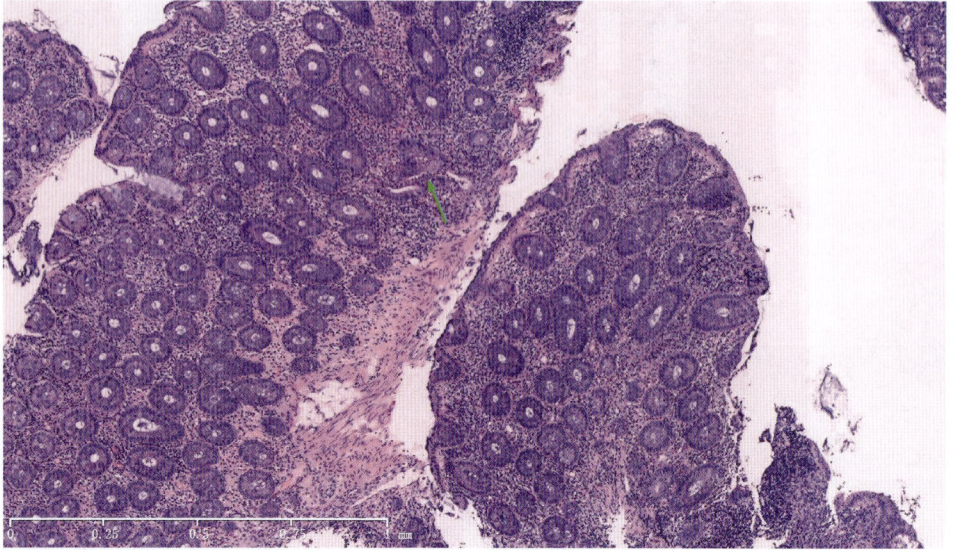

■ 图 4-13　炎症消退期 UC（一）

临床诊断 UC，内镜活检标本病理学检查见炎症消退，黏膜层炎症细胞减少，杯状细胞数量正常，仅遗留个别隐窝脓肿，隐窝开始出现分支

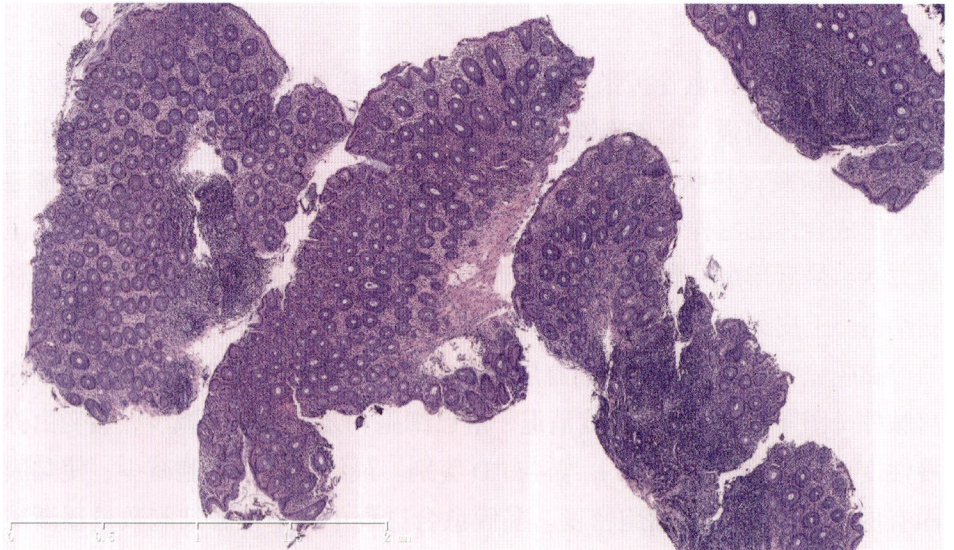

■ 图 4-14　炎症消退期 UC（二）

临床诊断 UC，内镜活检标本病理学检查见炎症消退，炎症呈斑片状分布，病变由弥漫性变为局灶性。隐窝结构大部分恢复正常

（三）缓解期 UC

缓解期（remission）黏膜愈合，变形隐窝恢复正常结构，炎症细胞数量减少，但有一些损伤仍然持续性存在，如隐窝密度减少，隐窝分支、缩短，上皮再生不足可出现黏蛋白减少（杯状细胞减少）等改变。黏膜固有层可见大量炎症细胞浸润，也可仅为少量单个核细胞浸润，中性粒细胞消失。缓解期黏膜正常化可见于约 24% 的病例，若缺乏临床病史，往往诊断困难。

活动期 UC 需经过数周或数月进入缓解期。当病变损伤轻，炎症完全消除，黏膜结构完全恢复正常。但多数情况下，黏膜结构异常持续存在，提示曾有活动性病变。组织学修复常常不完全，即使在临床和内镜下为缓解期的病例，组织学上仍可见炎症的证据。

显著的隐窝分支、黏膜表面绒毛状转化、缺乏杯状细胞的肠上皮及修复性肠上皮细胞核都可能与 UC 基础上发生的异型增生混淆。早期再生性上皮细胞数量并无明显增多，核染色质细、分布均匀，核浆比无明显增大。免疫组化 Ki-67 等增殖指标可帮助鉴别。

大体形态：黏膜皱襞消失，黏膜面变得萎缩、光滑。

组织学形态：活动期的特征性改变如浅表溃疡、弥漫性炎症细胞浸润、杯状细胞减少、血管扩张充血等改变在缓解期消失，黏膜广泛萎缩伴隐窝结构改变（图 4-15）。隐窝分支，排列不规则，失去平行排列方式，单位面积内隐窝数量减少，隐窝底与黏膜肌层之间距离增宽。严重病例黏膜仅剩下一层表面柱状上皮和数个缩短的隐窝。反复溃疡与修复可使腺体被包裹于黏膜下层，形成上皮异位（epithelial displacement），可能是黏膜肌层持续收缩的结果。溃疡与平滑肌再生引起黏膜肌层增厚。结肠肝曲远端帕内特细胞化生、幽门腺化生、内分泌细胞增生都是长期结肠炎引起的改变。

萎缩黏膜有不同程度的炎症细胞浸润，可伴局灶性淋巴细胞、浆细胞聚集，也有一些病例并无明显炎症细胞增多。有时长期缓解期 UC 可于黏膜层出现来源于成纤维细胞的奇异多核间质细胞。

黏膜固有层持续有大量炎症细胞浸润伴基底浆细胞增多、多量嗜酸性粒细胞浸润都是提示复发的组织学依据。组织学上提示缓解期 UC 可能复发的特征包括：基底浆细胞增多，黏膜全层炎症细胞密度增加，大量中性粒细胞及嗜酸性粒细胞浸润，隐窝脓肿，黏蛋白减少（杯状细胞减少）和表面肠上皮损伤。

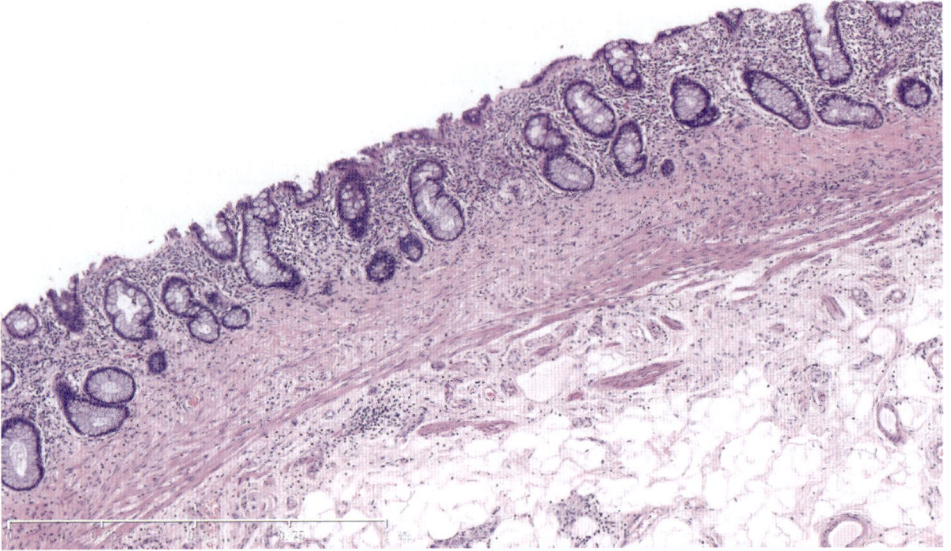

■ 图 4-15　缓解期 UC
临床诊断UC，手术切除标本病理学检查见黏膜广泛萎缩伴隐窝结构改变，活动性病变消失，炎症细胞明显减少

五、暴发性 UC

暴发性 UC（fulminant UC）常为全结肠炎，黏膜广泛溃疡，被大量肉芽组织取代，大量组织细胞、浆细胞、淋巴细胞、中性粒细胞浸润，显著黏膜下层间质水肿。炎症累及固有肌层环肌及纵肌，伴肌纤维退变及坏死。肌间神经丛变形、水肿，在邻近广泛黏膜溃疡处尤为明显。溃疡旁组织黏膜下层可见显著淋巴滤泡增生，但不会出现于远离溃疡部位，也不会出现肠壁纤维化等改变。

六、倒灌性回肠炎

UC 出现末段回肠炎症称为倒灌性回肠炎（backwash ileitis）。5%~20%

UC 患者出现与结肠炎症相连续的回肠炎症，累及范围不超过回盲瓣近端 25 cm 的末段回肠。目前对于出现反流的机制尚未明确。

大体形态：末段回肠弥漫性充血、糜烂、溃疡。

组织学改变：回肠黏膜绒毛和固有层呈急性炎症，绒毛缩短、增粗，浅表溃疡，隐窝脓肿。不会出现裂隙状溃疡、跳跃性病变，这是与 CD 鉴别的主要特征。

七、阑尾跳跃性病变及溃疡性阑尾炎

全结肠 UC 可累及阑尾，形成连续性病变，约 75% UC 患者累及阑尾与结肠，但病变并不连续，形成跳跃性病变，后者并无临床特殊意义，但应注意不能误诊为 CD。有时阑尾病变活动性可重于结肠病变。当其他部位表现为典型的 UC 改变时，跳跃性的溃疡性阑尾炎（ulcerative appendicitis）或阑尾病变比结肠病变重，均不能成为否定 UC 诊断的证据。左半结肠型 UC 及盲肠（阑尾口）出现跳跃性病变，病变肠段之间结肠不被累及，称为"盲肠斑块（cecal patch）"。

八、中毒性巨结肠

大体形态：结肠显著扩张，肠壁变薄，黏膜面广泛溃疡，黏膜几乎完全脱离，固有肌层裸露，表面仅披覆一层很薄的肉芽组织。

组织学形态：黏膜层急性炎症不明显，黏膜下层高度水肿，显著增宽。可见深溃疡，甚至肠穿孔。

九、与 CD 的鉴别诊断

手术切除标本 CD 与 UC 形态学区别见表 4-3。

CD 病变以节段性、透壁性炎症为主要特点，病变肠段炎症细胞浸润肠壁全层，透壁性淋巴滤泡增生，裂隙状溃疡，肉芽肿形成，节段性隐窝变形、分支，肠壁纤维组织增生、胶原化，神经组织增生（图 4-16）。

表 4-3 手术切除标本 CD 与 UC 形态学区别

区别点	CD	UC
大体形态		
部位	全胃肠道，常累及回肠，右半结肠多于左半结肠	多见于结直肠，回肠少见
病变分布	节段性	连续性
溃疡	阿弗他溃疡、裂隙状溃疡	表浅溃疡
黏膜萎缩	少见	明显
肠管狭窄	可见	少见
肠壁厚度	增厚	正常
脂肪包绕肠管	可见	无
瘘管	可见	少见
组织学形态		
慢性炎症细胞浸润	局灶性	弥漫性
急性炎症细胞浸润	局灶性	弥漫性
隐窝不规则	局灶性	弥漫性
隐窝脓肿	局灶性	常见
黏蛋白减少（杯状细胞减少）	少见	明显
肉芽肿	可见	无，隐窝溶解性肉芽肿除外
淋巴滤泡增生	透壁性	主要位于黏膜层、黏膜下层
帕内特细胞化生	少见	可见
幽门腺化生	可见	少见
纤维化	常见	少见
神经组织增生	常见	少见
固有肌层增生	常见	无

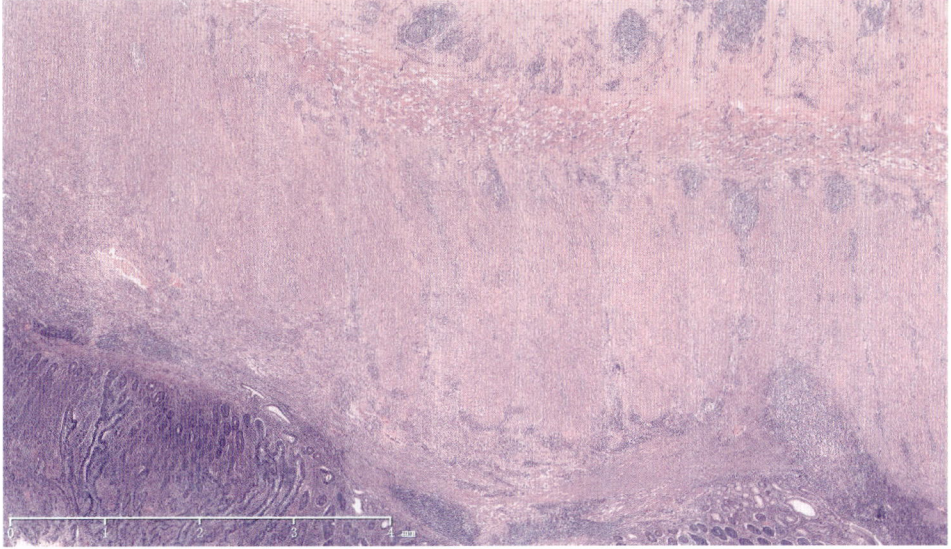

■ 图 4-16 透壁性炎症

临床诊断 CD，手术切除标本病理学检查见透壁性炎症，炎症细胞浸润肠壁全层，可见淋巴滤泡形成，黏膜肌层增厚，与肌层融合，浆膜层纤维组织增生

第三节 合 并 感 染

潜伏性 CMV 感染在 UC 患者中重激活率高于 CD。CMV 的重激活与使用的免疫抑制剂种类有关，对 GCS 治疗无效者更易发生，常导致疾病加重，发病率和住院率均增高。对于暴发性疾病、治疗无反应患者及溃疡较大肉芽组织明显的情况，均应该常规查找 CMV 感染的证据。

组织学上，CMV 感染的细胞体积明显增大，常为正常细胞的 2~4 倍，在细胞核和（或）细胞质可见显著的嗜酸性病毒包涵体，呈枭眼状，其周边可见空晕（图 4-17），多见于血管内皮细胞和纤维母细胞，偶见于上皮细胞。CMV 包涵体多位于溃疡底肉芽组织中，但在严重免疫缺陷患者则可见于完全没有炎症反应的组织中。CMV 感染可伴透明血栓和血管内膜炎，导致继发的缺血性改变，炎症浸润更深，甚至掩盖典型 UC 改变，可能出现误诊。

虽然 HE 染色切片中可见 CMV 包涵体，但在病灶局限、包涵体数量少时，容易漏诊，免疫组化染色则可更为敏感而准确地检测 CMV 感染（图 4-18），报告中建议提供 CMV 阳性细胞的数量和（或）CMV 阳性组织数量。

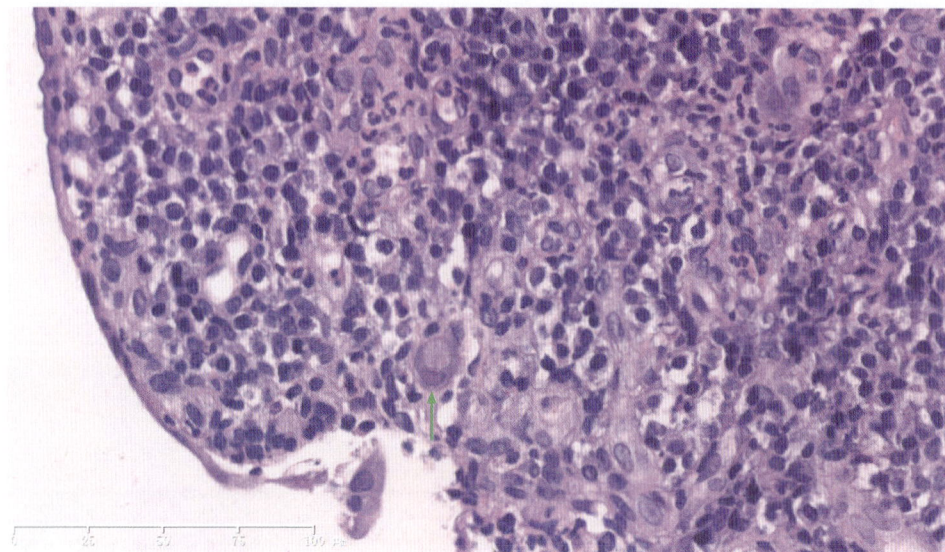

■ 图 4-17 CMV 感染（一）

临床诊断活动期UC，内镜活检标本病理学检查见CMV感染的细胞体积明显增大，在细胞核和（或）细胞质可见显著的嗜酸性病毒包涵体，呈枭眼状

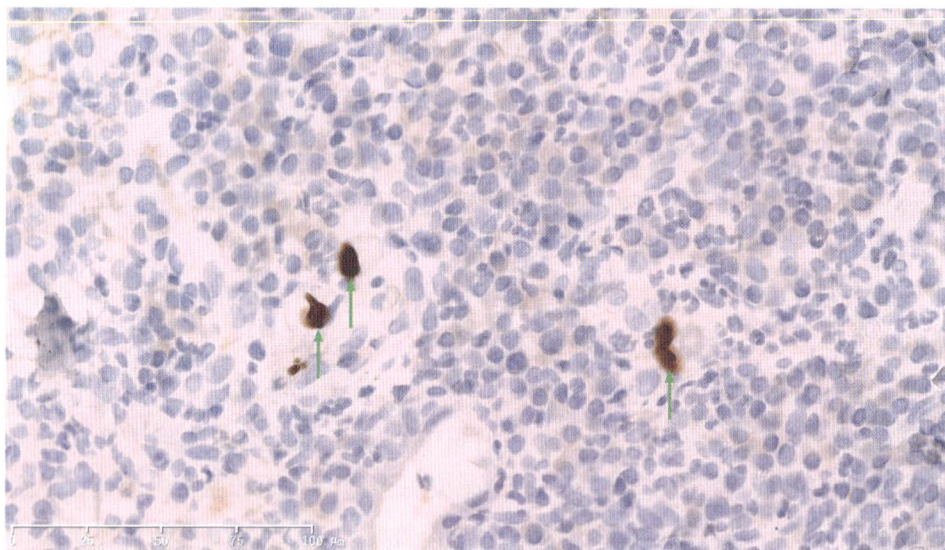

■ 图 4-18 CMV 感染（二）

临床诊断活动期UC，内镜活检标本免疫组化显示CMV感染的细胞

第四节　异型增生与癌变

UC 患者结直肠癌的发病率是对照人群的 20 倍，癌变危险性与病程、病变范围有关，累及超过结直肠长度 1/2 以上的广泛结肠型 UC 是高危因素，约 15% 癌变，左半结肠 UC 则危险性小，约 5% 癌变，直肠型 UC 癌变危险性与对照人群相同。其他危险因素包括 PSC、发病早、组织学为重度炎症、假息肉形成及家族性结直肠癌病史。

异型增生（dysplasia）即上皮内瘤变，指组织学上有明确的肿瘤性上皮，但不伴间质浸润，是癌变危险性最可靠的表现。UC 相关异型增生只在慢性炎症区域发生，可分为 4 个级别：阴性 / 再生性上皮（negative/regenerating epithelium），可疑异型增生（indefinite for dysplasia），低级别异型增生（low-grade dysplasia），高级别异型增生（high-grade dysplasia）。

异型增生可发生于任何肠段，常为多灶性，形态上包括结构异常和细胞形态异常。

结构异常指黏膜层增厚，隐窝密集、增大、变长及形状改变，形成广泛的上皮簇。表面上皮和隐窝披覆上皮变成高柱状，可伴黏液分泌，但黏液位于高柱状上皮内，而不是杯状细胞内。

细胞形态异常是指细胞层次增多，失去极向，细胞核增大。核染色质深，核拥挤、重叠。核分裂象可位于隐窝上部，甚至位于表面。

低级别异型增生细胞核类似腺瘤的细胞核，呈长杆状。高级别异型增生结构异常更显著，可呈筛状。细胞核位于细胞的上半部，完全失去极向，细胞层次更多，细胞核大，多形性，圆形或卵圆形为主，核仁明显。不建议使用"原位癌"做诊断。在低级别异型增生为主的病变中至少出现 3 个隐窝形态改变符合高级别异型增生，方能将异型增生级别提高到高级别。

异型增生可为扁平型和隆起型。

扁平型异型增生黏膜厚度小于正常黏膜厚度的 2 倍，内镜下常不能发现。为减少漏诊，目前建议全结肠每 10 cm 处取环肠管一周 4 个象限黏膜活检，同时取形态上可见的不典型病灶。

隆起型异型增生分为腺瘤样病变和非腺瘤样病变。非腺瘤样病变，即异型增生相关病变或肿物（dysplsia associated-lesion or masses，DALMs），是同时存在腺癌或发展为腺癌的信号。可表现为大片天鹅绒样斑片、不规则斑块、不规则隆起或结节、疣状病变、大的宽基无蒂息肉样病变或局灶性狭窄等多种形态。虽然形态与真正的腺瘤相似，形成绒毛状管状腺瘤样结构，但与正常隐窝并存，背景为致密炎症细胞浸润（图4-19）。一般不会孤立存在，往往在息肉状病变旁或肠道其他部位还有扁平型异型增生。因此，内镜下取材应同时取隆起型病灶及其旁边的非隆起型病灶。腺瘤样病变表现为边界清楚的息肉状突起，与散发性腺瘤形态相似。

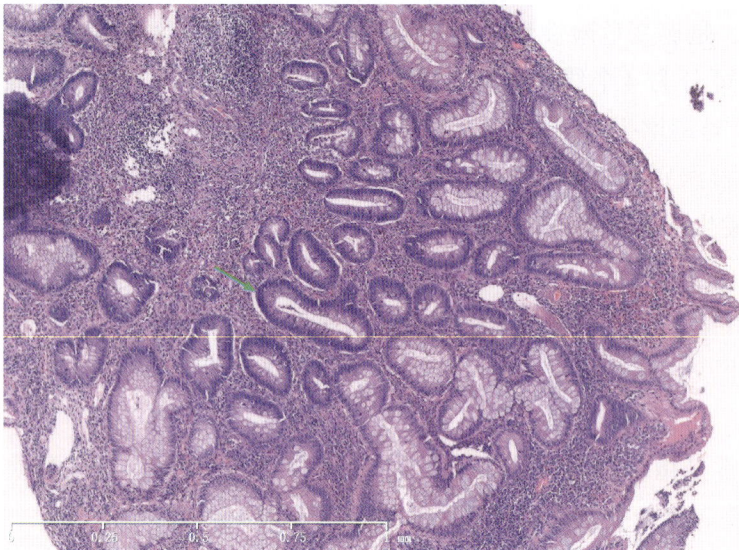

■ 图4-19 低级别异型增生
临床诊断为活动期UC，内镜活检标本病理学检查见低级别异型增生，固有层炎症细胞较多，正常腺体与异型增生腺体混杂

p53 突变是 IBD 相关结直肠癌发生过程中的重要因素，在 UC 相关结直肠癌中是最常见的基因突变类型。*p53* 过表达可见于 33%～67% 异型增生病例，83%～95% UC 相关结直肠癌病例中。但小部分再生性非肿瘤病例也可以阳性，故在鉴别再生性改变与异型增生时作用并不大。α- 甲酰辅酶 A 消旋酶（AMACR）表达对 IBD 伴异型增生敏感性和特异性都很高。同时表达 p53 和 AMACR 的可疑异型增生与低级别异型增生病例容易发展到高

级别异型增生和腺癌。增殖指数（Ki-67）可协助鉴别腺上皮异型增生和再生。再生性腺体 Ki-67 阳性细胞主要位于隐窝底部，增生区稍扩大；异型增生腺体 Ki-67 阳性细胞数量在隐窝底部与表面相似，没有梯度变化。总的来说，从形态学改变判断异型增生仍然是目前确定 UC 癌变危险性最重要的方法。

UC 伴隆起型异型增生的腺体形态与散发性腺瘤非常相似，但由于两者临床处理完全不同，必须将两者区别开。患者年龄、部位、病变形态等特点，可帮助鉴别诊断。UC 伴异型增生发病年龄多低于50岁，病史长，异型增生区域边界不清，位于炎性病灶内，黏膜扁平或隆起，腺体大小、形态不规则，固有层炎症细胞较多，黏膜表面常见正常腺体与异型增生腺体混杂。散发性腺瘤发病年龄较大，常大于 60 岁，病史短，黏膜呈息肉状突起，病变边界清，腺体形态一致，固有层炎症细胞数量不多。

UC 相关结直肠癌常为多灶性，呈扁平型或浸润型，组织学上多为黏液腺癌或印戒细胞癌。低级别管状腺癌相对少见（图 4-20），有时分化非常好，诊断很困难。分子遗传学改变与散发性腺癌相似，但 *APC* 突变发生较迟，而 *TP53* 突变则发生较早，微卫星高度不稳定性常见。

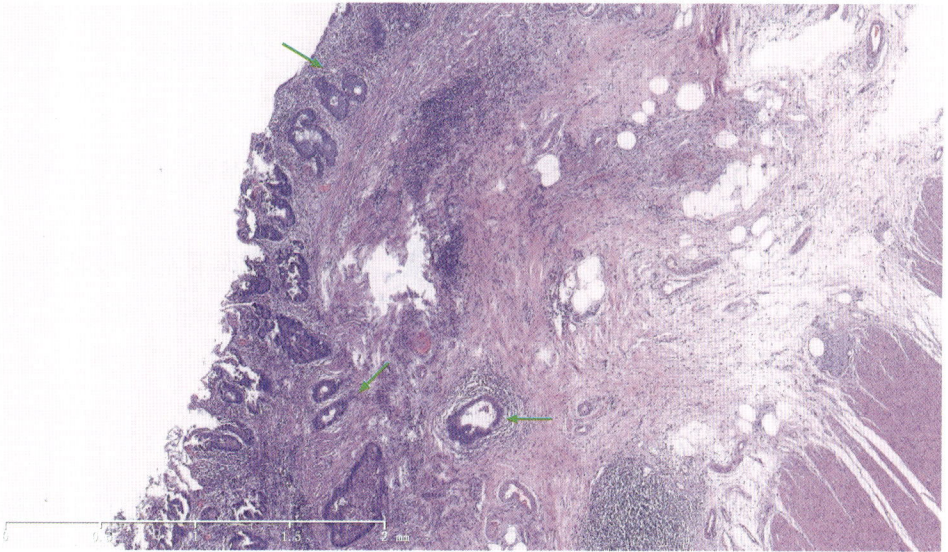

■ 图 4-20　癌变
临床诊断UC，手术切除标本病理学检查见癌变。左下为癌变区域，异型腺体浸润黏膜下层，左上为黏膜萎缩，隐窝减少、变形

第五节 UC 的肠外表现

UC 患者在病程中 30%～40% 有肠外表现，最常见的是骨关节病变、口腔病变和肝胆系统疾病。常见肠外病变的病理形态学详见表 4-4。

表 4-4 常见 UC 肠外表现的组织学形态

肠外病变	组织学形态
关节炎	滑膜活检显示非特异性滑膜炎伴滑膜细胞缺失和炎症细胞浸润
口腔阿弗他溃疡	口腔黏膜表浅溃疡伴炎症细胞浸润
脂肪肝	大泡型肝脂肪变性，弥漫性、小叶中心性、门管周围性分布
胆管周围炎	胆管周围广泛慢性炎症细胞浸润，后期伴胆管周纤维化
PSC	肝外胆管进行性闭塞性硬化，偶可见于肝内胆管
胆管癌	肝外胆管常见，腺癌，多为多中心性
胆结石	－
胰腺炎	胰腺导管周围炎症细胞浸润
坏疽性脓皮病	环形脓疱疹，组织学为假上皮瘤样增生，表皮内脓肿

第六节 未定类结肠炎和未分类 IBD

对于没有确定性诊断慢性结肠炎患者，诊断用词很混乱，包括未定类结肠炎（indeterminate colitis）、未确定结肠炎（uncertain colitis）、未分类 IBD（inflammatory bowel disease unclassified，IBDU）、慢性特发性 IBD、非特指性（chronic idiopathic inflammatory bowel disease，not otherwise specified）等。

未定类结肠炎使用最为广泛，主要用于手术切除标本，但对这一名称一直没有统一的定义，尽管普遍认为用于确定 IBD，但无法确定是 CD 抑或 UC 的情况，但组织学界定却不统一。2005 年，蒙特利尔世界胃肠病学会议建议确立统一的定义来界定"未定类肠炎"（indeterminate colitis，

IC），该建议得到 IBD 国际组织及欧洲 CD 及 UC 组织 / 欧洲病理学会的支持。IC 的大体形态特点为以广泛溃疡，累及横结肠及右半结肠，通常为弥漫性病变（远端结肠较轻）。镜下形态特点为广泛溃疡，与正常黏膜间边界清楚，多发 V 型溃疡不伴周围炎症。重叠性特征包括严重的黏膜和肠壁受累，裂隙状溃疡达固有肌层，节段性病变。病理学上诊断 IC 应该基于重叠性特征的出现或缺乏明确的诊断性特征，IC 并不是真正的阳性诊断。

IC 目前的定义基于结肠切除标本，在充分观察肠壁全层病变的基础上仍不能确定是 CD 抑或 UC，故不适用于内镜下活检标本。目前也没有明确的内镜下活检标本诊断 IC 的标准。大多内镜下活检无法确定 CD 或 UC 的病例，在随后的手术切除标本中都能确诊。而对于临床病史支持 IBD 的慢性结肠炎患者，大体和（或）内镜下活检无法确定是 CD 抑或 UC，可用 IBDU 这一名称，首先确定诊断是 IBD，但无法进一步分为 CD 或 UC。IBDU 是在充分的临床和内镜资料、多段多点黏膜活检、适当的影像学检查均无法确切分类的情况下应用。对于不能确定是否为 IBD 的病例，则不应该使用这个名称。同时应该明确，并没有一种介于 UC 和 CD 之间的疾病类型，故不能使用如"介于 UC 和 CD 之间的中间类型"这种杜撰的病名。

IC 和 IBDU 都是暂时性诊断，多见于儿童，也可见于成年 UC 患者自然病程中或在治疗后出现。流行病学研究表明，大部分诊断不明确的病例表现都像 UC。

第七节　IBD 病理报告模式

理想的病理报告应包含病变范围、程度、活动性等资料，确定病变类型，确定有无并发症。建议建立标准化的病理报告模板（表 4-5，表 4-6），不易遗漏观察点，也便于将来大宗病例研究时资料的整理。

表 4-5 IBD 活检组织病理报告模板

姓名：　　　性别：　　　年龄：　　　科室：　　　床号：　　　住院号：　　　病理号：

取材部位：回肠、盲肠、升结肠、横结肠、降结肠、乙状结肠、直肠

慢性炎症分布模式：部位（回肠、盲肠、升结肠、横结肠、降结肠、乙状结肠、直肠）

　　　　　　　　连续性
　　　　　　　　节段性

　　　　　　　　弥漫性
　　　　　　　　局灶性

活动性：部位（回肠、盲肠、升结肠、横结肠、降结肠、乙状结肠、直肠）

　　　　程度（无、轻、中、重）

隐窝炎：无 / 个别 / 易见

隐窝脓肿：无 / 个别 / 易见

隐窝不规则：部位（回肠、盲肠、升结肠、横结肠、降结肠、乙状结肠、直肠）

　　　　　　连续性
　　　　　　节段性

黏膜表面：回肠（绒毛正常、绒毛萎缩）

　　　　　结肠（正常、不规则、绒毛状）

黏膜萎缩：程度（无、轻、中、重）

肉芽肿：部位（回肠、盲肠、升结肠、横结肠、降结肠、乙状结肠、直肠）

　　　　数量
　　　　最大直径

异型增生：部位（回肠、盲肠、升结肠、横结肠、降结肠、乙状结肠、直肠）

　　　　　级别（低级别、高级别）

诊断意见：IBD
　　　　　CD
　　　　　UC
　　　　　IBDU

表 4-6　IBD 手术切除标本病理报告模板

姓名：　　性别：　　年龄：　　科室：　　床号：　　住院号：　　病理号：

切除部位：空肠、回肠、盲肠、升结肠、横结肠、降结肠、乙状结肠、直肠

溃疡：阿弗他溃疡、裂隙状溃疡、其他溃疡

慢性炎症分布模式：部位（空肠、回肠、盲肠、升结肠、横结肠、降结肠、乙状结肠、直肠）

　　　　　　　　　连续性
　　　　　　　　　节段性

　　　　　　　　　弥漫性
　　　　　　　　　局灶性

慢性炎症深度：黏膜层、黏膜下层、固有肌层、浆膜层

淋巴滤泡增生深度：黏膜层、黏膜下层、固有肌层、浆膜层

活动性：部位（空肠、回肠、盲肠、升结肠、横结肠、降结肠、乙状结肠、直肠）

　　　　程度（无、轻、中、重）

隐窝炎 / 隐窝脓肿：无 / 个别 / 易见

隐窝不规则：部位（空肠、回肠、盲肠、升结肠、横结肠、降结肠、乙状结肠、直肠）

　　　　　　连续性
　　　　　　节段性

黏膜表面：回肠（绒毛正常、绒毛萎缩）

　　　　　结肠（正常、不规则、绒毛状）

黏膜萎缩：程度（无、轻、中、重）

肉芽肿：部位（空肠、回肠、盲肠、升结肠、横结肠、降结肠、乙状结肠、直肠）

　　　　数量，最大直径

纤维组织增生：黏膜层、黏膜下层、固有肌层、浆膜层

神经组织增生：黏膜层、黏膜下层、固有肌层、浆膜层

淋巴管扩张：黏膜层、黏膜下层、固有肌层、浆膜层

异型增生：部位（空肠、回肠、盲肠、升结肠、横结肠、降结肠、乙状结肠、直肠）

　　　　　级别（低级别、高级别）

诊断意见：IBD

　　　　　CD

　　　　　UC

　　　　　IC

（叶子茵）

主要参考文献

［1］薛玲，叶子茵. 炎症性肠病诊断与治疗的共识意见（2012 年 广州）——病理诊断部分解读 [J]. 胃肠病学，2012，17（12）：733-735.

［2］Fenoglio-Preiser，Cecilia M，Noffsinger，et al. Gastrointestinal Pathology：An Atlas And Text. 3rd ed [M]. New York：Lippincott Williams & Wilkins，2008.

［3］Axel D，Rami E，Fernando M，et al. Second European evidence-based consensus on the diagnosis and management of ulcerative colitis Part 1：Definitions and diagnosis[J]. J Crohns Colitis，2012，6（10）：965-990.

［4］Magro F，Langner C，Driessen A，et al. European consensus on the histopathology of inflammatory bowel disease[J]. J Crohns Colitis，2013，7（10）：827-851.

［5］Feakins R M，British society of gastroenterology，inflammatory bowel disease biopsies：Updated British society of gastroenterology reporting guidelines[J]. J Clin Pathol，2013，66（12）：1005-1026.

第五章

内 镜 学

虽然 UC 主要累及直肠和结肠，但 UC 波及消化道其他部位也不少见。因此，行全消化道的检查是必要的。

目前，临床能够对全消化道进行检查的常用方法包括超声、X 线、MRI、CT、PET-CT 及消化内镜。其中，全消化道的内镜检查及其相关的染色、放大和超声技术的应用对 UC 具有诊断和鉴别诊断价值。不仅如此，消化内镜还能对确诊的 UC 进行复查、随访、癌变监测及一系列内镜下的治疗。

能够对 UC 进行有效检查和治疗的消化内镜包括结肠镜、小肠镜、胶囊内镜、胃镜和超声内镜，其中结肠镜检查是任何疑诊 UC 患者的首要和首选的内镜检查，其他消化内镜对消化道其他部位的检查同样具有重要意义。

因此，消化内镜在 UC 的临床实践中具有极其重要的地位。

第一节 结 肠 镜

UC 是以累及结直肠黏膜与黏膜下层为主的炎症性病变，并于不同的疾病阶段可有不同的黏膜形态表现。

结肠镜不仅能够直接观察肠道黏膜病变，而且运用染色、放大和超声技术，可对病变进行定性和定量分析，同时，还可实施活检，获得组织标本进行病理检查，有助于 UC 的诊断和鉴别诊断。因此，结肠镜检查及活检是 UC 必备的、首选的诊断和鉴别诊断方法。

此外，结肠镜还在 UC 治疗后的随访中发挥重要作用。

由于 UC 为慢性炎症性疾病，长期炎症的不良刺激会诱发 UC 患者肠道黏膜癌变。因此,对于病程较长的 UC 患者,必须进行肠道黏膜癌变的筛查和监测。结肠镜检查及相关的染色、放大和超声技术在 UC 患者肠道癌变的筛查和监测中发挥关键作用。

不仅如此,结肠镜还能对 UC 并发的消化道出血、狭窄及继发的癌前病变和早期癌变进行内镜下治疗。

一、适应证

凡出现肠道相关症状、疑诊为 UC 的患者,均应积极进行结肠镜检查,以确认或排除 UC。

二、应用范围

针对 UC 患者,结肠镜检查能够发挥如下作用:
(1)确认病变部位、范围及疾病活动度。
(2)活检及病理组织学检查以协助诊断和鉴别诊断。
(3)除外肿瘤性病变。
(4)UC 疾病治疗过程的随访和复查。
(5)癌变高危人群的筛查和监测。
(6)UC 并发的出血、狭窄等病变的结肠镜诊断及治疗。
(7)UC 继发的癌前病变和早期癌变的结肠镜诊断及治疗。

三、禁忌证

心肺功能异常及疑有肠梗阻、肠穿孔、腹膜炎及中毒性巨结肠者,为结肠镜检查的禁忌。

重症 UC 也属结肠镜检查的相对禁忌证。对于这类严重病例,确实需要行结肠镜检查来了解肠道情况以明确诊断与指导治疗时,应慎重、轻柔地进行操作,并根据患者具体情况以适可而止为原则,不能过分强求大而全的检查。当患者不能行肠道清洁准备时,可酌情选择术前不使用口服清肠而仅作灌肠即可,甚至不作灌肠也可直接行结肠镜检查,只作末段结直肠的检查而不强求作全结肠检查等,以减少因结肠镜检查,包括术前准备可能引起的病情加重或出现肠穿孔和梗阻等风险。

四、结肠镜检查注意事项

（一）肠道准备

彻底、有效的肠道清洁将有利于结肠镜检查的插镜过程，并能清楚地对病变进行细致的观察，也更有利于放大内镜与色素内镜的操作。如无梗阻、穿孔等禁忌，饮食控制配合口服清肠剂是行之有效的肠道清洁方法。

口服清肠剂前确保胃排空是理想肠道清洁的关键环节之一，必要时配合适当的诸如少纤维饮食等，有助于达到更好的肠道清洁状态。清肠剂首选聚乙二醇电解质液，既不影响机体水电解质平衡，也无进行内镜下高频电治疗时气体爆炸的风险。

对于病情严重的病例，应注意评估清肠过程对病情的影响，适当把握清肠的程度，以免因过度强调清肠而加重病情。

对于病情严重者，必要时仅作简单灌肠后作左半结肠，甚至直接行直肠检查，以了解肠道一些基本情况，协助诊治方案的制订，待病情改善后再择机完成其他肠段的检查。

值得注意的是，肠道清洁及结肠镜检查可诱发或加重 UC，原因不明。可能与肠道清洁时腹泻损伤肠道黏膜有关，或者结肠镜表面残留消毒剂损伤肠道黏膜。

（二）内镜医师的选择

UC 患者的结肠镜检查应由有丰富内镜经验和 IBD 诊疗经验的高年资医师操作，而且最好能由相对固定的医师进行检查。这样做不仅能保证结肠镜检查的安全性，而且也能确保内镜诊断的准确性和一致性。

（三）操作要点

原则上，对于可疑的 UC 患者，尤其是广泛结肠型 UC、回盲部有病变及直肠未见明显病变时，结肠镜检查应进入回肠末端。

结肠镜检查过程应轻柔细致，避免过度充气。遇到明显肠腔狭窄、肠段固定而插镜困难时，应慎重评估继续进镜的风险与效益，不能过分强调全结肠与回肠末段检查，以免增加肠穿孔的发生。

对于无法在该次结肠镜检查中达到的肠段情况，可通过影像学检查进行观察，确保安全。

结肠镜检查的安全性应该予以高度重视。对于活动期 UC，尤其是重度活动期 UC，一旦出现肠穿孔，由于一期吻合或修补后出现吻合口瘘的几率非常高，常不能行一期手术，不得不先造瘘，然后再择期行二期手术，甚至三期手术，后果非常严重。

五、内镜染色、放大及超声技术的应用

近 20 年来，消化内镜从硬件到软件发生了根本性的改变，尤其是染色、放大和超声技术的应用，使得消化内镜对消化道疾病的诊断和治疗发生了革命性的变化：诊断和治疗更加准确、简捷，损伤小，痛苦少，花费小，恢复快。

（一）染色内镜

目前应用于 UC 的消化内镜染色包括化学染色和电子染色。

1. 化学染色

是使用特殊的化学染色剂对消化道黏膜进行染色，使得黏膜结构更加清晰、病变部位更加突出。结合消化内镜的放大功能，可详细观察消化道黏膜的隐窝、腺管开口及黏膜下血管，对黏膜早期病变的诊断价值明显优于普通内镜（图 5-1）。结肠镜化学染色及放大观察时，黏膜腺管开口 pit 类型从正常到进展期癌症分为 7 型（图 5-1）。由于 UC 是良性病变，pit 分型通常为 II 型，但是，继发黏膜癌变时，病变处 pit 类型可为 III t 至 V 型。

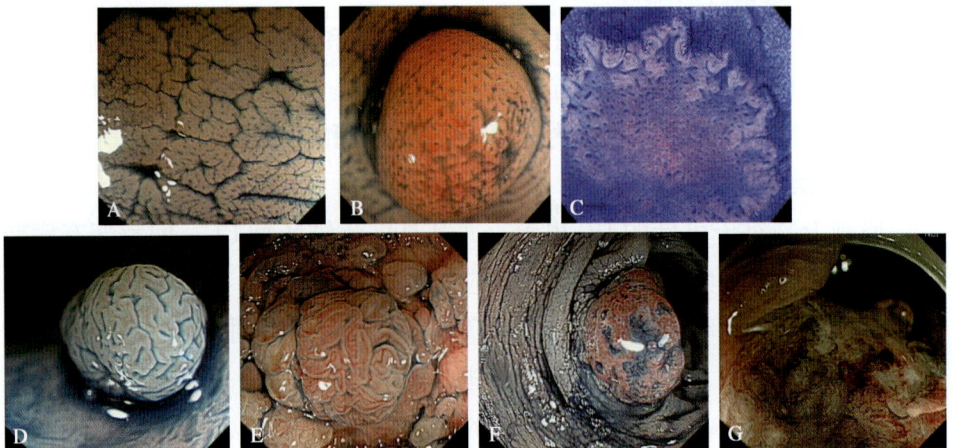

■ 图 5-1 结肠镜化学染色及放大清晰显示结肠黏膜 pit 分型图例
A. I 型；B. II 型；C. III s 型；D. III l 型；E. IV 型；F. V i 型；G. V n 型

化学染色的基本原理包括对比法、着色法、反应法和荧光法。

常用的染色剂包括亚甲蓝、甲苯胺蓝、卢戈液、靛胭脂和刚果红。其中靛胭脂在消化道黏膜的染色中应用更加广泛，尤其是对于 UC 的诊断有重要的参考价值。

为获得良好的化学染色效果，应注意以下几点：①充分地准备消化道，尽可能保持消化道清洁；②在喷洒化学染色剂之前宜用含蛋白分解酶的除泡剂冲洗可疑病变部位；③选择合适浓度的化学染色剂；④在合适的时间内进行观察。

2. 电子染色

目前常用于 UC 的电子染色包括窄带成像技术（narrow band imaging，NBI）和可扩展电子分光色彩增强技术（flexible spectral imaging color enhancement，FICE）。

（1）NBI 是一种利用特殊的光学滤镜，将组成白光的蓝、绿、红 3 个波段过滤形成带宽较小的 3 个窄波段，其中间波长分别为 500 nm、445 nm 和 415 nm。由于消化道黏膜上毛细血管内的血红蛋白拥有很强的吸收窄波光的能力，通过血红蛋白的强吸收和黏膜表面的强反射形成的鲜明对比，展现血管形态和黏膜清晰结构。其中，415 nm 波长能够清晰地显示黏膜表层血管为茶色；540 nm 波长能够清晰显示黏膜下血管为青色。

NBI 常与放大内镜联合应用，不仅能够清晰观察黏膜表面细微结构，而且能够清晰观察黏膜及黏膜下毛细血管网，有利于对消化道早期病变和病变的性质进行定性观察和分析，在 UC 的诊断和鉴别诊断中有重要价值。NBI 显示黏膜及黏膜下毛细血管网分型从正常到进展期癌症依次为 CP Ⅰ、CP Ⅱ、CP Ⅲ A 和 CP Ⅲ B。由 于 UC 为 良 性 病 变，其 NBI 的 CP 分 型 为 CP Ⅱ；若已发生癌变，则其 NBI 的 CP 分型可为 CP Ⅲ A 或 CP Ⅲ B（图 5-2）。

（2）FICE 原来为 Fuji intelligent color enhancement 的缩写，即富士能智能分光色彩增强技术，通过模拟色素内镜，可以再现黏膜表层细微结构及毛细血管走向，于 2008 年更名为 flexible spectral imaging color enhancement，意为可扩展电子分光色彩增强技术，即通过自由选择不同的波长，使用分光图像技术，以强调病变部位与正常部位的颜色差别，达到更清楚地显示异常组织的血管与黏膜腺管结构的目的，有利于病变的腺管分型及病变边界的确定，为治疗前提

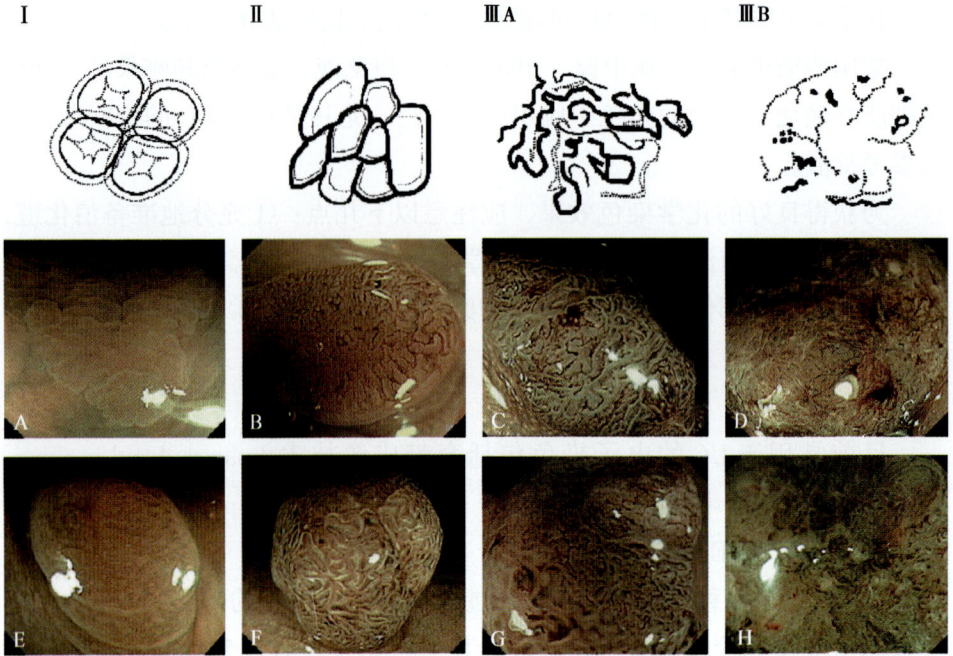

■ 图 5-2   NBI 示意图及实例对照

供更多病变性质及浸润深度的初步判断信息，指导临床治疗方案的制订。

FICE 技术是利用光谱分析技术原理，将普通内镜图像经处理、分析产生一幅特定、单一波长的分光图像。这种分光图像的单一波长被赋予红色（R）、绿色（G）或蓝色（B）。不同组合的 RGB 分光图像再经处理还原而产生 FICE 的特定图像，其可呈现不同的颜色和再现层次的深度，有利于观察黏膜表层结构和毛细血管形态结构，增强黏膜表面血管及其他结构的可见度，体现黏膜表面微细变化，更有利于判断病变性质。联合放大内镜技术则可更清晰地显示腺管开口形态和毛细血管结构，更有助于提高病变诊断的准确性，包括病变性质的初步确定和病变深度的初步判断。FICE 模式下肿瘤性血管较非肿瘤性血管颜色更深、更粗大，伴有血管迂曲变形，结构紊乱，血管网破坏等（图 5-3）。

根据血管及黏膜腺管结构，FICE 分为 A 型、B 型、C1/C2 型、C3 型。A型没有血管，表面腺管呈圆点状结构，正常黏膜或炎症；B 型见棒状或乳头状血管，表面腺管呈ⅢL、ⅢS 或 IV 结构，为腺瘤；C1/C2 型血管扩张，严

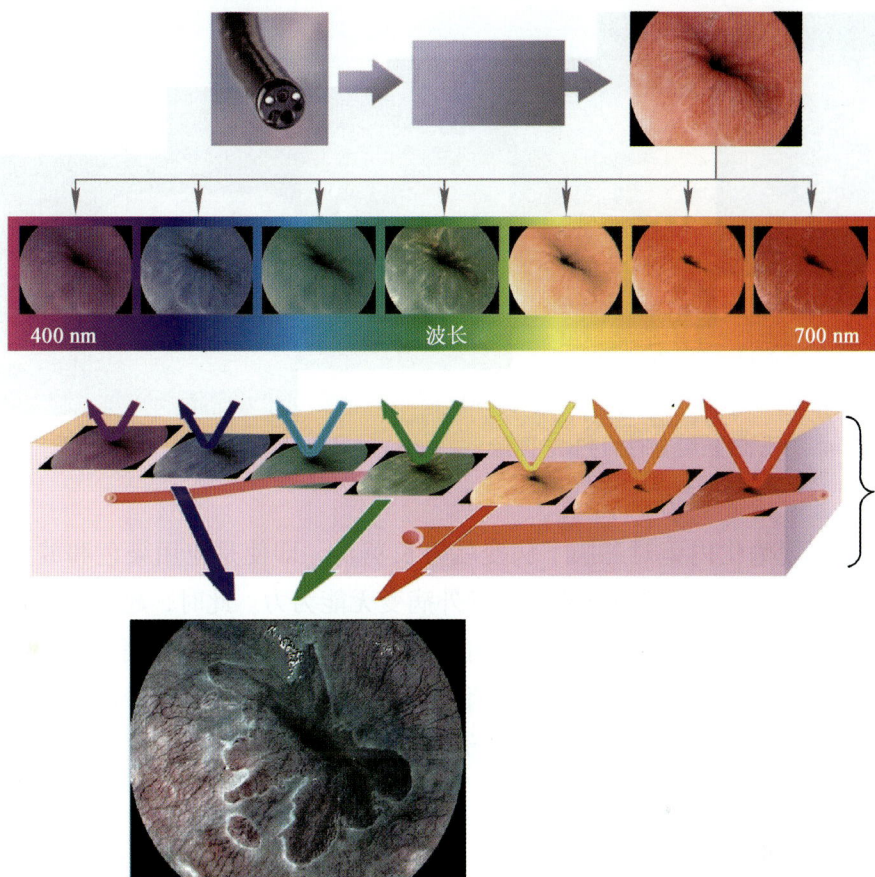

400 nm　　　　　　　　波长　　　　　　　　700 nm

■ 图 5-3　FICE 工作原理示意图

重扭曲，表面腺管呈 Vi 结构，为黏膜内癌；C3 型见血管严重扩张或无血管，表面腺管呈 VN 结构，为浸润癌。选择不同的波长组合，可更好地显示病变表面血管和腺管开口结构（图 5-4）。

（二）放大内镜

随着光学技术和电子技术的进步，不仅能对消化内镜所见进行放大，而且已经实现了数字化和可变焦，操作灵活、简捷。目前放大内镜放大倍数可达 100 倍以上，能够对消化道黏膜表面的细微结构进行详细观察，与染色内镜联合应用，对 UC 有诊断和鉴别诊断价值。

（三）超声内镜

UC 的病变主要累及消化道黏膜及黏膜下层，病变严重时可累及消化道

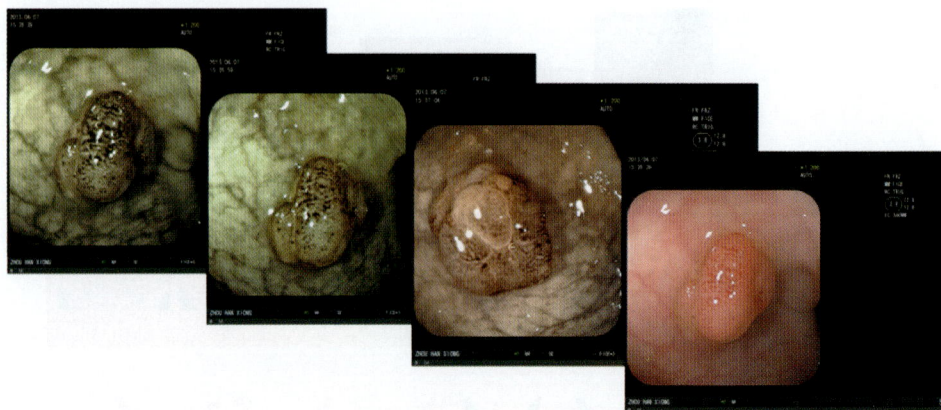

■ 图 5-4　不同波长组合时的 FICE 图像

全层。常规消化内镜对黏膜下病变就鞭长莫及，即使是应用染色和放大技术也仍然对消化道黏膜下病变及肠壁外病变无能为力。此时，超声内镜就能发挥其特长。应用超声内镜进行的内镜超声检查，不仅能够对消化道管壁全层结构进行清晰的观察，而且可对消化道管壁外的病变提供充分的信息，对 UC 的诊断和鉴别诊断有良好的参考价值。

六、UC 的结肠镜特点

UC 主要表现为黏膜与黏膜下层的炎症，早期或急性发作期可见黏膜充血、水肿、糜烂、溃疡，黏膜表面可有不同程度的黏液附着，缓解期则可出现黏膜萎缩和假息肉等。

UC 的结肠镜特征为病变从邻近肛门的直肠开始，呈连续性、弥漫性分布，病变肠段与其口侧正常肠段间境界分明；黏膜血管纹理模糊、紊乱或消失，黏膜充血、水肿、质脆，可有自发性或接触性出血和脓性分泌物附着，亦常见黏膜粗糙、呈细颗粒状；病变明显处可见弥漫性糜烂或溃疡；可见结肠袋变浅、变钝或消失；反复发作的患者可见炎性息肉、黏膜桥，甚至肠管狭窄、僵硬；病程较长的 UC 可见肠道黏膜癌变（图 5-5 ~ 图 5-12）。

与 CD 相比，狭窄在 UC 中相对少见，结肠镜下发现狭窄性病变时，应注意细致观察狭窄部及其周围组织情况，尤其要除外癌变，应作多点及深部取材活检。如果结肠镜插入困难，应行影像学检查，如双对比钡灌肠、CT

肠道成像（CTE）和 MR 肠道成像（MRE）。

内镜黏膜染色技术能提高内镜对黏膜病变的识别能力，结合放大内镜技术，通过对黏膜微细结构的观察和病变特征的判别，有助于 UC 的诊断和鉴别诊断（图 5-13～图 5-17）。

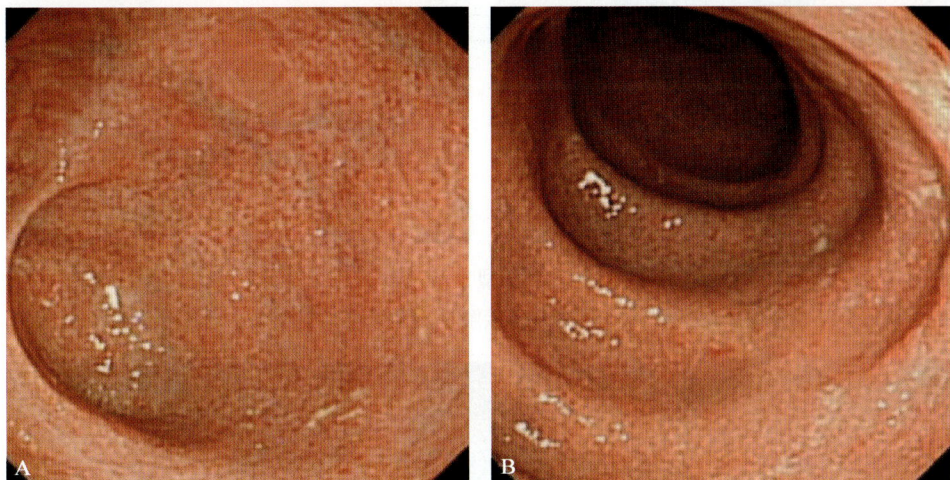

■ 图 5-5 活动期 UC（初发型，直肠型，活动期，轻度）
结肠镜见直肠黏膜充血水肿，呈细小颗粒状，表面有渗出

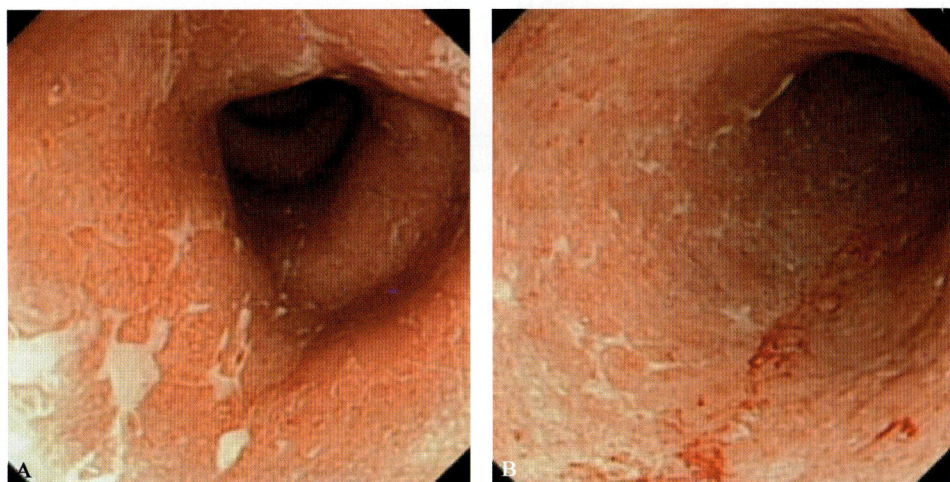

■ 图 5-6 活动期 UC（复发型，左半结肠型，活动期，中度）
结肠镜见直肠及乙状结肠黏膜广泛糜烂及浅表溃疡，表面覆分泌物，黏膜脆性增加，有接触性出血

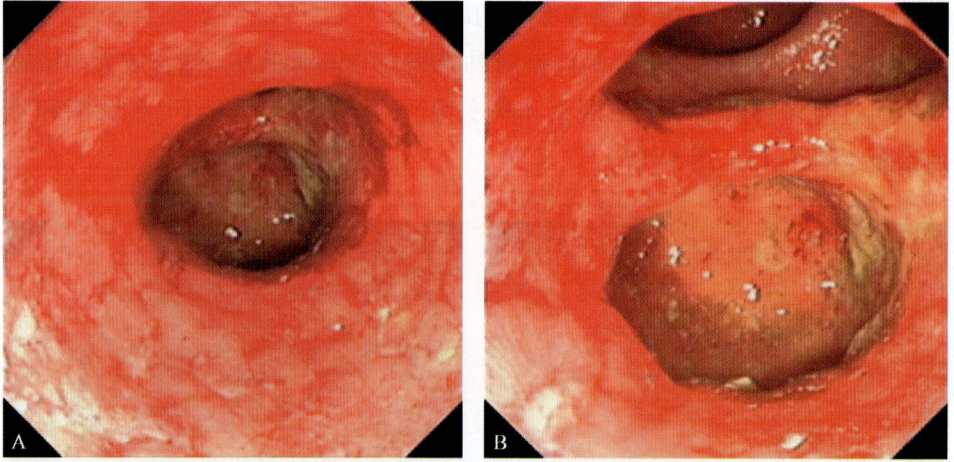

■ 图 5-7 活动期 UC（复发型，广泛结肠型，活动期，重度）
结肠镜见全结肠及直肠黏膜弥漫性溃疡，有接触性出血和自发性出血，管壁僵硬，管腔狭窄

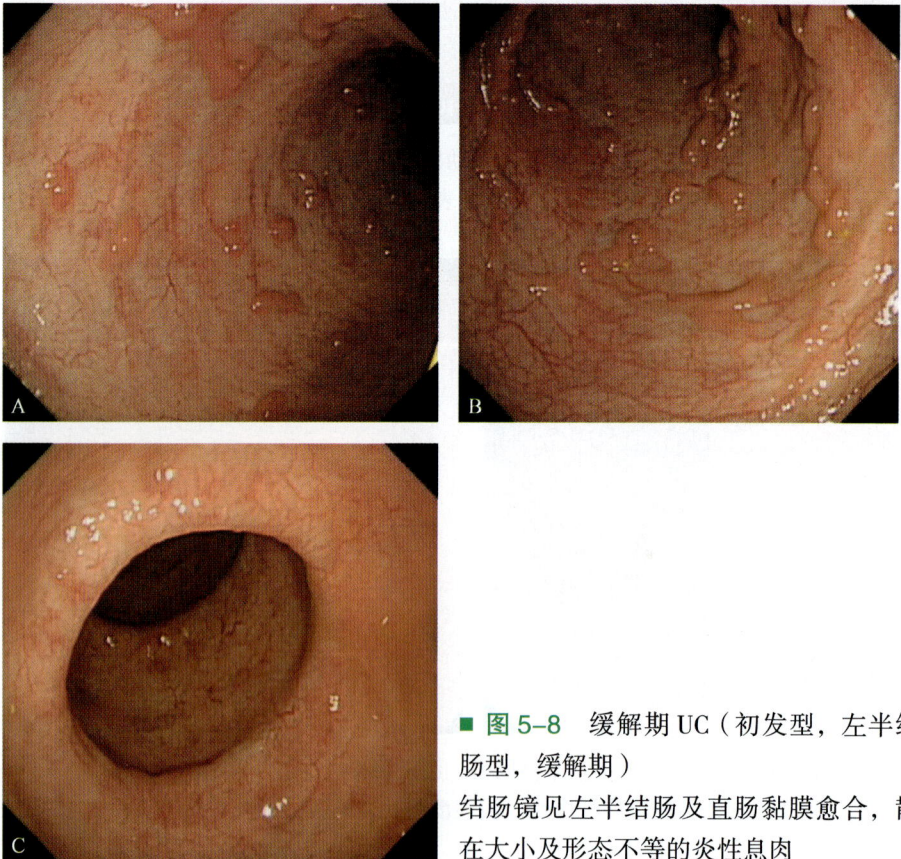

■ 图 5-8 缓解期 UC（初发型，左半结肠型，缓解期）
结肠镜见左半结肠及直肠黏膜愈合，散在大小及形态不等的炎性息肉

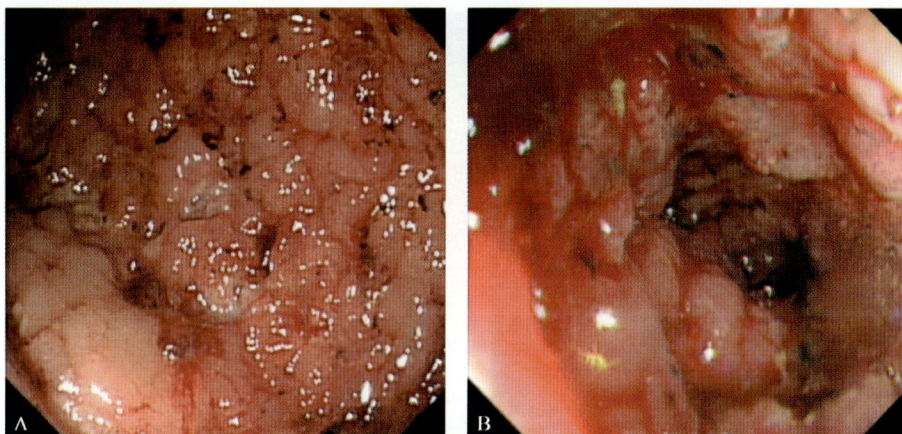

■ 图 5-9 活动期 UC（初发型，全大肠型，活动期，重度）

2013-03-13结肠镜见横结肠以下黏膜连续性、弥漫性溃烂，有自发性出血

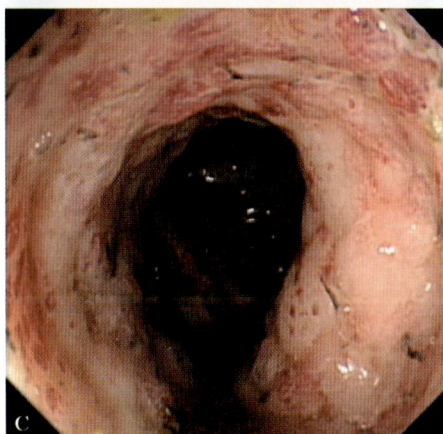

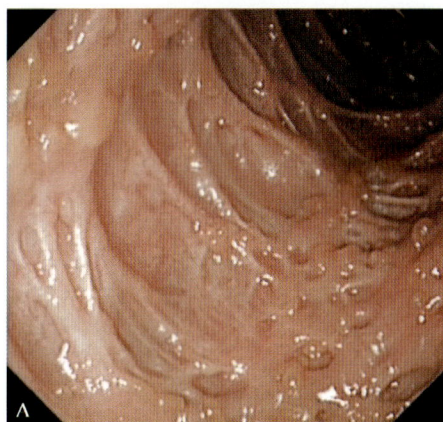

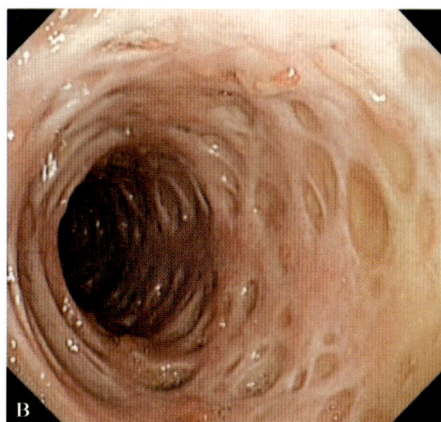

■ 图 5-10 缓解期 UC（一）

上述 UC 患者以标准剂量类克分别于第0、2、6周治疗3次后，2013-06-21结肠镜见横结肠以下黏膜愈合，有瘢痕形成，散在炎性息肉，表明 UC 由活动期进入缓解期

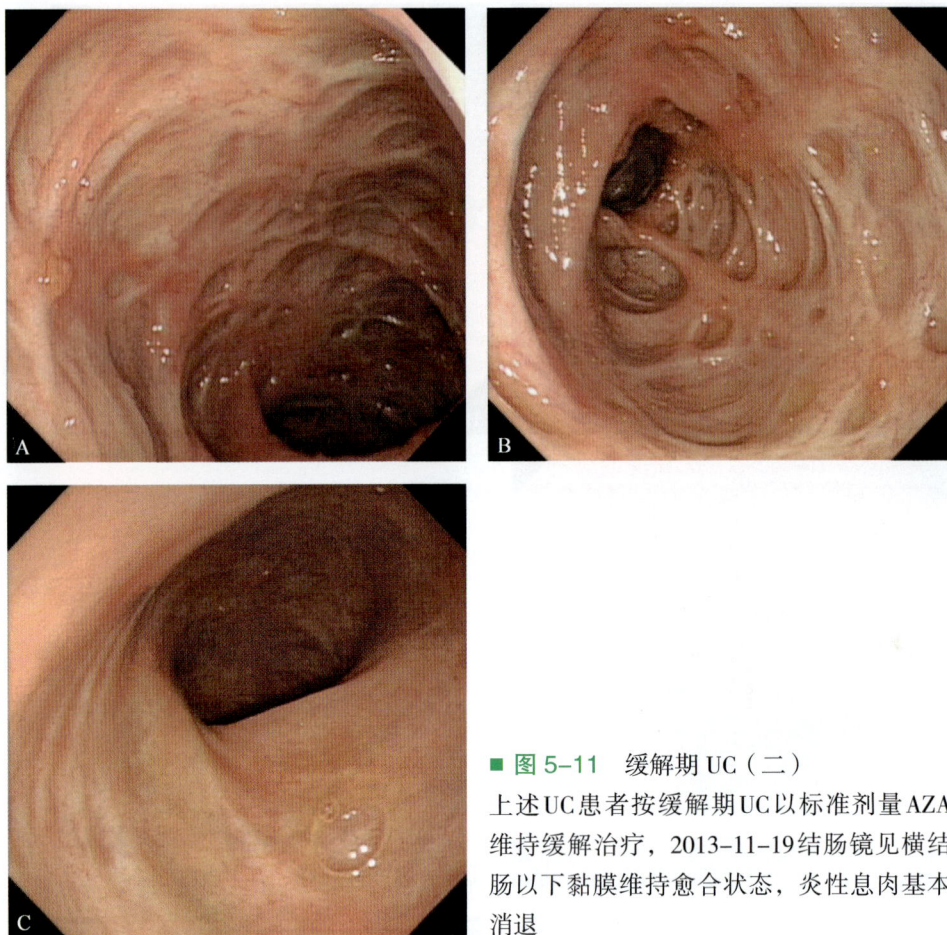

■ 图 5-11　缓解期 UC（二）

上述 UC 患者按缓解期 UC 以标准剂量 AZA 维持缓解治疗，2013-11-19 结肠镜见横结肠以下黏膜维持愈合状态，炎性息肉基本消退

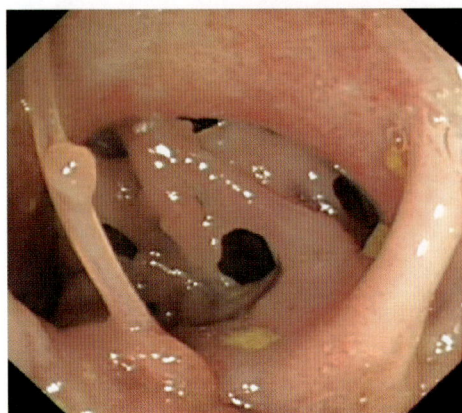

■ 图 5-12　缓解期 UC（三）

临床诊断为活动期 UC，治疗后临床缓解，结肠镜见黏膜桥形成，呈蜂窝状

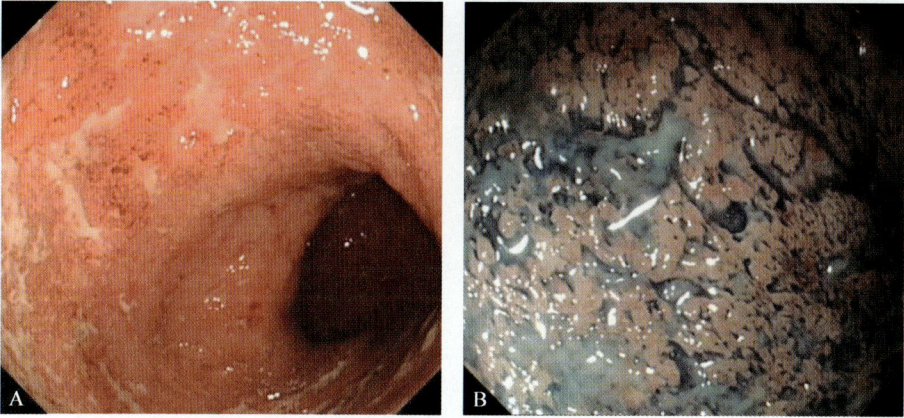

■ 图 5-13　活动期 UC（初发型，左半结肠型，活动期，重度）
结肠镜见左半结肠及直肠黏膜广泛糜烂及浅表溃疡，表面覆分泌物，有自发性出血。
靛胭脂染色及放大见珊瑚样结构

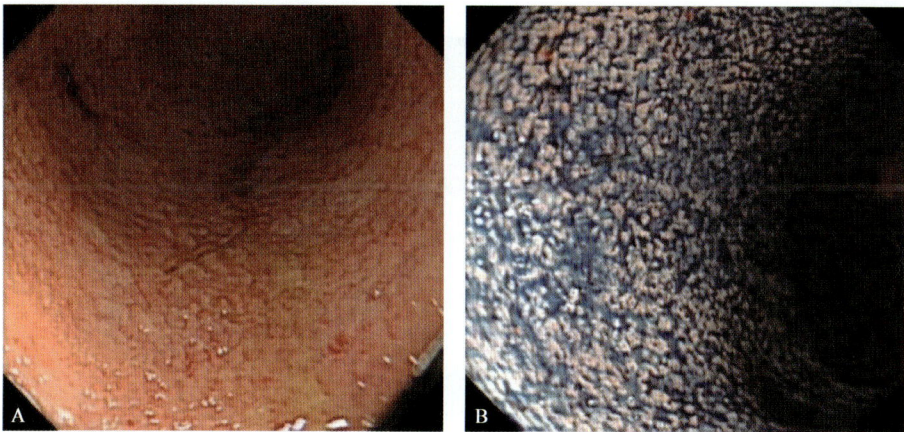

■ 图 5-14　活动期 UC（初发型，左半
结肠型，活动期，中度）
结肠镜见左半结肠及直肠黏膜广泛糜烂
及浅表溃疡，表面覆分泌物，有轻度接
触性出血，靛胭脂染色及放大见珊瑚样
结构

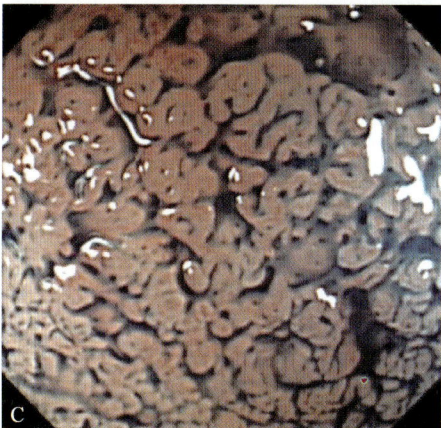

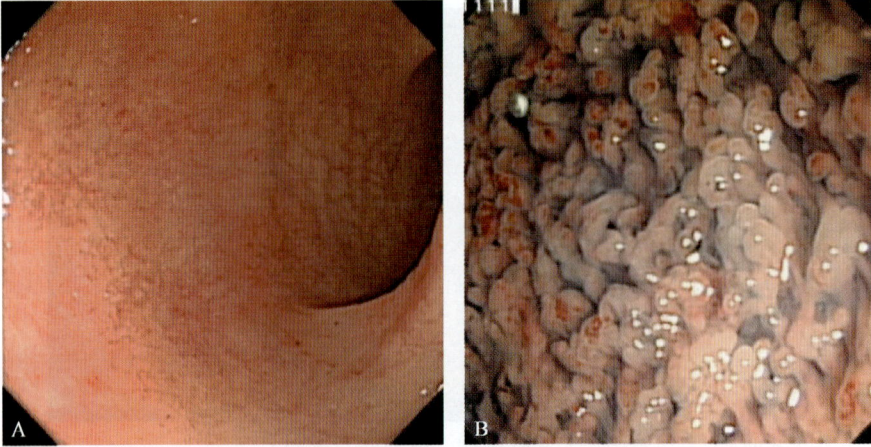

■ 图 5-15　活动期 UC（初发型，左半结肠型，活动期，轻度）
结肠镜见左半结肠及直肠黏膜广泛充血、水肿及糜烂，表面覆分泌物，靛胭脂染色及放大见绒毛样结构

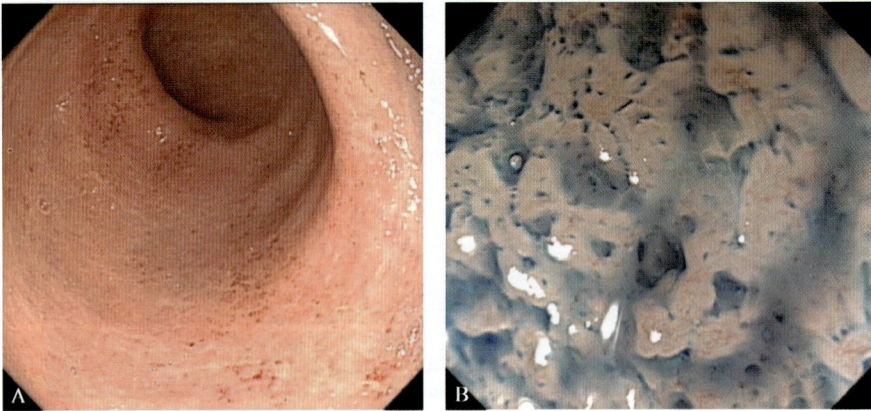

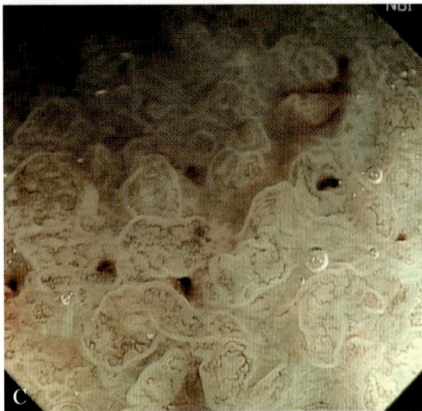

■ 图 5-16　活动期 UC（初发型，左半结肠型，活动期，中度）
结肠镜见左半结肠及直肠黏膜广泛糜烂及浅表溃疡，表面覆分泌物，有轻度接触性出血，靛胭脂染色及放大见黏膜隐窝变形呈珊瑚样改变，NBI 染色及放大见黏膜血管呈 CP Ⅱ 型

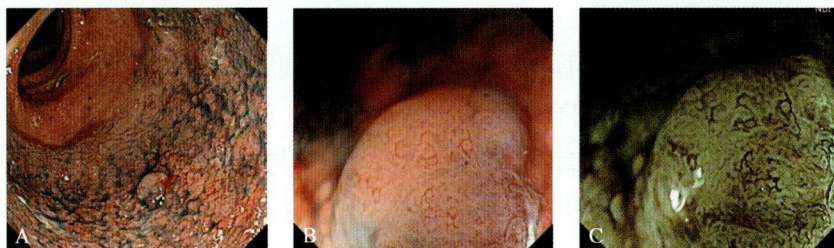

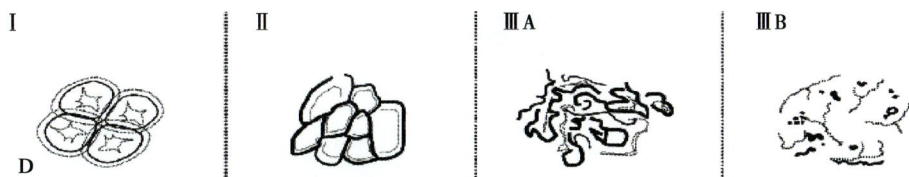

■ 图 5-17　活动期 UC（复发型，左半结肠型，活动期，中度）伴肠道癌变
结肠镜见左半结肠及直肠黏膜广泛糜烂及浅表溃疡，表面覆分泌物，有轻度接触性出血。靛胭脂染色及放大见一隆起性病灶呈 Pit Ⅳ 型，NBI 染色及放大见一隆起性病灶黏膜血管呈 CP Ⅲ A 型，部分呈 CP Ⅲ B 型

七、结肠镜下的特殊表现

（一）阑尾开口炎症

尽管病变并未蔓延到回盲部，但高达 75% 的 UC 患者结肠镜下可见伴随的阑尾开口炎症（图 5-18）。有阑尾开口炎症的 UC 患者通常对治疗有良好的应答，但回肠吻合术后患储袋炎的风险更高。

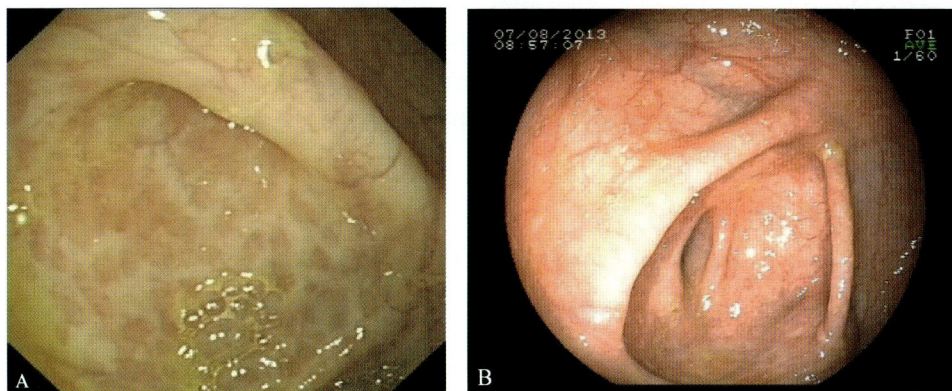

■ 图 5-18　阑尾开口炎症

（二）盲肠斑

尽管病变并未蔓延到盲肠，但大约30%UC患者结肠镜下可见盲肠黏膜红斑样改变（图5-19）。盲肠斑片状炎症被称为"盲肠斑"，常见于直肠及左半结肠型UC患者。有盲肠斑的UC自然病程与单纯左半结肠型UC的患者相似，但一旦发现盲肠斑，应检查小肠，排除CD。

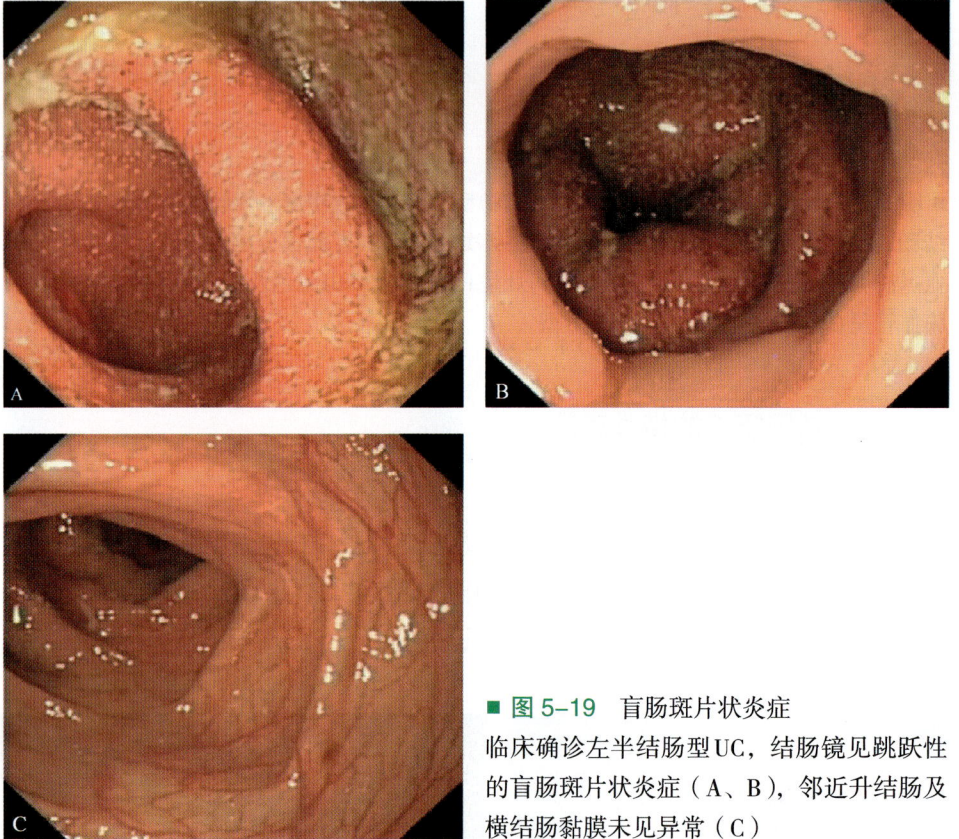

■ 图5-19　盲肠斑片状炎症
临床确诊左半结肠型UC，结肠镜见跳跃性的盲肠斑片状炎症（A、B），邻近升结肠及横结肠黏膜未见异常（C）

（三）倒灌性回肠炎

大约20%的UC患者结肠镜下可见盲肠至回肠末段的连续性炎症，这一表现称为倒灌性回肠炎。倒灌性回肠炎提示UC病情易反复发作。此外，发现倒灌性回肠炎时，须进一步行小肠相关检查，除外CD。

（四）直肠赦免

部分 UC 患者结肠镜下直肠未见明显异常或基本正常，称为直肠赦免。直肠赦免可见于病变特征未完全显露的早期儿童 UC 患者，或经局部治疗后的 UC 患者。

八、结肠镜下活检及标本处理

（一）活检

所有因疑诊及初诊 UC 而接受结肠镜检查患者均应同时接受活检。

对初次诊断者，为建立可靠的 UC 诊断，样本最好取自受累肠段和正常肠段，行全结肠活检，而不是单纯的直肠活检。ECCO 推荐的方法是必须至少在回肠末端和升结肠、横结肠、降结肠、乙状结肠和直肠 6 个部位多处活检，每处至少取 2 个样本。

对于重症或暴发性结肠炎的 UC 患者，结肠镜不能过度深入，但为明确诊断，至少在应该一个部位行内镜活检，该部位须取 2 块标本。

内科治疗后随访检查时，2~3 块活检标本即可确立诊断。

外科术后随访，当怀疑疾病再发时须行新的回肠末端活检。

对于病程较长的 UC 患者，在行肠道癌变筛查及监测时，多部位活检是必需的。

目前国内外共识及指南所建议的多部位的活检也称为盲目活检。盲目活检不仅准确性较差，而且对患者的损伤较大，内镜医师和病理学医师工作量也大大增加。因此，近年来越来越多的学者主张定点活检，即运用内镜下染色、放大和超声技术，发现并定点观察可疑病变部位，确认异常后再对相关部位进行准确活检。定点活检具有准确、高效和损伤小的特点，因而逐渐受到重视和普及。

（二）活检标本的处理

每个活检标本应标明活检的部位，并应将标本分装入不同的器皿、多孔板或醋酸酯片。样本固定前用滤纸确定方向（黏膜下层朝下）可更好地评估结构的异常。诊断阳性率随观察切片数目的增加而升高。所有组织标本应立即浸泡于福尔马林固定液中，再行转运。每个标本进行多个切片观察。

不同部位的活检标本应单独装瓶送检，并附上详细的内镜资料和临床资料（包括年龄、疾病持续时间、治疗方案和疗程），从而有利于病理学医师进行诊断和鉴别诊断。

九、结肠镜在鉴别诊断中的应用

由于 UC 的诊断没有金标准，即使有包括结肠镜检查结果在内的完整的资料，有时仍不足以作出临床诊断，必须进行鉴别诊断。

（一）UC 与 CD 的鉴别

没有任何一种内镜特征是 UC 或 CD 特有的。

UC 最有价值的内镜特征是连续性的、融合性的大肠炎症性病变，炎症病灶与正常肠黏膜间界限清晰，直肠受累。结肠镜下染色及放大时见隐窝结构破坏，呈绒毛样结构或珊瑚样改变，活检标本病理学检查见黏膜全层弥漫性重度炎症（图 5-20，图 5-21）。

CD 最有价值的内镜特征是节段性的纵行溃疡性病变，有肠道狭窄、瘘和肛周病变。黏膜活检标本病理学特征是局灶性炎症、不成比例的黏膜下炎症细胞浸润（图 5-22）及肉芽肿形成（图 5-23），病变肠段黏膜表面通常光

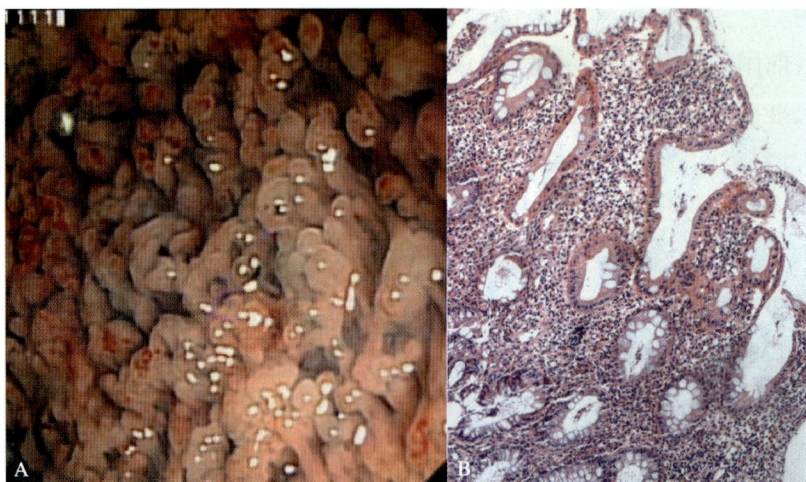

■ 图 5-20　活动期 UC（一）
结肠镜染色及放大见直肠黏膜外观呈绒毛样或不规则突起（A），活检标本病理学检查见肠黏膜上皮出现相应特征，是 UC 的特征之一（B）

滑，无绒毛状结构（图 5-24）。UC 和 CD 在黏膜活检标本病理学检查的鉴别点见图 5-25 及表 5-1。

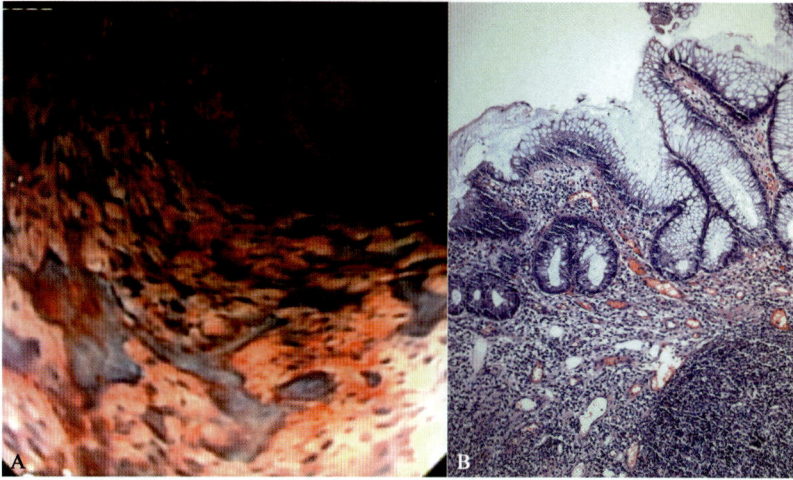

■ 图 5-21　活动期 UC（二）
内镜染色及放大见直肠黏膜呈珊瑚样改变（A），黏膜活检标本病理学检查见隐窝腺体出现不规则分支或扭曲、腺体萎缩，多为 UC 特征（B）

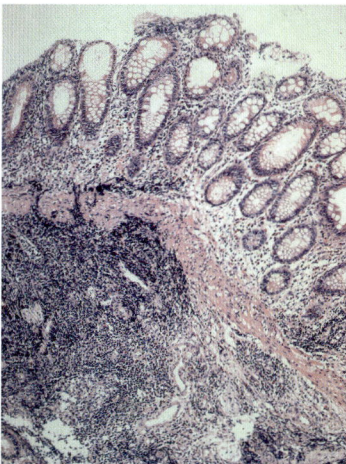

■ 图 5-22　活动期 CD（一）
内镜活检标本病理学检查见不成比例黏膜下层炎症细胞浸润

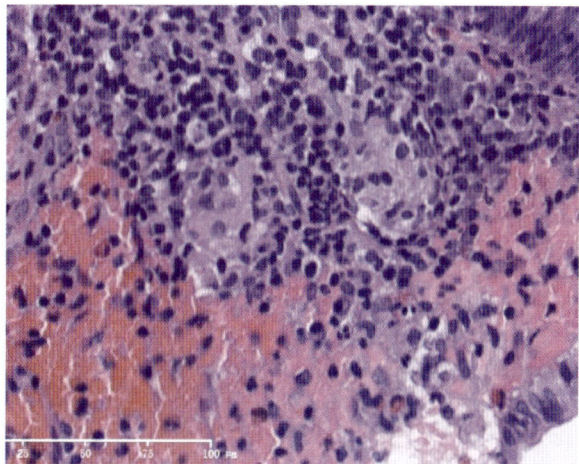

■ 图 5-23　活动期 CD（二）
内镜活检标本病理学检查见黏膜层肉芽肿病变，是诊断 CD 的特征性线索

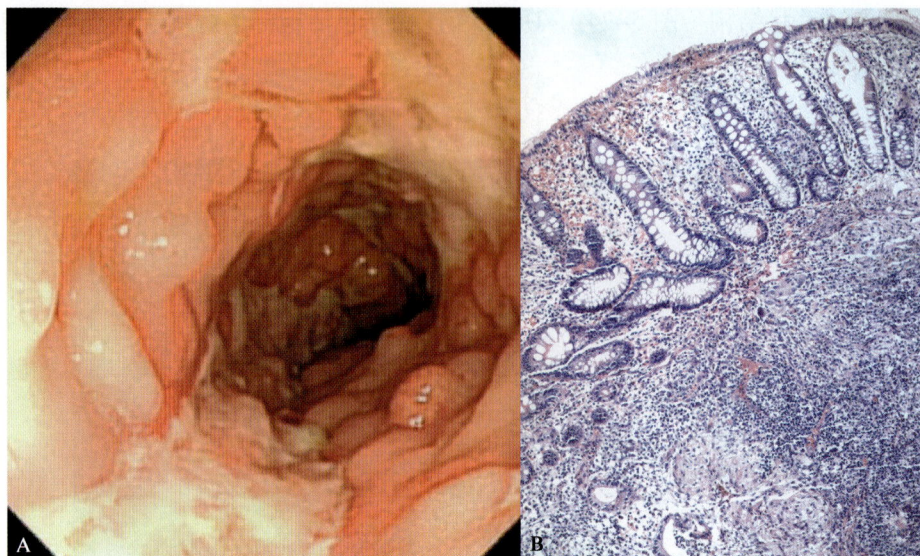

■ 图 5-24　活动期 CD

结肠镜见结肠节段性纵行溃疡（A），内镜活检标本病理学检查见黏膜内局灶性炎症（B）

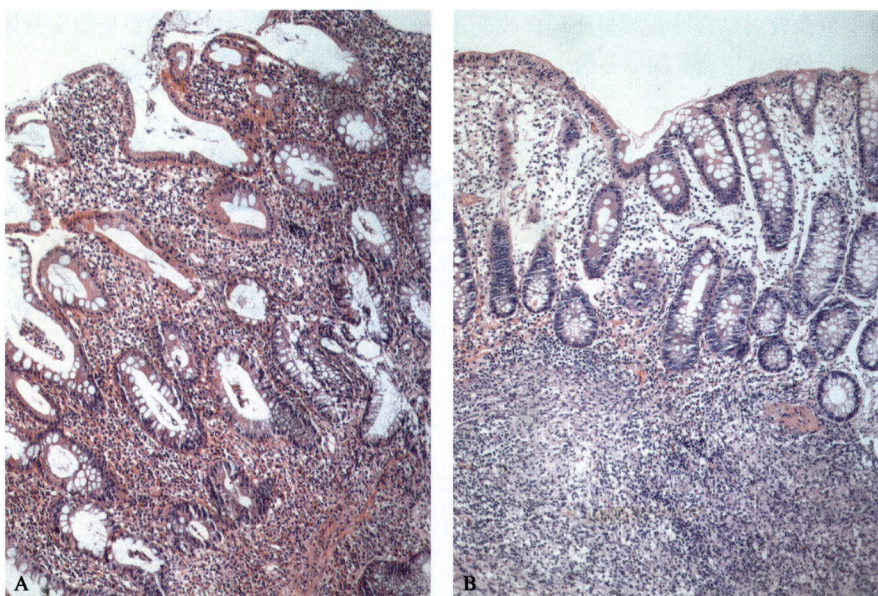

■ 图 5-25　活动期 UC 和 CD 病理学对照（三）

临床诊断 UC，内镜活检标本病理学检查见黏膜层连续弥漫性炎症，隐窝广泛变形，杯状细胞减少（A）；临床诊断 CD，内镜活检标本病理学检查见黏膜下炎症细胞浸润比黏膜层更为密集，形成不成比例的黏膜下炎症细胞浸润（B）

表 5-1　黏膜活检标本病理学诊断 UC 和 CD 的鉴别指标

观察指标	CD	UC
炎症分布	局灶不连续	连续弥漫性
隐窝变形	局灶性	有
隐窝萎缩	常无	有
黏液缺失	常无	有
肉芽肿	有	无
隐窝脓肿	少	多
淋巴细胞聚集	多	少
黏膜下层炎症	多	常无

（二）IBD 与非 IBD 的鉴别

需要与 IBD 鉴别的大肠炎症性疾病包括感染性结肠炎、药物相关性结肠炎、缺血性结肠炎和放射性结肠炎，尤其是感染性肠炎（图 5-26）。

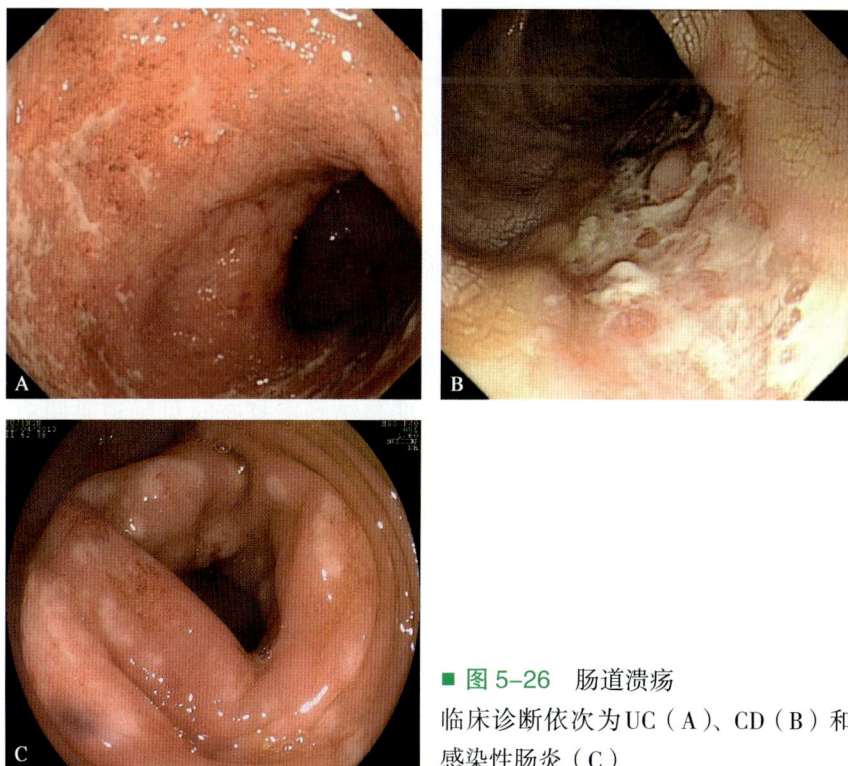

■ 图 5-26　肠道溃疡
临床诊断依次为 UC（A）、CD（B）和感染性肠炎（C）

不幸的是，即使有非常详细的病史和各种消化内镜及相关的组织病理学检查结果，在某些情况下，要区分感染性肠炎与 IBD 也是非常困难的：以黏液脓血便为特征的患者中有多达 1/3 的患者有感染性肠炎；一些感染性疾病，如沙门菌、志贺杆菌、弯曲杆菌感染性肠炎结肠镜下的表现类似于 UC，而耶尔森菌属或 CMV 感染所致的小肠炎和结肠炎在肠镜下的表现则类似于 CD；如果合并艰难梭菌或 CMV 感染，则 IBD 结肠镜下的表现更为复杂。因此，如果结肠镜下所见不能确定为 IBD，则应首先考虑感染性肠炎，并进行相应的病原学检查，必要时予抗感染治疗后复查结肠镜。

十、结肠镜在已确诊的 UC 患者中的应用

对于有下列情况的 UC 患者，应及时行结肠镜复查。

（一）观察 UC 治疗后病情有无缓解

临床诊断为 UC 的初诊患者，在临床表现出对治疗有良好的应答后，应适时进行结肠镜复查。因为临床症状的缓解通常和肠道黏膜炎症的缓解并不一致，只有结肠镜复查时见到黏膜愈合或有明显缓解才是治疗有效及是否进入缓解期最直接和可靠的依据。

如果正规治疗后病情无缓解，则存在下列可能：第一，原 UC 诊断不成立，或不充分；第二，UC 诊断成立，但出现并发症，如继发感染等病变。出现这种情况时，应及时复查结肠镜。必要时，还应该行上消化道和小肠检查及实验室等检查，重新进行临床评估。

（二）缓解期的随访

如果 UC 诊断准确，经过充分的正规治疗后，活动期的 UC 将进入缓解期。判断活动期 UC 是否进入缓解期的金标准是结肠镜复查时见肠道黏膜愈合。

对于已进入缓解期的 UC，除了必须进行维持缓解治疗外，还必须进行随访，包括适时的结肠镜复查。详细内容见 UC 的随访和监测章节。

（三）复发时病情评估

UC 患者即使诊断明确、治疗充分，仍不可避免复发。任何复发的 UC 患者，尤其是反复发作时，必须再次进行病情评估，其中一个重要内容就是复查结肠镜。根据结肠镜检查及其他检查结果，再次确立当前的诊断，并立即给予合理的治疗。

（四）难治时病情评估

对于任何确诊的 UC 患者，经过足够和充分的治疗后，若病情无明显缓解，而且除外了继发感染等并发症，则应考虑为难治性 UC。对于难治性 UC，必须进行病情再评估，其中一个重要内容就是结肠镜检查，明确是否出现肠道感染等并发症，再次确立当前诊断，并立即调整治疗方案。

（五）手术后复查

手术后的 UC 患者必须给予维持缓解治疗，即使未再现临床症状，也应适时进行包括结肠镜检查在内的随访，通常术后 6～12 个月行结肠镜复查。如果 UC 患者手术后再次出现临床症状，则应立即进行包括结肠镜检查在内的病情评估。

手术后的 UC 患者内镜下的复发通常要明显早于临床症状的再现。因此，手术后的 UC 患者行结肠镜检查不仅必要，而且应及时，以便适时确立当前诊断，并立即制订合理的治疗方案。

行结直肠切除及回肠储袋肛管吻合术（ileal pouch anal ana-stomosis，IPAA）的患者，23%～46% 术后发生储袋炎，而且储袋炎的临床表现常和结肠镜下所见及相应的病理学检查明显不一致。因此，对于 IPAA 术后的患者应及时行结肠镜检查，确诊是否有储袋炎，并排除其他疾病，如缺血性和感染性储袋炎。

此外，IPAA 后吻合口狭窄和储袋癌变也不少见，结肠镜同样具有诊断和治疗价值。

IPAA 后伴有 PSC、储袋黏膜萎缩及 IPAA 结肠切除标本已有异型增生时，储袋黏膜癌变的风险较高，应每年行结肠镜检查予以监测。

（六）妊娠期

对于疑诊的 UC 患者及确诊的 UC 患者，即使处于妊娠期，结肠镜检查也是必要的。但不宜行常规肠道准备和深入回肠末端的结肠镜检查，也不宜行麻醉或使用镇静药。可考虑简单的灌肠或直接行结肠镜检查，深入乙状结肠就足以对 UC 作出初步诊断，而且不会对患者及胎儿造成明显影响。

（七）治疗

病程较长或反复发作的 UC 患者，可合并狭窄、息肉、肠道出血及癌变等并发症。对于这些并发症，应首先考虑结肠镜检查及相应的治疗。相关详细内容见第十二章。

十一、UC 的内镜评估系统

为了结肠镜检查结果的准确性和客观性，需要对结肠镜下肠道病变进行客观评估。常用的评估系统见表 5-2。

表 5-2　UC 的内镜评估系统

评分	内镜变量	优点	缺点	推荐的缓解评分
Truelove-Witts 评估标准	缺少内镜描述定义	—	—	—
Baron 内镜分级	血管类型、脆性及出血情况	容易计算	无法评估溃疡，血管脆性及出血情况评估较为主观，观察一致性差	0～1
Powell-Tuck 疾病活动指数	黏膜有无出血	—	仅可评价出血情况，较为主观	未定义
Sutherland 疾病活动指数	脆性、渗出、自发性出血	—	无法评估溃疡，无法区分轻度和中度的脆性改变	0
Mayo 内镜分级	红斑、血管形态、脆性、侵蚀性、溃疡、出血	容易计算，广泛用于临床试验	无法区分轻度和中度的脆性改变	0～1
Rachmilewitz 疾病活动指数	血管形态、颗粒感、黏膜损害、侵蚀、溃疡、出血	容易计算	对黏膜损伤和出血的评估较为主观	0～4
改良 Baron 内镜分级	血管形态、颗粒感、充血、脆性、溃疡、出血	容易计算，可用于临床试验	无法区别浅表和深部溃疡	0
UCEIS	血管形态、出血、侵蚀、溃疡	评估疾病严重程度准确，依据严谨的方法学设计，目前正对其敏感性、可靠性进行独立确认评估	对正常黏膜表现的指示一致性低	仍在研究
UCCIS	血管形态、颗粒感、脆性、溃疡、出血	准确，容易进行评估（因其仅基于 4 项不同的参数），依据严谨的方法学设计，包括了整段结肠	单中心设计，仍需更多的研究确认	仍在研究

这些评估系统多用于临床试验，在临床诊断中则很少使用。在这些评估系统中，最实用的是 UCEIS（UC endoscopic index of severity 和 UCCIS（UC colonscopic index of severity）。UCEIS 根据内镜下所见的黏膜血管形态、是否有出血、糜烂或溃疡 3 个方面进行评估。UCCIS 则是根据结肠镜下所见的黏膜血管形态、黏膜表面颗粒状、黏膜溃疡、出血/黏膜脆性、病变部位分级和预定的 4 级内镜活动度全球统一标准，以及 10 cm 范围的血管病变全球统一标准 6 个方面进行评估。

无论哪一种评估系统，均强调 UC 缓解必须有内镜下黏膜正常或完全愈合。

十二、内镜下黏膜愈合与预后

内镜下的黏膜愈合是指消化内镜检查见黏膜完全恢复正常或完全愈合（图 5-27，图 5-28）。内镜下的黏膜愈合能够降低 UC 临床复发、再住院治疗、结肠切除术和肠道癌变风险，提示预后良好。

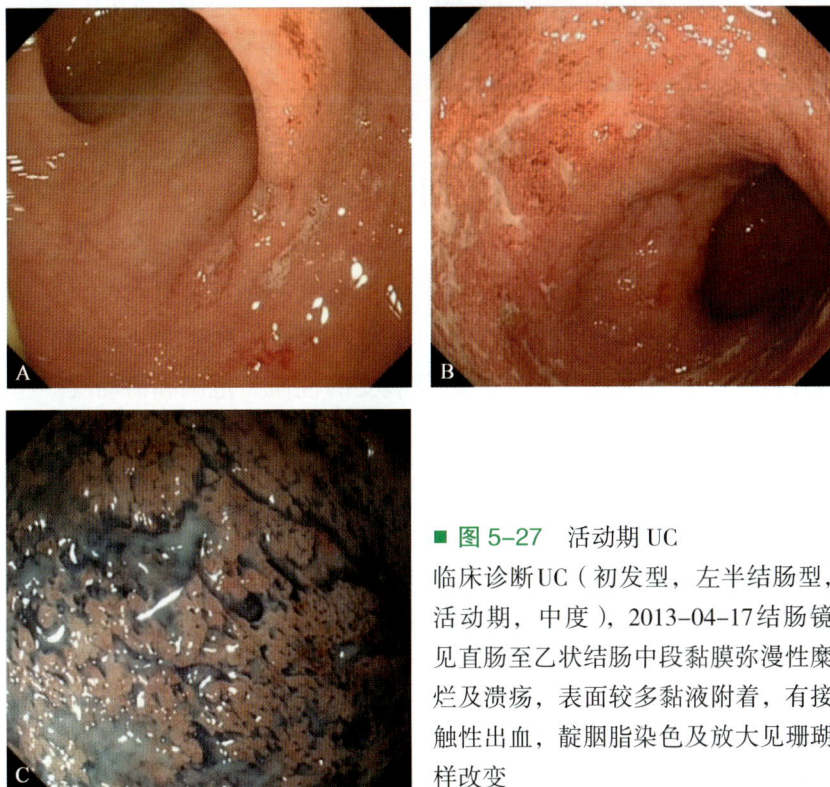

■ 图 5-27　活动期 UC
临床诊断 UC（初发型，左半结肠型，活动期，中度），2013-04-17 结肠镜见直肠至乙状结肠中段黏膜弥漫性糜烂及溃疡，表面较多黏液附着，有接触性出血，靛胭脂染色及放大见珊瑚样改变

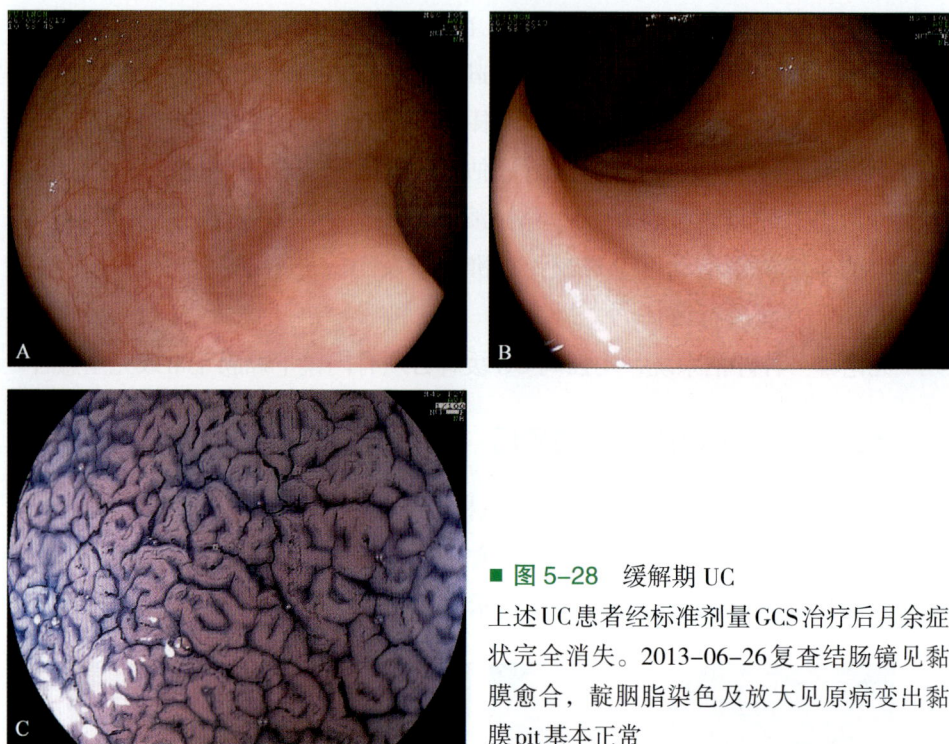

■ 图 5-28 缓解期 UC
上述 UC 患者经标准剂量 GCS 治疗后月余症状完全消失。2013-06-26 复查结肠镜见黏膜愈合，靛胭脂染色及放大见原病变处黏膜 pit 基本正常

第二节 小 肠 镜

尽管 UC 多发于直肠和结肠，较少波及小肠，但为了明确诊断和鉴别诊断，检查小肠是必要的。对疑诊的 UC，如果结肠镜检查发现下列情况，必须检查小肠，了解小肠有无病变，以及病变的性质、范围和活动度。①出现直肠赦免；②结直肠病变不典型，无法与 CD 等相鉴别；③出现倒灌性回肠炎，倒灌性回肠炎累及的肠段较长，结肠镜进入无法观察到正常的肠段黏膜，难以与 CD 等相鉴别时；④有盲肠红斑症和阑尾内口炎症。

对已确诊的 UC，如果治疗后应答较差、病情反复发作及恶化，结肠镜结肠未发现相应的异常，或无法解释病情时，也应检查小肠及上消化道。

由于 SBCE 具有直观、无创、无痛、简便及安全等特点，为明确 UC 诊断及对确诊的 UC 治疗后进行随访时，首选 SBCE 检查小肠。如果同时需要对疑诊的 UC 小肠病变进行活检，以及对确诊的 UC 合并狭窄进行治疗，则必须行小肠镜检查。

目前广泛使用的小肠镜包括双气囊小肠镜与单气囊小肠镜。

为取得良好的效果及减少风险，小肠镜检查（尤其是经肛小肠镜检查）前必须进行肠道准备，方法同结肠镜检查前的肠道准备。

UC 小肠镜检查可有倒灌性回肠末端炎症，偶尔可见小肠散在糜烂、溃疡灶，但通常无特征性。如果小肠镜检查时见小肠明显炎症，尤其是节段性纵行溃疡时，应高度怀疑病变为 CD。

由于小肠镜检查具有更高的风险，同时疑诊 UC 的患者可能存在严重的肠道病变，小肠镜检查必须由经验丰富的内镜医师完成检查。此外，为了保证检查结果的质量和一致性，UC 相关的小肠镜检查最好由固定的内镜医师完成。

第三节　胃　　镜

任何疑诊的 UC 患者，无论是否累及上消化道，都应该接受胃镜检查。胃镜检查不仅能够明确 UC 诊断，而且可以排除其他疾病。

与 CD 相比，UC 较少累及上消化道，但并不罕见（图 5-29，图 5-30）。由于治疗 UC 的药物也会损伤上消化道，因此，应注意区分上消化道病变是继发的，还是 UC 的一部分。

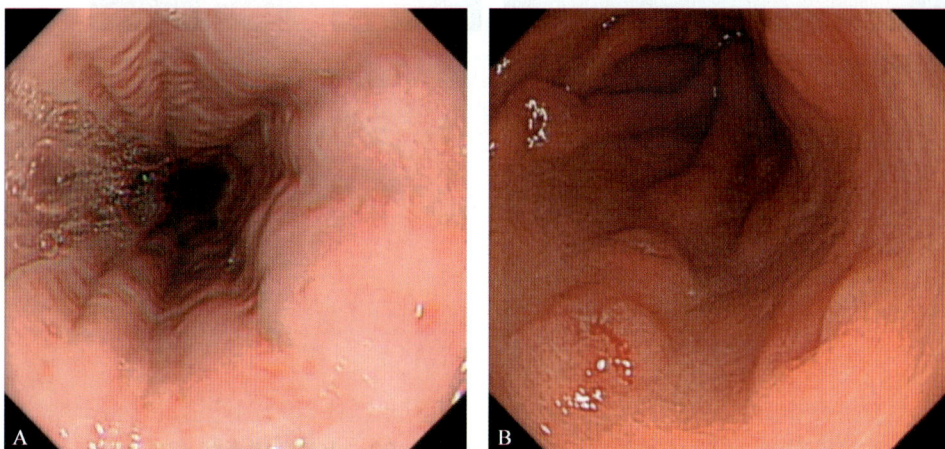

■ 图 5-29　上消化道炎症（一）
临床均确诊为 UC，胃镜见食管和胃糜烂及溃疡性病变

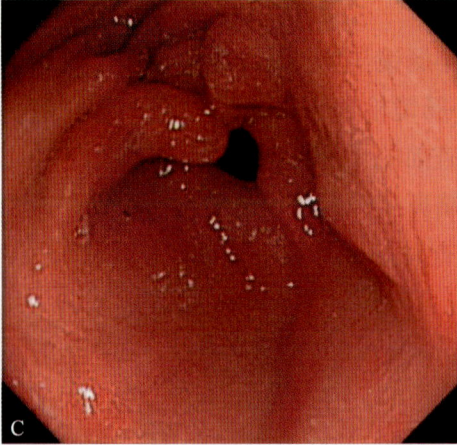

■ 图 5-29 上消化道炎症（一）（续）

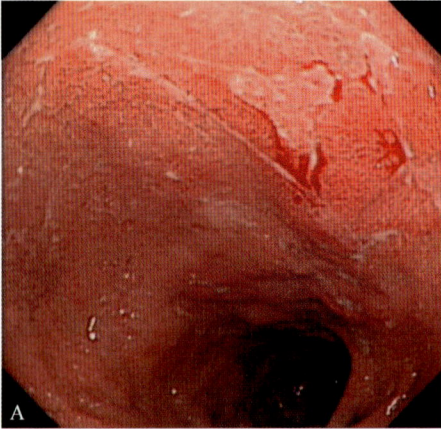

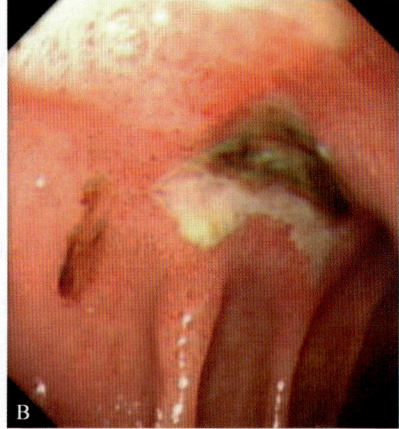

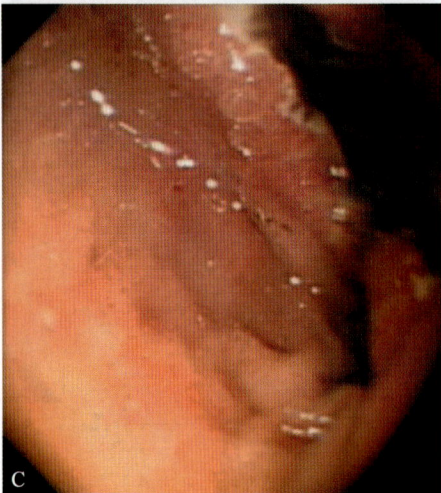

■ 图 5-30 上消化道炎症（二）
临床均确诊为UC，胃镜见十二指肠球部及降
部形态不规则糜烂和溃疡

若疑诊的 UC 或已确诊的 UC 患者出现上消化道症状，则必须立即接受胃镜检查，发现病变时还应该活检。

UC 累及上消化道时的临床表现与消化性溃疡相似，但按消化性溃疡治疗通常无明显疗效，而按活动期 UC 治疗有效。UC 累及上消化道时的镜下表现为充血、水肿、糜烂及浅表溃疡，活检标本的病理学检查常具有 UC 的特征性。

（李明松　李初俊）

第四节　小肠胶囊内镜检查

UC 的诊断主要依赖于典型的临床症状、实验室检查、结肠镜所见及内镜下活检标本的组织病理学检查结果来综合判断。由于 UC 主要累及直肠和结肠，通常不累及小肠，因而对 UC 患者小肠检查的重要性远不如 CD 重要。但是，为明确 UC 诊断和鉴别诊断，小肠检查仍是必要的，尤其是结肠镜检查时发现直肠和结肠病变不典型，同时有阑尾内口炎症、盲肠斑、倒灌性回肠炎和直肠赦免等现象时，应行小肠检查，除外 CD。

小肠胶囊内镜（small bowel capsule endoscopy，SBCE）检查具有直观、无创、无痛、简便及安全等特点，可在患者无痛苦的情况下取得整个小肠的影像学资料，对小肠病变的诊断具有越来越重要的价值。

一、适应证及应用范围

所有疑诊为 UC 而且需要排除 CD 的患者，均需要行小肠检查，并首选 SBCE。SBCE 可确定小肠黏膜受累范围和程度、活动性炎症病灶存在与否、术后有无复发，以及对治疗后黏膜愈合情况进行详细观察，对病变敏感性高，但对一些轻微病变缺乏特异性。主要适用于疑诊 UC 但结肠镜及小肠放射影像学检查无法确定诊断者。SBCE 对小肠黏膜病变的检出率高于小肠影像学（SBFT/SBE）检查、MRE 和 CTE。

SBCE 检查阴性，倾向于排除 CD 诊断。但是，部分 CD 患者在疾病早期小肠病变可能还没有完全表现出来，同时，结肠型 CD 可能主要累及直肠和结肠。

SBCE 检查阳性时，需综合分析并进一步检查证实。如果 SBCE 检查见小肠有节段性的病变，尤其是表现为纵行溃疡时，应考虑为 CD。

对于 IBDU 患者，也应考虑 SBCE 检查。

二、SBCE 下的 IBD 的表现及描述

大多数 UC 并不累及小肠。部分 UC 累及小肠时，除前述的倒灌性回肠炎外，小肠的病变可表现为散在的黏膜充血、水肿、糜烂及浅表溃疡，无特征性（图 5-31 ~ 图 5-34）。

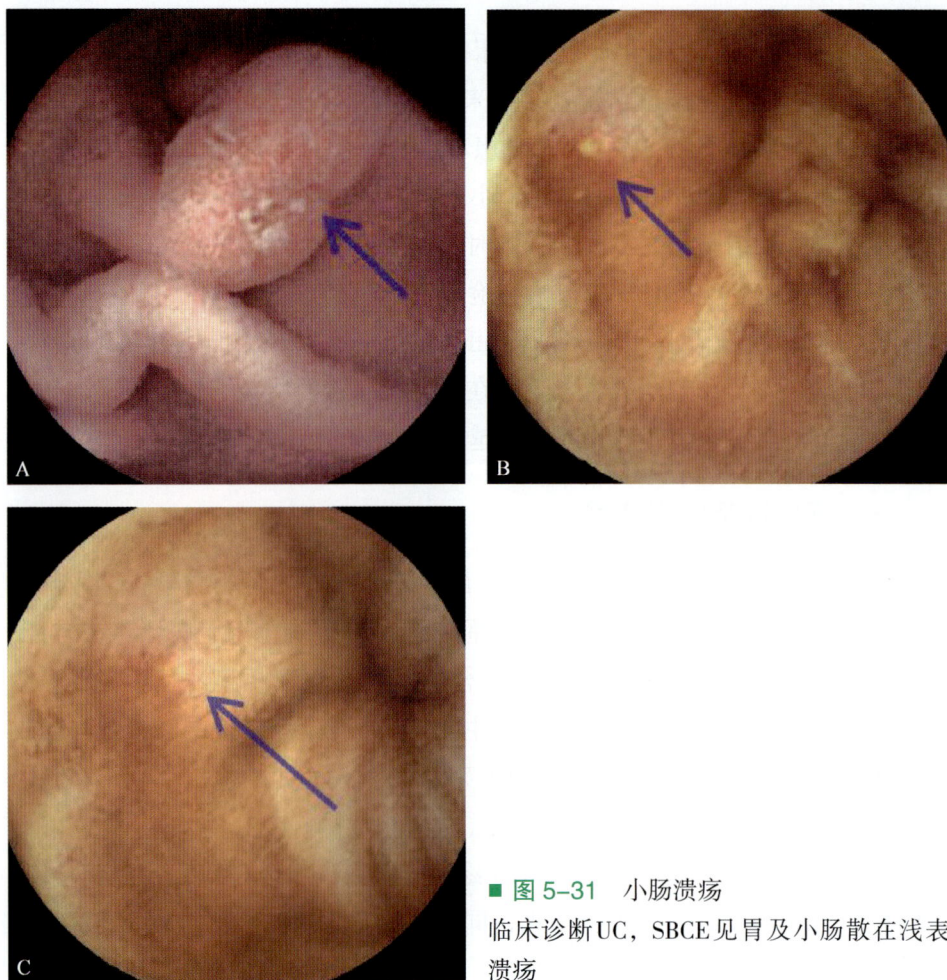

■ 图 5-31　小肠溃疡
临床诊断 UC，SBCE 见胃及小肠散在浅表溃疡

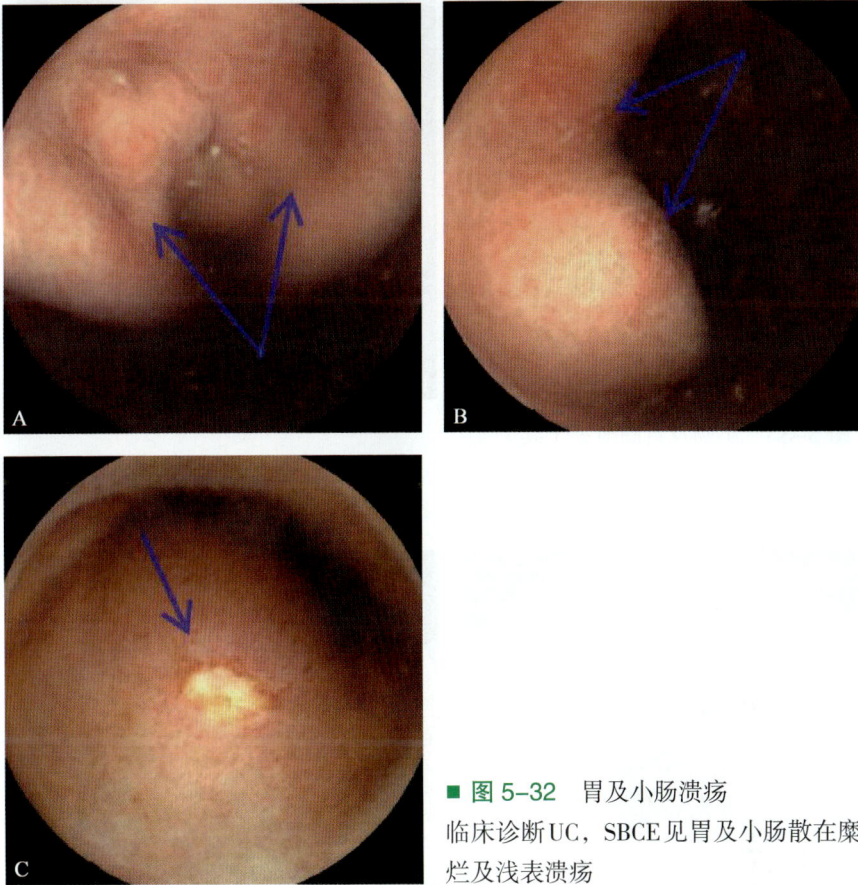

■ 图 5-32　胃及小肠溃疡
临床诊断UC，SBCE见胃及小肠散在糜烂及浅表溃疡

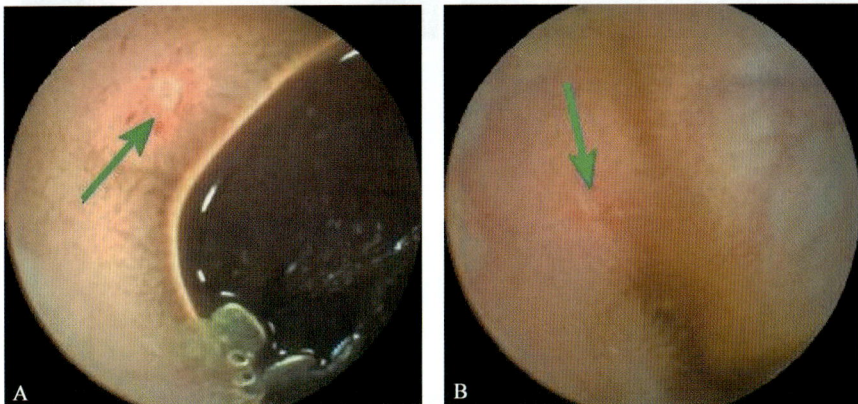

■ 图 5-33　小肠及盲肠溃疡
临床诊断UC，SBCE见小肠及盲肠散在不规则糜烂及溃疡

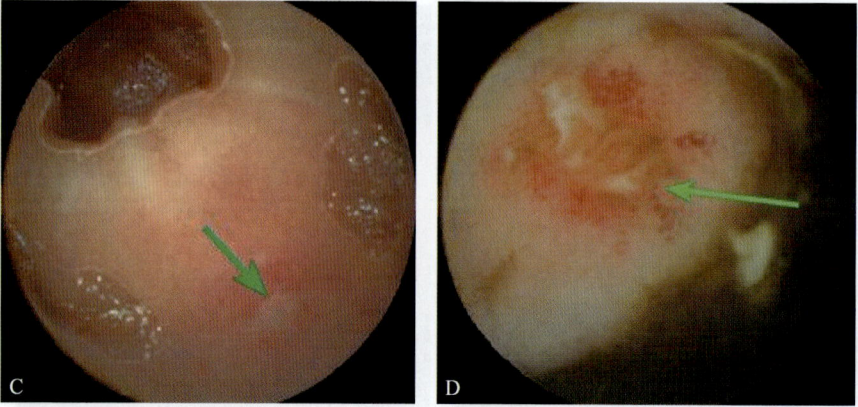

■ 图 5-33 小肠及盲肠溃疡（续）

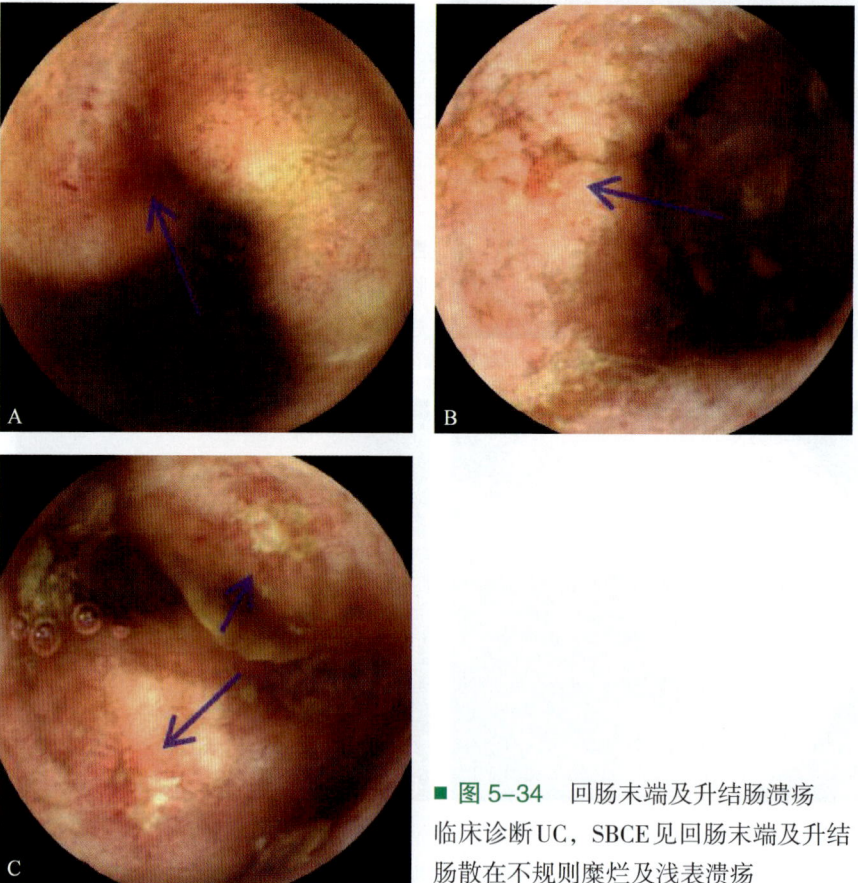

■ 图 5-34 回肠末端及升结肠溃疡
临床诊断UC，SBCE见回肠末端及升结
肠散在不规则糜烂及浅表溃疡

目前国内外尚缺乏统一的 SBCE 诊断标准。2006 年，De Bona 等将可疑 SBCE 表现分为 3 类：4 处或 4 处以上糜烂、溃疡或结节病变为确诊，而 1~3 处糜烂、溃疡或结节病变为可疑，否则为非特异性病变或正常。2008 年，Lewis 提出 SBCE 评分指数（capsule endoscopy scoring index，CESI），即 Lewis 评分（表 5-3），是目前应用相对较多的一种评分方法。该评分主要根据内镜下绒毛水肿、溃疡和狭窄这 3 种情况进行评估。当 CESI≤135 时，提示正常或无临床意义的小肠黏膜炎症；当 135 < CESI < 790 时，提示轻度黏膜炎症；而当 CESI≥790 时，则提示中到重度黏膜炎症改变。该胶囊内镜计分标准为统一定量评估小肠黏膜炎症改变提供了可能，但是计分方法繁琐，对于胶囊未能通过全部小肠病例具有一定的局限性，目前该评分系统已经整合到以色列 Given Imaging 公司出产的胶囊内镜阅片系统，为简化步骤、提高阅片效率提供可能。

表 5-3　胶囊内镜 Lewis 评分系统 △

损害表现	数目		长度 *		分布类型	
绒毛表现	正常	– 0	短段	– 8	单发	– 1
	水肿	– 1	长段	–12	散在	– 14
			整个肠段	– 20	弥散	– 17
溃疡 **	无	– 0	短段	– 5	占周径 < 1/4	– 9
	单发	– 3				
	少数	– 5	长段	– 10	占周径 1/4 ~ 1/2	–12
	多发	– 10	整个肠段	– 15	占周径 > 1/2	–18
狭窄 ***	无	– 0	未形成溃疡	– 2	胶囊内镜可以通过	–7
	单发	–14	形成溃疡	–24	胶囊内镜无法通过	–10
	多发	–20				

△ 本评分将整个小肠人为三等分，以一个等分为一个肠段对绒毛表现和溃疡进行评分，选最严重肠段作为最后评分标准，对狭窄则进行全小肠评估。最后以以下公式进行计算：总分 =[水肿 × 长度 × 分布类型 + 溃疡 × 长度 × 分布类型]（最严重的一个肠段）+ 狭窄 × 是否形成溃疡 × 内镜能否通过（全小肠评估）。

* 长度，短段。病变累一个肠段的 10%；长段：病变累计一个肠段的 11% ~ 50%；整个肠段：病变累计超过一个肠段的 50%。

** 溃疡。在形态上分为环形、纵形和不规则形。大小以占肠腔周径的比例计算。

*** 狭窄。以全小肠发生狭窄的数目、有无溃疡及胶囊内镜可否通过为标准。

三、SBCE 的局限性

SBCE 检查的主要并发症为胶囊滞留。消化道正常时，SBCE 引起胶囊滞留的报道较少，但 UC 可导致肠腔狭窄、肠道憩室或瘘管，这些病变可能导致胶囊滞留。

除了胶囊滞留的风险外，由于蓄电池寿命有限及黏液气泡等杂质干扰，因小肠显像不完全而导致的漏诊也时有发生。另外，无法对病变位置进行病理活组织检查也是胶囊内镜检查的局限性之一。

四、SBCE 在 IBD 诊断中的应用前景

对于临床医师及研究者来说，SBCE 的问世带来了改善 IBD 患者诊断水平的机会。值得一提的是，近年来提出黏膜愈合（mucosa healing，MH）及深度缓解（deep remission，DR）是评价 IBD 治疗效果的客观指标及最终目标，并已取代临床缓解，MH 与 IBD 的临床复发率及手术率减少有关。MH 目前尚无公认的内镜标准，部分研究以 CDEIS 评分为标准，但该标准步骤繁琐、耗时长，因而目前大多数研究以溃疡消失为标准。但无论哪种标准，都需要直接观察肠道黏膜的情况，而 SBCE 检查在观察胃肠道黏膜病变上明显优于影像学检查。

因此，尽管目前仍缺乏相关的胶囊内镜数据，相信在不久的将来，其重要性将被越来越多的学者所认可，从而具有良好的应用前景。

目前许多国家的研究人员纷纷开始了对消化道胶囊式微型诊疗系统的研究开发工作，如由日本龙谷大学与大阪医科大学共同开发的能体外操控的胶囊内镜，推动着胶囊内镜朝着微型化、智能化及多功能化的方向发展。随着科技的进步，类似机器人的内镜将不仅能诊断，还可对肠道病变进行修复与治疗。相信不久的未来，胶囊内镜可能在 UC 这一慢性疾病的诊断、疗效观察、随访及肠道癌变监测等方面取得更大的进展，并对其术后病程进行预测，辅助 IBD 患者进行术前诊疗计划，降低术后病变复发。

（王新颖）

第五节 超 声 内 镜

一、概述

内镜超声检查（endoscopic ultrasonography，EUS）是经内镜（胃镜、结肠镜、腹腔镜）导入超声探头，在内镜直视下对消化管管壁或邻近脏器进行断层扫描的方法。超声探头可直接固定于内镜顶端，组成超声内镜（echoendoscope），也可经内镜活检钳口导入。超声内镜具备内镜和超声双重功能，既可通过内镜直接观察黏膜表面的病变形态，通过活检孔对靶组织进行活检及细胞学检查，又可进行超声扫描，获得消化管管壁黏膜以下各层次及周围邻近脏器几乎未受干扰的超声图像。对判断病变的浸润深度、有无邻近脏器的侵犯，以及周围有无肿大淋巴结等准确率较高，使对消化系肿瘤进行正确的术前分期成为可能，后者对确定治疗方案或指导治疗术式、评估预后和治疗效果等提供了方便。EUS 可清楚显示黏膜下肿瘤的存在部位、大小、起源、深度及性质，对黏膜下肿瘤具有独特的诊断和鉴别诊断价值，外压性隆起可观察到完整的消化道管壁 5 层回声结构。此外，对胰腺、胆总管末端和胆囊病变的扫描图像比体外 B 超更为清晰，现已被称为胃肠道内镜学中最为精确的影像技术。

1956 年，Wild 与 Reid 首次报道经直肠腔内超声诊断前列腺疾病，从而开创了腔内超声的临床应用。1980 年，Dimagno 及 Green 首先将超声内镜应用于消化领域疾病的诊断以来，为内镜下诊断开辟了一个全新的领域，30 余年的发展已使之成为一种较为成熟的内镜诊断技术，很大程度地增加了内镜的应用范畴，提高了内镜的诊断能力，目前已广泛应用于胃肠道及其邻近器官、淋巴结的检查，能对恶性肿瘤进行准确的分期，是临床一种很有价值的非侵入性诊断手段。20 世纪 90 年代初，随着凸面线阵型超声内镜的诞生，使以单纯影像学检查为目的的单纯诊断性 EUS，发展到在 EUS 引导下针吸细胞学检查（EUS guided fine-needle aspiration，FNA），对疾病具有确诊价值，进而借助超声内镜引导下的各种穿刺治疗也随即应运而生，实现了使 EUS 从诊断性技术向治疗性技术的突破，EUS 进入了微创治疗疾病的介入技术时代，这不仅极大地提高了超声内镜的应用范围，而且也使超声内镜真正成为能创造良好社会效益和经济效益的技术。

超声内镜融合了超声及内镜的特点，在内镜下观察消化道管壁黏膜病变的同时，可对消化道管壁及管壁外病变进行实时超声扫描，有效避免了腹壁脂肪和肠腔空气的干扰，且可对肠壁层次病变进行更近距离的观察；依靠高分辨率的超声探头，可以得到类似低倍镜下病理的超声图像，由此对普通内镜下有相似黏膜改变的疾病进行鉴别诊断。本节主要介绍 EUS 在 IBD 中的应用。

二、超声内镜的基本原理

超声探头将一定频率的电脉冲信号转换成脉冲向体内发射，声波在人体内传播，遇到各种组织时产生反射、散射、绕射等物理现象。其中反射、散射回来的声波又被探头收到，并转换成电信号，经前级放大，信号处理后由显示器显示图形，即可获得超声仪上组织器官的图像。

超声波在人体内的传递与组织密度有关。不同物质对超声波的吸收也不同。空气和骨组织对超声波的吸收系数（12，13 dB/cm）很大，而水的吸收系数（0.002 dB/cm）则很小。超声波在空气中传递不良并被吸收，不能得到超声反射图像，所以在含气的器官中必须充以水或其他介质，超声内镜浸于水或其他介质中才能获得清晰的图像。在超声探头周围套以橡皮水囊，充以无气水后，贴紧黏膜层也可避免气体的干扰，而获得清晰的图像。另外，将超声探头直接接触消化管管壁进行扫描，亦能避免气体干扰，但这种方式往往只能显示其邻近脏器的影像，消化管管壁本身的层次结构则由于距离超声探头太近、焦点不合而显示不清。

超声图像的清晰度与频率密切相关，频率的高低与分辨率呈正比。据报道，20 MHz 的探头可分辨相距仅 0.2 mm 的 2 个点。但 20 MHz 的超声波不能穿透和显示增厚的胃肠道管壁。频率的高低与穿透深度呈反比，探头的频率越高，穿透力越差。5 MHz、7.5 MHz、12 MHz 及 25 MHz 频率的探头探查深度分别约为 15 cm、10 cm、5 cm 及 1 cm。超声内镜放入消化管管腔后即缩短了超声探头与靶器官间的距离，降低了对超声穿透深度的要求，因而可以使用比一般体外超声更高的频率，获得更高分辨率的图像。通常体外超声使用的频率为 3.5 MHz，而超声内镜最常使用的频率为 7.5 MHz、10 MHz 和

12 MHz。在消化管管腔内进行超声扫描，可避免皮下脂肪、肠腔气体和骨骼系统对超声波的影响和干扰，清晰显示消化道的管壁结构。

三、仪器的类型及性能

根据超声扫描方向与超声内镜长轴的相互关系，超声内镜基本上可分为横轴超声内镜和纵轴超声内镜。

（一）横轴超声内镜

横轴超声内镜的探头为旋转扇形扫描型，扫描方向与内镜长轴垂直。系利用直流电机驱动旋转位于内镜顶端的超声换能器或声学反射镜，从而获得与内镜长轴相垂直的超声扫描图像。其扫描范围较广，应用辐射式扫描，更容易学习和理解超声内镜学的解剖结构，同时可以迅速地对肠道大片区域进行扫描。其局限性为应用该类型超声内镜穿刺时，穿刺针在超声下仅显示一点，不能完整地显示针道，安全性较差，因而一般只用于诊断。

（二）纵轴超声内镜

纵轴超声内镜的探头为线阵扫描型，扫描方向与内镜长轴相平行。系利用一组沿内镜长轴方向排列的换能器、电子触发进行线型扫描。其扫描的范围有限（90°~120°），需依靠检查者转动内镜方向连续显示病变。从总体观察及解剖定位来看，纵轴扫描不及横轴扫描。但在进行穿刺时，扫描方向与穿刺道平行，可以清楚显示针道，便于监视及追踪穿刺针。此外，与多普勒信号相结合，可显示血管及血流信号，适用于超声内镜下介入及治疗技术。

另一种形式的腔内超声检查为微型超声探头（miniprobe ultrasonography，m-EUS）检查。可以通过常规内镜活检管道送入消化道腔内，于直视下对病变进行探查。目前已有的产品外径为 1.7~3.2 mm。扫描类型有旋转型及线阵型。频率范围为：7.5~30 MHz。m-EUS 的主要优点为可通过常规结肠镜的活检孔道插入，于内镜观察的同时，可灵活进退探头以捕捉病变部位，在内镜确认病变部位的同时即可进行超声探查，使用时就像使用活检钳一样方便，而且容易通过内镜不能通过的病变狭窄部位，对晚期癌的浸润深度和壁外病变的诊断很有帮助。高频微型探头以很高的分辨率观察肠壁结构，对比较小的、平坦性病变，如早期癌或其他表浅型壁内病变的诊断性评估有价值，同时可预示这类病变是否能应用内镜黏膜切除术进行治疗，因而临床更加广泛地应用于结肠病变的检查。同步双切面扫描（DPR）- 兼容的 UM-DP12-25R 及 UM-DP20-25R 超声探头连接 MAJ-935 驱动器，能同时显示环形及线形互相对应的影像，并重建三维超声影像，提供高分辨率影像的病变球面观，令超声图像更容易理解及更准确地评估病变的起源和侵害范围。然而，m-EUS 也存在着频率高、穿透浅、对大的肿瘤及肠壁外病变评估困难及易损坏、成本高等问题。

结肠内镜超声检查常用的仪器有超声结肠镜及微型超声探头。

超声结肠镜经不断改进，性能及灵活性已接近普通内镜，对结肠疾病的诊断能力已达到上消化道 EUS 的水平。旋转式扇形扫描超声内镜因其操作简单，360° 旋转扫描能清晰显示消化管壁层次，以及高低不同的可切换频率适合不同性质及大小的病变，为目前临床应用较为广泛的选择。

四、超声内镜的操作方法

（一）术前准备

检查前 15~30 min 可肌内注射丁溴东莨菪碱（20 mg）或山莨菪碱（654-2，10~20 mg），以避免肠蠕动造成的干扰，另可予镇静药（地西泮5~10 mg 或咪达唑仑 3~5 mg）静脉注射。对于比较紧张的患者给予快速短效麻醉药异泊酚（propofol），以 2.5 mg/kg 于 20~50 s 内静脉注射，患者意识消失后开始检查。后者一般要求在麻醉专科医师的配合下，患者行心电监护并需建立静脉通路，需要时可给予患者面罩吸氧。余术前肠道准备同普通大肠内镜检查。

（二）扫描方式

1. 直接接触扫描法

内镜顶端的超声探头直接接触肠壁黏膜进行扫描。

2. 水囊法

于内镜顶端超声探头的周围固定一个橡皮囊，通过内镜的固定管道孔注入脱气水 3~5 mL，使水囊紧贴肠壁黏膜扫描。

3. 脱气水充盈法

通过内镜的固定管道向肠腔内注入脱气水 200~300 mL，使肠腔膨胀，超声探头完全浸入水中。

直接法只能观察肠壁周围的邻近脏器，管壁本身的层次和结构则由于距离超声探头太近、焦点不合而显示不清。水囊法及充盈法能观察到肠壁各层结构和周围脏器的影像。

（三）检查技术

内镜插入方法，与普通结肠镜相同。插入时受检者左侧卧位，插至脾曲部，使内镜变直后，改为仰卧位。在回盲部和升结肠扫描时，体位略偏左前斜位。探头尽可能插入足够深度后，抽尽空气，注入脱气水和（或）将橡皮水囊内充入一定量脱气水，边退镜边实施超声扫描。为获得最佳的 EUS 图像，必须将病灶完全浸入脱气水中，此时可根据病灶的位置调整患者的体位。另外，尽可能把换能器保持在肠腔中心，与病灶平行，使结肠各层得到良好的聚焦。水囊有助于换能器与肠壁保持适当距离，能与肠壁保持垂直而得到最清晰影像。检查时，应注意观察肠壁各层结构的回声层，其增厚或破坏往往表明为病变的近侧缘。通常水囊可把肿瘤不平滑的表面压得稍稍平整些，因而应看到最重要的边界——深层边界。为了解肿瘤的全貌，应将换能器慢慢地在肿瘤前后移动，以观察到肿瘤的深层边界。如肠腔狭窄，水囊起不到把换能器与肿瘤适当隔开的作用，肿瘤和换能器可靠得很近，在焦点范围以内，此情况下所得影像往往不清晰。另外，勿将结肠半月瓣当做病变，稍稍进镜及退镜可区分黏膜肿瘤病变与皱襞。对正常肠腔周围结构的识别有助于确定方位。于直肠部可见前列腺、精囊、膀胱、子宫。结肠脾曲部可见脾、左肾及胃底体部。横结肠上方可见胃，后方可见胰。结肠肝曲部可见肝、胆囊。升结肠后方可见右肾。男性的前列腺及精囊和女性的阴道及膀胱为最易识别的界线及结构。一般将前列腺或阴道在屏幕上定在 6 点钟位置，依靠此来迅速地确定病变的方位。对可疑部位可重复检查。检查完毕退出前应将水囊抽空后再退出。

五、正常大肠壁的声像图

正常结肠壁断层结构与食管、胃壁大体相同。超声检查图像有高—低—高—低—高 5 个回声环（图 5-35）。经正常肠标本水槽内高分辨探查与组织学对照证实，从腔内向腔外超声，可见以下 5 层。

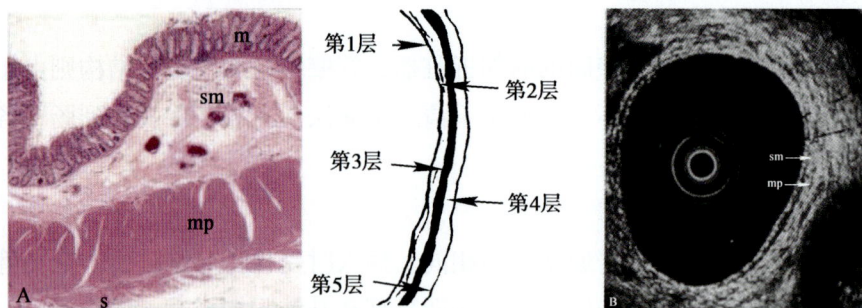

■ 图 5-35 正常大肠壁 EUS 及组织学图像

从腔内侧始，第 1、2 层为界面与黏膜层（m），第 3 层为黏膜下层（sm），第 4 层为固有肌层（mp），第 5 层为浆膜下及浆膜层（s）

第 1 层高回声环，为黏膜界面及浅表的黏膜。

第 2 层低回声环，相当于黏膜层（mucosa，m）。

第 3 层高回声环，相当于黏膜下层（submucosa，sm）。

第 4 层低回声环，相当于固有肌（muscularis propria，mp）。

第 5 层强回声环，相当于浆膜下层（subserosa，ss）、浆膜层（serosa，s）及界面回声。

在管壁各层中以第 3 层高回声带（sm）在超声图像上最清晰，最易于识别，有将此层称为中央回声层，作为管壁层次的定位标志。在回盲瓣，第 3 层高回声层即黏膜下层（sm），呈肥厚表现。在固有肌层（mp）有时还有另一条较薄的高回声带而将其分为 2 部分，它们分别与内环肌、外纵肌及两者之间的结缔组织相对应。结肠第 5 层的厚度随着浆膜下脂肪的多少而变化。正常结肠壁厚约 2.75 mm。而直肠固有肌层较发达，故第 4 层可能较厚。直肠向下至肛门区，肌层形态发生变化，呈单层低回声，至内括约肌处，因环行肌发达，使此层变宽而骤然中止。正常直肠壁厚约 4 mm。值得重视的是，管壁厚薄与层次易受探头压力影响，查扫务必轻巧、灵活，否则引起伪像。

诸琦等于 2006 年报道了小肠腔内超声的正常图像。除上述 5 层结构外，与常规胃肠壁影像不同的是小肠壁肠腔面另可见一弱高回声略呈稀疏状的小肠绒毛结构回声层，高度约 0.5 mm，为小肠绒毛层（villus layer），故小肠壁共分为 6 层结构，其全层厚度为 1.5～2.0 mm。

六、UC 超声内镜诊断和鉴别诊断

UC 是一种病因不明的主要累及直肠和结肠非特异性炎性疾病，病情轻重不一，多有活动期与缓解期而呈反复发作慢性病程。病变早期以连续性的结肠黏膜浅表炎症为主，表现为黏膜充血、水肿、糜烂和脓性分泌，进而形成溃疡。

根据改进的 Baron 内镜下 UC 活动度分级标准，分为以下 5 级。

0 级：黏膜正常。

Ⅰ级：黏膜充血、血管模糊。

Ⅱ级：黏膜有接触性出血。

Ⅲ级：黏膜有自发性出血。

Ⅳ级：黏膜可见大小不等的溃疡。

随病变的进展肠管逐渐出现纤维化，结肠袋囊变浅、变钝或消失、呈铅管状。慢性期形成黏膜桥及炎症性息肉，息肉数目较多，有称之为"丝状息肉病"。一般这种息肉病呈半圆形或椭圆形隆起，有的呈长棒状、灯丝样或短蛔虫样，直径一般在 1 cm 以内。少数患者有结肠癌变。钡灌肠、肠镜及活检等诊断方法只能观察 UC 累及结肠黏膜表面的变化，而不能细致评价由于炎症、水肿、萎缩或纤维化而导致的肠壁结构的变化。EUS 能清晰的显示消化道管壁的内部结构，其影像表现在解剖学上及病理组织学方面有很高的一致性。

1. 声像特征

（1）UC 的 EUS 图像改变 ①病变区域管壁增厚：0 及Ⅰ级的轻症病变与正常结肠壁所见相同，肠壁无增厚，其层次及境界均清晰无异常；Ⅱ级以上的中、重症病变管壁各层次有不同程度的增厚，并随着炎症活动度的增高有增厚的趋势。增厚的肠壁厚度大致均匀，表现为连续性、对称性的改变（图5-36）。经药物治疗后达缓解期的肠壁可恢复正常管壁结构，或表现为单纯的第 3 层管壁的增厚，而第 1、2 层结构恢复正常。②管壁层次结构大多清晰可辨，其中 sm 及 mp 层始终存在，且清晰可辨。黏膜表层的炎性渗出物表现为厚薄不均的高回声层，溃疡病变区则黏膜层部分缺损，代之为炎性渗出物的高回声层直接附于黏膜下层上，其回声强度低于黏膜下层回声（图

5-37）。部分出现黏膜表层的异常变化，表现为第3层、第4层管壁声像图：第1层及第2层消失，管壁呈现3层结构或这2层融合成1层边界不规则的稍低回声层，使管壁显示为4层结构。第5层回声度明显增强，提示存在纤维化及管壁旁脂肪组织沉积。③ UC 的黏膜下层内可见直径 > 2 mm 的脉管样低回声结构（图 5-38 A ~ C），其形态不一，有类圆形、梭形及不规则形。④炎性息肉表现为肠壁黏膜层的各种形态的局限性隆起，凸入肠腔内，内部多呈均匀的稍强回声，多无蒂，轮廓清晰整齐，黏膜下层以下结构正常（图 5-38D）。⑤重度炎症时肠壁旁可见 1 至数个炎性肿大的淋巴结，表现为边界清晰的圆形或椭圆形低回声小结节，直径常 < 1 cm，部分内部有脐样征。随着病情好转，淋巴结缩小而消失。

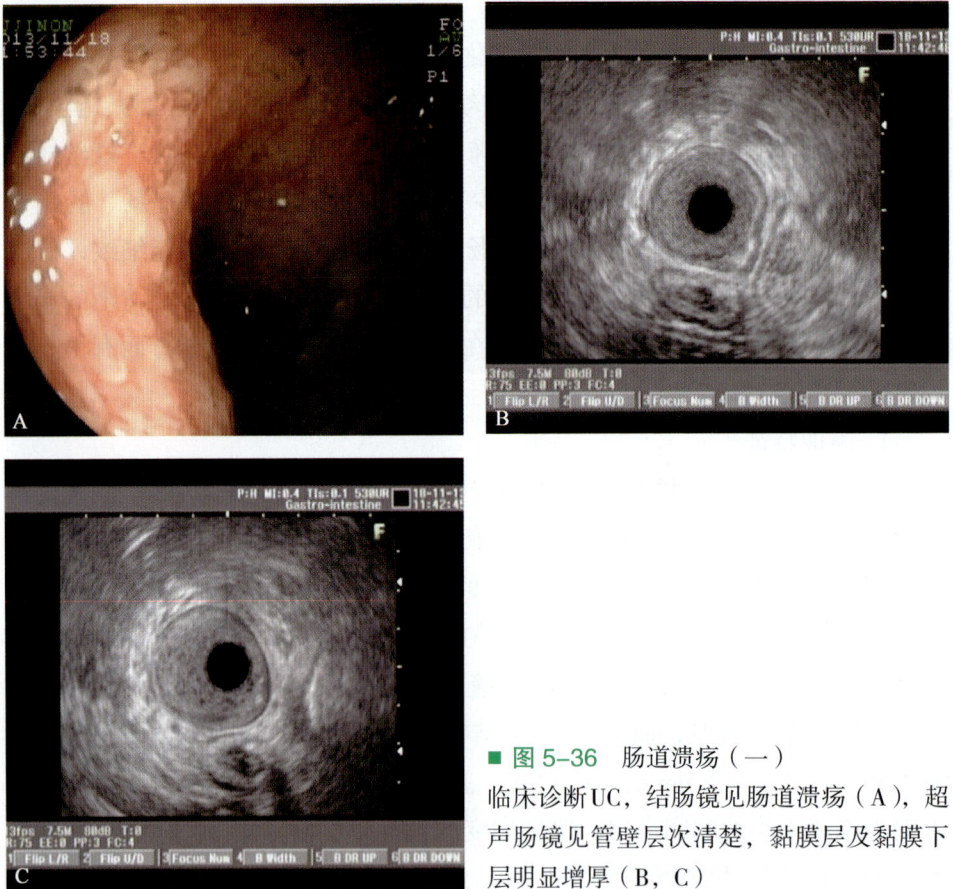

■ 图 5-36 肠道溃疡（一）

临床诊断UC，结肠镜见肠道溃疡（A），超声肠镜见管壁层次清楚，黏膜层及黏膜下层明显增厚（B，C）

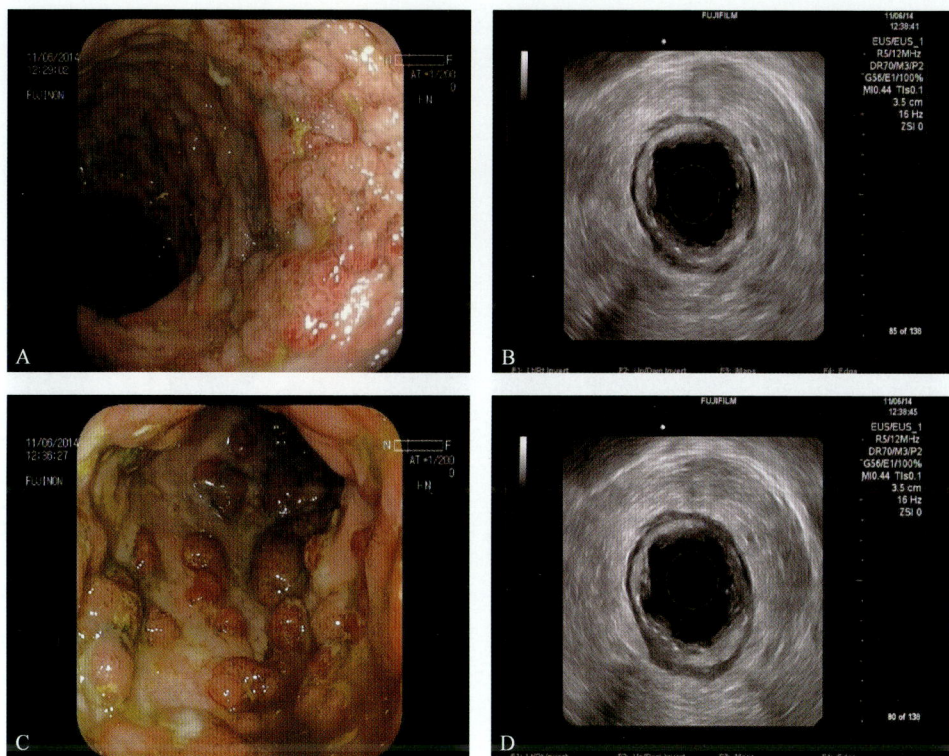

■ 图 5-37　肠道溃疡（二）

临床诊断UC，结肠镜见肠道溃疡（A、C），EUS见管壁层次清楚，黏膜层及黏膜下层增厚，溃疡处见黏膜缺失（B、D）

（2）UC的超声分型　内镜超声所见与很多消化道疾病在解剖学上及病理组织学方面有很高的一致性。S Shimizu 将 UC 的超声表现分为 5 型（表 5-4）。

以往国外的各项研究表明，正常的直肠壁厚接近 3 mm，一致认同活动期 UC 管壁增厚。Dagli 将肠壁总厚度评判标准定为：正常 < 3.2 mm；静止期在 3.2~5.4 mm；活动期 > 5.5 mm，可获得 100% 的特异性及 61.5% 的敏感性。UC 在 EUS 上呈现的连续、对称、均匀的肠壁增厚特点，明显有别于CD、肿瘤等所引起的肠壁改变，是一个非常有价值的鉴别诊断征象。Tsuga 等根据超声内镜下肠壁层次边界的清晰与否制订了一套 UC 的分级方案，对病例肠壁厚度进行测量后得出：分级越高，炎症越重，肠壁越厚；并与 Matts 分级进行比较后得到了较高的一致性（表 5-5）。

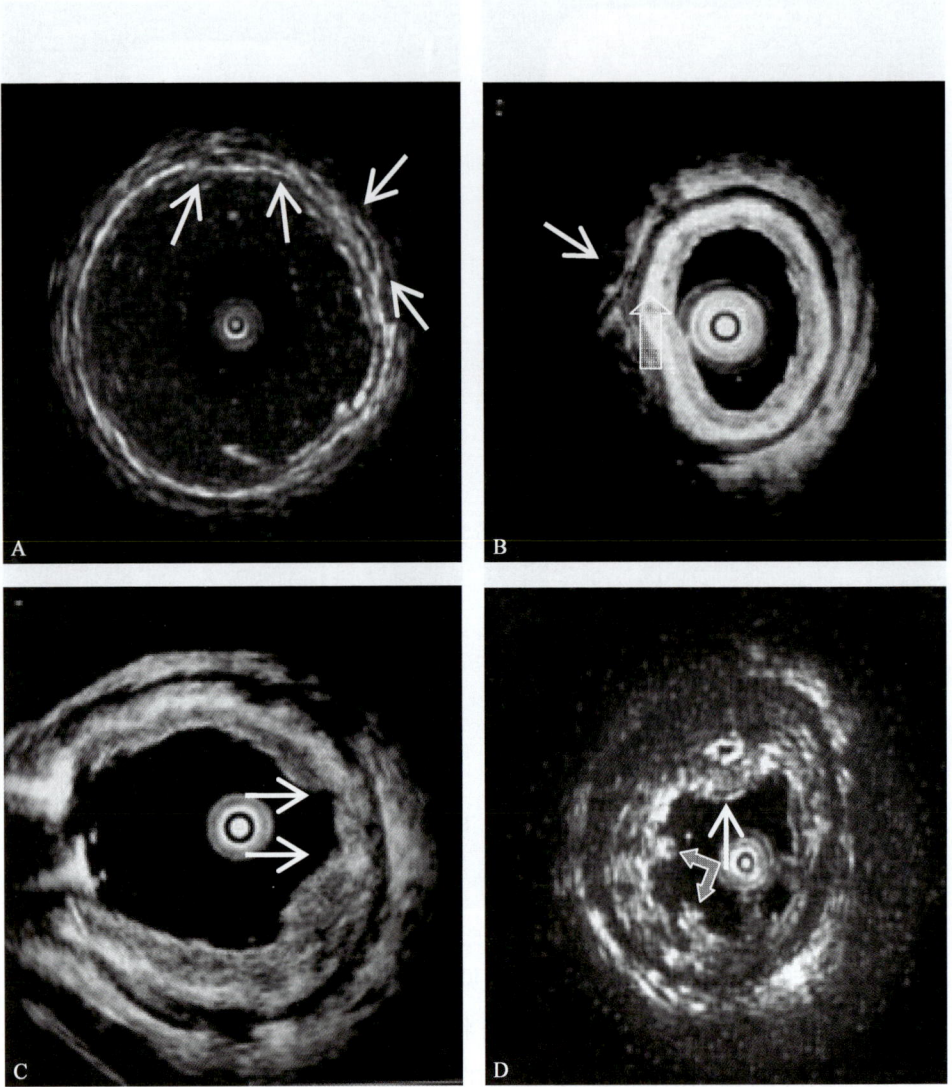

■ 图 5-38　肠道溃疡（三）

临床诊断UC。EUS见：A. 受累肠壁未见明显增厚，sm层内梭形脉管样结构（箭头）；
B. 受累乙状结肠管壁全层弥漫性、均匀增厚，各层结构清晰可辨；m及s回声增强；肠
壁旁小淋巴结，内有脐征（箭头）；C. 管壁增厚；局部m及mp层缺损（箭头），呈3层
管壁结构；D. m层部分缺损，mp层增厚；m-sm边界不清；小棒状及指状稍强回声息肉
凸入管腔（粗箭头）；可见桥形黏膜（箭头）

表 5-4 UC 的超声分型

分型	超声内镜表现	普通内镜表现	病理表现
Ⅰ	肠壁蠕动正常，无明显增厚，管壁层次结构未见明显异常	黏膜光滑未见明显异常，或仅见小血管瘤	无糜烂，腺体轻度减少，炎症细胞轻度浸润，固有肌层正常，黏膜肌层轻度增厚
Ⅱ	第1层回声增强，第2层增厚，管壁蠕动正常	散在小血管瘤及糜烂，黏膜质地较脆	糜烂，腺体数量较少，炎性细胞浸润严重导致固有肌层明显增厚，黏膜肌层也可有不同程度增厚
Ⅲ	第2、3层轻度增厚，肠壁蠕动轻度受限，第1层回声增强，第2层不均匀增厚	同上	糜烂，腺体减少，炎性细胞浸润，固有肌层及黏膜肌层增厚
Ⅳ	第1层回声增强，第2层不均匀增厚，第3层中度增厚，回声减弱，肠壁活动轻度受限	广泛糜烂，黏膜质脆	上皮扁平，严重糜烂，腺体明显减少，固有肌层中至重度增厚，炎性细胞浸润明显，黏膜肌层增厚
Ⅴ	第2层消失，第3层明显增厚，回声减弱，第4层增厚，肠壁活动中至重度受限	严重广泛黏膜糜烂，炎性息肉可见	上皮细胞明显扁平或消失，腺体严重缺如，黏膜肌层增厚明显，炎性细胞重度浸润及水肿导致固有肌层明显增厚

表 5-5 Tsuga 的 UC 分级

分级	肠壁增厚	黏膜层－黏膜下层边界	黏膜下层－固有肌层边界
Ⅰ	否	光滑	光滑
Ⅱ	是	光滑	光滑
Ⅲa	是	不规则	光滑
Ⅲb	是	不规则	不规则
Ⅳa	是	消失	光滑
Ⅳb	是	消失	不规则

UC 可于黏膜下层内见直径 > 2 mm 的脉管样结构。Wakefield 等用显微血管造影术显示黏膜下层内的脉管结构为扩张的新生血管。Dagli 用多普勒超声探测到这些脉管样结构内存在动脉或静脉血流信号。这种声像改变并不为

UC 所特有。Gast 等报道更多见于 CD，不同之处在于 UC 黏膜下层扩张脉管可随炎症消退而消失，CD 则不会消失。较多病例可发现管壁旁结节样低回声影，直径均不超过 10 mm，边界清晰，部分内部有脐样征，提示为炎性肿大淋巴结，其于不同炎症程度组中分布无差别。Gast 等利用 Logistic 回归分析得出肠外淋巴结数临界点为 1.6，即探及 2 个以上淋巴结时诊断为 UC 的可能性大，且管壁外肿大淋巴结可持续存在，即便是处于缓解期。

南方医院对 31 例活动期 UC 行内镜超声检查，分析肠壁、肠旁淋巴结等影像学特征及其与病变活动程度的关系，结果显示：①病变区域管壁增厚，平均管壁总厚度为（6.62±0.58）mm。管壁各层次增厚率分别为：m77.4%、sm93.5%、mp64.5%、s71.0%，其中 81.8% mp 层增厚见于 Baron'IV 级，明显高于 II 级（0%）及 III 级（33.3%）组（$P < 0.05$）。②管壁层次结构大多清晰可辩。77.4% 出现 M 层异常变化，其中 22.6% 显示 3 层、54.8% 为 4 层管壁声像图，前者均见于 Baron'IV 级，后者 72.7% 分布于 IV 级组，明显高于 II、III 级组（$P < 0.05$），提示病变炎症程度较重。管壁各层次间边界亦多可分辨，而模糊的边界多见于 IV 级病例，这些参数的变化可能与黏膜的炎症程度有关。③6.5% UC 的黏膜下层内可见直径 > 2 mm 的脉管样低回声结构，54.8% 发现息肉。④于 58.1% 肠壁旁发现炎性肿大的淋巴结，其分布与 Baron 分级无关；未见脓肿或窦道等病灶。

2. 临床价值

普通结肠镜只能观察 UC 累及结肠黏膜表面水平方向的广度范围，EUS 尚可显示病变侵袭肠壁垂直方向的深度范围。EUS 对 UC 在水平方向和垂直方向侵袭肠壁程度的判断，与 Baron 判断 UC 临床严重程度的分类能够完全对应。通常认为，UC 炎症病变多局限于黏膜和黏膜下层，表现为固有膜全层弥漫而严重的炎细胞浸润、严重而广泛的黏膜结构异常、隐窝及隐窝内脓肿形成；进一步可见毛细血管扩张、充血及血管壁肿胀；仅 1/3 的外科切除标本和中毒性巨结肠可累及肠壁深层。南方医院的资料提示，炎症波及管壁深层，肠壁增厚，反映炎症严重程度。Yoshizawa 等报道对 13 例耐药的 UC 实施手术治疗，术前 EUS 发现 8 例（62%）有 mp 层增厚，提示炎症波及 mp 层；明显高于未手术组（22%，5/23 例）（$P < 0.05$）。EUS 示手术组与非手术组病例的总管壁厚度均值分别为：6.0 mm 及 5.5 mm。对照术后病理学

检查，表明 EUS 诊断 UC 肠壁的炎症波及深度与组织病理学所见符合率高达
91%；假定以炎症侵及 mp 层为手术指征，敏感性为 63%，特异性达 74%。
因此，EUS 是一种有效的判断病情及预测 UC 预后的诊断工具，助于临床选
择治疗方案，特别是对于需要外科手术的病例。另外，可评价药物治疗效
果、监测癌变的发生及有助于与 CD 的鉴别诊断。

（郭文）

主要参考文献

［1］Vito A，Marco D，Matthew D R，et al. European evidence based consensus for endoscopy in inflammatory bowel disease[J]. Journal of Crohn's and Colitis，2013，7：982–1018.

［2］Gert V A，Axel D，Bernd B，et al. Second European evidence-based consensus on the diagnosis and management of ulcerative colitis Part 3：Special situations[J]. Journal of Crohn's and Colitis，2013，7（1）：1–33.

［3］Axel D，James O L，Andreas S，et al. Second European evidence-based consensus on the diagnosis and management of ulcerative colitis Part 2：Current management[J]. Journal of Crohn's and Colitis，2012，6（10）：991–1030.

［4］Axel D，Rami E，Fernando M，et al. Second European evidence-based consensus on the diagnosis and management of ulcerative colitis Part 1：Definitions and diagnosis[J]. Journal of Crohn's and Colitis，2012，6（10）：965–990.

［5］Magro F，Langner C，Driessen A，et al. European consensus on the histopathology of inflammatory bowel disease[J]. J Crohns Colitis，2013，7（10）：827–851.

［6］Feakins R M，British society of gastroenterology，inflammatory bowel disease biopsies：Updated British society of gastroenterology reporting guidelines[J]. J Clin Pathol，2013，66（12）：1005–1026.

［7］Dan T，Arie，Johanna C E，et al. Management of pediatric ulcerative colitis：Joint ECCO and ESPGHAN evidence-based consensus guidelines[J]. JPGN，2012，55（3）：340–361.

［8］Bernstein C N，Fried M，Krabshuis J H，et al. World gastroenterology organization practice guidelines for the diagnosis and management of IBD in 2010[J]. Inflamm Bowel Dis，2010，16（1）：112–124.

［9］Dionisio P M，Gurudu S R，Leighton J A，et al. Capsule endoscopy has a significantly higher diagnostic yield in patients with suspected and established small-bowel Crohn's disease：A meta-analysis[J]. Am J Gastroenterol，2010，105（6）：1240–1248；quiz 1249.

［10］Doherty G A，Moss A C，Cheifetz A S. Capsule endoscopy for small-bowel evaluation in Crohn's disease[J]. Gastrointest Endosc，2011，74（1）：167–175.

［11］Neumann H, Fry L C, Neurath M F. Review article on current applications and future concepts of capsule endoscopy[J]. Digestion, 2013, 87（2）: 91–99.

［12］Gunnarsson J B, Rd K S. Endoanal ultrasonography may distinguish Crohn's anal fistulae[J]. Tech Coloproctol, 2011, 15（3）: 327–330.

［13］Rosen M J, Moulton D E, Koyama T, et al. Endoscopic ultrasound to guide the combined medical and surgical management of pediatric perianal Crohn's disease[J]. Inflamm Bowel Dis, 2010, 16（3）: 461–468.

［14］Siddiqui M R, Ashrafian H, Tozer P, et al. A diagnostic accuracy meta-analysis of endoanal ultrasound and MRI for perianal fistula assessment[J]. Dis Colon Rectum, 2012, 55（5）: 576–585.

第六章

影 像 学

第一节 概 述

对疑诊 UC 的患者，首选的检查是消化内镜检查。但消化内镜通常只能观察消化道黏膜层病变，无法观察肠壁本身及肠壁外的病变，或部分患者因有消化内镜检查的禁忌证而不能行消化内镜检查。对于这些情况，必须借助影像学检查。

影像学检查不仅可以对 UC 的病变部位、范围、严重程度及肠壁和肠道外的病变进行准确评估，还可以指导治疗、监测疗效、评估肠道损伤程度。

一、超声

超声检查具有无辐射、经济、便捷、实时动态成像等优点，UC 的超声图像特点表现为肠壁增厚，以黏膜及黏膜下层为主，回声减低，可累及全结肠及直肠。病变肠管与正常肠管间可见渐进的过程。肠壁结构清晰时，各层可分辨；肠壁结构不清晰时，呈弥漫的低回声，较均匀，可累及全肠壁，一般不呈团块状。肠腔黏膜呈节段性回声增强、增厚，有的可见凹陷，浆膜层回声清晰完整。病变沿肠管走行弥漫性扩展，范围较广，肠管有僵硬感。增厚的肠壁血流增多。肠腔内狭窄、无明显的肠气回声，但肠腔一般不偏移，肠壁病变呈环形。病变肠管蠕动不明显，但肠内容经过较迅速，无明显存留。病变肠管与周围组织无明显黏连征象。

超声检查由于受肠气等各种因素的影响，对早期肠黏膜的变化不敏感，但对肠壁厚度方面的观察具有优势。受肠气及肠内粪块的影响，对部分肠管特别是横结肠的观察有一定的局限性。UC 多发生于直肠和乙状结肠，其次是降结肠、横结肠，少数可累及全结肠。超声对降结肠、乙状结肠检查较敏感。因此，超声检查对左半结肠型 UC 具有一定的优势。超声检查在肠外病变方面的观察优于结肠镜，可以观察到肠间肿大的淋巴结、肠间积液，以及肠管与周围组织的关系等。

超声检查时可根据患者的自身情况，选择探头频率。一般选择高频探头即可显示清晰大肠管壁结构，并可显示肿大的肠间淋巴结。对于较肥胖的患者可以选择低频探头经腹扫查，肠管病变及肿大淋巴结可以清晰显示。

在治疗过程中，超声检查可以作为一种对疗效的评价手段，进行跟踪观察（图 6-1）。

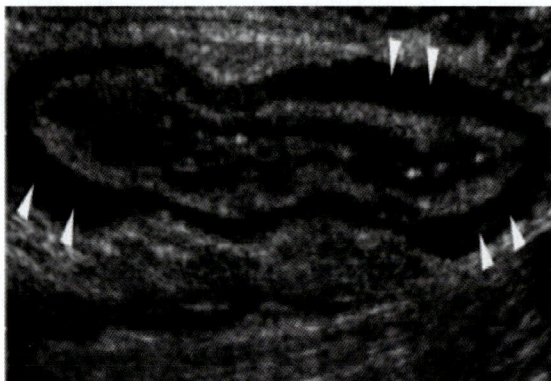

■ 图 6-1 超声显示 UC 患者肠壁增厚

二、CT

CT 检查不存在结肠穿孔的风险，并且可以评估炎症透壁程度、范围、结肠形态改变以及结肠周围脓肿、瘘管和穿孔等并发症的情况。

病变早期，由于水肿、充血、灶性出血，黏膜面呈弥漫的炎性增厚，这些在 CT 上无法显示。

重症 UC 出现中毒性巨结肠时，CT 可见肠壁变薄、肠腔积气及亚临床的穿孔。疑有中毒性巨结肠时，严禁经肛注入气体或阳性造影剂，以免引起肠穿孔。同时，禁用低张药物，禁用接触性泻药，盐类泻药的用量亦应减半。

急性期，可伴有结肠系膜的密度增高、模糊，以及系膜血管束的边缘不清。沿肠系膜血管束走行还可见淋巴结增大，增大的淋巴结无融合倾向。

随着病变的发展，黏膜面形成溃疡，有时可导致肠黏膜的部分剥脱，残存的黏膜形成黏膜岛，黏膜的修复性改变可形成炎性息肉，使黏膜变得凹凸不平。此时，CT表现为肠黏膜面呈锯齿状凹凸不平，呈连续弥漫分布，以左半结肠为主，非病变区黏膜面则光滑完整。

典型的UC肠壁增厚表现为病变区域肠壁增厚（图6-2~图6-6），呈对称、连续、均匀、浆膜面光滑、肠壁轻度增厚改变，厚度为6~10 mm，这种表现与病变区域结肠黏膜弥漫性炎症的病理特点相一致。这是由于黏膜及黏膜下充血、水肿、炎性细胞浸润及黏膜肌层增厚所致（图6-7，图6-8）。

炎性刺激可引起肠管痉挛，伴肠壁的炎性水肿和增生反应，引起肠管腔径和形态的变化。CT表现为病变区域肠腔变细、肠管缩短等，同时伴有结肠袋、半月皱襞变浅或者消失。

慢性UC可出现肠壁分层现象，表现为"靶征"或"双晕征"，其内层与外层为软组织密度，中间层为低密度带（图6-9）。常见直肠变细及直肠周围间隙增宽，可能与直肠周围间隙炎性细胞浸润和水肿导致脂肪代谢障

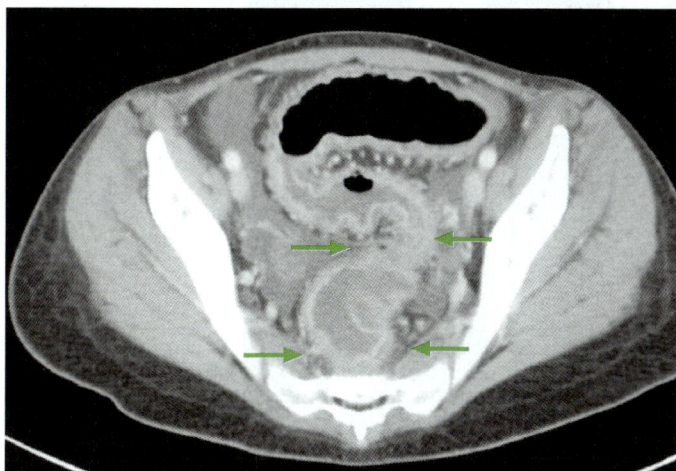

■ 图6-2　乙状结肠病变
临床诊断UC，CT见乙状结肠弥漫性增厚

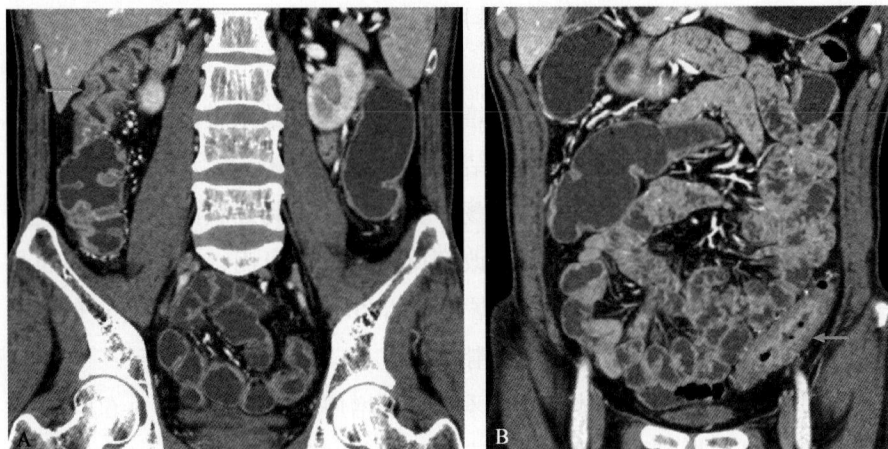

■ 图 6-3 结肠病变（一）

临床诊断 UC，CT 冠状位见结肠肝曲肠壁增厚（A）、降结肠及乙状结肠肠壁增厚（B），增强扫描见明显强化

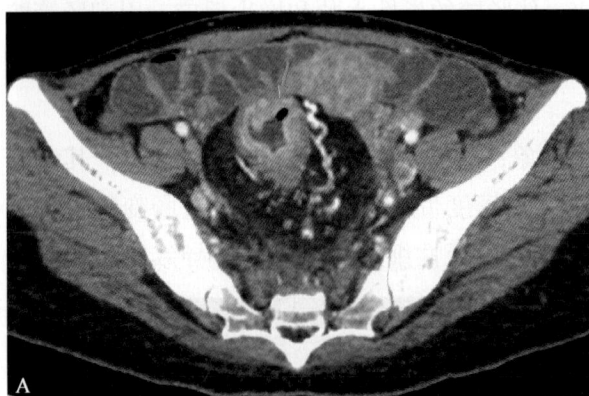

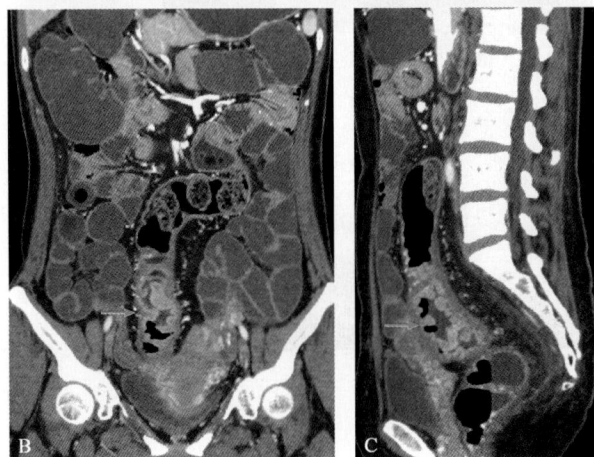

■ 图 6-4 结肠病变（二）

临床诊断 UC，CT 横断位（A）、冠状位（B）及矢状位（C）均见乙状结肠肠壁明显增厚，呈连续性，增强扫描可见明显强化

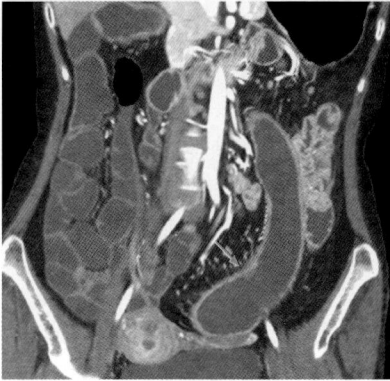

■ 图 6-5 结肠病变（三）
临床诊断 UC，CT 冠状位见乙状结肠肠壁增厚，强化明显

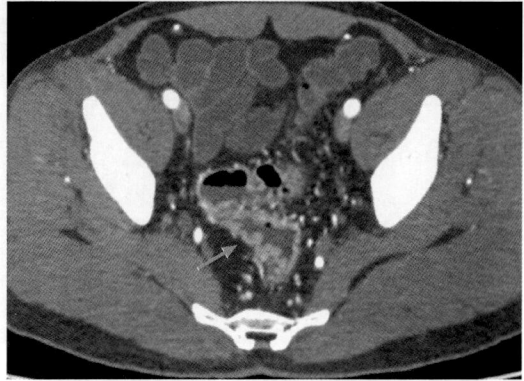

■ 图 6-6 直肠及乙状结肠病变（一）
临床诊断 UC，CT 横断位见乙状结肠及直肠上段肠壁增厚，强化明显

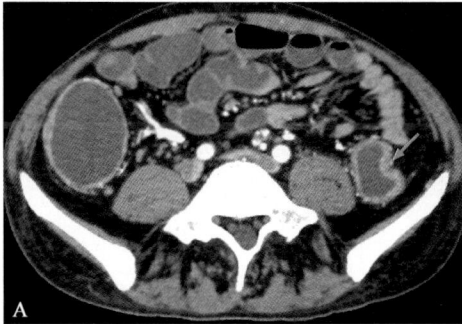

■ 图 6-7 结肠病变（四）
临床诊断 UC，CT 横断位（A）、冠状位（B、C）见升结肠、横结肠及降结肠呈连续性增厚，增强扫描强化明显，以黏膜层强化为主，浆膜面较光整

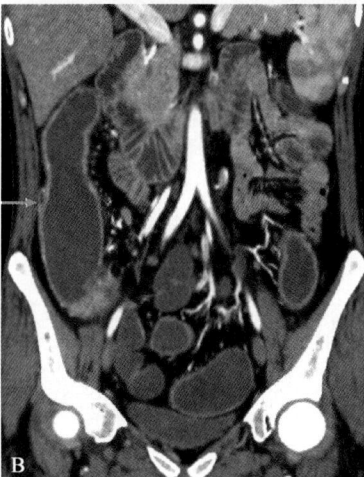

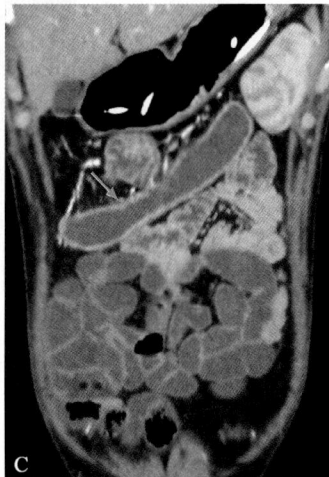

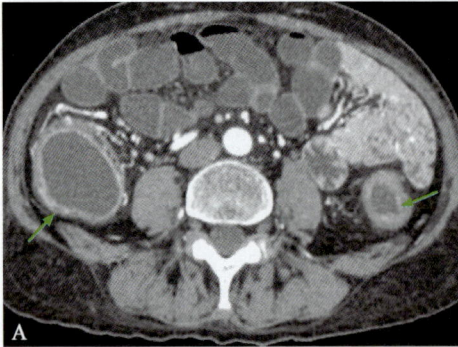

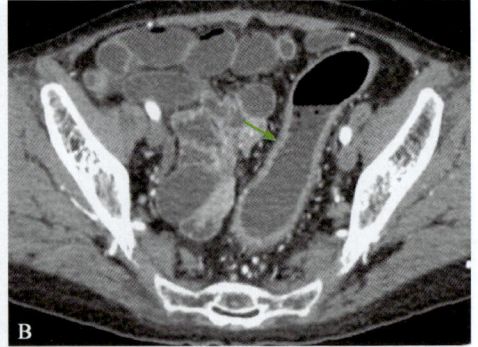

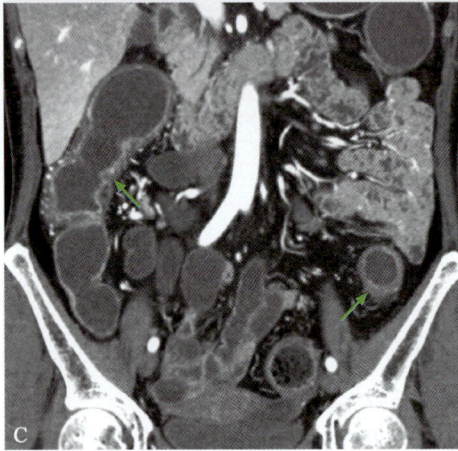

■ **图 6-8**　结肠病变（五）
临床诊断 UC，CTE 横断位见升结肠、降结
肠及乙状结肠肠壁增厚（A），增强扫描见
强化，浆膜面光整（B），冠状位见病变连
续（C）

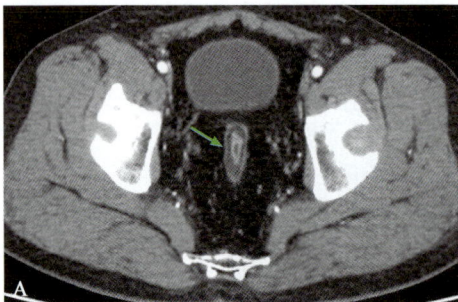

■ **图 6-9**　直肠及乙状结肠病变（二）
临床诊断 UC，CT 横断位（A）及冠状位
（B）见乙状结肠及直肠呈分层样强化，病
变连续，呈"靶征"和"双晕征"

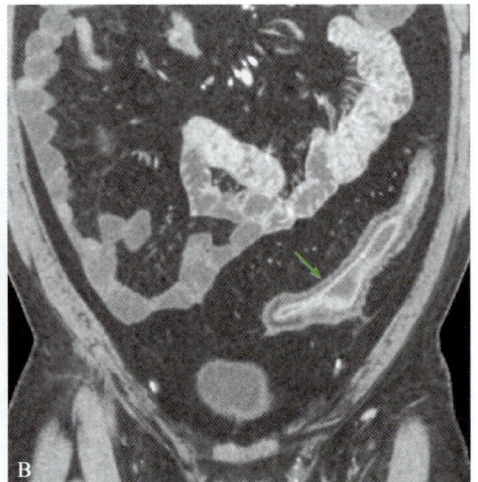

碍，引起脂肪纤维化增生有关。

三、MRI

MRI 是利用强外磁场内人体中的氢原子核即氢质子（^{1}H）在特定频率脉冲作用下产生磁共振现象所进行的一种崭新医学成像技术。所以，MRI 没有放射线，无辐射，是安全、无创的检查方法。

近年来 MRI 技术迅速发展，MRI 以其多参数、多序列、多方位成像、无辐射和良好的软组织分辨力和获取信息量大等优点，在消化道的应用有了较大的发展。MRI 与 CT 评估 IBD 病变的准确性相当，同样可以对小肠和结肠病变进行准确评估。

与 CT 检查类似，联合应用肠道准备和肠扩张的 MR 结肠造影（MR colonography，MRC）已经成为临床上评估大肠情况的常规诊断方法。

目前临床上采用"亮腔"和"黑腔"MRC 两种检查技术。最早的 MRC 是使用"亮腔"技术完成的。结肠被充入 2 000 mL 的灌肠剂，其中的水与钆对比剂以 1∶100 的比例配制。在灌肠后，采集腹部环绕整个结肠的 T1w 数据。结肠内残留空气不显示信号，为了剔除它的影响，应在仰卧位和俯卧位均采集数据。在 T1w 图像上，只有充满灌肠剂的结肠腔是明亮的，其他所有组织都显示为低信号。对于明亮的结肠腔内的充盈缺损可以考虑为残留空气、残余粪便或息肉状肿物。排除残留空气和残余粪便的方法是重力依赖体位，也就是从俯卧位转到仰卧位的过程中采集数据。息肉的影像基本不随体位变化而变化。

另一种实现亮腔 MRC 的技术是通过采集 TrueFISP 或 HASTE 序列实现的。这种方法使用水作灌肠剂。其机制类似于使用顺磁性的灌肠剂且采集 T1w 的 GRE 序列的方法。同之前技术一样，在仰卧位和俯卧位均采集数据。此种技术的主要缺点仍是对结直肠肿物的敏感度和特异度不够；假阳性和假阴性的情况经常出现；蒂较长的息肉可能移动明显而被误认为残余粪便，而黏附在结肠壁上的粪便可能根本不动，反而被误认为息肉。

与"亮腔"MRC 相对应的是"黑腔"MRC。使用"亮腔"技术探查结直肠病变依靠的是所见的充盈缺损，而"黑腔"MRC 则是基于增强后明亮的结肠壁与阴暗的结肠腔之间的对比。该技术不使用含钆的灌肠剂，而以水或空气灌肠，使得 T1 加权 3D GRE 序列上显示为低信号。为了使结肠壁发亮，需要静脉应用顺磁性对比剂。在 T1 加权 3D 梯度回波的前对比数据采集之后，静脉用 0.1 ~ 0.2 mmol/kg 顺磁性对比剂，延迟 70 s 和 120 s 重复采集冠状面的 3D 数据。有学者建议利用对比剂注射时和注射后冠状 3D 数据采集之前的时间，这样就可以在同一序列使肝在动脉期成像（如在对比剂注射后 20 s 时）。为了得到平衡期信息，在注射后 180 s 需要额外采集序列信号，这对肠壁的纤维化病变尤为重要，此时会表现出某种晚期增强的特性。残留空气在结肠腔内不显示信号，为了剔除它的影响在俯卧位和仰卧位均应检查。另外，"黑腔"技术以一种很简单的方式解决了残余粪便的问题：如果病变增强，那么它应是息肉或者癌，如果病变没有增强，则应该是粪便。分析结直肠的潜在病变时，应该比较增强前后的图像。如果仅仅分析增强后的数据，那么发亮的粪便也许会被误认为息肉，而在比较增强之前的图像后我们会发现，其对比度并没有升高，这样就确保了正确的诊断。由于使用了对比剂，在探查结肠壁时及在肠道准备不充分的情况下判断中等大小的息肉，人们的信心大为提高了。此外，"黑腔"MRC 能直接分析肠壁，这便于评估 IBD 患者的炎症改变。对比剂摄取增加和肠壁增厚的情况可以提示炎症的程度。而且，静脉应用顺磁性对比剂，使得对视场内腹部实质器官的探查更为可信，尤其对于肝，可以精确地评估病变是否存在及其类型，例如转移性病变。

MRC 检查是结肠镜与结肠 CT 成像之外的又一选择，特别是对未能完成结肠镜检查的患者。另外，MRC 检查兼有无创性及无电离辐射的优点，可应用于筛查。

MRC 扫描表现为 T1WI 及 T2WI 上低信号增厚的黏膜和黏膜下层，T1 弛豫时间的缩短主要由于该组织内严重的出血性改变。注射对比剂后，肠壁的增强程度与病变的严重程度呈现正比关系（图 6-10）。

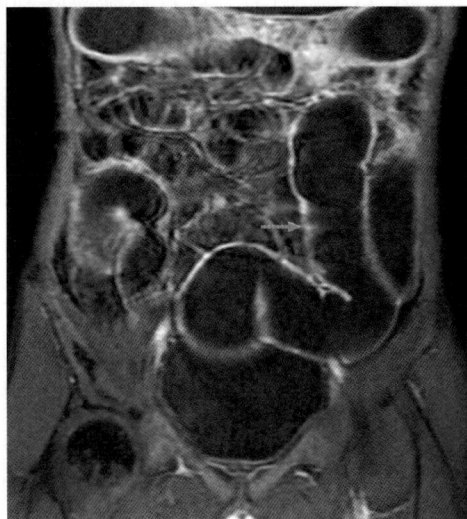

■ 图 6-10 左半结肠病变

临床诊断 UC，MR "黑腔"技术显示乙状结肠冗长及肠壁增厚，明显强化

四、结肠双对比造影 X 线检查

结肠双对比造影 X 线检查可以确立 UC 的诊断、评估病变的严重程度、跟踪疾病发展过程及检出并发症的发生。

病变早期 X 线所见：黏膜水肿，可见结肠无名沟和无名小区变得模糊和粗糙。随着病变的进展，出现颗粒状或者砂粒状黏膜，在结肠黏膜上呈现许多细小分布较均匀的斑点状密度增高影，正常结肠黏膜之背景影消失。有时溃疡在黏膜下相互贯通则表现为"双轨征"，即溃疡相连形成的钡状线影与黏膜表面涂布形成的腔壁线影呈互相平行的双线影。但 UC 所致的溃疡扩展至浆膜层和引起肠瘘的机会极为少见。

急性发作期可出现假性息肉的表现，在双对比相上表现为直径不到1.0 cm 的环状影。这种环状影比一般息肉形成的环影毛糙，在钡池中则呈现为小的透亮影。假性息肉是黏膜脱落坏死后所形成的溃疡间残留的炎性黏膜相对隆起所致。其残留组织的上皮增生可使之相互连接形成黏膜桥。

UC 也可伴发炎性息肉，与假性息肉不同，它是由炎性肉芽组织及增生上皮所组成，常出现在病程较长的患者中，多见于左半结肠，息肉大多无蒂，可呈纤维状或者丝状。

UC 反复发作，可出现结肠袋消失、结肠瓣变浅、结肠管腔变窄和缩短，乙状结肠和结肠脾区可有相当的缩短，并出现骶前间隙增宽，其宽度超过1.5 cm。10%～40%的广泛结肠型 UC 病变可累及末端回肠。结肠双对比造影显示全结肠炎合并僵硬、增厚的回盲瓣，极易出现结肠 – 回肠反流，造成末端回肠的开放，正常的肠壁皱褶消失，肠壁水肿。

病变发展至晚期，有 10%的患者将出现狭窄改变，一般狭窄出现比较局限，肠段柔软，逐渐变细，较少引起梗阻（图 6-11）。发生于远端结肠的狭窄常常是可复性的，而近端结肠不可复性的狭窄应高度怀疑肿瘤的存在。

重度 UC 患者行结肠双对比造影 X 线检查有可能诱发肠腔扩张、肠穿孔，故不宜行该项检查。

五、腹部 X 线平片

腹部 X 线平片多用于 UC 急症，如中毒性巨结肠、肠道穿孔、肠梗阻等（图6-12）。

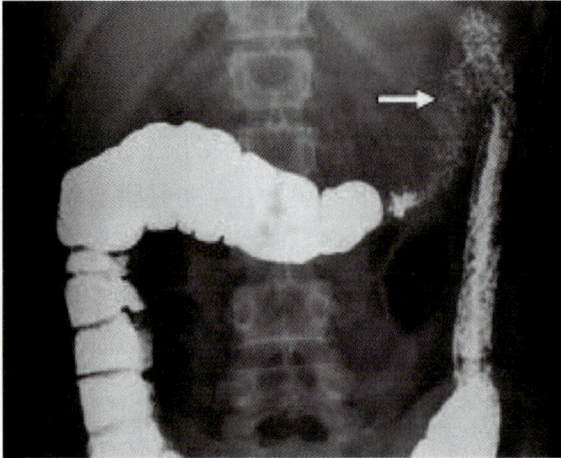

■ **图 6-11** 左半结肠病变
临床诊断UC，钡剂灌肠见左半结肠黏膜粗糙、紊乱或
见细颗粒样变化

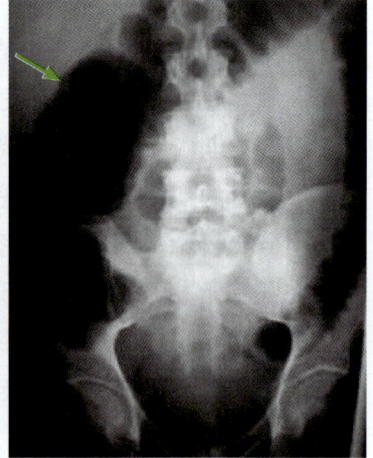

■ **图 6-12** 中毒性巨结肠
临床诊断UC，腹部X线平片见升
结肠扩张明显

第二节 放 射 辐 射

反复多次的放射学检查如 CT、X 线，对于儿童和青少年来说，会增加放射线相关肿瘤的发生风险。由于 UC 是无法治愈的终生性疾病，放射辐射问题应引起足够的重视。有研究表明，IBD 患者接受具有潜在毒性的放射辐射（累积剂量≥50 mSv）的比例约为 8.8%，其中 CD 患者比例约为 11.1%，UC 约为 2%。与高辐射剂量相关的危险因素包括手术、激素使用、确诊年龄小于 17 岁、上消化道病变、穿透性病变及使用 IFX。为减少放射辐射，临床实践中，对于年轻患者，如果有合适的替代检查手段，应尽量减少 CT 等的应用。此外，低剂量 CT 的应用也是解决方案之一。

第三节 影像学在 UC 的诊断价值

一、结肠病变评估

若怀疑 UC 累及上消化道，应首先考虑行消化内镜检查，并应与 CD 鉴别。当 UC 患者不能行消化内镜检查时，才考虑影像学检查。

内镜下对狭窄的判定较为简单，但影像学上的狭窄定义目前尚存在争议。多数观点认为，狭窄是指肠腔狭窄并伴有近端肠管扩张，也有研究将狭窄半定量分为：重度（80%~100%肠腔狭窄）、中度（60%~80%肠腔狭窄）、轻度（50%~60%）和无狭窄（0~50%）。

钡剂 X 线显像在显示狭窄数目、部位和程度方面，准确性低，而且对小肠病变、肠外病变的显示敏感性明显低于 CT 和 MRI。超声可以准确显示肠道狭窄，但较依赖于检查者的经验。有研究表明，若以外科手术作为金标准，超声诊断狭窄的敏感性为 79%、特异性为 92%。CT 诊断狭窄的敏感性、特异性分别为 90%、100%。MRI 诊断狭窄的敏感性、特异性分别为 89% 和 94%。

狭窄分为纤维性狭窄与炎症性狭窄，对两者的鉴别具有十分重要的临床意义。有研究表明，CT 所见的肠壁厚度、肠壁强化、梳样征、肿大淋巴结往往提示炎性病变；而肠道狭窄往往提示肠道的纤维性病变。有关 MRI 提示狭窄类型的征象，研究结果不一致。总之，MRI 对病变的检出和炎症程度的判定具有明确的价值，但对狭窄类型的判断，尚有待进一步研究。

一旦 UC 患者出现肠道狭窄性病变，应高度怀疑继发肿瘤，并应立即行进一步检查明确诊断。

二、并发症的评估

UC 如不能及时确诊、及时处理和积极治疗，可引起许多并发症，较为常见且重要的并发症如下。

（一）癌变

UC 随病程延长癌变率显著增高，15 年的癌变率为 5%~8%，20 年的癌变率约 20%，25 年的癌变率约达 25%。对于病变较长、CT 出现肠壁显著非对称性增厚或者肠壁厚度超过 1.5 cm 时，应注意恶变的可能。硬癌发生率较高，大多数呈浸润性生长，息肉状生长的较少，患多发癌的概率也高。

（二）中毒性巨结肠

中毒性巨结肠为 UC 的严重并发症之一，发生率为 1.6%~13%，如不及时处理，病死率很高，是外科急诊手术的适应证。主要表现为结肠呈显著急性扩张，一般先见于横结肠，但可累及结肠任何部位，也可表现为整个大肠的扩张。正常横结肠宽度上限为 5.5 cm，中毒性巨结肠时平均可达 8.5 cm，常提示溃疡已侵及肌层。黏膜岛是中毒性巨结肠炎的一个常见表现，表明黏膜已受到严重损坏。另外，结肠袋因受到炎症和溃疡的侵犯而丧失袋形，因此如出现正常的结肠袋，则可排除中毒性巨结肠炎的诊断。

（三）PSC

PSC 也是 UC 的常见并发症之一。UC 患者如果肝脏酶升高，应仔细寻找原因。若能排除药物所致肝功能异常，应排除有无合并 PSC。除此之外，非酒精性脂肪肝、胆结石、乙肝病毒再激活、原发性胆汁性肝硬化等疾病也应考虑到，因为 UC 患者中这些疾病的发生率明显高于正常人。CT 和 MRI 能安全、无创地显示胆管及整个胆道系统，显示胆管主干的增厚（是向心性抑或是不对称的），观察硬化性胆管炎并发症（门静脉高压症、肝硬化及合并肿瘤）的发生。

逆行胆胰管造影（ERCP）是胆道成像的金标准，但具有潜在的手术并发症风险（出血、胰腺炎、胆管炎等），应严格掌握适应证。磁共振胰胆管成像（MRCP）具有无创性等优点，对胆道病变的诊断敏感性和特异性与 ERCP 相当。在显示胆总管病变方面，EUS 与 MRCP 价值相当，在有经验的医学中心，对胆道结石或胆道肝外梗阻性病变，EUS 可替代 MRCP。因此，对部分暂不需要行治疗的患者，应先行 MRCP 或 EUS 检查，以避免不必要的 ERCP 检查（图 6-13）。

1. ERCP

最近一项 meta 分析表明，MRCP 诊断 PSC 的准确性很高，曲线下面积为 0.91，因而推荐 MRCP 阴性的患者再行 ERCP 检查，这样更符合卫生经济学效益分析。对诊断为 PSC 的患者，应定期行胆道系统的检查，以早期检出胆道恶性病变，如胆管癌。超声或 MRCP 可

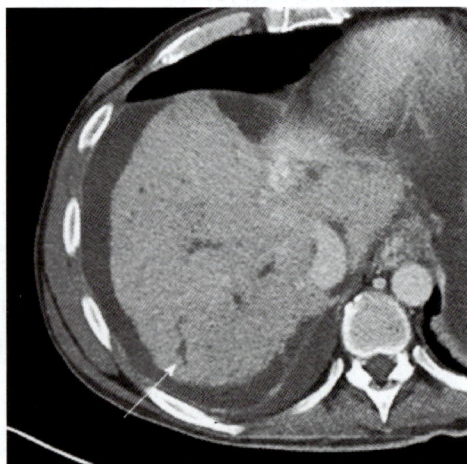

■ **图 6-13** UC 合并 PSC

作为一线监测手段。PSC 患者，若出现胆道狭窄或进行性胆道扩张，应行 ERCP 下细胞学、组织学检查和腔内超声检查，以排除有无胆管癌。

2. 超声引导下肝活检

一项大样本的多中心研究表明，约 80% 的小胆管 PSC 患者合并于 IBD，其中 78% 患者合并 UC，21% 患者合并 CD。IBD 合并的小胆管 PSC 预后较散发的 PSC 好，但其临床诊断仅能通过病理学确诊。对于影像学检查无法诊断的肝功能异常患者，应行超声引导下肝活检。

第四节　影像学在 UC 急症中的应用

一、消化道出血

消化道出血是 UC 患者住院的常见原因之一，临床上寻找出血部位往往十分困难，因为出血常常呈间歇性。随着内镜技术的不断发展，目前内镜不仅可以明确出血部位及原因，而且能够对出血进行有效治疗。尽管缺乏 UC 相关研究，出血后 24 h 内行结肠镜检查，约 96% 的患者可以明确诊断。如果常规内镜检查仍不能明确出现原因，建议行小肠镜检查。有研究报道，小肠镜与胶囊内镜的诊断效能一致，但小肠镜的优势在于可以同时行治疗。尽管缺乏影像学评估 UC 术后出血原因的研究，最近一项急性消化道大出血的研究表明，以 DSA 作为金标准，CT 判断出血部位的准确性可达 88.5%（图 6-14）。

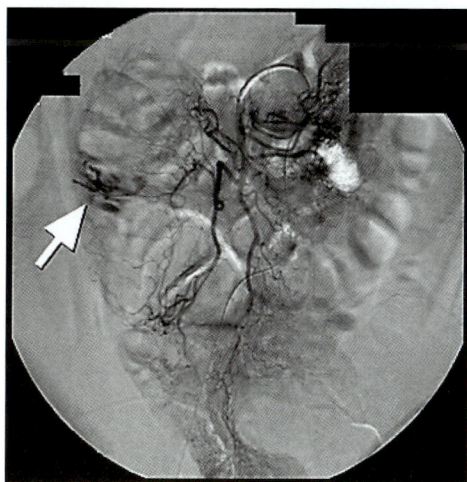

■ 图 6-14　UC 合并消化道出血
临床诊断重症 UC，便血明显，DSA 显示消化道出血

二、中毒性巨结肠

中毒性巨结肠是 UC 的严重并发症，可通过临床表现和影像学检查确

诊。目前认为，若腹部 X 线平片见结肠管径超过 5.5 cm，则可诊断为中毒性巨结肠（图 6-15）。除此之外，其他征象如小肠积气增加、小肠和胃扩张、结肠黏膜岛均提示预后不佳，药物治疗效果不好，手术切除风险高。小样本研究表明，CT 可准确评估并发症，包括中毒性巨结肠（图 6-16）、肠穿孔、化脓性门静脉炎。

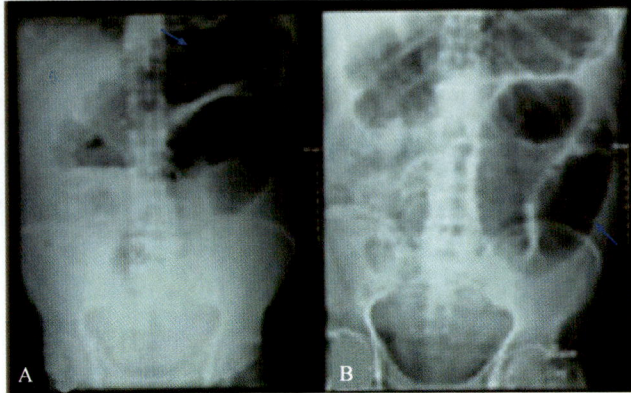

■ 图 6-15　UC 合并中毒性巨结肠（一）
临床诊断重症UC，腹部立位片（A）和卧位片（B）显示横结肠至乙状结肠明显扩张

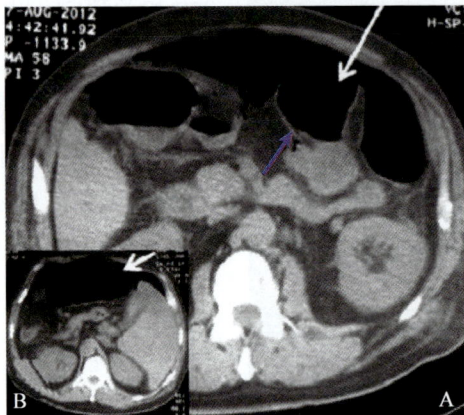

■ 图 6-16　UC 合并中毒性巨结肠（二）
临床诊断重症UC，CT显示横结肠明显扩张，肠壁变薄

三、急性腹痛

对于急性腹痛的 UC 患者，腹部超声和 X 线平片是一线检查手段。对于

怀疑穿孔或一线检查手段难以明确的患者，推荐行 CT 检查。重症 UC 患者自发性穿孔并不少见，而且后果严重。穿孔的原因除了局部肠道炎症严重之外，尚可能存在恶性病变，如淋巴瘤、肠癌等。

四、术后并发症

术后急性并发症包括吻合口瘘、脓肿、肠套叠、肠系膜静脉血栓及肠梗阻等，推荐行 CT 检查。

第五节 影像学在 UC 其他特殊情况的应用

一、术后复发

UC 术后复发也常见，处理较为棘手。内镜下 Rurgeert 评分是评估术后复发的金标准。然而内镜不能评估肠道管壁全层病变，对于吻合口狭窄患者及合并腹腔脓肿、瘘管等情况，内镜价值有限。CT、MRI 和肠道内超声均可用于 UC 术后复发的评估，与内镜复查起到互补的作用。不少研究表明，肠道超声可用于术后患者的随访评估，吻合口附近肠壁增厚往往提示术后复发。CT 小肠成像不仅可以准确评估术后复发，而且可以判断腹腔有无脓肿、瘘管并发症，对于吻合口狭窄、内镜无法通过的患者，CT 可以评估狭窄近端肠管，肠镜起到互补作用。有研究表明 MRI 评估术后复发与内镜复发相关性好，而且 MRI 术后评分可以用于预测复发风险。

二、IPAA 的评估

IPAA 是治疗 UC 标准手术方式。储袋功能取决于是否发生相关并发症。术后短期并发症包括吻合口瘘、脓肿、盆腔感染及瘘管形成；慢性并发症包括储袋炎、储袋易激综合征、储袋狭窄、小肠梗阻等。影像学检查有助于准确评估判断并发症类型，协助制定临床处理决策（图 6-17）。

三、肿瘤病变的筛查

对于 UC 的肠道癌变监测，结肠镜下染色、放大及超声技术具有重要价

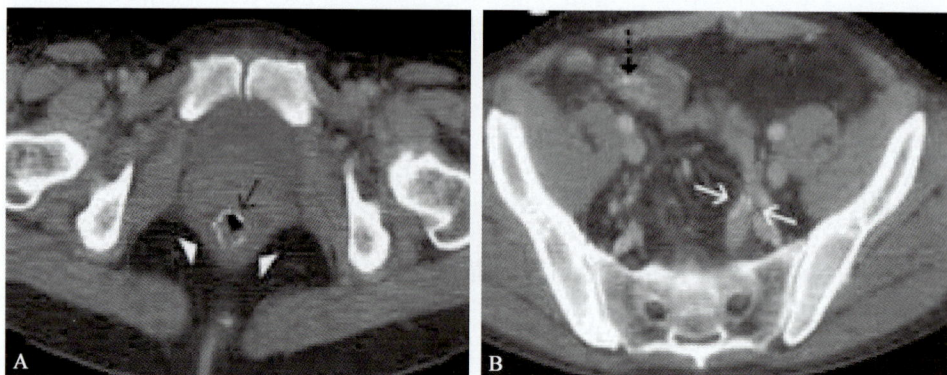

■ 图6-17 IPAA术后肠道结构

UC患者IPAA术后，CT见储袋–肛管吻合口（A，黑色箭头）、回肠盲端（B，白色箭头）、肛提肌（白色三角形）

值，已在临床广泛采用。目前尚无证据支持CT或MR仿真结肠镜可用于UC患者结肠癌的筛查。UC患者较正常人发生小肠癌的风险也可能会增加，影像学检查可能有助于UC患者小肠癌变的检出，但目前缺乏相关的资料。

（周智洋 毛仁 刘得超）

主要参考文献

［1］斯道柯．胃肠道MRI诊断学[M]．周智洋．译．北京：人民卫生出版社，2011，309-313.

［2］陈星荣，陈九如，消化系统影像学[M]．上海：上海科学技术出版社，2010，433-438.

［3］Panes J，Bouhnik Y，Reinisch W，et al. Imaging techniques for assessment of inflammatory bowel disease：Joint ECCO and ESGAR evidence-based consensus guidelines[J]. Journal of Crohn's and Colitis，2013，7：556-585.

［4］Vito A，Marco D，Matthew D R，et al. European evidence based consensus for endoscopy in inflammatory bowel disease[J]. Journal of Crohn's and Colitis，2013，7：982-1018.

［5］Dan T，Arie L，Johanna C E，et al. Management of pediatric ulcerative colitis：Joint ECCO and ESPGHAN evidence-based consensus guidelines[J]. JPGN，2012，55（3）：340-361.

［6］Gert V A，Axel D，Bernd B，et al. Second European evidence-based consensus on the diagnosis and management of ulcerative colitis Part 3：Special situations[J]. Journal of Crohn's and Colitis，2013，7（1）：1-33.

［7］Axel D，James O L，Andreas S，et al. Second European evidence-based Consensus on the diagnosis and management of ulcerative colitis Part 2：Current management[J]. Journal of Crohn's and Colitis，2012，6（10）：991–1030.

［8］Axel D，Rami E，Fernando M，et al. Second European evidence-based consensus on the diagnosis and management of ulcerative colitis Part 1：Definitions and diagnosis[J]. Journal of Crohn's and Colitis，2012，6（10）：965–990.

［9］Van A G，Dignass A，Reinisch W，et al. The second European evidence-based consensus on the diagnosis and management of Crohn's disease：special situations[J]. J Crohns Colitis，2010，4：63–101.

［10］Fletcher J G，Fidler J L，Bruining D H，et al. New concepts in intestinal imaging for inflammatory bowel diseases[J]. Gastroenterology，2011，140：1795–1806.

［11］Pariente B，Cosnes J，Danese S，et al. Development of the Crohn's disease digestive damage score，the Lemann score[J]. Inflamm Bowel Dis，2011，17：1415–1422.

［12］Chatu S，Subramanian V，Pollok R C. Meta-analysis：diagnostic medical radiation exposure in inflammatory bowel disease[J]. Aliment Pharmacol Ther，2012，35：529–39.

［13］Horsthuis K，Bipat S，Bennink R J，et al. Inflammatory bowel disease diagnosed with US，MR，scintigraphy，and CT：Meta analysis of prospective studies[J]. Radiology，2008，247：64–79.

［14］Ochsenkuhn T，Herrmann K，Schoenberg S O，et al. Crohn disease of the small bowel proximal to the terminal ileum：detection by MR-enteroclysis[J]. Scand J Gastroenterol，2004，39：953–960.

［15］Panes J，Bouzas R，Chaparro M，et al. Systematic review：the use of ultrasonography，computed tomography and magnetic resonance imaging for the diagnosis，assessment of activity and abdominal complications of Crohn's disease[J]. Aliment Pharmacol Ther，2011，34：125–145.

［16］Zappa M，Stefanescu C，Cazals-Hatem D，et al. Which magnetic resonance imaging findings accurately evaluate inflammation in small bowel Crohn's disease? A retrospective comparison with surgical pathologic analysis[J]. Inflamm Bowel Dis，2011，17：984–993.

［17］Echarri A，Gallego C，Ottero V，et al. Evaluation of stricturing ileal Crohn's disease by magnetic resonance and ileoscopy：Influence of disease duration and surgery [J]. J Crohns Colitis，2010，4：98.

［18］Savoye-Collet C，Savoye G，Koning E，et al. Fistulizing perianal Crohn's disease：contrast-enhanced magnetic resonance imaging assessment at 1 year on maintenance anti-TNF-alpha therapy[J]. Inflamm Bowel Dis，2011，17：1751–1758.

［19］Tonolini M，Campari A，Bianco R. Ileal pouch and related complications：Spectrum of imaging findings with emphasis on MRI[J]. Abdom Imaging，2011，36：698–706.

［20］De L S，Leandro G，Buscarini E. Endoscopic ultrasonography versus endoscopic retrograde cholangio-pancreatography in acute biliary pancreatitis：A systematic review[J]. Eur J Gastroenterol Hepatol，2011，23：367–374.

［21］Teshima C W, Kuipers E J, Mensink P B, et al. Double balloon enteroscopy and capsule endoscopy for obscure gastrointestinal bleeding: An updated meta-analysis[J]. J Gastroenterol Hepatol, 2011, 26: 796-801.

［22］O'Regan K, O'Connor O J, O'Neill S B, et al. Plain abdominal radiographs in patients with Crohn's disease: Radiological findings and diagnostic value[J]. Clin Radiol, 2012, 67: 774-781.

［23］Von R A, Reese G, Teare J, et al. The risk of cancer in patients with Crohn's disease[J]. Dis Colon Rectum, 2007, 50: 839-855.

［24］Neri E, Halligan S, Hellström M, et al. The second ESGAR consensus statement on CT colonography[J]. Eur Radiol, 2013, 23: 720-729.

［25］Lauenstein T C, Kuehle C A, Ajaj W. MR imaging of the large bowel[J]. Magn Reson Imaging Clin N Am, 2005, 13 (2): 349-358.

第七章

实验室检查

目前，UC 的诊断尚无"金标准"，通常是基于症状、临床检查、实验室检查、内镜和组织学的综合结果来进行诊断、评价疾病活动度及预后。近年来，为了鉴别 IBD 和其他疾病、鉴别 UC 和 CD、获得可以评价疾病活动度的直观指标及预后评估，同时为了避免侵入性检查（如内镜）增加患者负担，提高患者依从性，越来越多的研究关注到血清学、免疫学及生化检查指标。本章主要阐述 UC 的血液学检查、生化检查、粪便等排泄物检查、免疫学检查等实验室检查的研究进展和意义，以期为 UC 的诊断、病情判断、治疗方案的制订、疗效评估和判断预后等方面提供依据。

第一节　血液学检查

一、血常规

血常规检查是目前临床最常用的实验室检测项目之一，简便、经济、快速。现代的全自动血细胞分析仪能直接换算出红细胞（red blood cell，RBC）、血红蛋白（hemoglobin，Hb）、血细胞比容（hematocrit，HCT）、红细胞体积分布宽度（red cell distribution width，RDW）、白细胞（white blood cell，WBC）、中性粒细胞（neutrophil，N）、血小板计数（platelet，PLT）、平均血小板体积（meanplatelet volume，MPV）等值。血常规检查的多项指标与 IBD 的疾病活动度有关，UC 的血常规指标有如下特点：

（一）红细胞系

1. 红细胞和血红蛋白下降

在轻度患者中多正常或轻度下降，中、重度患者中有轻度或中度下降，甚至重度下降。活动期 UC 患者存在贫血，考虑可能与胃肠道急、慢性失血、铁摄入与丢失的负平衡、VB 和叶酸缺乏、药物引起的骨髓抑制、溶血等因素有关。贫血和 UC 患者疾病活动度相关。

2. RDW 升高

RDW 是反映红细胞体积异质性的参数，对诊断缺铁性贫血具有较高的敏感性。同时，RDW 也是评价营养状态的一个重要指标。炎症活动期营养缺乏可导致红细胞形成障碍，进而导致红细胞形态大小不一，RDW 增高。Cakal 等研究，发现无论 CD 患者，还是 UC 患者，与缓解期患者相比，活动期患者的 RDW 均明显升高，并且发现 RDW 可作为预测活动性 UC 的特异性指标之一。

（二）白细胞系

1. 白细胞计数

大多轻度 UC 患者白细胞计数多正常或轻度，中、重度患者可有明显升高，多以中性粒细胞升高为主。UC 患者白细胞计数升高可能与炎症活动有关，UC 患者在急性活动期有时可在增多的中性粒细胞中出现中毒颗粒。需要注意的是应用 GCS 时白细胞也可增加，故在观察病情时应注意。

2. 中性粒细胞淋巴细胞比

Torun S 等研究发现，与健康对照组比较，活动期 UC 患者血清中性粒细胞淋巴细胞比（neutrophil-lymphocyte-ratio，NLR）值增高，而在缓解期 UC 患者血清 NLR 值降低，并且 NLR 值和 UC 临床及实验室指标有一定相关性，提示 NLR 可作为评估 UC 活动性的有价值的指标。

（三）血小板

1. 血小板计数

在 UC 活动期，血小板计数通常 $> 400 \times 10^9$/L，并与 UC 活动度相关。需要注意的是 IBD 患者因失血及缺铁引起的贫血可引起血小板计数反应性升高，因此，需结合临床综合分析。

2. 平均血小板体积

UC 患者平均血小板体积（MPV）减少，且同血小板增加、活化相关。MPV 在一定程度上反映了血小板的激活水平，MPV 水平与病情轻重和病变累及范围有明显关系，是判断 UC 活动性的有效指标。

3. 血小板 α 颗粒膜蛋白

血小板 α 颗粒膜蛋白（GMP-140）位于正常血小板表面，只有当血小板活化释放颗粒内容物时，GMP-140 才能释放入血。因此，GMP-140 可作为血小板活化的特异性标志。活动期 UC 患者 GMP-140 含量显著高于缓解期患者，后者也明显高于正常水平，表明 UC 患者的血小板处于活化状态，且与病情严重程度相关。

二、红细胞沉降率

红细胞沉降率（ESR）是一种经典的急性期反应标志。ESR 升高一般认为与血浆中纤维蛋白原、α_2- 球蛋白及丙种球蛋白有关，同时受红细胞大小、形态及数量的影响。ESR 升高为 UC 活动度的敏感指标，可反映疾病严重程度和活动性。但由于与 UC 活动有关的某些血清蛋白半衰期较长，故临床症状改善时，ESR 下降也相对滞后。轻度 UC 和病灶局限在直肠的患者，ESR 可正常，可能与炎症程度较轻有关。

三、凝血功能检查

许多学者发现活动期 UC 患者血液呈高凝状态，并有发生血栓等并发症的可能，提示微血栓的形成可能是 UC 的重要发病机制之一。UC 患者除了有血小板计数变化外，还可能有如下凝血因子的异常。

（一）凝血因子 XⅢ

涉及凝血激活的慢性炎症状态已被证实可以导致血浆凝血因子 XⅢ 水平降低。在 IBD 患者血浆中凝血因子 XⅢ 水平亦降低，同时，在 CD 和 UC 患者中均发现血浆凝血因子 XⅢ（p XⅢ）水平和活动性与疾病活动度相关。凝血因子 XⅢ 是由两对不同的肽链共价结合的糖蛋白，是血栓形成过程中的最后一个凝血因子，其功能在于使纤维蛋白稳定，并促使血栓与血液中蛋白质和血细胞连接，使血凝块附着于血管壁。有越来越多的证据显示凝血反应中的一些成分和慢性炎症产生及伤口愈合有关，而凝血因子 XⅢ 可以通过非酶信号传导系统和细胞外基质成分及细胞受体系统交互作用来影响伤口愈合。UC 患者 p XⅢ 水平和患者临床活动度、内镜评分及组织学变化有关。

（二）血管性假血友病因子

血管性假血友病因子（vWF）是一种同凝血因子 VⅢ、血小板 GPIb 等结合参与凝血及止血的大分子糖蛋白，在 IBD 活动期患者较正常人升高。UC 患者血管性假血友病因子抗原（vWF–Ag）明显高于对照组，提示该病患者存在血管内皮损伤。

（三）血小板激活因子

血小板激活因子（PAF）水平在 IBD 患者肠道黏膜中表达明显升高。UC 患者不仅结肠黏膜中 PAF 升高，其粪便中水平也较正常升高。

（四）D–二聚体

有研究提示 D–二聚体（DD）高低与 UC 病变严重程度和病变累及范围明显相关，且疾病活动期重度 UC 患者 DD 水平显著升高。

（五）血浆纤维蛋白肽 A

Weber 等研究发现 UC 患者血浆纤维蛋白肽 A（FPA）在活动期升高，且随着病情加重及病变部位扩大，FPA 逐渐升高。血浆 FPA 水平可在一定程度上反映 UC 患者的病情活动度及病变累及范围，是 UC 并发血栓的重要标志物。

四、血清学检查

UC 活动期，尤其是重症患者可以出现急性期反应。这种反应常伴随某些肝合成的血清蛋白质含量异常，如 $α_1$– 酸性糖蛋白（$α_1$–AGP）、C– 反应蛋白（C reaction protein，CRP）、血清降钙素原（serum procalcitonin，PCT）、$α_1$– 抗胰蛋白酶（$α_1$–AT）和 $α_1$– 巨球蛋白等。这些蛋白称急性期反应蛋白，其含量的监测对于了解 UC 病情活动性和评价严重程度有一定价值。

（一）CRP

CRP 在 1930 年由 Tillet 和 Francis 首次报道，是机体受到微生物入侵或组织损伤等炎症性刺激时肝细胞合成的急性期反应蛋白，是炎症的客观指标。在 CD 中可作为临床活动度评价指标，对 UC 患者而言，除了严重或广泛的结肠炎患者，CRP 并不是一个可靠的炎症和疾病活动的指标。但也有研究显示，血清 CRP 浓度和 UC 患者活动度有关，随着病情严重程度增加，UC 患者血清 CRP 水平有升高趋势，检测 CRP 水平是评估 UC 患者疾病严重程度和范围的简单有效方法，UC 患者 CRP > 12 mg/L 提示患者病变严重且广泛。Solem 等进一步研究发现，UC 患者血清 CRP 水平与患者临床活动度、ESR、贫血、低蛋白血症及回结肠镜下活动度显著相关，但是与组织学炎症严重程度不相关。IBD 患者血清 CRP 或 ESR 水平升高和患者结直肠癌风险增加有关。2012 年 ECCO 公布的第二版欧洲关于 UC 的诊断和处理的循证共识中指出，CRP 是监测重症 UC 对治疗的反应的有效指标，对于每天 3 ~ 8 次大便的严重 UC 患者，如果连续 3 天 CRP > 45 mg/L，则提示患者有行结肠切除术的需要。

（二）PCT

PCT 在正常人血清中含量极低，在体内存在炎症反应，如系统炎症反应综合症（systemic inflammatory response syndrome，SIRS）、败血症、急慢性肺炎、急性胰腺炎、活动性肝炎、创伤等患者血清中显著升高。在 UC 患者血清中 PCT 含量亦升高，血清 PCT 水平有助于预测 UC 疾病活动。重度 UC 患者血清 PCT 水平高于轻、中度 UC 患者及健康志愿者，因此，血清 PCT 含量可作为 UC 活动度监测指标。

（三）α_1-AGP

α_1-AGP 是一种相对分子质量为 4×10^3 的糖蛋白，是血清类黏蛋白的主要成分，是一种非特异性急性期反应蛋白，主要由肝巨噬细胞和粒细胞产生，它与 CRP 一起被认为是反映炎症活动的敏感指标。正常人血清 α_1-AGP 值为 450 ~ 950 mg/L，在某些疾病中，特别是自身免疫性疾病中，其明显升高。UC 患者血清 α_1-AGP 含量随疾病活动指数增加而增加，经过有效药物治疗后，UC 患者的血清 α_1-AGP 水平显著下降。因此血清 α_1-AGP 是判断 UC 患者疾病进展的重要指标，对 UC 的诊断、治疗及疾病预后有重要的意义。

（四）α_1-AT

α_1-AT 的血清水平可用于了解 UC 活动度，其敏感性和特异性分别为 79% 和 76%。测定粪便中 α_1-AT 可以诊断肠道蛋白质丢失情况。α_1-AT 与消化酶形成稳定的复合物，基本上不被蛋白水解酶水解，且不被重吸收，所以中重度 UC 患者的蛋白质丢失均增加，患者大便中的 α_1-AT 排出增加。

第二节　生化检查

一、肝、肾功能

IBD 合并肝损伤时可出现转氨酶、蛋白质代谢异常。UC 的蛋白质代谢异常在一定程度上反映了病变活动性及严重程度等。IBD 活动期间，血清白蛋白水平下降。在重型 UC 患者，血清白蛋白水平下降明显，肠蛋白丢失过多可影响血清白蛋白的水平，致血清白蛋白水平下降，A/G 比值下降。需要注意的是，持续较低的血清白蛋白水平是一种药物治疗无效宣告 UC 严重恶化的预警信号（即患者可能需要手术治疗）。UC 患者除白蛋白下降外，可有 α_1- 球蛋白和 α_2- 球蛋白明显升高。

活动期 UC 患者常有肾功能异常，多表现为水肿和蛋白尿，可随 UC 缓解而缓解。

另一方面，药物治疗对肝、肾功能也会产生影响，因此，在 IBD 治疗期间，需要注意监测肝、肾功能。

二、电解质紊乱

轻症 UC 患者常无明显改变，但在严重病例，患者由于腹泻和进食减少，常有明显的电解质紊乱，易出现低血钾、低血钠和低血氯，尤以低血钾为突出，严重者出现酸中毒。在暴发型及重型 UC 患者，低血钾、低血钠易发生结肠扩张，毒素吸收增加，病情加重，甚至引发中毒性巨结肠。

三、与营养不良有关的检查

有 85% 的 IBD 患者可能发生营养不良，因此，营养不良的评估对于 IBD 的治疗至关重要。IBD 营养不良的表现形式多种多样，其中以蛋白质能量型营养不良多见。除此之外，微量元素和维生素缺乏也很常见，活动期和缓解期患者均可发生。其他还包括脂肪和脂溶性维生素（VA、VD、VE、VK）吸收不良、缺铁性贫血、腹泻还会造成不同程度的钾、镁、钙、磷丢失等。因此，血液生化及相关实验室检查对指导 UC 的营养治疗有重要意义。

第三节　排泄物检查

排泄物包括粪便和尿液，UC 常需与感染性肠炎等鉴别，也容易合并细菌、病毒感染，因此，排泄物检查除便常规和尿常规检查外，病原学检查也至关重要。

一、粪便检查

（一）粪便常规检查

黏液脓血便是 UC 最常见的症状。重症患者粪质极少，少数患者以血便为主，伴有少量黏液或无黏液，镜检可见大量红细胞、白细胞，还可见嗜酸性粒细胞。急性发作期粪便涂片常见大量多核的巨噬细胞。

（二）粪便病原学检查

粪便病原学检查的目的在于排除引起结肠炎症状的感染性病因，是本病鉴别诊断的一个重要步骤，对重症或者难治复发的 UC 患者，常推荐进行病原学检查。病原学检查的内容如下。

1. 细菌培养

粪便标本应新鲜，避免污染。应反复多次检查，若满足于临床诊断，须连续检查 3 次以上，如选择科研病例，应连续检查 6 次以上。常规培养可排除痢疾杆菌和沙门菌感染。有条件的应作特殊培养，如艰难梭菌毒素 A 和 B、弯曲菌属和大肠杆菌 O157：H7 等，以排除艰难梭菌、弯曲菌属、耶尔森菌、淋球菌或衣原体感染。

2. 溶组织阿米巴滋养体检查

取新鲜粪便，尤其是血性黏液便，同细菌培养一样，应反复多次检查。镜检时应注意保温，否则阿米巴滋养体不活动，不易与巨噬细胞区别。

3. 粪便集卵

留取每次的全部粪便，进行集卵和孵化，应连续多次进行，可排除慢性血吸虫及其他寄生虫感染。

4. 病毒学检查

本病急性发作时，有条件者可通过电镜或免疫电镜在粪便中找病毒颗粒，或免疫学方法找病毒特异性抗原，以排除病毒机会性感染。值得一提的是 CMV 感染，在 UC 患者中很常见，特别是存在免疫抑制的重症 UC 患者，但目前尚缺乏检测 CMV 感染的理想方法，组织病理学检测可发现 CMV 核内包涵体，但有时与临床感染不一致，血液 PCR 检测有一定的指导价值。

（三）粪便中性粒细胞衍生蛋白

中性粒细胞衍生蛋白包括粪便钙卫蛋白（calprotectin，CP）、粪便乳铁蛋白（lactoferrin，LF）、髓过氧化物酶（fecal myeloperoxidase，FMPO）和中性粒细胞弹性蛋白酶，在 UC 患者粪便中其水平经常升高，是目前临床评估最多的粪便标志物。

1. LF

LF 是一种相对分子质量为 8×10^4 的铁结合蛋白，是中性粒细胞内颗粒的重要成分。在肠道炎症部位，黏膜内白细胞浸润导致粪便中 LF 浓度上升。在粪便中，LF 具有抗菌活性和抗水解特性。Dai 等研究发现活动期 IBD 患者粪便 LF 含量显著高于缓解期 IBD、肠易激综合征（irritable bowel syndrome，IBS）和感染性肠炎患者。粪便 LF 在 UC 患者中的敏感性和特异性分别为 92% 和 88%，而在 CD 患者分别为 92% 和 80%。因此，粪便 LF 可作为评价 IBD 患者活动度的指标，是鉴别炎症性和非炎症性肠道疾病的有效方法。同时，粪便 LF 对于预测疾病复发也具有较好的敏感性和特异性。内镜下活动的 IBD 患者的粪便 LF 值高于非活动者，因此，粪便 LF 可作为监测 IBD 患者内镜下活动的指标。

2. CP

在确诊的 IBD 患者中，粪便 CP 敏感性最高，是反映肠道炎症的非侵入性指标。在预测疾病复发方面，Yamamoto 等证实粪便 CP 以 170 mg/g 为临界值预测 UC 患者复发的敏感性为 76%，特异性为 76%；而 LF 以 140 mg/g 浓度为临界值预测 UC 患者复发的敏感性为 67%，特异性为 68%，因此在预测 UC 患者复发方面，粪便 CP 的敏感性和特异性均高于 LF。粪便 CP 的水平与内镜下黏膜愈合程度相关，有可能成为预测黏膜愈合的一项重要指标。需要注意的是，粪便 CP 对于区分炎症的类型还缺乏特异性，因此，其临床应用价值尚需进一步评估。

3. 促炎反应蛋白

促炎反应蛋白（S100A12）是一种类似 CP 的钙结合蛋白，可以激活

NF-κB 信号转导途径和增加细胞因子释放。血清中也可以检测到 S100A12，但粪便中 S100A12 诊断 IBD 的敏感性和特异性更高。有研究提示粪便中 S100A12 区分 IBD 与 IBS 的灵敏度及特异度分别为 86% 和 96%，区分 IBD 与健康人群的灵敏度及特异度分别为 86% 和 100%。Dabritz 等通过对 61 例 CD 患者及 120 例 UC 患者的研究发现，在诊断后 18 个月内，当粪便 S100A12 基线水平持续 > 0.5 mg/kg 时，该指标可以很好地提示疾病复发；当粪便 S100A12 为 0.43 mg/kg 时，其预测疾病复发（8～12 周）的灵敏度与特异度分别为 70% 和 83%。因此，该指标不仅可以用于 IBD 与 IBS 的鉴别诊断，同时还可以作为早期 IBD 复发的一个指标。

4. 粪便 FMPO

肠道发生炎症时，黏膜屏障发生改变，激活的白细胞浸润黏膜，随着黏膜脱落到肠腔，因此可通过粪便检测到。但是，中性粒细胞在粪便中存活时间短，必须在较短时间内收集粪便标本，因而在粪便中不易检测到。在急性发作期，中性粒细胞穿透入肠黏膜后分泌一些物质如 FMPO 到肠腔，这些物质相对容易检测。因此，粪便 FMPO 含量可作为反映患者肠道炎症程度的指标。

Masoodi 等研究发现 UC 患者 FMPO 水平明显升高，提示 FMPO 可以作为结肠炎症的敏感性指标，但特异性只有 51.4%。FMPO 水平可以作为评价 UC 患者早期黏膜愈合和治疗反应的指标。Masoodi 等早期的另一项研究比较粪便 FMPO、CRP、粪便 LF 对评价 UC 患者疾病活动度方面的作用，发现 FMPO 与其他生物指标有较好的相关性，并且 FMPO 的敏感性高于 CRP（89% 相对于 24%），但是特异性较低（51% 相对于 100%）。总之，FMPO 是一个评价 UC 疾病活动和指导其治疗的有效指标。

5. M2 型丙酮酸激酶

研究发现缓解期 UC 患者粪便 M2 型丙酮酸激酶（M2-PK）水平明显低于活动期 UC 患者，粪便 M2-PK 可以作为评价 IBD 患者活动度的指标。Turner 等的一项多中心前瞻性队列研究表明，M2-PK 在 UC 患者中升高的幅度较 CP 及 LF 均明显，但其在灵敏度方面并无优势。Johnson 等在对 46 例 UC 患者及 8 例家族性腺瘤性息肉患者进行研究后认为，当 UC 炎症位于结肠袋部位时，M2-PK 诊断 UC 的灵敏度与特异度分别为 80.0% 和 70.6%，而且 M2-PK 水平与粪便 CP 水平之间具有明显相关性。研究发现，在活动期、严重的 UC 患者的 M2-PK 和粪便 CP 浓度均明显升高，分别是 1 849.0 U/g 和 556.0 ug/mL，均可以反映儿童 IBD 患者严重程度和病情活动度，但粪便 CP 的效果优于 M2-PK。

6. 粪便嗜酸性粒细胞蛋白 X

在活动性 IBD 患者肠道黏膜中含有丰富的嗜酸性粒细胞，激活的嗜酸性粒细胞向肠道分泌嗜酸性粒细胞蛋白 X（eosinophil protein X，EPX）。粪便 EPX 水平主要作为预测复发的 IBD 患者治疗预后的指标。Saitoh 等研究发现活动期 UC 和 CD 患者的粪便 EPX 水平均显著升高，且粪便 EPX 水平和粪便 CP 水平有一定相关性。粪便 EPX 水平检测可作为 UC 患者内镜和组织学评估的补充检测。关于粪便 EPX 在 IBD 中的作用还需更多的临床研究。

（四）直肠一氧化氮

一氧化氮（NO）是一种有多种生理功能的内源性气体。在急性炎症时，细胞因子、白细胞和上皮细胞可以大量合成 NO 合成酶，从而在肠腔内产生和积累大量 NO。直肠 NO 水平和 IBD 患者疾病活动度相关，并在抗感染治疗后显著下降。有研究显示，在 IBD 和 IBS 的鉴别方面，直肠 NO 水平有 95% 的敏感性和 91% 的特异性，且直肠 NO 水平和 IBD 疾病活动度相关。

二、尿液检查

蛋白尿是一个炎症非特异性反应指标，也是 UC 患者的一个重要特征。UC 患者出现蛋白尿的可能原因是血液中升高的炎症介质，如 IL-1、IL-8 和 TNF-α 等循环到肾，直接作用于肾微血管或引起肾小球炎症改变而引起漏出性蛋白尿。UC 患者，尤其是活动期患者尿蛋白含量与 UC 活动性呈正相关，与活动期患者疾病分型、内镜表现分级及病理组织学分级相关，与血 CRP 水平相关。

第四节 免疫学检查

一、血清免疫球蛋白检查

活动期 IBD 患者血清中 IgG、IgA 和 IgM 可升高，尤其是血清 IgA 升高反映了肠道黏膜免疫系统的恢复情况。然而，这些抗体正常值范围宽，其升高幅度较小，与临床活动性的关系不确切。UC 患者中升高的主要是 IgG_1，但是升高程度似乎和疾病活动性无关。

二、补体和免疫复合物

在某些胃肠疾病中，免疫复合物大量增加或沉积于有病损的器官，会给机体带来不良影响。某些肠道疾病与补体反应缺陷或过度有关，尤其是免疫复合物沉积时，补体是局部组织损伤机制的重要参与者；免疫复合物和补体在小血管壁黏膜上皮基底层和部分间质呈线状或颗粒状沉积，C3 的表达随 IgG 表达的增强而增强，活动期明显，非活动期减弱。有研究显示活动性 UC 患者肠黏膜 C3mRNA 表达显著增加。

三、细胞免疫检查

正常人的肠道炎症反应时，免疫细胞选择性激活 $CD8^+$ 的抑制性 T 淋巴细胞，而在 IBD 患者可能优先刺激 $CD4^+$ 的辅助性 Th 淋巴细胞（Th）；活动性 UC 患者的 $CD8^+T$ 淋巴细胞较正常或缓解组明显下降，$CD4^+/CD8^+$ 比值上升。同时，根据 Th 功能和产生的细胞因子种类的不同，可以分为 Th1 和 Th2，在机体正常状态下两者处于动态平衡，各自产生细胞因子相互调节，UC 中 Th2 亚群被激活。腺苷脱氨酶含量与 T 淋巴细胞活化状态有关，活动期 UC 患者血清中腺苷脱氨酶含量增加，血清腺苷脱氨酶活性对于评估 UC 活动性具有高敏感性、特异性。

四、细胞因子检测

细胞因子是一类由细胞产生的、具有调节细胞功能的高活性、多功能的小分子可溶性蛋白质多肽，它不属于免疫球蛋白，也不属于 GCS 和神经递质，它通过自分泌和旁分泌及细胞因子网络发挥作用，其功能是调控细胞增殖分化、生长代谢、调节免疫功能和生理功能，并参与病理反应。在 IBD 发生和发展过程中，有众多的细胞因子参与，通过多种不同机制使炎症加重并持续存在，最终造成肠组织慢性损伤。因此，检测细胞因子对评估 IBD 活动有重要意义。在 UC 发生和发展中，有重要意义的细胞因子主要如下：

（一）IL-1 和 IL-1 受体拮抗剂

IL-1 和 IL-1 受体拮抗剂（IL-1RA）之间的平衡决定 IL-1 对炎症过程的调控作用，IL-1RA/IL-1 比值随着 IBD 活动度增加而下降。提示 IL-1 可作为临床判断疾病严重程度的指标。

（二）IL-2

IL-2 主要由 CD4$^+$T 淋巴细胞产生，通过自分泌和旁分泌方式作用于局部靶细胞，起着增强免疫的作用。IL-2 分泌减少导致免疫系统内细胞间网络调节失衡，使局部炎症介质和自由基释放，产生细胞毒作用。IL-2 m RNA 的表达水平随着疾病活动度的加重而降低，提示 IL-2 表达与 UC 临床严重程度呈负相关。

（三）IL-6

UC 患者血清 IL-6 水平明显升高，与局部炎症严重程度一致，并且和其他反映疾病活动度的生化指标（如 IL-17 和 IL-1β）有较好的相关性，可作为评估 UC 活动度和范围的指标。此外，IL-6 在骨代谢过程中也起重要作用，是主要的破骨细胞调节因子之一，可刺激破骨细胞的增殖并抑制成骨细胞的功能。检查 UC 患者血清 IL-6 水平对预防和诊断骨质疏松有一定临床价值。

（四）IL-8

IL-8 是一个小的肝素结合蛋白，属于半胱氨酸氨基酸趋化因子家族，可激活中性粒细胞并促使其从组织中迁移到外周血。活动期 UC 患者黏膜 IL-8 水平较正常组高，血清中 IL-8 水平也升高，且和 UC 患者内镜下及组织学严重程度相关，血清 IL-8 可作为评价 UC 活动度的可靠指标。

（五）IL-12

IL-12 是一种异二聚体的促炎性细胞因子，可诱导产生 IFN-γ，有利于 Th1 淋巴细胞分化，联结固有免疫与适应性免疫。研究显示 UC 患者黏膜 IL-12 水平升高，并和疾病活动性相关。

（六）IL-10

IL-10 主要由 Treg 细胞分泌，后者在免疫反应中主要发挥负调控作用，IL-10 可联合 TGF-β 产生广泛的非特异性抗炎作用，UC 患者肠黏膜中的 IL-10 表达水平随疾病活动度的加重而减少。Rana 等研究发现 UC 患者血清

IL-10 水平明显高于正常组，且和 UC 患者小肠细菌过度生长相关。Pearl 等比较 69 例 UC 患者和 69 例健康对照者黏膜细胞因子水平时，发现病变黏膜 IL-10 水平低于正常黏膜。UC 患者 IL-10 变化的研究结果不一致，还有待更多的研究。

（七）IL-17

Ohman 等前瞻性研究 102 例 UC 患者从发病到随访 3 年期间的临床严重程度和生化指标，发现与对照组相比，UC 患者黏膜 IL-17A mRNA 表达高99.8 倍，而 IFN-γ 和 IL-13 的表达也增加了 12.4 倍和 6.7 倍；发病初期的血清 IL-17A 水平和疾病严重程度相关，并可预测在发病后 3 年期间疾病的临床活动度和生化指标变化，而后两项可由 Mayo 评分、严重不良事件发生率和粪便 CP 水平反映。

（八）IL-23

Mirsattari 等分析 85 例 UC 患者和 40 例健康对照者血清 IL-23 水平时发现，UC 患者血清 IL-23 水平显著高于健康对照组，且 UC 患者血清 IL-23 水平和疾病病程及严重程度呈正相关，提示 IL-23 对 UC 诊断和病情评估的重要意义。

（九）TNF-α

TNF 是一种具有多种生物活性的促炎细胞因子和免疫调节剂，主要由激活的单核细胞产生，具有介导肠道黏膜损伤的作用。根据其来源不同可分为 TNF-α 和 TNF-β，分别位于人染色体 6q21.1-p22 和 6p23-q12，其编码基因位于 HLA-Ⅲ区。活动期 UC 患者血清 TNF-α 水平高于对照组，且随着病情加重而呈升高趋势。目前已有多种 TNF 拮抗剂应用到临床，在风湿免疫性疾病、IBD 治疗中发挥着重要作用，包括 IFX、阿达木单抗（adalimumab，ADA）等。

五、自身抗体和抗细菌抗原抗体检测

IBD 患者血清中存在自身抗体和抗细菌抗原抗体，目前，在 IBD 血清学标记物中，研究较多的为 ANCA、抗酿酒酵母甘露聚糖抗体（ASCA）、抗小肠杯状细胞抗体（GAB）和抗胰腺腺泡抗体（PAB）四种，在 UC 检查中ANCA 的诊断价值最高。

（一）ANCA

ANCA 是一组以中性粒细胞和单核细胞胞质成分为抗原的自身抗体，可通过毛细血管中的中性粒细胞、单核细胞或肠上皮细胞引起溶菌酶释放，导致大面积血管和肠组织损害，亦可引发 T 淋巴细胞介导的细胞免疫造成组织损伤。ANCA 可分为胞质型（cANCA）和核周型（pANCA）。而核周型与 IBD 的发生相关，且在 UC 患者中的阳性率、特异性最高，而 CD 患者中阳性者多见于病变累及结肠者，在 20%～85% 的 UC 患者检查到 pANCA，而只有 2%～28% 的患者可检查到 pANCA，因此，对 UC 和 CD 的鉴别有一定意义。高效价 pANCA 主要出现在 UC 活动期，但大多数学者报道 pANCA 与疾病的活动度、病变程度、治疗及缓解情况不相关。Fleshner 等研究发现，UC 患者在结肠切除术治疗前的 pANCA 高浓度水平和患者回肠肛门吻合术后胰腺癌的发生显著相关。在一项观察 IFX 诱导治疗中重度 UC 患者的疗效和安全性的研究中发现，治疗前 pANCA 水平可作为预测患者对 IFX 治疗早期有反应的指标。值得注意的是，pANCA 在 UC 中的检出率取决于实验室的技术水平和地理纬度。其目前敏感性有限，临床并没有常规使用。

（二）ASCA

ASCA 是一种针对真菌菌属的抗体，其在 CD 患者中的表达较 UC 明显。国内多个研究分析了 ASCA 的阳性率，王志红等采用间接免疫荧光生物薄片（IIFT）法检测了 97 例 IBD 患者的血清 ASCA 水平，结果在 UC 和 CD 患者中，ASCA 阳性率分别为 36.4% 及 4.7%。杨冬等报道，CD 患者和 UC 患者的 ASCA 阳性率分别为 17.6% 和 1.9%。何淳等报道，UC 和 CD 患者的 ASCA 阳性率分别为 60% 和 15%。Anand 等评估 98 例成人 IBD 患者，发现在 CD 患者中 ASCA 和 pANCA 的敏感性为 32%，特异性为 100%，而在 UC 患者中 ASCA 和 pANCA 的敏感性为 50%，特异性为 90%。Mokrowiecka 等研究发现 pANCA$^+$/ASCA$^-$ 在 UC 患者中的敏感性和特异性分别为 42% 和 100%，pANCA$^-$/ASCA$^+$ 在 CD 患者中的敏感性和特异性分别为 52% 和 98.6%，因此，联合检测 ANCS 和 ASCA 对临床鉴诊断 UC 和 CD 极有价值。

（三）GAB

GAB 是 IBD 的血清学标志物，由于其敏感度及特异度均较差，目前国内关于此抗体的研究较少。Lawrance 等报道，该指标对诊断 UC 的敏感度较低。Kuna 等认为，与 UC 诊断相关联的指标包括 ANCA 与 GAB。Kovacs 等对 152 例小儿 IBD 患者（49 例 UC 患者，103 例 CD 患者）进行了相关实验室指标检测，结果发现，UC 和 CD 患者的 GAB 阳性率分别为 12.2% 及 1.9%，提示也可以将 GAB 作为 UC 和 CD 的鉴别指标之一。

（四）PAB

Demirsoy 等的研究提示，UC 及 CD 患者的 PAB 阳性率分别为 7.9% 和 14.1%；ASCA 阳性患者的 PAB 阳性率与 ASCA 阴性组比较差异有统计学意义；PAB 诊断 IBD 的灵敏度及特异度分别为 19% 和 93%，阳性预测值及阴性预测值分别为 77% 和 45%。PAB 在诊断 IBD 方面，对 CD 的诊断价值优于 UC，其在鉴别诊断 CD 与 UC 方面并不优于 ASCA，PAB 在 UC 诊断中的意义并不十分明显。

六、细胞黏附分子

细胞黏附分子（cell adhesion molecule，CAM）是一类位于细胞膜表面的受体型跨膜糖蛋白，具有通过介导细胞间细胞与基质间的黏附传递信息以及促进淋巴细胞归巢等作用，参与炎症和免疫反应，发挥各种生理和病理作用。CAM 分为 5 大类：选择素家族、黏蛋白样家族、整合素家族、免疫球蛋白超家族（IgSF）、钙黏素。此外，某些尚未归类的分子，如 CD44、CD36 等亦属于黏附分子。在一些情况下，循环中 CAM 可反映肠道炎症程度，因而可作为 IBD 炎症活动度的标志。目前研究较多的循环中 CAMs 包括可溶性细胞间黏附分子 -1（sICAM-1）、血管细胞黏附分子 -1（sVCAM-1）、可溶性 E- 选择素（sE-selectin）、可溶性 P- 选择素（sP-selectin）和 CD44V6 等。早期研究显示活动期 UC 患者 sICAM-1 水平显著高于非活动性 UC，且和 CRP 水平正相关，和血红蛋白及白蛋白呈负相关。有研究显示 UC 患者缓解期 sICAM-1 水平降低，sICAM-1 和疾病活动度相关。但也有研究显示检测 sICAM-1 水平并不能很好地反映疾病活动度，提示有待更多研究。Parfenov 等研究发现，经 IFX 治疗后，UC 患者血清 sVCAM-1、sE-selectin 和 sP-selectin 水平降低，这三个指标可用来评价疗效。UC 和 CD 患者均可表达 CD44V6，且 CD44V6 水平和内镜下及组织学疾病活动度有关，但是鉴别 UC 和 CD 的灵敏度不高，只能提供有限的信息。

小结

UC 的诊断依赖于对临床、病理学、内镜、影像学及实验室检查的综合判断。迄今，没有任何一项实验室检查能够肯定或否定 UC 诊断。因此，单纯实验室检查无法对 UC 做出诊断和鉴别诊断。但是，实验室检查对于 UC 的诊断和鉴别诊断仍有重要参考价值。同时，越来越多的研究证实血清、尿液、粪便指标及生物标志对于疾病诊断、炎症活动度的判断、疾病的随访具有重要意义。

目前临床上应用最多的是用于判断炎症活动度的血常规、ESR、CRP 及 PCT 等，尤其是血清 CRP 水平，对于评估患者疾病复发具有重要价值，但高水平的 CRP 不仅提示疾病活动，也可发生于合并细菌感染性疾病。血常规、肝肾功能等检查还可以帮助监测药物毒副作用，如骨髓抑制、肝肾功能损害等。

粪便 CP 在疾病诊断、炎症活动度判断及疾病复发中具有非常重要的意义。由于粪便 CP 反映了中性粒细胞在肠道黏膜的浸润程度，当炎症消退、黏膜愈合时，粪便 CP 明显减少或消失。因此，粪便 CP 不仅在 UC 的诊断、评估炎症活动度及预测疾病复发中具有非常重要的意义，而且作为监测黏膜愈合的替代指标，可部分代替内镜用于评估黏膜是否愈合。但由于费用等问题，目前在我国应用并不广泛。粪便 LF 的临床价值与粪便 CP 相似，有条件的医院可开展相关临床检测。还需注意要留取标本进行微生物学检查。

其他免疫学检查在 UC 的诊断和临床研究中显示出良好的潜力，但尚未应用于临床。随着对疾病研究认识的进一步深入，必将有更多有意义的检查方法进入临床。

（王新颖）

主要参考文献

[1] Dan T，Arie L，Johanna C E，et al. Management of pediatric ulcerative colitis：Joint ECCO and ESPGHAN evidence-based consensus guidelines[J]. JPGN，2012，55（3）：

340–361.

［2］Gert V A, Axel D, Bernd B, et al. Second European evidence-based consensus on the diagnosis and management of ulcerative colitis Part 3: Special situations[J]. Journal of Crohn's and Colitis, 2013, 7（1）: 1–33.

［3］Axel D, James O L, Andreas S, et al. Second European evidence-based consensus on the diagnosis and management of ulcerative colitis Part 2: Current management[J]. Journal of Crohn's and Colitis, 2012, 6（10）: 991–1030.

［4］Axel D, Rami E, Fernando M, et al. Second European evidence-based consensus on the diagnosis and management of ulcerative colitis Part 1: Definitions and diagnosis[J]. Journal of Crohn's and Colitis, 2012, 6（10）: 965–990.

［5］Conrad K, Roggenbuck D, Laass M W. Diagnosis and classification of ulcerative colitis[J]. Autoimmunity Reviews, 2014, 13（4–5）: 463–466.

［6］Tibble J A, Sigthorsson G, Bridger S, et al. Surrogate markers of intestinal inflammation are predictive of relapse in patients with inflammatory bowel disease[J]. Gastroenterology, 2000, 119（1）: 15–22.

［7］Masoodi I, Tijjani B M, Wani H, et al. Biomarkers in the management of ulcerative colitis: A brief review[J]. Ger Med Sci, 2011, 9: c3.

［8］Filmann N, Rey J, Schneeweiss S, et al. Prevalence of anemia in inflammatory bowel diseases in European countries: A systematic review and individual patient data meta-analysis [J]. Inflamm Bowel Dis, 2014, 20（5）: 936–945.

［9］Yesil A, Senates E, Bayoglu I V, et al. Red cell distribution width: A novel marker of activity in inflammatory bowel disease[J]. Gut Liver, 2011, 5（4）: 460–467.

［10］Song C S, Park D I, Yoon M Y, et al. Association between red cell distribution width and disease activity in patients with inflammatory bowel disease[J]. Dig Dis Sci, 2012, 57（4）: 1033–1038.

［11］Ozturk Z A, Dag M S, Kuyumcu M E, et al. Could platelet indices be new biomarkers for inflammatory bowel diseases?[J]. Eur Rev Med Pharmacol Sci, 2013, 17（3）: 334–341.

［12］Soendergaard C, Kvist P H, Seidelin J B, et al. Tissue-regenerating functions of coagulation factor $X \rrbracket$ [J]. J Thromb Haemost, 2013, 11（5）: 806–816.

［13］Liappis A P, Gibbs K W, Nylen E S, et al. Exogenous procalcitonin evokes a pro-inflammatory cytokine response[J]. Inflamm Res, 2011, 60（2）: 203–207.

［14］Burri E, Manz M, Schroeder P, et al. Diagnostic yield of endoscopy in patients with abdominal complaints: Incremental value of faecal calprotectin on guidelines of appropriateness[J]. BMC Gastroenterology, 2014, 14（1）: 57.

［15］Judd T A, Day A S, Lemberg D A, et al. Update of fecal markers of inflammation in inflammatory bowel disease[J]. Journal of Gastroenterology and Hepatology, 2011, 26（10）: 1493–1499.

［16］Iskandar H N, Ciorba M A. Biomarkers in inflammatory bowel disease: Current practices and recent advances[J]. Translational Research, 2012, 159（4）: 313–325.

［17］ Yang Z, Clark N, Park K T. Effectiveness and cost-effectiveness of measuring fecal calprotectin in diagnosis of inflammatory bowel disease in adults and children[J]. Clinical Gastroenterology and Hepatology, 2014, 12（2）: 253–262.

［18］ Masoodi I, Kochhar R, Dutta U, et al. Evaluation of fecal myeloperoxidase as a biomarker of disease activity and severity in ulcerative colitis[J]. Dig Dis Sci, 2012, 57（5）: 1336–1340.

［19］ Beyazit Y, Koklu S, Tas A. Serum adenosine deaminase activity as a predictor of disease severity in ulcerative colitis[J]. Journal of Crohn's and Colitis, 2012, 6（1）: 102–107.

［20］ Wine E, Mack D R, Hyams J, et al. Interleukin-6 is associated with steroid resistance and reflects disease activity in severe pediatric ulcerative colitis[J]. Journal of Crohn's and Colitis, 2013, 7（11）: 916–922.

［21］ Rodriguez-Peralvarez M L, Garcia-Sanchez V, Villar-Pastor C M, et al. Role of serum cytokine profile in ulcerative colitis assessment [J]. Inflamm Bowel Dis, 2012, 18（10）: 1864–1871.

［22］ Rana S V, Sharma S, Kaur J, et al. Relationship of cytokines, oxidative stress and GI motility with bacterial overgrowth in ulcerative colitis patients [J]. Journal of Crohn's and Colitis, 2014（8）: 859–865.

［23］ Weidlich S, Bulau A M, Schwerd T, et al. Intestinal expression of the anti-inflammatory interleukin-1 homologue IL–37 in pediatric inflammatory bowel disease[J]. J Pediatr Gastroenterol Nutr, 2014, 59（2）: 18–26.

［24］ Pearl D S, Shah K, Whittaker M A, et al. Cytokine mucosal expression in ulcerative colitis, the relationship between cytokine release and disease activity[J]. Journal of Crohn's and Colitis, 2013, 7（6）: 481–489.

［25］ Verma R, Verma N, Paul J. Expression of inflammatory genes in the colon of ulcerative colitis patients varies with activity both at the mRNA and protein level[J]. Eur Cytokine Netw, 2013, 24（3）: 130–138.

［26］ Műzes G. Changes of the cytokine profile in inflammatory bowel diseases[J]. World Journal of Gastroenterology, 2012, 18（41）: 5848.

［27］ Mohammadi M, Hayatbakhsh M M, Zahedi M J, et al. Serum interleukin-23 levels in patients with ulcerative colitis[J]. Iran J Immunol, 2011, 8（3）: 183–188.

［28］ Leung J M, Davenport M, Wolff M J, et al. IL-22-producing CD4+ cells are depleted in actively inflamed colitis tissue[J]. Mucosal Immunol, 2014, 7（1）: 124–133.

［29］ Kaul A, Hutfless S, Liu L, et al. Serum anti-glycan antibody biomarkers for inflammatory bowel disease diagnosis and progression: A systematic review and meta-analysis[J]. Inflammatory Bowel Diseases, 2012, 18（10）: 1872–1884.

［30］ Kuna A T. Serological markers of inflammatory bowel disease[J]. Biochem Med（Zagreb）, 2013, 23（1）: 28–42.

第八章

临 床 表 现

多数 UC 患者起病缓慢而隐匿，少数急性起病，偶见急性或暴发性起病。病程多在 4 周以上，呈慢性经过，常表现为发作期与缓解期交替，少数患者症状可持续并逐渐加重。

UC 的临床表现与病变范围、活动性、疾病行为及病期等密切相关。黏液脓血便是 UC 的首要症状，其他症状取决于病变累及部位。大多数患者有腹泻伴腹痛、里急后重等，便秘可为直肠型 UC 的重要症状。可有皮肤、黏膜、关节、眼、肝胆等肠外表现。部分患者可有发热、食欲减退、体重下降、疲劳、生长迟缓等全身症状。与西方相比，亚洲患者肠外表现较少见，且存在区域差异性，但亦有患者同时出现多种肠外表现。

第一节 消 化 系 统

一、腹泻、黏液脓血便

见于绝大多数患者，为最常见的症状。腹泻主要与炎症导致大肠黏膜损伤及大肠运动功能异常有关，粪便中的黏液脓血则为炎性渗出、黏膜糜烂及溃疡所致。UC 的腹泻具有夜间较重的特点。黏液脓血便是 UC 活动性的重要表现。

在临床上，UC 患者的病情主要根据大便情况分轻、中、重度。轻度为每日 0~4 次便血，且无中毒症状；中度为每日 4~6 次便血，伴轻微中毒症状；重度为每日 6 次以上便血，且伴明显的中毒症状如发热、心动过速、贫血、ESR 增高等。粪质也与病情轻重有关，多数为糊状，重度可为脓血便或血便。病变限于直肠或乙状结肠患者，除可有大便次数增多、便血外，偶尔有便秘，这是病变引起直肠排空功能障碍所致。

二、腹痛

轻型患者可无腹痛或仅有下腹部不适。中重度 UC 患者可有轻度至中度腹痛，多数为左下腹或下腹的阵痛，亦可涉及全腹。UC 患者的腹痛有疼痛 – 便意 – 便后缓解的规律，常有里急后重及肛门下坠感。若并发中毒性巨结肠或炎症波及腹膜，则有持续性剧烈腹痛等急腹症表现。

三、肛周病变

UC 患者可有肛门及肛周轻微病变，常表现为肛周不适。也可并发简单的瘘管。但是，经常发作或复杂肛周瘘管必须高度警惕 CD。

第二节　全身症状

一般出现在中、重度活动期 UC 患者，常常为身体不适、食欲减退和发热。全身症状是 UC 病情严重的表现。

发热多为低度至中度，高热多提示有并发症或见于急性暴发型 UC。重症 UC 或病情持续活动的 UC 可出现衰弱、消瘦、贫血、低蛋白血症及水、酸碱和电解质平衡紊乱等表现，为营养物质消化、吸收不良及炎症和肠道丢失所致。

第三节　肠外表现

UC 常合并各种肠外表现。UC 的肠外表现多见于口腔黏膜、皮肤、关节、眼及胆道系统等。国外报道，UC 肠外表现发生率为 21% ~ 36%，80% UC 患者肠外表现发生于肠道症状之后，10% 患者可与肠道症状同时发生，另外 10% 患者肠外表现可作为 UC 的首发症状出现。

UC 的肠外表现通常根据病变脏器或系统进行分类，亦可根据肠外表现与 UC 疾病活动性关系进行分类。有些肠外表现与 UC 疾病活动相关,有些与 UC 疾病活动无关(表 8-1),前者针对 UC 进行治疗后肠外表现的症状明显好转,后者对相关治疗无效。

表 8-1 常见 UC 肠外表现分类

与 UC 活动性相关	与 UC 活动性无关
外周型关节病(Ⅰ型)	坏疽性脓皮病
结节性红斑	PSC
口腔阿弗他溃疡	葡萄膜炎
表层巩膜炎 / 虹膜炎	强直性脊柱炎 / 骶髂关节炎
	外周型关节病(Ⅱ型)

此外,一些肠外表现是某些疾病(如肾结石、肾积水、淀粉样病变)的并发症,有些则是 UC 治疗方案(GCS 和手术等)的不良反应,表现为营养不良、骨质疏松及股骨头坏死等。

本部分主要针对 UC 常见肠外表现进行阐述。

一、阿弗他口炎

阿弗他口炎是指发生在口腔、牙龈及舌头的阿弗他溃疡,呈圆形或椭圆形、浅而小,其临床表现具有红、黄、凹、痛等特点。

二、骨、关节病变

骨、关节病变是 UC 患者常见的肠外表现。骨病变包括骨质疏松和骨软化。骨质疏松主要是某些 UC 治疗药物的不良反应,也与营养不良和运动较少相关。

UC 相关的关节病变可分为外周型和中央型。近来根据与 UC 炎症相关性,又将外周型关节病分为Ⅰ型和Ⅱ型。Ⅰ型外周型关节病常以膝、踝、肩、腕关节受累为主,关节累及数目少,呈不对称性,与 UC 活动有关。Ⅱ型外周型关节病以对称性小关节受累为主,侵犯多个关节,与 UC 活动关系不密切,仅反映其慢性病程。中央型关节病变包括强直性脊柱炎和骶髂关节炎,与 UC 活动无关。强直性脊柱炎可见于 2.1% 男性和 0.8% 女性 IBD 患者。

三、皮肤表现

（一）结节性红斑

结节性红斑（EN）是直径为 1~3 cm 大小的卵圆形紫红色结节，可有进行性疼痛，多见于小腿伸侧，有时大腿下段和臀部亦可波及，但上肢及颜面部位通常不受侵犯。一项流行病学调查发现，2.1% IBD 患者可见皮肤病变，其中女性 CD 患者多发，68.1% 的皮肤病变位于小腿伸侧，其他可累及胸或肛门皮肤。

（二）坏疽性脓皮病

坏疽性脓皮病（pyoderma gangrenosum，PG）是一种少见的非感染性、炎性皮肤溃疡疾病，国外相关文献报道，1%~5% IBD 患者可并发坏疽性脓皮病，但国内的发病率较低。UC 继发 PG 的病因不明。目前的研究认为可能是由于其皮肤与肠道中存在着交叉抗原，或病变的结肠释放抗原或毒素，引起皮肤的继发改变。PG 多见于下肢，可反复发作，其发病突然，皮肤迅速出现丘疹、水疱或脓疱，这些大疱破溃后成为溃疡，并不断向周围发展，溃疡面可达 10 cm 以上，而且溃疡较深并有坏死。由于创面常继发感染，机体抵抗力差，故常合并脓毒败血症，而使病情无法控制。有些患者会出现坏疽而不得不截肢。

（三）Sweet 综合征

Sweet 综合征的特征性临床表现是分布于上肢、颈部、面部皮肤的炎性红斑、皮疹等。Sweet 综合征最近才被认为是 IBD 的一种肠外表现。Sweet 综合征属于急性中性粒细胞增多性皮肤病，需要与坏疽性脓皮病鉴别，鉴别要点包括临床表现、分布和组织学。面部红斑常反映疾病的活动。多见于妇女、结肠受累和合并其他肠外表现的 CD 患者，UC 患者较少见。

四、眼部表现

以表层巩膜炎及结膜炎、葡萄膜炎常见。表层巩膜炎常与 UC 的活动性有关，临床表现为巩膜和（或）结膜红斑、畏光、眼部烧灼感。葡萄膜炎可威胁视力，在临床工作中需引起注意，其表现为眼睛疼痛、流泪、畏光，在黑暗处眼睛不适更明显。部分葡萄膜炎无症状，可通过裂隙灯显微镜检查发现。

五、PSC

PSC 是由于肝内外胆管炎性纤维化和硬化性损害，引起胆管阻塞及反复炎症发作，表现有胆汁淤积性黄疸及瘙痒、上腹痛、肝脾大等，UC 患者多见。国外报道 2.3% 的 UC 患者可伴 PSC。

六、血液系统表现

血液系统表现包括贫血、白细胞增多及血小板增多症等。贫血以缺铁性贫血最常见，还包括巨幼细胞性贫血、自身免疫溶血性贫血等。

七、血管性病变

所有 IBD 患者均存在静脉血栓形成（VTE）风险。部分 IBD 患者死于 VTE。IBD 患者 VTE 的发病率在 1.2%～6.7%，是正常人的 3.5 倍。最常见的是下肢深静脉血栓（DVT）和肺栓塞（PE），其他部位如脑血管、肝静脉、肠系膜静脉和肾静脉也可以发生栓塞。VTE 风险与 IBD 活动期的凝血功能改变有关。因此，绝大多数 VTE 发生在 IBD 活动期。口服避孕药和长途旅行均可以增加 VTE 风险。

UC 患者血栓形成原因是多方面的，UC 急性发作时血小板、纤维蛋白原、Ⅷ因子、Ⅴ因子增高，抗凝血酶Ⅲ降低。目前尚无评价 IBD 患者血栓形成危险性的特异实验室指标。

最常用的诊断方法是血管多普勒超声和静脉造影。肺通气－血流灌注成像和多层螺旋 CT 可用于诊断 PE。

八、心肺疾病

50% 以上的 IBD 患者可有呼吸道症状，多为轻中度。部分 UC 患者表现为非感染性的间质性肺炎，常与 UC 的活动性相关，多随 UC 的缓解而缓解或者自行消失。如果没有合并感染，抗感染治疗通常无明显疗效。治疗 UC 的药物如柳氮磺胺吡啶（SASP）、美沙拉嗪、甲氨蝶呤（Methotrexate，MTX）也可以导致药物性肺炎。若患者在使用免疫抑制剂或生物制剂期间或之后出现呼吸道症状，应予高度重视，因为患者可能继发了严重的机会性感染，如真菌、结核或病毒感染。结肠手术可以加重肺部疾病。

心脏疾病较少见，症状多不明显。IBD 患者出现心脏症状应在心血管专家的建议下予以相应的诊断。

九、肾病变

由于 UC 本身是机体免疫系统产生过激的免疫应答所致的炎症性损伤，这种过激的免疫应答及其产生的免疫复合物沉积于肾，从而损伤肾。同时，UC 可导致淀粉样变性，大量的淀粉样物质沉积并损伤肾，导致急性和慢性肾病的发生。此外，UC 继发的机会性感染也可诱发或加重肾病变。因此，UC 患者继发肾损伤和肾功能异常并不少见。

UC 相关性肾病的主要临床表现为蛋白尿，可有肾病综合征。其诊断应在肾脏病专家的指导下排除其他肾病。UC 相关性肾病的治疗应以治疗 UC 为主，其病情通常随 UC 的缓解而缓解。

第四节　体　　征

轻、中型患者仅有左下腹轻压痛，有时可触及痉挛的降结肠或乙状结肠。重型患者常有明显的压痛和鼓肠。若有腹肌紧张、反跳痛、肠鸣音减弱，应注意中毒性巨结肠、肠穿孔等并发症。直肠指检可有触痛及指套带血。

第五节　并　发　症

一、中毒性巨结肠

中毒性巨结肠是 UC 最严重的并发症之一，主要见于重度 UC 患者，病死率高达 44%。其临床特征为全身性中毒症状及节段性或全结肠非梗阻性扩张。该并发症国内较少见，北京协和医院报道其发生率为 0.9%，全国多中心回顾性调查显示发生率仅为 0.1%。内科积极治疗 24 h 无效或发生肠穿孔大出血、结肠进行性扩张者，应立即行手术治疗。

二、肠穿孔

肠穿孔是 UC 最严重的并发症之一，常因结肠镜操作不当或中毒性巨结肠引发，病死率约为 50%。UC 患者自发性肠穿孔发生率约为 2%，多与中毒性巨结肠有关。治疗可采取结肠次全切除 + 回肠造口术，待病情稳定、病理诊断明确后行二期手术。

三、下消化道大出血

消化道出血在 UC 患者中很常见，但大出血的发生率为 0~6%。尽管较少见，但 UC 患者中因大出血行结肠切除术者仍占 10%。出血量与疾病严重程度相关，严重出血者多为广泛结肠型。如有直肠病变，结肠切除术后回直肠吻合口易破裂继发术后出血，临床报道其发生率为 0~12%。

四、异型增生和癌变

由于长期慢性炎症的刺激，UC 的结直肠有癌变的风险。UC 总体癌变风险与病程（>10 年）、病变范围（全结肠型）和治疗方案相关。定期内镜随访及使用氨基水杨酸制剂可以早期发现和预防癌变。

五、其他

贫血为 UC 常见并发症。铁、维生素 B_{12}（VB_{12}）、叶酸缺乏为常见贫血原因，药物亦可能引起贫血，有肿瘤家族史者还应排除肠道肿瘤所致的贫血。

重度或重症 UC，尤其是经过联合免疫抑制剂治疗后，常并发机会性感染，包括结核、艰难梭菌、CMV 和肝炎病毒感染。合并机会性感染的 UC 患者预后较差。

第六节 辅 助 检 查

辅助检查主要有实验室检查、结肠镜、黏膜活检组织学、钡剂灌肠 X 线造影、超声、CT、MRI 等检查手段。

一、实验室检查

对于 UC 的诊断，目前尚缺乏有效的血清学或基因型标志物。应常规行血常规、粪常规、肝功能、电解质、CRP 和 ESR 检查。

粪常规检查和培养非常重要，应多次检查。起源于中性粒细胞的蛋白质如 CP、LF 及 S100A12 等在 UC 患者的粪便中表达增高，可辅助 UC 的诊断及预后和疾病活动性评估，目前我国临床常用的 UC 粪便炎症标志物为 CP 和 LF。有研究发现粪便中 CP 与活动期 UC 内镜分级的相关性高于 CRP 和 ESR，可客观反映 UC 炎症活动情况。但 CP 与其他粪便标志物一样，缺乏鉴别炎症类型的特异性，使之在 UC 诊断中的应用受限。

CRP、ESR 是 UC 活动性和疗效评价的有效指标。活动性 UC 一般伴有贫血、低蛋白血症及 CRP、ESR 升高，这些指标亦可作为急性重度 UC 患者需行结肠切除术的预测指标。轻、中度 UC 上述指标可能不出现异常，慢性 UC 可能出现血小板计数增加，伴感染时白细胞计数增加。CRP 与 UC 疾病活动性和严重程度显著相关，但 CRP 和 ESR 均不足以鉴别 UC 与感染性结肠炎或其他原因所致的结肠炎。

UC 患者血清中可检出一些自身抗体，其中最重要的是 pANCA，可作为鉴别 UC 与 CD 的重要分子标志物，但 pANCA 用于诊断 UC 的敏感性很低，不推荐用于 UC 的诊断。血清自身抗体诊断 UC 的特异性和准确性亦有待提高，但在临床上仍有一定实用性。

二、消化内镜检查

结肠镜检查并活检是 UC 诊断的主要依据。所有疑诊 UC 的患者均应首先接受结肠镜检查。但重度 UC 患者不宜或暂缓全结肠镜检查，以免增加肠穿孔等的风险。对伴有上消化道症状者，应行上消化道内镜检查并活检。

如发现病变不累及直肠、有倒灌性回肠炎（盲肠至回肠末段的连续性炎症）以及其他难以与 CD 鉴别的情况，应行小肠及上消化道检查。

（一）结肠镜常见表现

1. 病变从邻近肛门直肠开始，向近心端延伸，呈连续性和弥漫性分布，炎症和正常区域界线清楚（图 8-1）。

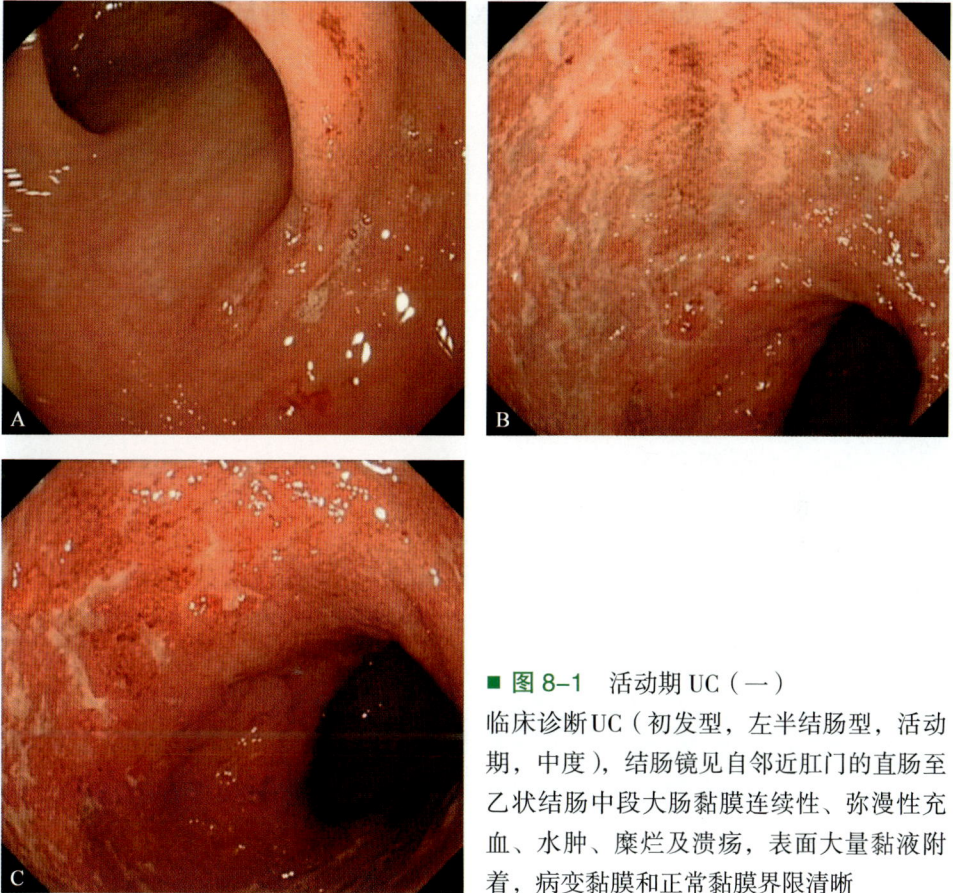

■ 图 8-1 活动期 UC（一）

临床诊断UC（初发型，左半结肠型，活动期，中度），结肠镜见自邻近肛门的直肠至乙状结肠中段大肠黏膜连续性、弥漫性充血、水肿、糜烂及溃疡，表面大量黏液附着，病变黏膜和正常黏膜界限清晰

2. 轻度活动期 UC 内镜特点为黏膜充血、水肿，表面呈颗粒状、血管纹理模糊，表面有少许黏液性分泌物附着（图 8-2）。

3. 中度活动期 UC 内镜特点为黏膜充血、糜烂，脆性增加，有接触性出血，表面有较多黏液性及脓性分泌物附着（图 8-3）。

4. 重度活动期 UC 内镜特点为黏膜糜烂、溃疡明显，有自发性出血，表面有大量黏液性及脓血性分泌物附着（图 8-4）。

5. 反复发作者可见瘢痕、炎性息肉和黏膜桥形成，可有管壁僵硬、管腔狭窄及假憩室（图 8-5 ～ 图 8-8）。UC 患者出现肠道狭窄时都应该首先怀疑肠道癌变（图 8-9），应立即进行内镜下的染色、放大及超声检查，如果癌变诊断成立，应立即考虑内镜下治疗及外科手术。当不能进行内镜检查时，

应考虑影像学技术，如双对比钡灌肠 X 线造影、CTE 和 MRE，或者 PET-CT
检查。

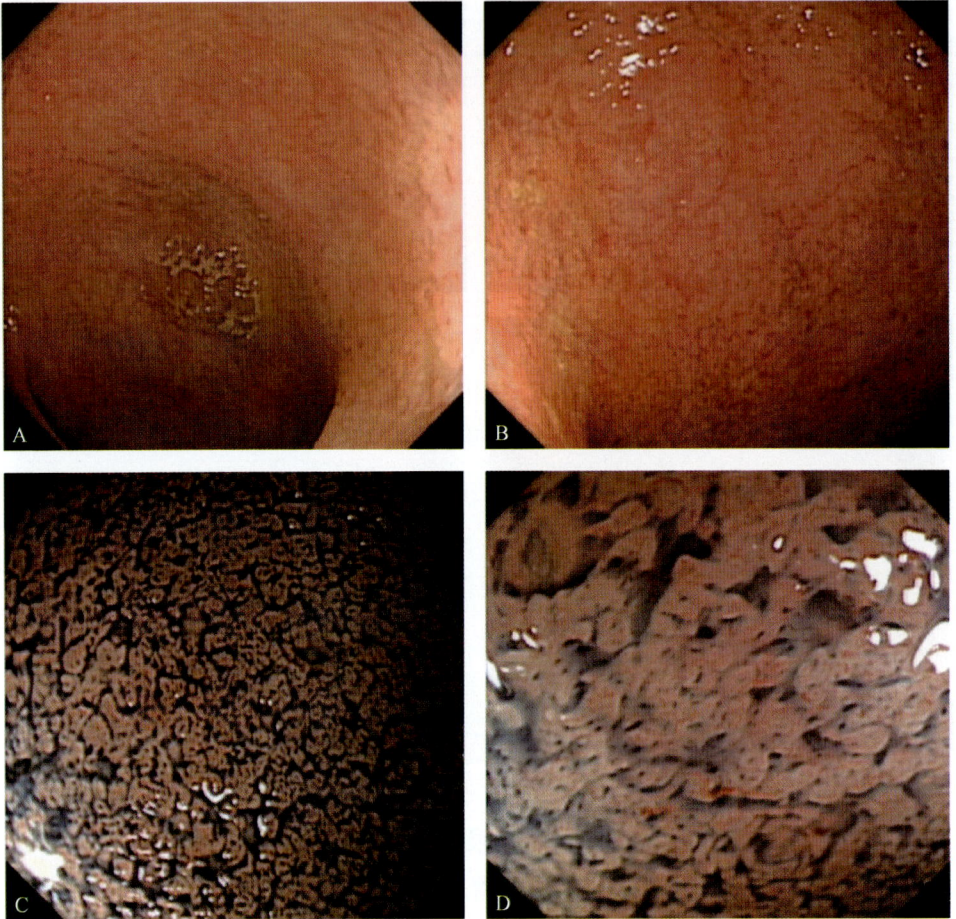

■ 图 8-2 活动期 UC（二）

临床诊断UC（初发型，左半结肠型，活动期，轻度），结肠镜见左半结肠黏膜连续性充
血、糜烂，表面有少许黏液附着，靛胭脂染色及放大见黏膜珊瑚样改变及隐窝炎

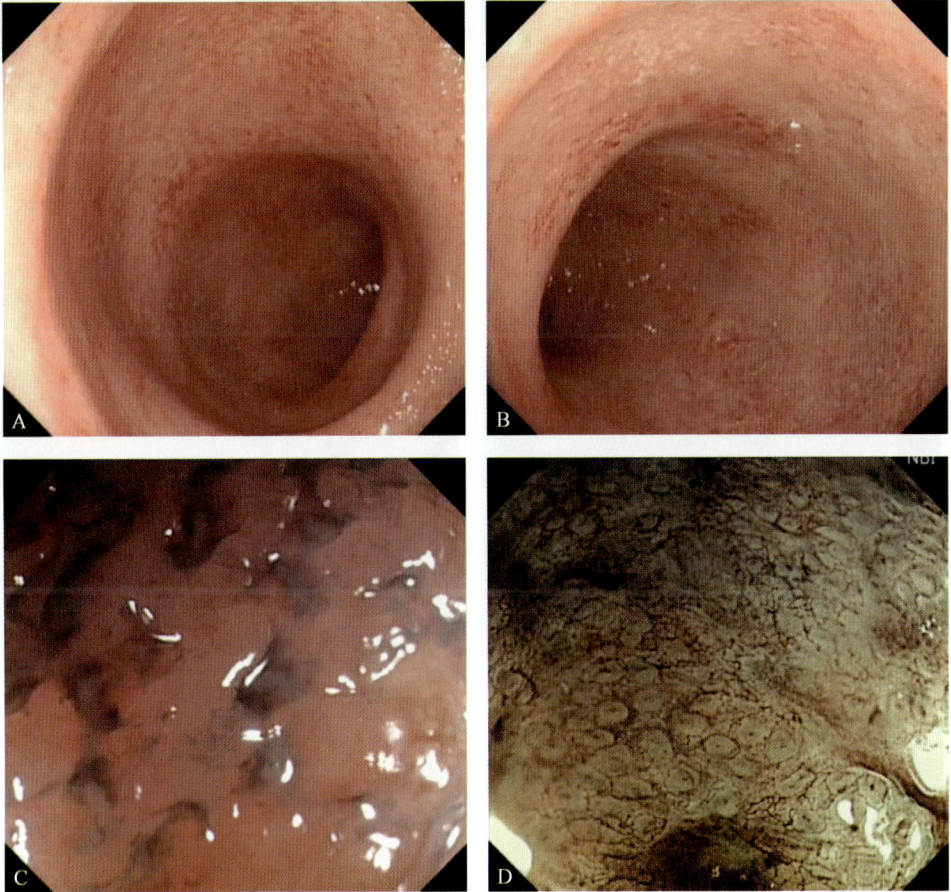

■ 图 8-3 活动期 UC（三）

临床诊断 UC（初发型，左半结肠型，活动期，中度），结肠镜见左半结肠黏膜连续性充血、糜烂，有接触性出血，表面有较多黏液性及脓性分泌物附着，靛胭脂染色及放大见隐窝脓肿，NBI 见 CP II 型

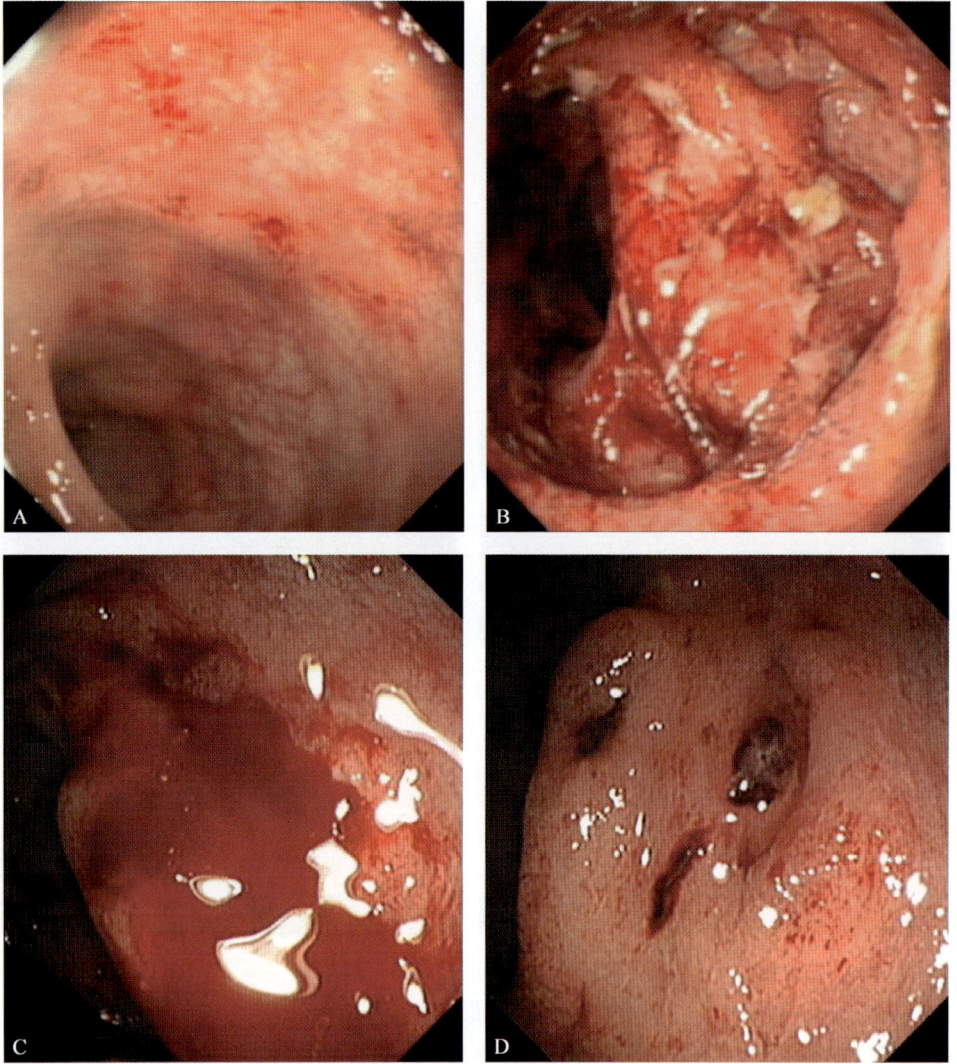

■ 图 8-4 活动期 UC（四）

临床诊断 UC（初发型，全大肠型，活动期，重度），结肠镜见横结肠以下黏膜连续性溃烂，有自发性出血，肠腔内见大量的脓血性黏液附着。冲洗后见散在大小不等的深溃疡，近肛门一深溃疡中血管裸露，有活动性出血

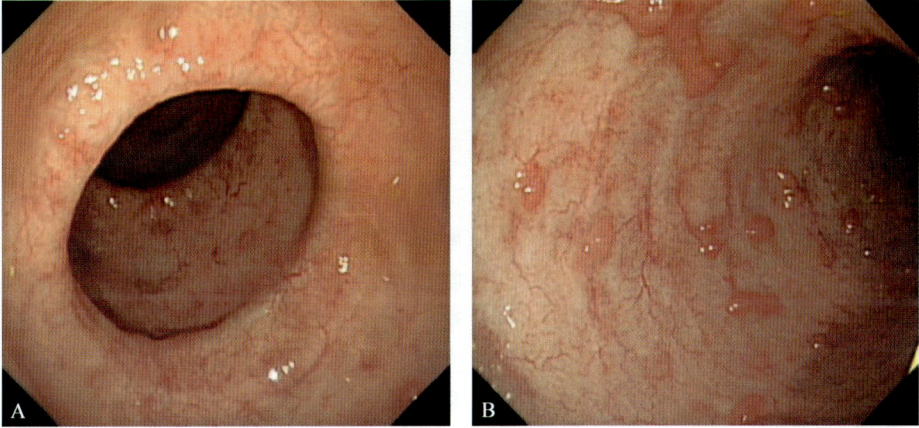

■ 图 8-5 缓解期 UC（一）

临床诊断UC（初发型，左半结肠型，缓解期），治疗后复查结肠镜见直肠及乙状结肠黏膜愈合，有大量不规则小息肉

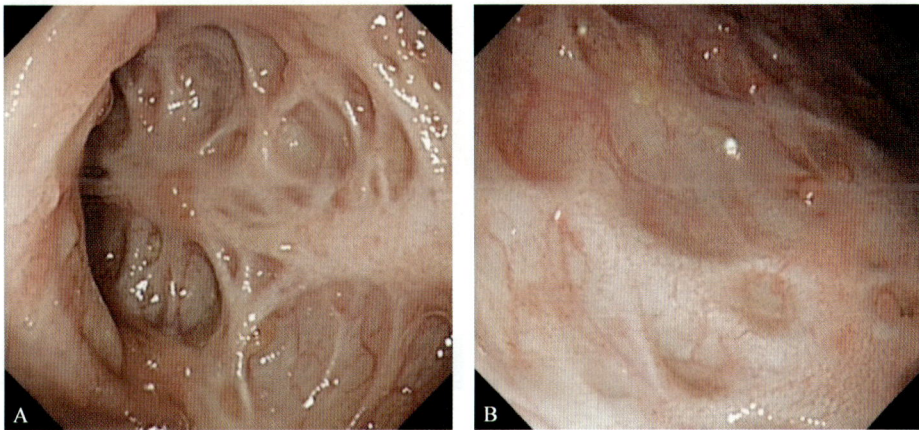

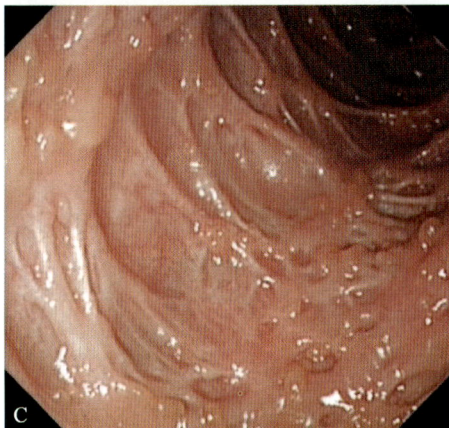

■ 图 8-6 缓解期 UC（二）

临床诊断UC（复发型，左半结肠型，缓解期），治疗后复查结肠镜见降结肠以下黏膜愈合，有大量瘢痕形成及散在小息肉

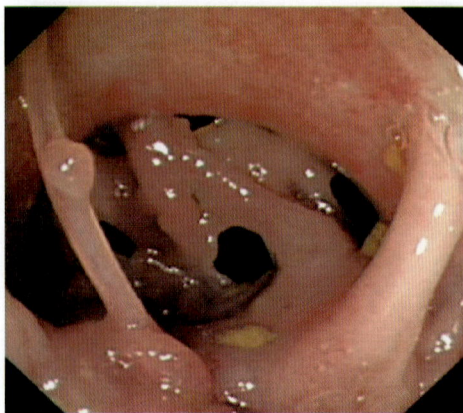

■ 图 8-7 缓解期 UC（三）

临床诊断 UC（复发型，全大肠型，缓解期），治疗后复查结肠镜见黏膜基本愈合，大量黏膜桥形成，呈蜂窝状，伴散在炎性息肉

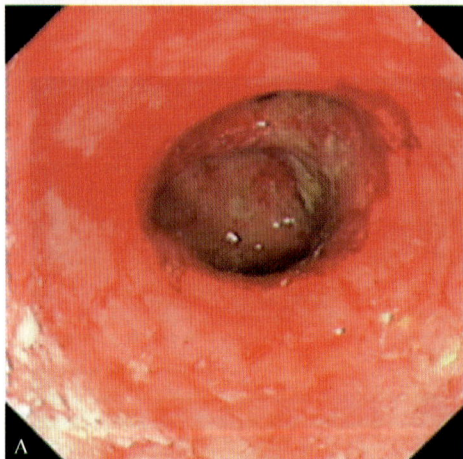

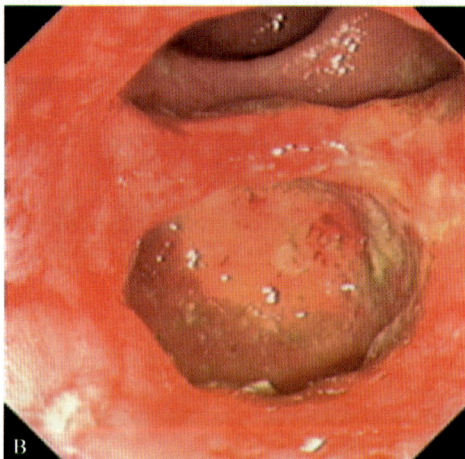

■ 图 8-8 活动期 UC（五）

临床诊断 UC（复发型，广泛结肠型，活动期，重度），结肠镜见黏膜弥漫溃疡，有接触性出血和自发性出血，可见黏膜桥及假憩室，伴管壁僵硬和管腔狭窄

（二）染色及放大内镜表现

利用新型电子内镜的染色（包括化学染色和电子染色）和放大功能，可进一步在内镜下活体观察 UC 病变黏膜的微细病变及其形态特征。

1. 正常腺管开口，主要见于 UC 正常肠段黏膜。

2. 正常隐窝减少、隐窝变形，主要见于 UC 炎症活动早期（图 8-10）。

3. 隐窝肿大和细颗粒样结构，是 UC 活动期病变进展过程中黏膜病变的

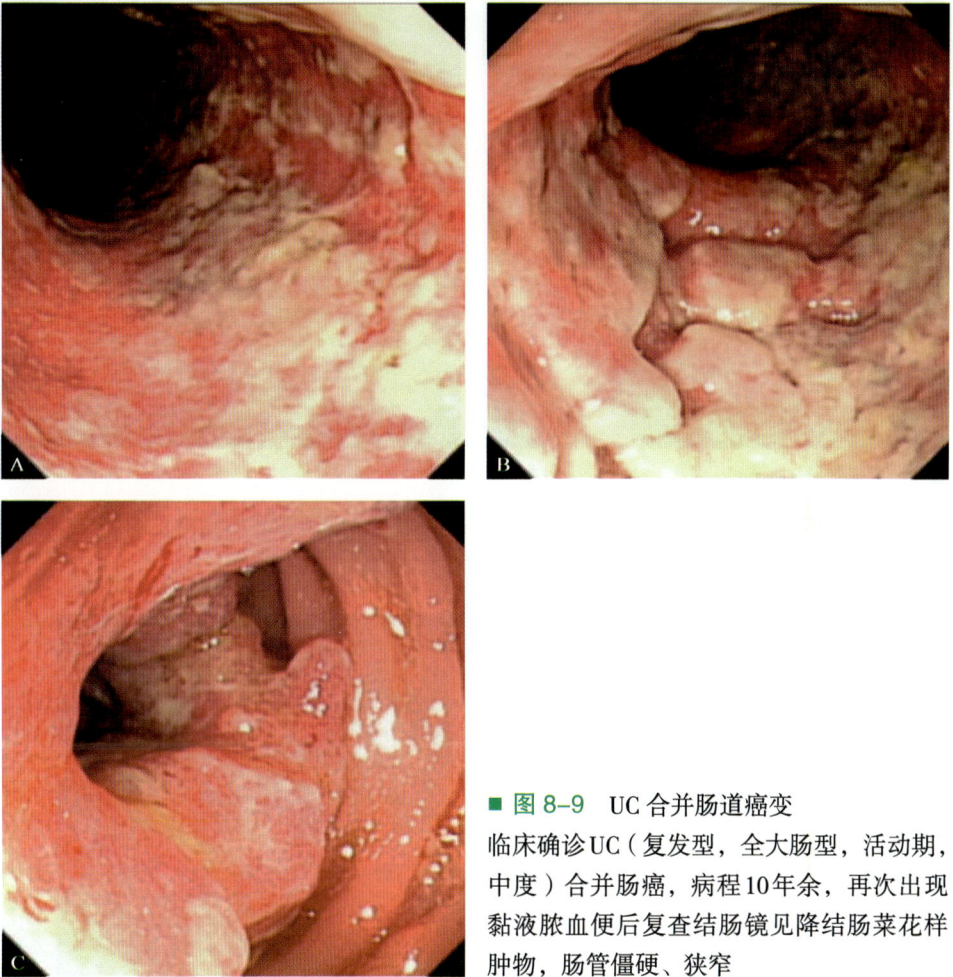

■ 图 8-9 UC 合并肠道癌变

临床确诊 UC（复发型，全大肠型，活动期，中度）合并肠癌，病程10年余，再次出现黏液脓血便后复查结肠镜见降结肠菜花样肿物，肠管僵硬、狭窄

典型形态，其组织病理学改变为隐窝黏膜下炎性细胞浸润致隐窝肿胀（图 8-10）。

4. 隐窝破坏、粗绒毛状结构，是 UC 黏膜病变的典型形态之一，具有特征性诊断意义（图 8-11）。

5. 隐窝融合和筛网状结构形成，是 UC 炎症活动、黏膜明显破坏的特征性改变，发现典型筛网状结构即可内镜诊断 UC（图 8-11）。

6. 隐窝广泛破坏融合后可形成不规则的表浅溃疡，溃疡较深常提示预后差。

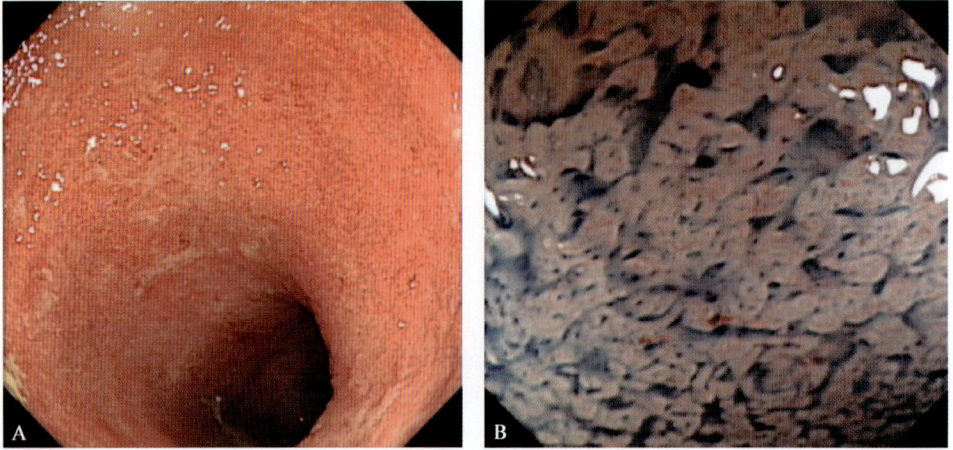

■ 图 8-10　活动期 UC（一）

临床诊断UC（复发型，左半结肠型，活动期，中度），结肠镜靛胭脂染色及放大内镜见黏膜呈粗颗粒，隐窝肿胀，部分隐窝被破坏

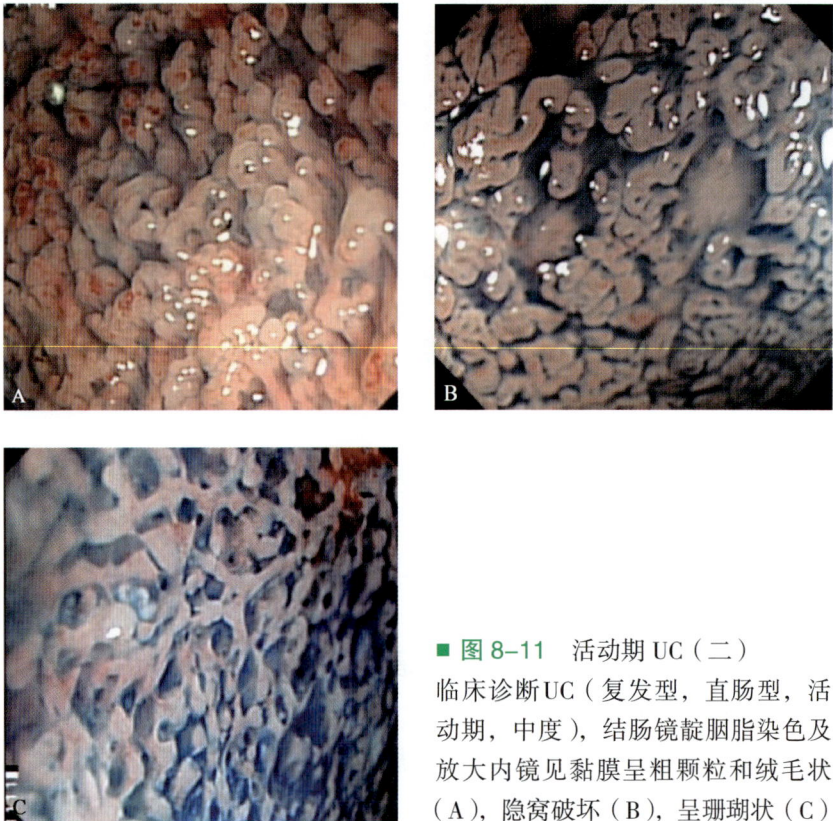

■ 图 8-11　活动期 UC（二）

临床诊断UC（复发型，直肠型，活动期，中度），结肠镜靛胭脂染色及放大内镜见黏膜呈粗颗粒和绒毛状（A），隐窝破坏（B），呈珊瑚状（C）

（三）UC 内镜下的特殊表现

1. 直肠赦免是指少数 UC 内镜下可见到直肠黏膜正常。直肠赦免可见于未治疗的儿童 UC 早期，或经局部或系统治疗后的成年 UC 患者。一旦发现直肠赦免，就应行全消化道检查，排除 CD。

2. 盲肠斑片状炎症是指少数 UC 内镜下可见到盲肠斑片状炎症，即"盲肠斑"（图 8-12）。盲肠斑片状炎症多见于在左半结肠型 UC 患者。一旦发现盲肠斑，应行全消化道检查，排除 CD。

3. 阑尾跳跃性病变是指内镜下 UC 的病变没有向上蔓延到盲肠，但有阑尾内口炎症性改变（图 8-13）。高达 75％的 UC 患者存在跳跃性阑尾病变。有阑尾病变的 UC 有较好的治疗应答，但回肠储袋吻合术后储袋炎的发生率较高。

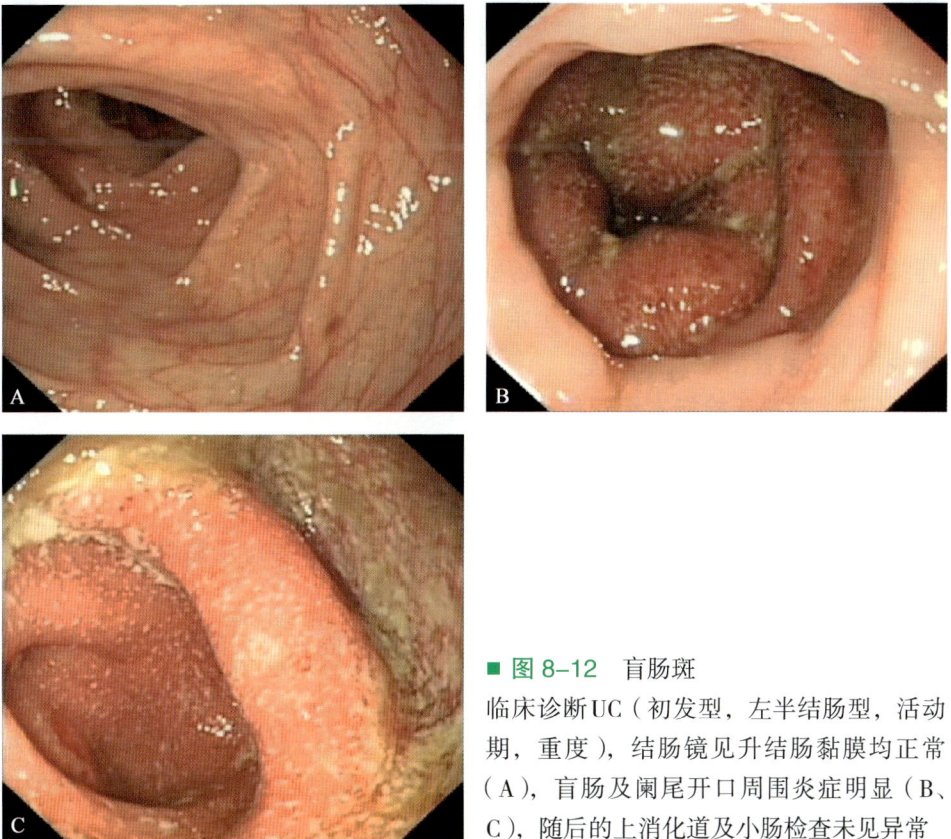

■ 图 8-12 盲肠斑
临床诊断 UC（初发型，左半结肠型，活动期，重度），结肠镜见升结肠黏膜均正常（A），盲肠及阑尾开口周围炎症明显（B、C），随后的上消化道及小肠检查未见异常

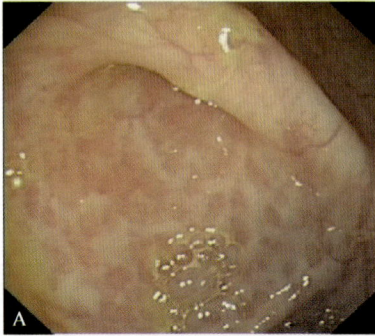

■ 图 8-13　阑尾内口周围炎症

临床诊断 UC，分别为直肠型（A）和左半结肠型（B，C），病变均未蔓延至回盲部，但有阑尾开口周围炎症

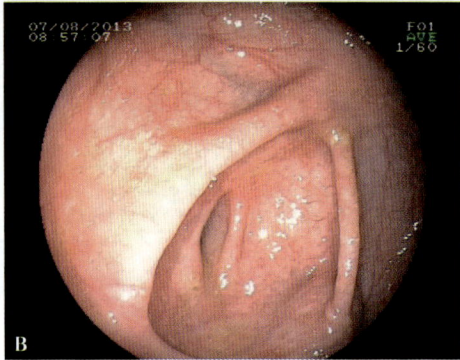

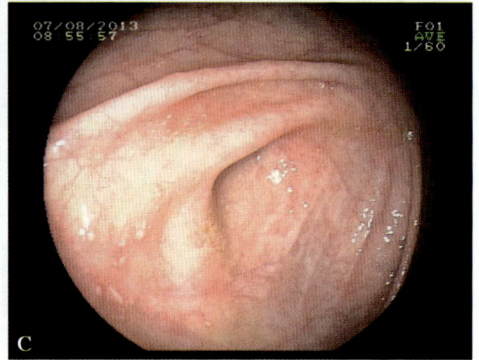

4. 倒灌性回肠炎是指直肠型及左半结肠型 UC 所见的盲肠至回肠末端的连续性炎症。在高达 20% 的全结肠型 UC 患者中能观察到。

有倒灌性回肠炎时，应行全消化道检查来区分 UC 和 CD。有倒灌性回肠炎的 UC 患者治疗效果较差。

（四）黏膜活检标本组织病理学检查

UC 的组织病理学检查在 UC 的诊断、评价疾病活动度、确认黏膜异型增生中有重要价值。

UC 的组织病理学改变呈连续性、弥漫性分布，多位于黏膜和黏膜下层，浆膜层通常无明显异常（图 8-14）。

UC 黏膜活检需观察的内容包括隐窝腺体、固有层、黏膜肌层和黏膜下层（图 8-15）。

UC 黏膜活检需要观察的指标包括炎症渗出（图 8-16）、糜烂及溃疡（图 8-17）、炎细胞浸润（图 8-18，图 8-19）、隐窝脓肿（图 8-20）、异型增生（图 8-21）和癌变（图 8-22）。

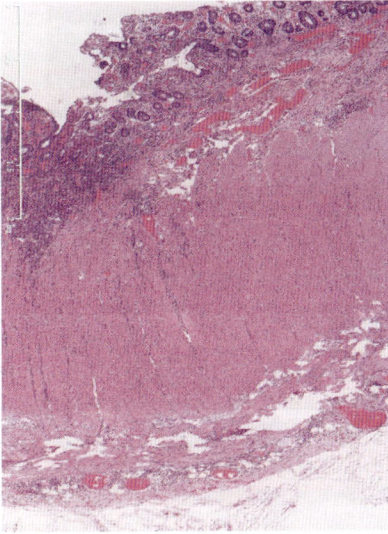

■ 图 8-14 UC 的组织病理学改变
临床诊断UC，结肠镜活检标本病理学检查见炎症局限于黏膜及黏膜下层

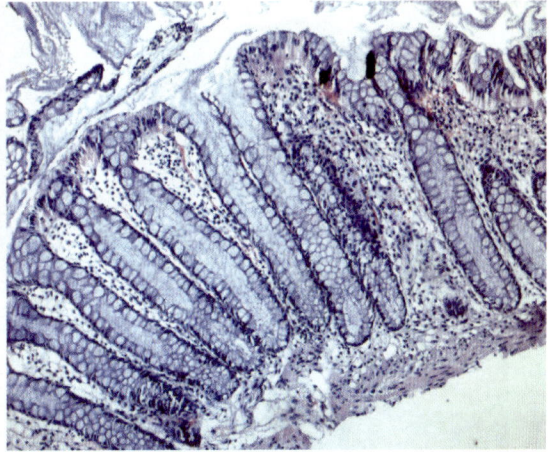

■ 图 8-15 病理学观察内容
临床诊断UC，内镜活检标本病理学检查需要观察的内容包括隐窝腺体、固有层、黏膜肌层和黏膜下层

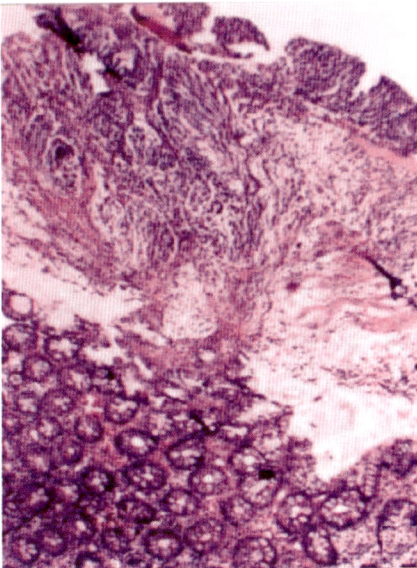

■ 图 8-16 炎症渗出
临床诊断UC，结肠镜活检标本病理学检查见炎性渗出

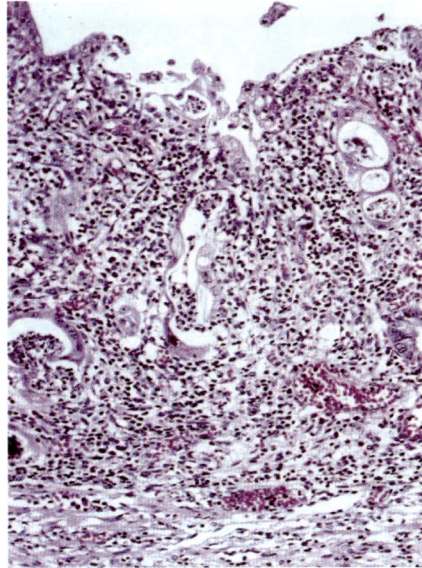

■ 图 8-17 炎症
临床诊断UC，结肠镜活检标本病理学检查见炎症细胞浸润，黏膜糜烂及溃疡

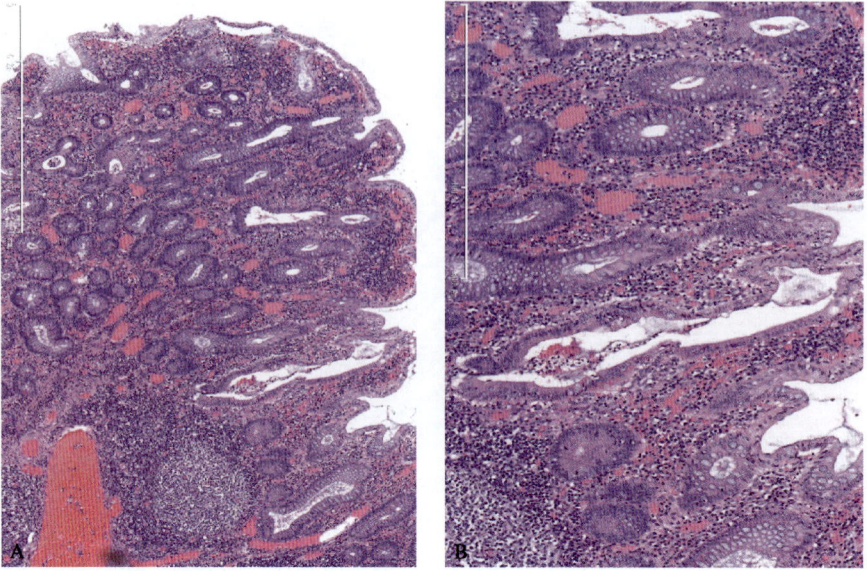

■ 图 8-18　炎细胞浸润（一）
临床诊断UC，结肠镜活检标本病理学检查见炎症细胞浸润（A），放大观察（B）见炎症更明显

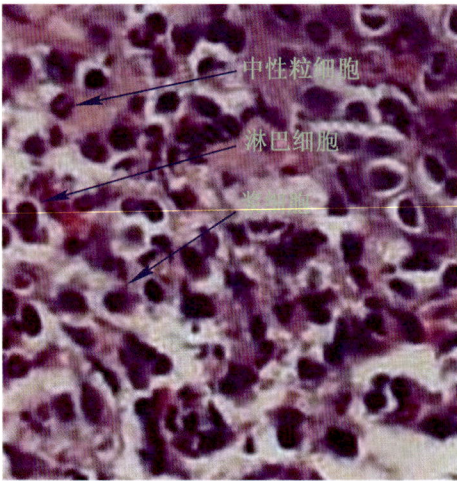

■ 图 8-19　炎细胞浸润（二）
临床诊断UC，结肠镜活检标本病理学检查见黏膜固有层内大量炎细胞浸润

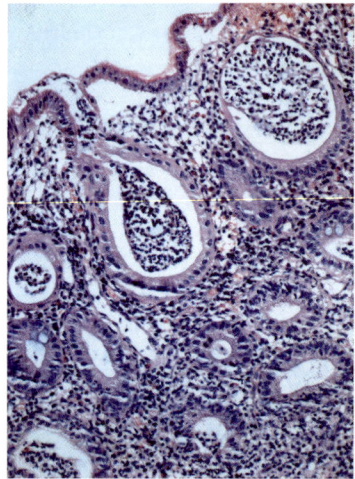

■ 图 8-20　隐窝脓肿
临床诊断UC，结肠镜活检标本病理学检查见隐窝脓肿

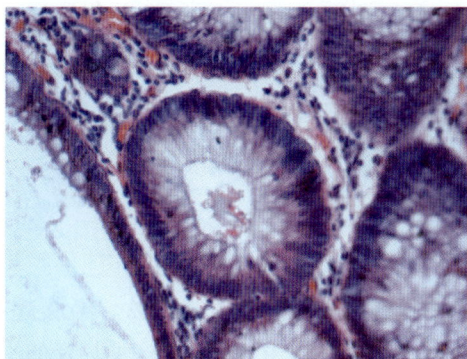

■ 图 8-21 异型增生
临床诊断UC，结肠镜活检标本病理学检查见腺体呈低级别异型增生

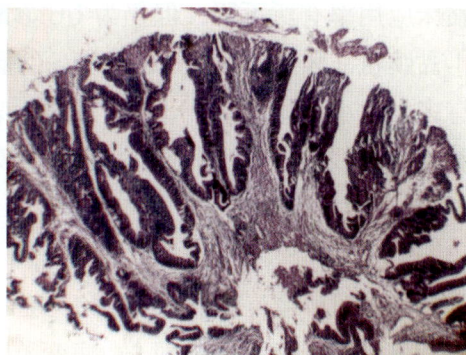

■ 图 8-22 癌变
临床诊断UC，结肠镜活检标本病理学检查见腺体癌变

UC 的组织病理学特征包括以下三方面。①结构特征：包括隐窝分支、隐窝变形、黏膜萎缩和表面不规则。②上皮细胞异常：是指黏蛋白减少，帕内特细胞化生。③炎症特征：基底浆细胞增多，黏膜全层弥漫性重度炎症。

UC 与 CD 的活检标本病理学鉴别见表 8-2。

表 8-2　UC 与 CD 的活检标本病理学比较

观察指标	CD	UC
炎症分布	局灶不连续	连续弥漫性
隐窝变形	局灶性	有
隐窝萎缩	常无	有
黏液缺失	常无	有
肉芽肿	有	无
隐窝脓肿	少	多
淋巴细胞聚集	多	少
黏膜下层炎症	多	常无

三、钡剂灌肠 X 线造影检查

近年来，随着结肠镜检查的广泛应用，我国钡剂灌肠 X 线造影检查的临床应用率有所下降，但仍为 UC 诊断的主要手段之一。其主要改变包括：①黏膜粗乱和（或）颗粒样改变。②肠管边缘呈锯齿状或毛刺样改变，肠壁有多发性小充盈缺损。③肠管缩短，袋囊消失呈铅管样。重度 UC 患者行钡剂灌肠 X 线造影有诱发肠腔扩张、肠穿孔的可能，故不宜行该项检查。

四、超声检查

腹部超声检查对小肠或结肠炎症的诊断敏感性高达 80%～90%。经腹超声和水灌肠超声可间接对 UC 病变范围进行定位。超声检查的优势为方便、快捷、经济、无创、无辐射，但其准确性严重依赖于操作者的技术，且鉴别 UC 与其他原因所致结肠炎症的特异性低。多普勒超声理论上可通过监测肠系膜上、下动脉的血流动力学变化判断疾病活动性（目前对此作用尚存在争议）和复发的可能性，并可观察患者尤其是体型较瘦者是否并发脓肿。

五、CT 检查

CT 检查一直被认为是诊断 IBD 肠外并发症，尤其是脓肿的"金标准"。对于急性并发症如梗阻和穿孔，CT 检查可在不作肠道准备的情况下进行。肠道 CT 检查（包括常规 CT 和 CTE）相对于 MRI 而言组织识别能力稍差，但能提供与 MRI 类似的信息。CT 检查的优点为普及度高、图像采集迅速（仅需数秒）、空间分辨率高，但其电离辐射可显著增加癌症风险，高累积辐射剂量与反复 CT 检查有关。

六、MRI 检查

MRI 及 MRE 检查可准确评估 IBD 患者的肠道炎症，且无电离辐射，对于需反复成像者，是一种比 CT 更为理想的选择。较之钡剂灌肠 X 线造影检查，MRI 对早期黏膜病变的显示有一定局限性，而更适用于评估已确诊的 UC 患者，可提供 UC 疾病活动性，可鉴别炎症与纤维化引起的狭窄，对肠外并发症如脓肿有很高的敏感性。盆腔 MRI 对肛周病变有重要诊断价值。可作为肛门内超声检查的补充。

（李明松 李初俊 郑浩轩）

主要参考文献

［1］Gert V A，Axel D，Bernd B，et al. Second European evidence-based consensus on the diagnosis and management of ulcerative colitis Part 3：Special situations[J]. Journal of Crohn's and Colitis，2013，7（1）：1–33.

［2］Axel D，James O L，Andreas S，et al. Second European evidence-based Consensus on the diagnosis and management of ulcerative colitis Part 2：Current management[J]. Journal of Crohn's and Colitis，2012，6（10）：991–1030.

［3］Axel D，Rami E，Fernando M，et al. Second European evidence-based consensus on the diagnosis and management of ulcerative colitis Part 1：Definitions and diagnosis[J]. Journal of Crohn's and Colitis，2012，6（10）：965–990.

［4］Magro F，Langner C，Driessen A，et al. European consensus on the histopathology of inflammatory bowel disease[J]. Journal of Crohn's and Colitis. 2013，7：827–851.

［5］Vito A，Marco D，Matthew D R，et al. European evidence based consensus for endoscopy in inflammatory bowel disease[J]. Journal of Crohn's and Colitis，2013，7：982–1018.

［6］Panes J，Bouhnik Y，Reinisch W，et al. Imaging techniques for assessment of inflammatory bowel disease：Joint ECCO and ESGAR evidence-based consensus guidelines[J]. Journal of Crohn's and Colitis，2013，7：556–585.

第九章

诊　　断

UC 诊断缺乏金标准，主要结合病史、临床、内镜和组织病理学结果进行综合分析，在排除感染性和其他非感染性结肠炎基础上做出诊断。其中结肠镜检查及内镜下染色、放大和超声技术对 UC 有诊断和鉴别诊断价值。

第一节　病　　史

UC 的诊断应从病史开始。一个完整的病史应包括症状的详细询问记录，特别是经常性的直肠出血或血性腹泻、里急后重、肛门下坠感、腹痛、大便失禁、夜间腹泻和肠外表现。最近的旅行史、对某些食物的不耐受、与肠道感染性疾病患者接触、用药史（包括抗生素和 NSAIDS）、吸烟、性生活、IBD 家族史及以往阑尾切除手术情况等都应仔细询问。

UC 诊断应排除感染性和药物性大肠炎。对正在吸烟者并不存在直肠出血及其他相关症状时，应增加对 UC 诊断的质疑，因为更应该考虑 CD。

另外，还应询问患者眼部、口腔、关节或皮肤表现。

第二节　症　　状

UC 患者典型的症状是腹痛、腹泻、黏液便或黏液脓血便，常有里急后重，可有发热及关节、皮肤及眼部病变等肠外表现。重症 UC 患者可有明显的全身感染中毒症状。

第三节 体格检查

UC 患者的体格检查包括：一般的身体状态和脉搏、体温、血压、体重和身高，腹部检查，会阴检查，直肠指检，口腔及眼检查，皮肤和关节检查。营养状况评估也是重要的检查内容之一。

体格检查能否查出问题取决于 UC 范围及严重程度。在轻度或中度患者中，除了直肠指检时发现指套带血外，体格检查一般无异常。重症 UC 患者出现发热、心动过速，体重减轻、结肠区域压痛、腹胀或肠鸣音减弱，可有腹膜刺激征。

第四节 实验室检查

一、常规检查

疑诊 UC 患者的常规实验室检查应包括一个完整的血细胞计数、血清尿素氮、肌酐、电解质，肝酶、铁相关检查和 CRP。在监测重症 UC 对治疗的反应时，CRP、ESR 是有用的指标。对于近期出国旅行的患者有必要进行大便常规、菌群分析和大便培养检查。

二、微生物检查

不推荐在疾病的各个阶段常规筛查病原体如艰难梭菌，因为结果很少阳性。但是，难治或复发的重症 UC 患者或者那些使用 GCS 约 3 个月病情仍无缓解的患者应该进行粪便微生物检查，因为艰难梭菌感染在这些情况很常见。合并伪膜性结肠炎的 UC 患者，常规结肠镜检查及内镜下黏膜活检标本艰难梭菌培养优于粪便艰难梭菌毒素检查，并适用于大便检查阴性的腹泻患者。由于艰难梭菌为厌氧菌，无论是内镜下黏膜活检标本，还是大便艰难梭菌培养，均应在床边快速完成操作，并使用特种培养基。

CMV 在 UC 患者很常见，特别是存在免疫抑制的重症 UC 患者。由于CMV 感染可能引起难治或严重复发，对于难治性或复发的重症 UC 均应考虑

CMV 感染，并进行相应的检测。但是，目前还没有建立检测临床结肠炎患者 CMV 感染的理想方法。组织病理学可发现 CMV 的核内包涵体，多个细胞核内包涵体通常有重要意义。

三、内镜检查

对疑诊 UC 的患者，应立即行结肠镜检查，并应到达回肠末端，同时进行包括直肠在内的分段活检。结肠镜检查是确立 UC 诊断和判断疾病范围的首选。典型的镜下所见为连续性、弥漫性的黏膜炎症（可表现为充血、水肿、糜烂或溃疡）及直肠受累，反复发作时可有炎性息肉及狭窄，病程较长时可有肠黏膜癌变。

内镜下的染色、放大及超声技术的应用对 UC 的诊断和鉴别诊断有重要价值，部分学者甚至认为可以部分替代内镜下黏膜组织活检。内镜下的染色、放大及超声检查时常见弥漫性病变，病变主要累及黏膜及黏膜下层，黏膜结构呈绒毛状。隐窝不同程度炎症，反复发作时隐窝结构被破坏，呈珊瑚样改变。

对疑诊 UC 患者，结肠镜检查通常应插镜至末端回肠并分段黏膜活检，但临床实际操作和可行性也需考虑：严重的急性期患者应避免行全结肠镜检查和肠道准备，以避免穿孔危险，仅行简单的灌肠后即可观察直肠及部分乙状结肠。

无论有无上消化道症状，疑诊 UC 的患者均应行食管、胃、十二指肠和小肠检查，尤其是结肠镜检查见直肠赦免、盲肠斑片状炎症、阑尾跳跃性病变、倒灌性回肠炎及患者症状不典型时，必须行上消化道和小肠检查。胃镜可对食管、胃、十二指肠进行检查和黏膜活检。小肠镜可对全部小肠检查和黏膜活检。胶囊内镜对小肠的检查也有重要价值。腹部 X 线平片不作为诊断 UC 的常规手段，但在初期评估可疑的重症 UC 患者是有价值的。

四、组织病理学检查

确诊 UC 时内镜活检标本的组织病理学特点如下：黏膜基底层浆细胞增多，重度、弥漫性黏膜全层和固有层细胞增加，广泛的黏膜或隐窝结构变形，隐窝炎及隐窝脓肿。

五、影像学检查

不能行结肠镜检查的 UC 患者可考虑钡剂灌肠 X 线造影检查，但重症 UC 不宜行钡剂灌肠 X 线造影检查。腹部 B 超、CT 和 MRI 检查有重要价值，可酌情考虑。

第五节 诊 断 要 点

在排除其他疾病基础上，可按下列要点进行诊断。

1. 具有典型 UC 临床表现者为临床疑诊，安排进一步检查，首选结肠镜检查，小肠及上消化道内镜检查也是必要的。

2. 同时具备典型的结肠镜和（或）放射影像特征者，可临床拟诊。

3. 如再加上内镜下黏膜活检和（或）手术切除标本组织病理学特征者，可以确诊。

4. 初发病例如临床表现、结肠镜及活检组织学改变不典型者，暂不诊断为 UC，应予随访或按感染性肠炎行试验性治疗，并根据病情进展情况，以及通过内镜等复查结果明确或排除 UC 诊断。

第六节 病 情 评 估

完整的 UC 诊断还必须包括以下内容。

一、分型

1. 简单分型

可分为初发型和复发型。

（1）初发型：指首次发作的 UC，无既往病史。

（2）复发型：指处于临床缓解期的确诊 UC 患者再次出现症状。直肠出血是复发的主要指征，结合直肠出血、排便频率增加和结肠镜检查发现黏膜异常对诊断复发是必要的。

2. 其他分型

除了初发型和复发型，尚有一些其他临床常用 UC 分型。

（1）慢性持续型：指 UC 活动性症状持续存在，无缓解期出现。

（2）GCS 依赖型：具有下列情况之一者为 GCS 依赖型：①GCS 治疗能诱导缓解 UC，但治疗 3 个月后仍无法减量至相当于泼尼松 10 mg/d 的剂量并维持缓解；②GCS 完全停药后 3 个月内复发。

（3）GCS 抵抗型：尽管使用泼尼松龙达到 0.75 mg/（kg·d）、时间超过 4 周，仍有疾病活动。

（4）免疫抑制剂抵抗型：指尽管使用了合适剂量的嘌呤类药物（如 AZA 1.5 ~ 2.5 mg/（kg·d）或巯嘌呤（MP）0.75 ~ 1.5 mg/（kg·d））超过 3 个月，但仍存在疾病活动的表现或出现复发。

（5）顽固型远端结肠炎：指尽管口服或局部使用 GCS 达 6 ~ 8 周，但症状仍持续存在且病变局限于直肠或左半结肠（常为直肠和乙状结肠）。

二、病变范围

UC 的病变范围通常采用蒙特利尔分型：根据结肠镜下所见炎症病变累及的最大范围，将 UC 分为直肠型（E1）、左半结肠型（E2，脾曲以远）和广泛结肠型（E3，病变超过脾曲）。

三、严重程度

UC 的严重程度目前采用 Truelove 和 Witts 分级（表 9-1）、Mayo 分级（表 9-2）或 Montreal 分级（表 9-3）。临床多采用 Mayo 分级。

表 9-1 UC 的 Truelove 和 Witts 分级

项目	轻度	重度
粪便 /（次·d^{-1}）	< 4	> 6
便血	轻或无	重
体温 /℃	正常	> 37.5
脉搏 /（次·min^{-1}）	正常	> 90
Hb/g·L^{-1}	正常	< 75
ESR/（mm·h^{-1}）	< 30	> 30

注：中度介于轻度、重度之间。

表 9-2　UC 活动性 Mayo 分级系统

项目	0 分	1 分	2 分	3 分
排便次数	正常	比正常增加 1~2 次 /d	比正常增加 3~4 次 /d	比 正 常 增 加 5 次 /d 或以上
便血	无	不到半数有便中混血	大部分时间内有便中混血	一直有出血
内镜所见	正常	轻度病变（红斑、血管纹理减少、轻度脆性）	中度病变（明显红斑、血管纹理缺乏、易脆、糜烂）	重度病变（自发性出血、溃疡）

评分：正常（<2 分）；轻度（3~5 分）；中度（6~10 分）；中度（11~12 分）。

表 9-3　UC 活动性 Montreal 分级

项目	S0 缓解	S1 轻度	S2 中度	S3 重度
大便 次 /d	无症状	≤4	>4	≥6
出血	无	可能存在	存在	存在
脉搏	正常	正常	无或最轻的系统性毒血症状	>90/min
体温	正常	正常		>37.5℃
血红蛋白	正常	正常		<105 g/L
ESR	正常	正常		>30 mm/h

第七节　影响 UC 预后的相关因素

一、吸烟和戒烟

　　吸烟对 UC 进展及严重性起到保护作用，与此相反，戒烟者比那些从来不吸烟者患 UC 的风险要大 70%，且疾病更广泛、更难治。戒烟者患 UC 后其住院率及结肠切除率也比从未吸烟的患者高。有研究报告恢复吸烟的戒烟者能够改善 UC 临床症状和使病程更缓和；吸烟也可以预防 UC 患者合并 PSC 或 IPAA 后的储袋炎。但是，这些观点也受到一些类似研究的质疑。

二、阑尾切除手术

在年少时患有真正的"阑尾炎"且已经进行了阑尾切除手术能够阻止 UC 发病和延缓 UC 患病后病程进展。阑尾切除手术能降低 69% 的 UC 发生风险。阑尾切除手术的保护作用是吸烟额外的因素，但似乎对 PSC 发病没有预防作用。

如果阑尾切除手术是在 UC 发病后进行的，其对 UC 病程的影响目前尚未阐明。

三、NSAIDS

NSAIDS 有显著加剧 UC 的风险。与此相反，短期使用选择性环氧化酶 -2（COX-2）抑制药治疗是安全的。虽然如此，最好避免 COX-2 抑制药的长期使用，因为它可能引起其他器官潜在的不良反应。

四、IBD 家族史

UC 患者的直系亲属患 UC 的风险增加 10～15 倍。

丹麦的一项以人群为基础的队列研究表明，UC 患者的亲属中患 UC 的相对风险是 10 倍，但是，UC 患者的直系亲属在 UC 患者的整个生存期间患 UC 的概率大约在 5%，或者说，95% 的概率不会患 UC，这一结论或许能安抚一下患有 UC 的家长对其子女患 UC 的担忧。

与 UC 散发病例相比，家族性 UC 患者中女性发病稍多，并且发病更年轻化。

（李明松　殷健　吴嘉煖）

主要参考文献

［1］Gert V A，Axel D，Bernd B，et al. Second European evidence-based consensus on the diagnosis and management of ulcerative colitis Part 3：Special situations[J]. Journal of Crohn's and Colitis，2013，7（1）：1–33.

［2］Axel D，James O L，Andreas S，et al. Second European evidence-based consensus on the diagnosis and management of ulcerative colitis Part 2：Current management[J]. Journal of

Crohn's and Colitis, 2012, 6（10）: 991–1030.

[3] Axel D, Rami E, Fernando M, et al. Second European evidence-based consensus on the diagnosis and management of ulcerative colitis Part 1: Definitions and diagnosis[J]. Journal of Crohn's and Colitis, 2012, 6（10）: 965–990.

[4] Magro F, Langner C, Driessen A, et al. European consensus on the histopathology of inflammatory bowel disease[J]. Journal of Crohn's and Colitis, 2013, 7: 827–851.

[5] Vito A, Marco D, Matthew D R, et al. European evidence based consensus for endoscopy in inflammatory bowel disease[J]. Journal of Crohn's and Colitis, 2013, 7: 982–1018.

[6] Panes J, Bouhnik Y, Reinisch W, et al. Imaging techniques for assessment of inflammatory bowel disease: Joint ECCO and ESGAR evidence-based consensus guidelines[J]. Journal of Crohn's and Colitis, 2013, 7: 556–585.

第十章

鉴别诊断

典型的 UC 根据临床表现和消化内镜及其相关的染色、放大和超声检查结果，结合组织病理学和影像学，大部分诊断和鉴别比较容易。但是，当 UC 的临床表现，尤其是结肠镜下所见不典型时，或合并感染时，则 UC 的诊断会比较复杂，需要进行鉴别诊断。

需要与 UC 进行鉴别诊断的疾病主要是感染性肠炎、急性缺血性结肠炎和 CD。

第一节　急性感染性肠炎

急性感染性肠炎常有不洁饮食史，可为群发或偶发，腹痛、腹泻、黏液脓血便常见而且较重，可有里急后重，常有发热及畏寒，通常无肠外皮肤、口腔黏膜、骨及关节病变。血象及 CRP 常明显升高，ESR 可正常或轻度升高，多无贫血，血清免疫球蛋白常正常。大便培养可见致病菌。

部分急性感染性肠炎可继发于基础疾病或药物所致的免疫功能低下者，也可继发于较长时间应用强力广谱抗生素之后。

UC 可继发于感染性肠炎，或由感染性肠炎诱发，也可无明确诱因，临床症状以腹痛、腹泻、黏液脓血便及里急后重为主，可有轻度发热，但通常无寒战。UC 若继发感染，也可有发热及畏寒。UC 可伴有皮肤、口腔黏膜、骨及关节病变等肠外病变。血象及 CRP 也常明显升高，ESR 可正常或轻度升高，可有贫血，血清免疫球蛋常有不同程度升高。

结肠镜检查可见急性感染性肠炎患者肠道黏膜非特异性的充血、水肿、糜烂及溃疡（图 10-1），而 UC 的典型表现为自邻近肛门的直肠开始逐渐向上蔓延的连续性和弥漫性充血、水肿、糜烂和浅表溃疡，经染色及放大后可见黏膜隐窝炎症、黏膜绒毛化及珊瑚样改变。病原学检查结果常阴性。若继发感染，则 UC 的结肠镜所见可与感染性肠炎相似，病原学检查也可阳性。

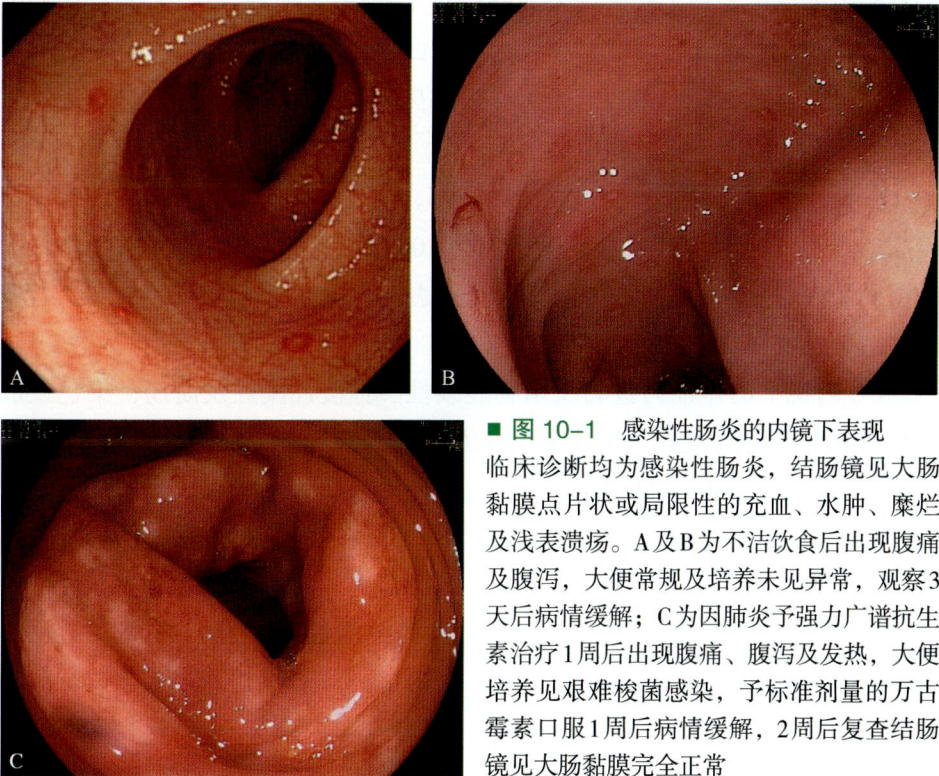

■ 图 10-1　感染性肠炎的内镜下表现

临床诊断均为感染性肠炎，结肠镜见大肠黏膜点片状或局限性的充血、水肿、糜烂及浅表溃疡。A 及 B 为不洁饮食后出现腹痛及腹泻，大便常规及培养未见异常，观察 3 天后病情缓解；C 为因肺炎予强力广谱抗生素治疗 1 周后出现腹痛、腹泻及发热，大便培养见艰难梭菌感染，予标准剂量的万古霉素口服 1 周后病情缓解，2 周后复查结肠镜见大肠黏膜完全正常

　　UC 与急性感染性肠炎鉴别的关键是随访，需要通过时间来检验。

　　不能排除急性感染性肠炎的病例一般暂不诊断为 UC，更不宜使用 GCS 治疗。急性感染性肠炎具有自限性，一般在 2~4 周恢复。必要时予抗生素治疗，常有明显疗效。对于初诊为感染性肠炎的患者，若抗感染治疗无效，应复查结肠镜，根据结肠镜检查结果确立 UC 诊断。随访和治疗后复查结肠镜对鉴别 UC 和感染性肠炎有重要价值。

第二节 肠 结 核

我国结核病患病率较高，肠道结核较常见。因此，UC 应与肠结核鉴别。

在临床表现上，肠结核常有腹痛、大便性状改变、腹部肿块、肠梗阻，可有肠道外结核表现（胸膜增厚或肺结核）和结核中毒症状，若有胸腔积液或腹腔积液，也支持肠结核。肠外皮肤、口腔黏膜、骨及关节病变少见。UC 以腹痛、黏液脓血便和里急后重为主要临床表现，可有皮肤、口腔黏膜、骨及关节等肠外病变，无结核中毒症状。

肠结核内镜下可见病变多见于回盲部，溃疡多呈环形且较深，边缘呈鼠咬状，可见回盲瓣溃疡或功能受损（图 10-2A）。肠结核的超声内镜特征为肠壁黏膜层缺损，黏膜下层变窄、固有肌层增厚，黏膜下层回声减弱，管壁层次结构仍可分辨（图 10-2B）。

UC 内镜下的特征为直肠及结肠连续性、弥漫性糜烂及溃疡，染色及放大后可见黏膜隐窝炎症、黏膜绒毛化及珊瑚样改变。UC 的超声内镜则表现为黏膜层和黏膜下层明显增厚。

肠结核典型的病理学特征是干酪样肉芽肿（图 10-2C）；UC 则表现为黏膜弥漫性重度炎症伴隐窝脓肿。

肠结核的实验室检查可有结核菌素纯蛋白衍化物（purified protein derivative，PPD）阳性、结核抗体阳性、TB-spot 阳性，腹水或胸水腺苷脱氨酶常大于 40；UC 的上述指标则通常为阴性。

如患者有潮热、盗汗等结核中毒症状，以及 TB-spot、PPD 阳性，同时胸部 CT 见肺部（尤其是上肺）及胸膜病变，则临床应首先考虑肠道溃疡为肠结核，并按肠结核行正规抗结核治疗，3 个月后复查肠镜。若复查结肠镜时见肠道溃疡明显缓解，则支持肠结核诊断，并应继续抗结核治疗 8 ~ 10 个月。若结肠镜复查时未见溃疡缓解，甚至病变加重，则不支持肠结核，提示 UC 可能性较大。

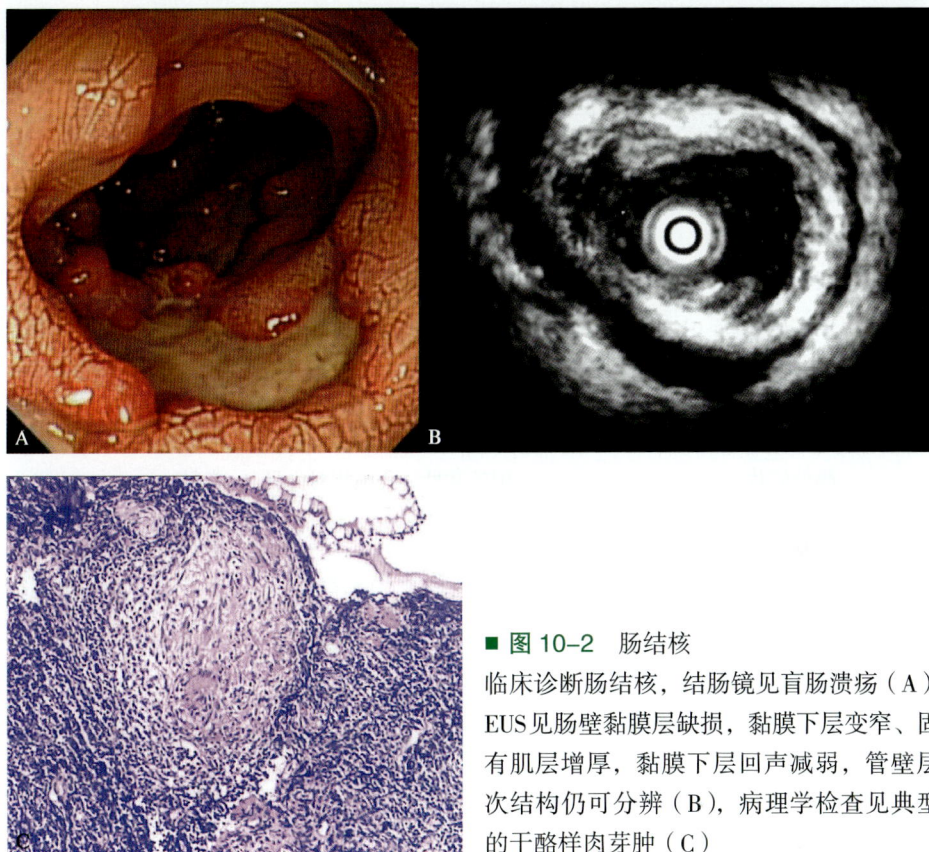

■ 图 10-2　肠结核
临床诊断肠结核，结肠镜见盲肠溃疡（A），EUS见肠壁黏膜层缺损，黏膜下层变窄、固有肌层增厚，黏膜下层回声减弱，管壁层次结构仍可分辨（B），病理学检查见典型的干酪样肉芽肿（C）

第三节　CD

CD 与 UC 同属 IBD，两者的鉴别诊断根据病史、临床表现、影像学、内镜、组织病理学检查及实验室检查等多方面综合分析，尤其是消化内镜及其相关的染色、放大和超声所见，以及活检标本的组织病理学检查结果，有诊断和鉴别诊断价值（表 10-1）。

典型的 UC 和 CD 容易鉴别，但是，如果 CD 或 UC 的表现不典型，或疾病的全貌未完全表现出来，则 CD 与 UC 就不容易区分，尤其是 IBDU 以及 UC 或 CD 合并感染时，UC 与 CD 的鉴别极其困难。

临床上可见到初诊为 CD，随着病程进展，最后展现出 UC 的特征，也可见到初诊为 UC，随着病程的进展，最后展现出 CD 特征，提示 IBD 的诊断需要时间来检验。

表 10-1 UC 与 CD 鉴别诊断

	比较项目	UC	CD
临床症状	腹泻伴黏液脓血便	多见	有腹泻但脓血便少见
	病变分布范围	病变连续	呈节段性
	小肠病变	无（除了倒灌性回肠炎）	有
	是否会影响上消化道	否	是
	直肠是否受累	绝大多数受累	较少受累
	肠外症状	国外常见，我国相对少见	常见
	腹部肿块	很少	有时在右上腹
	小肠梗阻	很少	常见
	结肠梗阻	很少	常见
	瘘管和肛周疾病	无	常见
免疫学	ANCA	常见	很少
	ASCA	很少	常见
病理学	透壁性炎症	否	是
	隐窝结构改变	是	局灶性
	隐窝炎，陷窝脓肿	有	少，局灶性
	肉芽肿	无	有
	裂隙状溃疡	很少	可见
	内镜下表现	溃疡浅，黏膜弥漫性充血水肿、颗粒状，脆性增加	纵行溃疡，卵石样外观，病变间黏膜外观正常（非弥漫性）
	活检特征	固有膜全层弥漫性炎症、隐窝脓肿、隐窝结构明显异常、杯状细胞减少	裂隙状溃疡、干酪样肉芽肿、黏膜下淋巴细胞聚集

值得注意的是，UC 严重时也可累及肠道管壁全层，可发生穿透性病变，

也可有肛周病变，也可累及小肠及上消化道，有时也表现为节段性。

第四节 缺血性结肠炎

缺血性结肠炎并不少见，是支配结肠的血管发生栓塞或闭塞，肠道发生缺血性损伤所致。缺血性结肠炎常有基础疾病，包括高血压病、心脏病或高凝状态。

缺血性结肠炎分为慢性缺血性结肠炎和急性缺血性结肠炎。

慢性缺血性结肠炎多以腹痛为主要表现，餐后加重，休息可缓解，常无脓血便，改善微循环治疗有效。

急性缺血性结肠炎多起病急、进展快、病情重，以剧烈腹痛和黏液血便为主要表现，常有高热和寒战，可继发感染性休克，通常无里急后重。

由于急性缺血性结肠炎与 UC 的临床表现相似，因此，需要与 UC 鉴别的是急性缺血性结肠炎。

需要注意的是，UC 患者常有高凝状态，可导致血管发生栓塞或闭塞。但是，在 UC 高凝状态基础上发生的血管栓塞或闭塞多见于下肢，少见于腹腔血管。

急性缺血性结肠炎患者结肠镜检查可见到肠道血管支配区域的结肠肠段肠系膜对侧黏膜连续性、弥漫性的非特异性充血、水肿、糜烂及溃疡（图10-3），直肠由于有双重血管供血，通常不受累。

UC 内镜下的特征为自邻近肛门的直肠开始逐渐向上蔓延的连续性、弥漫性糜烂及溃疡，染色及放大后可见黏膜隐窝炎症、黏膜绒毛化及珊瑚样改变。

腹部血管多普勒超声及 CTA 或 MRA 检查可见腹腔血管栓塞或闭塞，对急性缺血性结肠炎有重要诊断价值。

若急性缺血性结肠炎诊断成立，则及时溶栓和抗感染治疗效果显著，患者病情可迅速缓解，1～2 周后复查结肠镜可见结肠黏膜恢复正常。改善微循环和抗感染治疗对 UC 患者也可缓解部分症状，但总的疗效较差。

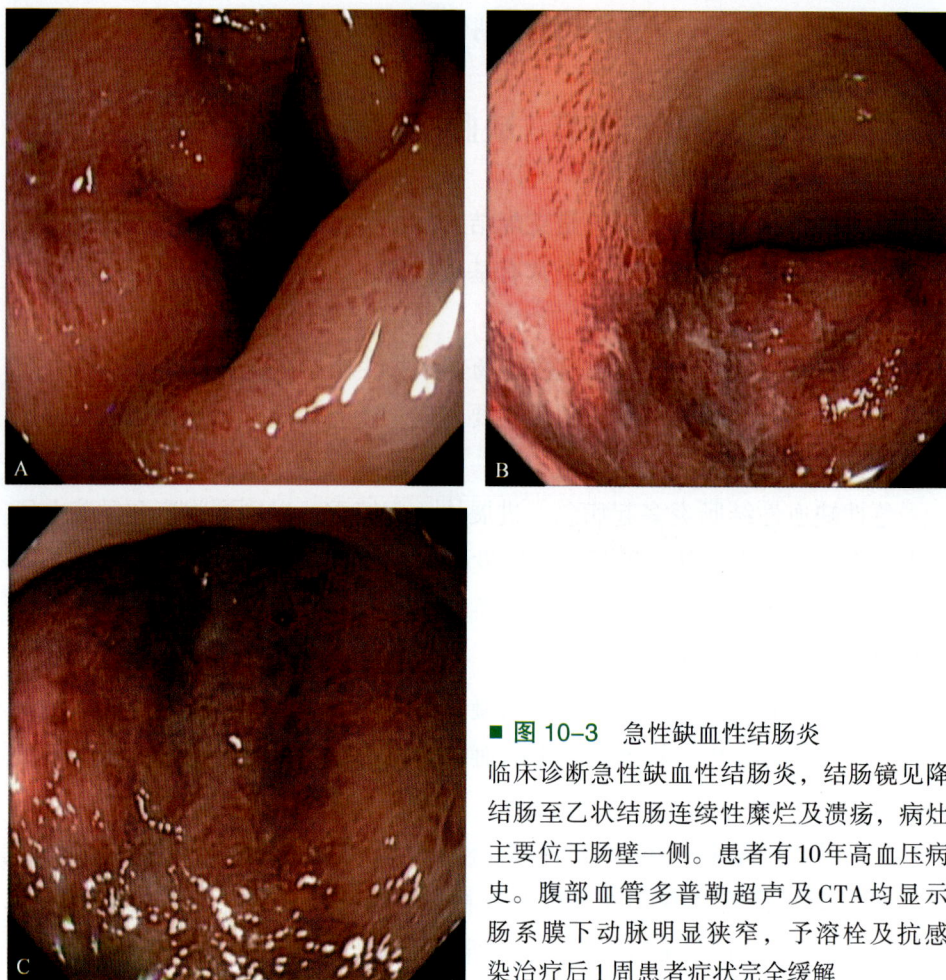

■ **图 10-3 急性缺血性结肠炎**
临床诊断急性缺血性结肠炎，结肠镜见降结肠至乙状结肠连续性糜烂及溃疡，病灶主要位于肠壁一侧。患者有10年高血压病史。腹部血管多普勒超声及CTA均显示肠系膜下动脉明显狭窄，予溶栓及抗感染治疗后1周患者症状完全缓解

第五节　肠道淋巴瘤

　　肠道淋巴瘤可单独存在，或为全身淋巴瘤的一部分，消化道症状可有腹痛、大便次数增多及大便性状改变，但通常不及 UC 常见和严重。

　　肠道淋巴瘤常伴不明原因发热，甚至高热，部分患者甚至可以不明原因高热为首发或主要临床表现，但一般情况尚好。UC 也可有发热，但通常为低热，多为无菌性炎症或继发感染所致，若继发感染，也可有高热和寒战。

　　肠道淋巴瘤患者血象基本正常，或有淋巴细胞增多，但 ESR 常明显增

高，CRP 可正常或轻度升高，免疫球蛋白常明显增高。UC 患者血象多有不同程度升高，可有不同程度贫血，ESR 可有轻度升高，但 CRP 常明显升高，免疫球蛋白常可轻度增高。

　　内镜下见肠道淋巴瘤溃疡多见于回盲部，常孤立而深大，表面常覆盖污苔，周边增殖反应明显；超声内镜可见肠管壁结构破坏或层次消失，并呈较低回声；病理学见异型淋巴样细胞浸润（图 10-4）。PET-CT 检查发现有明显高代谢灶有助于肠道淋巴瘤诊断。

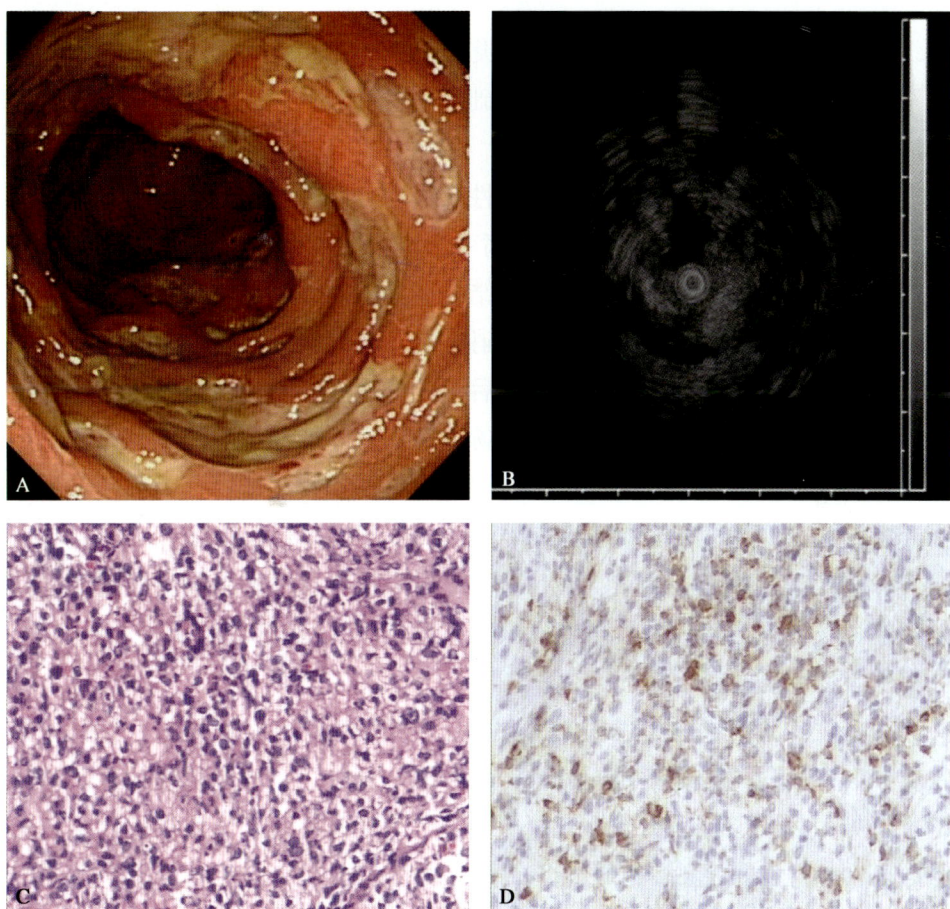

■ 图 10-4　肠道淋巴瘤

临床诊断肠道淋巴瘤，结肠镜见升结肠溃疡（A）；EUS 见肠壁的环形增厚或形成肿块，呈典型均质的弥漫性低回声，透声性较好，伴肠壁正常层次结构的破坏（B）；病理学及免疫组织化学检查结果为 T 淋巴细胞性淋巴瘤（C、D）

内镜下 UC 病变多累及直肠和邻近结肠，病变呈连续性和弥漫性分布；超声内镜可见黏膜和黏膜下层增厚，常为高回声或等回声；病理特征为黏膜重度弥漫性炎症伴隐窝脓肿。

需要警惕的是，目前已有报道 UC 患者长期联合应用生物制剂和免疫抑制剂治疗时可诱发淋巴瘤。

第六节　抗生素相关性肠炎

抗生素相关性肠炎包括伪膜性肠炎和出血坏死性结肠炎。

抗生素相关性肠炎患者通常有基础疾病史和较长时间的强力广谱抗生素应用史。

当抗生素相关性肠炎表现为伪膜性肠炎时，临床以腹痛、腹泻为主要症状，常有发热和寒战，通常无肠外病变，内镜可见点片状充血、糜烂或溃疡，病灶表面附厚苔，不易冲洗掉。结肠镜活检黏膜及粪便培养可见艰难梭菌，粪便艰难梭菌毒素检测阳性。甲硝唑或万古霉素口服治疗有效。

UC 以腹痛、黏液脓血便和里急后重为主要临床表现，可有肠外病变。内镜下 UC 病变多累及直肠和邻近结肠，病变呈连续性和弥漫性分布；超声内镜可见黏膜和黏膜下增厚，常为高回声或等回声；病理特征为黏膜和黏膜下非特异性炎症。大便病原学检查常阴性，抗感染治疗无效。

诊断应注意的是，当 UC 经 GCS、免疫抑制剂及生物制剂治疗后，尤其是上述药物的联合治疗后，可继发艰难梭菌感染，UC 的结肠镜所见不典型，可有伪膜性肠炎的镜下特征。

当抗生素相关性肠炎表现为出血坏死性结肠炎时，症状较重，而且进展快，以腹痛、腹泻和黏液血便为主，伴寒战、高热，可有高热性休克。结肠镜下可见大片肠道黏膜弥漫性充血、水肿、糜烂及溃疡。出血坏死性结肠炎临床表现与急性重症 UC 相似，但抗感染治疗有效。

第七节　结 直 肠 癌

结直肠癌以无痛的便血为主要表现，常有大便性状改变和大便次数增多，可有消瘦。直肠指检可触及肿块及指套带血。结肠镜及影像学检查发现直肠肿物有诊断和鉴别诊断价值，血清 CEA 升高有提示作用，内镜活检标本病理检查可确诊。

必须高度重视的是，病程较长的 UC 可导致结直肠黏膜异型增生，甚至癌变（图 10-5）。

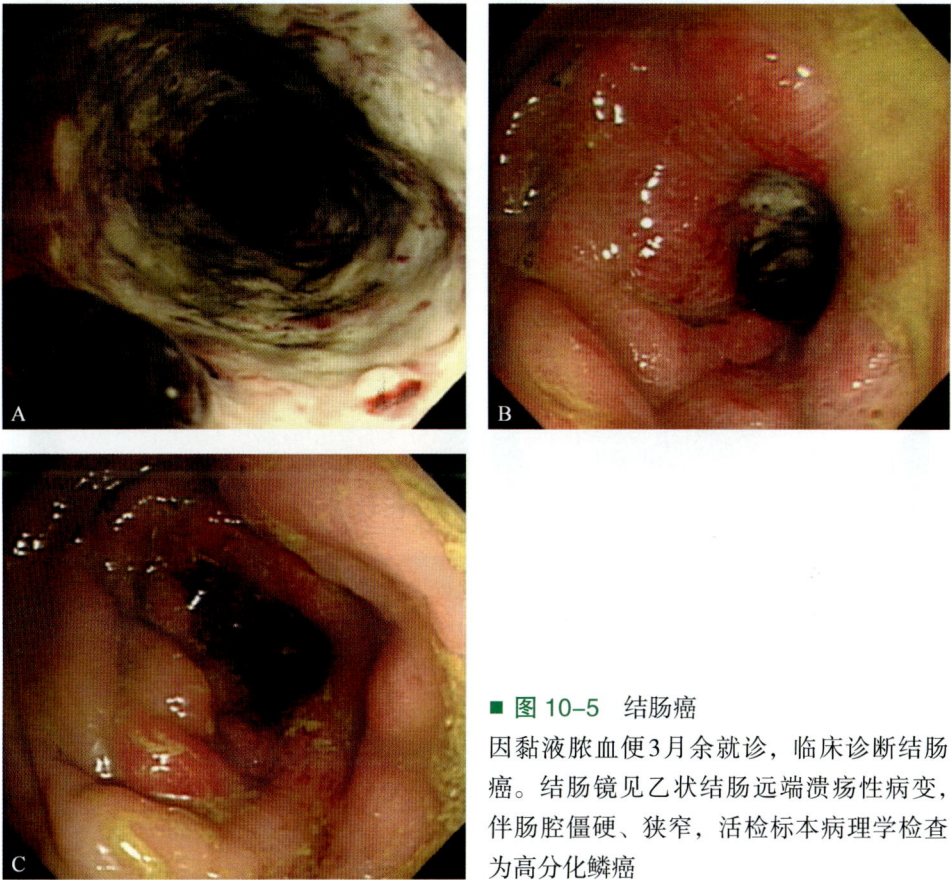

■ 图 10-5　结肠癌
因黏液脓血便 3 月余就诊，临床诊断结肠癌。结肠镜见乙状结肠远端溃疡性病变，伴肠腔僵硬、狭窄，活检标本病理学检查为高分化鳞癌

第八节　多发性骨髓瘤

多发性骨髓瘤通常不累及消化道，但若继发淀粉样变性，则可导致消化道损伤。多发性骨髓瘤继发淀粉样变性累及消化道病例全球迄今共报道不超过 10 例，中山大学附属第一医院消化科和南方医科大学南方医院消化科在

2012 年和 2013 各发现 1 例。

多发性骨髓瘤常以高热、贫血为主要表现。实验室检查见重度贫血血象，血清球蛋白明显升高，可升高到正常水平的两倍以上，血清蛋白电泳见 λ 轻链高表达，尿检可见本周蛋白，骨髓穿刺见大量骨髓瘤细胞，肠黏膜活检标本刚果红和甲基紫染色可见淀粉样沉积。

结肠镜检查可见急性期肠道黏膜弥漫性充血、水肿，散在形态及大小不等的血肿，经对症处理后，血肿消退，露出溃疡，可自行愈合（图 10-6）。

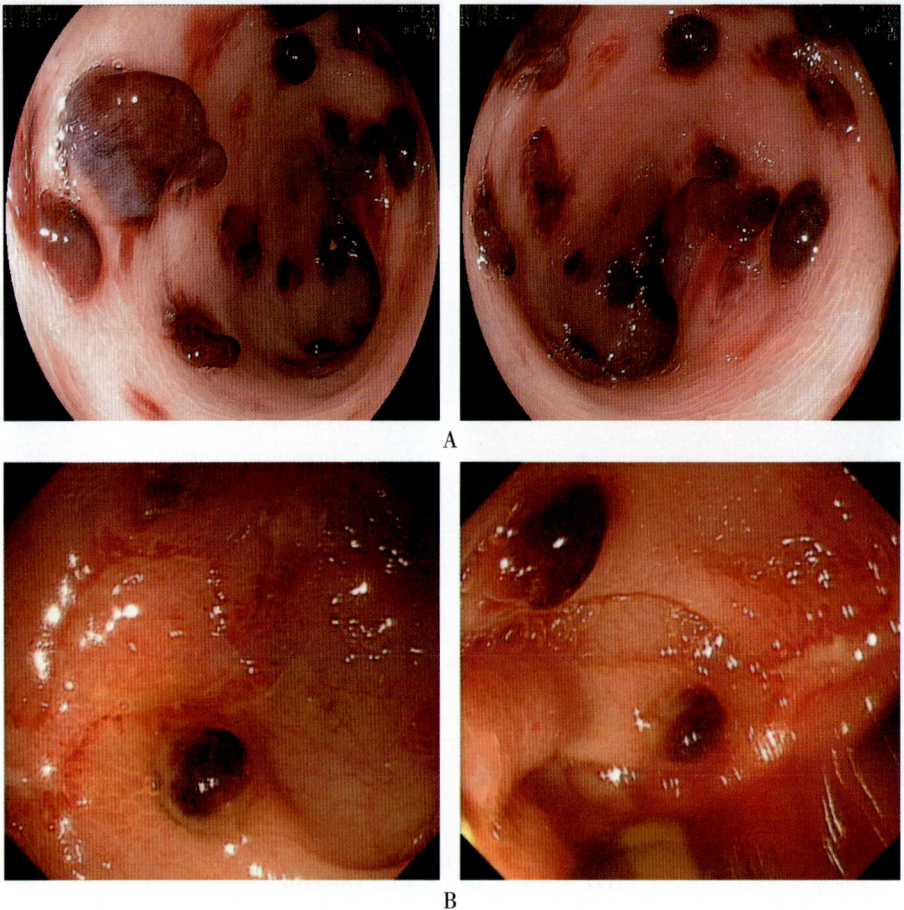

■ 图 10-6 多发性骨髓瘤合并淀粉样变性

A. 患者因黏液血便而住院，临床诊断多发性骨髓瘤合并淀粉样变性。结肠镜见乙状结肠至横结肠黏膜密布大小形态不等的血肿，病变之间黏膜基本正常；B. 上述患者经对症处理后，黏液血便逐渐缓解，1 周后复查结肠镜见结肠黏膜血肿大部分消退，残留黏膜溃疡

第九节　阿米巴肠病

阿米巴肠病病变主要侵犯右半结肠，但亦可累及左半结肠。结肠溃疡较深、边缘潜行，溃疡间黏膜多正常。大便呈果酱样，大便或结肠镜下所取溃疡渗出物检查可找到溶组织阿米巴滋养体或包囊，患者血清阿米巴抗体阳性，抗阿米巴治疗有效。

第十节　肠道血吸虫病

肠道血吸虫病有疫水接触史，常有肝脾大。粪便检查可见血吸虫卵或孵化毛蚴阳性。急性期结肠镜检查可见黏膜黄褐色颗粒，活检黏膜压片或病理学检查可见血吸虫卵。免疫学检查有助鉴别。

（李明松　刘海峰　李夏西）

主要参考文献

［1］Gert V A，Axel D，Bernd B，et al. Second European evidence-based consensus on the diagnosis and management of ulcerative colitis Part 3：Special situations[J]. Journal of Crohn's and Colitis，2013，7（1）：1–33.

［2］Axel D，James O L，Andreas S，et al. Second European evidence-based consensus on the diagnosis and management of ulcerative colitis Part 2：Current management[J]. Journal of Crohn's and Colitis，2012，6（10）：991–1030.

［3］Axel D，Rami E，Fernando M，et al. Second European evidence-based consensus on the diagnosis and management of ulcerative colitis Part 1：Definitions and diagnosis[J]. Journal of Crohn's and Colitis，2012，6（10）：965–990.

［4］Magro F，Langner C，Driessen A，et al. European consensus on the histopathology of inflammatory bowel disease[J]. Journal of Crohn's and Colitis，2013，7：827–851.

［5］Vito A，Marco D，Matthew D R，et al. European evidence based consensus for endoscopy in inflammatory bowel disease[J]. Journal of Crohn's and Colitis，2013，7：982–1018.

［6］Panes J，Bouhnik Y，Reinisch W，et al. Imaging techniques for assessment of inflammatory bowel disease：Joint ECCO and ESGAR evidence-based consensus guidelines[J]. Journal of Crohn's and Colitis，2013，7：556–585.

第十一章
内 科 治 疗

UC 的临床治疗以内科治疗为主，包括药物治疗、营养治疗和心理治疗。药物治疗是 UC 的主要治疗方法，目前已得到足够的重视，并取得了良好的效果。一般治疗、营养治疗和心理治疗同样也是 UC 治疗的重要内容，但目前并未得到足够的重视。

第一节 一 般 治 疗

UC 的治疗是一个系统工程，极其复杂。除了后面将涉及的营养治疗、药物治疗、内镜治疗和外科治疗外，下述治疗内容也有重要价值。

一、吸烟

吸烟不仅能够减少 UC 的发生，而且也能明显减少 UC 的复发，促进患者对治疗的应答，降低手术率及住院率，改善预后，而戒烟则作用正好相反。因此，UC 患者可以考虑吸烟和恢复吸烟。

二、适度休息

活动期病人应充分休息。即使是在缓解期，适度的休息也是必要的。但是，体力完全能够耐受的适度活动是必要的和合理的，尤其是在缓解期。剧烈的活动，例如无节制的狂欢等活动应该避免。

三、合理饮食

由于 UC 主要损伤肠道，同时，治疗 UC 的某些药物也会对胃肠道产生不良影响，UC 患者通常有食欲减退及消化、吸收不良。因此，给予开胃、清淡、少渣、易消化和营养均衡的饮食不仅能够保证 UC 患者的营养，而且能够减少对消化道的不良刺激，有利于病情的缓解。

四、对症处理

由于 UC 本身所致的肠道炎症以及并发的肠道狭窄和梗阻，UC 患者常有腹痛、腹泻及黏液血便，同时，一些检查和治疗也会诱发和加重病情，如肠镜检查及肠道清洁准备会明显诱发和加重腹痛、腹泻和血便，甚至诱发或加重肠梗阻。

此外，由于 UC 患者肠道本身的炎症以及对肠道营养治疗的不耐受，腹胀及消化和吸收不良在 UC 患者中也非常常见。

对于有明显上述不适的患者，除了积极针对 UC 展开治疗外，及时给予对症处理，有效缓解患者症状不仅能解除患者痛苦，而且能迅速赢得患者对医师的信赖，增加患者对治疗的依从性。

这些对症处理包括以下内容：

对于腹痛、腹胀、呃逆及反酸等上消化道不适，应予 PPT 制剂（如潘妥拉唑、埃索美拉唑）治疗，可联合莫沙必利类药物治疗。

对于腹痛、腹泻、黏液血便及里急后重等下消化道不适，斯巴敏（奥替溴铵）片、得舒特（匹维溴铵）片及诺仕帕等药物能够降低肠道对不良刺激的敏感性，减缓肠道蠕动，从而缓解症状。必要时可酌情使用抗胆碱能药物或止泻药如地芬诺酯或洛哌丁胺，但应慎用，避免诱发肠麻痹、肠梗阻甚至巨结肠。

此外，思连康、金双歧等生态制剂能够改善肠道微生态，不仅有利于病情缓解，而且也能促进消化和吸收；泌特肠溶片、得每通等消化酶类制剂有助于消化和吸收；云南白药对于缓解便血，尤其是渗出性出血有良好的治疗效果，同时也有助于改善腹泻和促进肠道溃疡愈合。

对于便血，尤其是肠道深大溃疡所致的活动性大出血，结肠镜在诊断和治疗中均有重要价值。必要时可予急诊外科手术治疗或 DSA 诊疗。

五、贫血

由于营养不良以及消化道出血，UC 患者贫血常见，有时还非常严重。

对于 UC 患者的中重度贫血，除了积极治疗原发病以及合理的营养治疗外，及时输血也是重要的治疗措施。纠正贫血不仅能够迅速缓解患者症状，而且能够提高 UC 患者对治疗的应答能力，也有利于提高 UC 患者战胜疾病的信心，增加患者对治疗的依从性。普遍认为，通过输血，将患者的 Hb 恢复到 10 g/dL 左右是合适的。

第二节　营养治疗

营养不良是一种机体功能和结构发生改变的状态，最终导致机体营养供需不平衡。

营养不良是 IBD 最常见的全身症状之一。营养不良在 UC（18%～62%）患者中发生率低于 CD（60%～85%），但仍然常见，并严重影响治疗效果和疾病转归。因此，评估 UC 患者的营养状况并及时给予合理的营养治疗是 UC 诊断和治疗的重要内容之一。

一、UC 患者营养不良概况

住院 IBD 患者营养不良的发生率为 20%～85%。通常认为，营养不良多见于 CD 患者，UC 患者较少见，因为 UC 病变部位主要位于大肠，CD 病变部位多位于小肠，有时甚至可累及整个消化道，而小肠是吸收营养物质的主要部位，故 CD 患者出现营养不良较为常见。然而，对于不论处于活动期还是缓解期的 UC 或 CD 患者，均可以出现营养不良状况。

由于炎症因子和免疫因子对激素轴（生长素/胰高血糖素样激素轴）的抑制作用，使骨骼和性腺发育分化延迟，更易出现骨质疏松及生长发育障碍等情况，所以 32%～88% 患 IBD 的儿童会出现生长发育迟缓。营养不良的程度取决于病程长短、疾病分型、疾病活动度及患病部位。疾病处于活动期的患者营养不良发生率也会高于缓解期。通常营养不良发生于疾病的早期阶段，有助于临床早期诊断。

（一）营养不良的原因

UC 患者营养不良的原因如下。

1. 由于进食导致患者出现腹痛、腹泻、梗阻、消化道出血等胃肠道症状，患者出现畏惧进食，长期摄食不足，最终导致营养物质摄入减少。

2. 炎症的存在导致食欲及消化和吸收功能下降。

3. UC 患者脓血便造成血液和蛋白质大量丢失，导致低蛋白血症、贫血和水电解质代谢平衡失调。

4. 活动期或合并感染时，UC 患者处于高分解代谢状态，能量消耗增加。

5. 用于治疗的药物（如 GCS 等）会促进分解代谢，造成负氮平衡。

（二）营养不良的后果

1. 使患者抵抗力降低，削弱患者抗感染能力。

2. 术前的营养不良常导致术后感染和吻合口瘘等并发症发生率的增加，并且影响手术切口和肠吻合口的愈合，使患者住院时间延长。

3. 使患者生活质量下降。

4. 营养不良状态显著影响了治疗疗效的发挥。

5. 营养不良也是造成 UC 儿童和青少年生长发育延缓、停滞的主要原因。

6. 由于营养不良的存在，且多有长期使用 GCS 和免疫抑制剂的病史，外科手术并发症的发生率和死亡率均明显提高。

（三）营养治疗的目的

UC 营养治疗不但能够增加患者免疫力，改善患者营养状况，提高生活质量，同时也能减少手术并发症，增强 UC 患者对其他治疗的应答，改善自然病程。

对于 UC 患者，营养支持能够改善营养状况，但不能诱导和维持 UC 缓解，因而营养支持用于 UC 的治疗目的主要是纠正营养不良，提高手术安全性。

二、IBD 患者营养不良的主要表现

（一）宏量营养缺乏

宏量营养是指糖类、脂肪和蛋白质。UC 患者的营养不良多属于蛋白质 –

能量营养不良，主要表现为消瘦和体重下降，同时伴有大量的营养物质缺乏，如蛋白质、微量元素、维生素等。对于住院的 IBD 患者，低白蛋白血症在 CD 和 UC 患者中的发生率分别为 25% ~ 80% 和 25% ~ 50%。

疾病处于活动期时，由于炎症因子（包括促炎因子，如 TNF-α 等）的作用，导致营养物质吸收障碍，并可引起厌食症和恶病质。此外，消化和吸收不良、能量消耗增加、胃肠道蛋白质丢失也会引起能量和蛋白质的相对缺乏。UC 患儿表现为生长发育迟缓或停滞，而成年 UC 患者则会出现明显的营养不良。发生蛋白质 – 能量营养不良的相关因素见表 11-1。尽管蛋白质 – 能量型营养不良发生率在逐年降低，但仍应该高度关注，并对有营养不良及有营养不良风险的 UC 患者及时实施营养治疗。

表 11-1　UC 患者营养不良的临床表现及其不良影响

临床表现	不良影响
厌食	食物摄入减少
①腹痛、恶心、呕吐	营养吸收障碍
②限制饮食	
③由于炎症存在使肠道吸收面积减少	
肠道丢失量增加	蛋白质丢失
隐性或显性失血	铁缺乏
渗出性肠病、慢性腹泻	锌、钾、镁的丢失
由于炎症导致代谢过盛状态	静息能量消耗过度
药物的相互作用	厌食、恶心、蛋白质水解，影响营养物质的吸收和利用

（二）微量营养素缺乏

微量营养素的缺乏在 UC 患者中并不少见，这取决于病程的进展和疾病活动程度。处于活动期和缓解期的患者均可发生，尤以病程较长患者较为突出。CD 和 UC 患者微量营养素缺乏发生率对比见表 11-2。由于大多数营养物质都在小肠特定的部位消化和吸收，所以疾病活动程度与患病部位的不同，会导致特定的微量营养素缺乏，例如，VB_{12} 缺乏的患者病变部位通常位于回肠末端，而钙和铁的缺乏则提示病变部位位于近端小肠。对于有肠切除史的患者，由于切除范围和部位的不同，也会出现不同维生素和微量元素吸收障碍。末端回肠切除会导致 VB_{12} 缺乏，而钙和铁的吸收是在回肠进行，这两种元素的缺乏通常发生在近端小肠切除的患者中。机体缺乏微量元素也可以被描述为营养不良，医嘱限制缓解期 IBD 患者食用牛奶、乳制品和高纤维素含量的食物，或者由于患者自身原因导致营养素摄入量不足，这对疾病没有任何好处，只会导致钙和叶酸的缺乏。所以健康均衡的饮食配方对缓解期 IBD 患者是十分重要的。同时由于治疗药物的相互作用等因素，也会造成 VB_{12} 和叶酸缺乏。长期腹泻的患者还会造成不同程度电解质（钾、镁、钙、磷）丢失。

表 11-2　CD 与 UC 患者微量营养素缺乏发生率对比

微量营养素	缺乏率 / %	
	CD	UC
铁	81	39
叶酸	35	54 ~ 67
VB_{12}	5	48
钾		6 ~ 20
钙	10	13
镁		14 ~ 33
VA	26 ~ 93	11 ~ 50
VD	35	75
锌		40 ~ 50
硒		35 ~ 40

1. 铁缺乏

成年 IBD 患者中 36% ~ 90% 会出现铁的缺乏，这是 IBD 患者贫血的主要原因。确诊的 IBD 患者中 56% 会发生贫血（根据 2008 年世界卫生组织规定，女性：Hb < 120 g/L；男性：Hb < 130 g/L 定义为贫血）。

铁缺乏对患者的生活有较大的负面影响，并且会导致儿童、青少年发育迟缓和认知不足。尽管铁蛋白水平较低是提示缺铁的最佳指标，但由于炎症的存在，血清铁蛋白水平通常正常甚至高于正常，所以不能很好地反映缺铁的情况。

2. 叶酸缺乏

IBD 患者中 20%～60% 会出现叶酸缺乏。低渣饮食会导致膳食纤维摄入不足，从而导致口服叶酸的量变少。另外，应用 SASP 治疗疾病（但不与其他氨基水杨酸制剂合用，如美沙拉嗪）会使叶酸缺乏加剧，因为它会与叶酸竞争在肠道吸收的靶点，使叶酸无法正常吸收。同样，应用 MTX 也会导致叶酸缺乏。所以，这些原因导致的叶酸缺乏会加重 IBD 患者的贫血状态。另外，叶酸是同型半胱氨酸 – 甲硫氨酸代谢途径中的一个重要辅助因子，故叶酸缺乏会导致高同型半胱氨酸血症，这或许可以解释 CD 和 UC 患者血栓栓塞发生率高于正常人的原因。

3. VB_{12} 缺乏

VB_{12} 的缺乏会加重 IBD 患者的贫血状态。成人和儿童 UC 患者 VB_{12} 缺乏的发生率均为 20%。对于回肠末端病变或切除的患者，VB_{12} 缺乏的发生率会增至 48%。而对于小肠切除超过 100 cm 的患者，几乎 100% 都会伴有 VB_{12} 缺乏。人体需要完整的回肠来吸收 VB_{12}–IF 复合体，因此，VB_{12} 缺乏的相关因素包括病变部位、回肠末端切除和细菌过度繁殖。同时，VB_{12} 是同型半胱氨酸 – 甲硫氨酸代谢途径中的一个重要辅助因子，所以，血清 VB_{12} 低水平是发生高同型半胱氨酸血症的一个独立危险因素。

4. 钙和 VD 缺乏

大约 13% 的 CD 患者和 10% 的 UC 患者都存在钙的缺乏。这可能因为：①回肠切除使得肠道吸收面积减少，钙被肠腔内未被吸收的脂肪酸结合形成脂肪酸钙；② VD 的缺乏，进一步导致钙吸收障碍；③牛奶等乳制品的摄入受限，使得食物来源的钙减少。钙缺乏会导致骨质疏松，骨质疏松是 IBD 患者常见的营养相关性并发症。对于接受 GCS 治疗的患者，骨量减少和骨质疏松的发生率分别为 51%～77% 和 17%～28%。UC 患者中相关骨疾病的发生可能与 VD 不足有关，也可能与使用 GCS 有关。

5. 脂溶性维生素缺乏

消瘦体质和不断地体重下降，导致机体脂肪分布减少，同时由于末端回肠选择性吸收胆汁酸，故病变位于回肠末端或有回肠切除史的患者，会出现胆汁酸和脂肪酸吸收不良，进而导致脂溶性 VA、VD、维生素 E（VE）、维生素 K（VK）吸收不良，造成血 25（OH）VD 浓度降低，加剧钙的丢失，出现骨质减少或骨软化。如果使用激素，骨质减少和骨质疏松的发病率会进一步提高。另外，使用特定的药物（如消胆胺）会结合胆汁酸，会使脂溶性维生素缺乏更加严重。

VK 是多种蛋白质（包括血液凝固因子和降钙素等）进行羧化反应的重要辅助因子。尽管受饮食受限和吸收障碍等方面因素影响，但 IBD 患者很少发生 VK 缺乏，只有病史较长的 IBD 患者才会出现血清或骨的 VK 水平较低。

IBD 患者中 VA 缺乏（血清 VA 水平 < 20 mg/dL）和 VE 缺乏（血清 VE 水平 < 5 mg/dL）的发生率约为 16%，并且与疾病活动程度密切相关。

6. 其他营养物质缺乏

研究表明，IBD 患者存在抗氧化剂（包括维生素 C、β 胡萝卜素、VE）的缺乏。然而，这些元素的缺乏临床上没有准确的定义，故不能为补充做指导。其他微量元素（包括锌、硒等）的缺乏也可导致营养不良。儿童期 UC 患者较常出现锌缺乏。锌在促进伤口愈合中起着关键作用，所以锌缺乏可能是瘘管形成一个相关因素。另外，锌是超氧化剂歧化酶发挥作用的辅助因子，因此锌可以抗氧化保护细胞免受损伤。硒元素可影响与 p53 相关的不同蛋白凋亡基因的表达，核转录因子（NF-κB）与压力信号通路在炎症的发生机制和癌症进展的早期阶段发挥了重要作用。

三、营养风险筛查和营养状况评估

患者自身状态评估、体格检查及相关的实验室检查，最重要的是体重指数（BMI）和近期体重下降情况，是评估 UC 患者营养状况的重要指标。临床医师应建立起一个更加综合的评分系统，这包括营养风险筛查评分简表（NRS 2002）（表 11-3），该评分能够体现近期体重下降程度和持续时间，患者整体营养状况评估表（scored patient-generated subjective global assessment，PG-SGA），机体组成分析，近期食物摄入情况（食欲如何、每餐摄入的实物量、消化吸收情况及是否存在相关压力因素）等。

表 11-3 营养风险筛查评分简表

单位名称＿＿＿＿＿＿＿＿＿＿科室名称＿＿＿＿＿＿＿＿＿＿＿病历史＿＿＿＿＿＿＿＿＿＿＿＿

入院日期＿＿＿＿＿＿病房＿＿＿＿＿＿病床＿＿＿＿＿姓名＿＿＿＿＿性别＿＿＿＿年龄＿＿＿＿岁

患者知情同意参加（是□　否□）

（一）疾病诊断＿＿＿＿＿＿＿＿＿＿＿＿＿＿＿＿＿＿＿＿＿＿＿＿＿＿＿＿＿＿＿＿＿＿＿＿＿＿

＿＿＿＿＿＿＿＿＿＿＿＿＿＿＿＿＿＿＿＿＿＿＿＿＿＿＿＿＿

如果患有以下疾病请在□打"√"，并参照营养需要量标准进行评分（无下列疾病为0分）

评分1分，营养需要量轻度增加：髋骨折□　慢性疾病有并发症者□　COPD□　血液透析□
肝硬化□　一般恶性肿瘤患者□

评分2分，营养需要量中度增加：腹部大手术□　脑卒中□　重度肺炎□　血液恶性肿瘤□

评分3分，营养需要量重度增加：颅脑损伤□　骨髓移植□　大于APACHE10分的ICU患者□

小结：疾病有关评分：　　　□0分　　　　□1分　　　　□2分　　　　□3分

（二）营养状态

1. 人体测量：身高＿＿＿＿＿＿＿（m，精度到0.5 cm）（免鞋）

实际体重：＿＿＿＿＿＿＿（kg，精度到0.5 kg）（空腹、病房衣服，免鞋）

BMI＿＿＿＿＿＿＿kg/m^2（<18.5，3分）

注：因严重胸、腹水、水肿等得不到准确BMI值时用白蛋白来替代（ESPEN2006）＿（g/L）

（<30 g/L，3分）

** 小结：＿＿＿＿＿＿＿分

2. 近期（3-1个月）体重是否下降？（是□　否□），若是体重下降＿＿＿＿＿＿＿（kg）

体重下降>5%，是在　□3个月内（1分）　　□2个月内（2分）　　□1个月内（3分）

** 小结：＿＿＿＿＿＿＿分

3. 一周内进食量是否减少？（是□　否□）

如果是，较前减少　□25%～50%（1分）　□50%～75%（2分）　□75%～100%（3分）

** 小结：＿＿＿＿＿＿＿分

** 综合：营养受损评分：　　　□0分　　　　□1分　　　　□2分　　　　□3分

注：上述3个 ** 小结评分取最高值。

*** 年龄评分：超过70岁为1分，否则为0分。　　　　　　　　□0分　　　　□1分

（三）营养风险（指与疾病结局有关的风险）总评分：＿＿＿＿＿＿分

（疾病有关评分 + 营养受损评分 + 年龄评分）

（四）计算患者每日所需的能量＿＿＿＿＿＿＿kcal/day

（五）肠内营养□　肠外营养□　肠内营养 + 肠外营养□

（六）患者接受营养支持情况（入院2周时或2周内出院时）

A. 口服摄入营养：普通膳食（是□　否□）专业医用营养品（是□　否□）

＿＿＿＿＿＿kcal/d

B. 肠内营养 [商品名＿＿＿＿＿＿＿]＿＿＿瓶（500 ml）/天 × ＿＿天

（七）肠外营养

*脂肪乳剂＿＿瓶/天 × ＿＿＿天（是□　否□）大约平均每天总热卡（糖 + 脂）　　kcal/d

* 氨基酸＿＿＿瓶 / 天 × ＿＿＿天（是□　否□）

　大约平均每天总氮（单瓶或全合一或 3 L 袋）＿＿＿g/day

　（氨基酸 /7=N）＿＿＿g/（kg/d）

* 全合一 × ＿＿天（是□　否□）预装脂肪乳氨基酸葡萄糖袋（2 腔或 3 腔）× ＿＿天（是□　否□）

　静脉输注胶体溶液（是□　否□）

* 白蛋白 10 g/20 g× ＿＿＿天　　　　　血浆及血浆代用品 × ＿＿＿天

适用对象：18 岁以上，住院 1 天以上，次日 8 时前未行手术者，神志清者

　　　　　　　　　　　　调研者签名＿＿＿＿＿＿　　　　　　复核者签名＿＿＿＿＿＿

　　首先要对患者进行营养风险筛查，确定存在营养风险的患者对其进行营养状态评估，随后给予相应的营养支持，在营养治疗期间进行反复多次疗效评定。

（一）营养风险筛查

　　营养风险不是指发生营养不良的风险，而是现存的或潜在的营养因素导致患者出现不良临床结局的风险。包括：①已经存在的营养不足。②手术或疾病有关的可影响患者结局的潜在代谢及营养改变。营养风险筛查的工具有很多，我们通常使用营养风险筛查工具 NRS 2002。NRS 2002 评分≥3 分的患者，提示存在营养风险，需要进行营养治疗。而对于评分 < 3 分的患者，要反复多次对其进行筛查。研究结果表明，随着疾病严重程度的加重，存在营养风险的 IBD 患者比例显著增加。

（二）营养状况评估

　　营养状况评估包括主观和客观两个部分。

　　1. 主观营养状况评估

　　应以患者整体营养状况评估表 PG-SGA 作为主观评估工具，并在营养支持小组指导下实施。根据 PG-SGA 最终评分结果，将 UC 患者营养状况分为：轻度营养不良（0 ~ 3 分）、中度营养不良（4 ~ 8 分）和重度营养不良（≥9 分）。

　　2. 客观营养状况评估

　　包括静态和动态两种测定方法。

　　（1）静态营养评估包括人体测量指标，如身高、体重、体质指数（BMI）、肱三头肌皮褶厚度、上臂围、上臂肌围、总蛋白、白蛋白及其他用于估计慢性营养不良的生化指标（表 11-4）。

表 11-4 营养不良生化指标分级

营养不良生化参数	轻度	中度	重度
白蛋白 / (g·dL^{-1})	3.5 ~ 3.0	2.9 ~ 2.5	< 2.5
转铁蛋白 / (mg·dL^{-1})	150 ~ 200	100 ~ 149	< 100
前白蛋白 / (mg·dL^{-1})	18 ~ 22	10 ~ 17	< 10
视黄醇结合蛋白 / (mg·dL^{-1})	2.5 ~ 2.9	2.1 ~ 2.4	< 2.1
淋巴细胞数 /mm^3	1 200 ~ 1 500	800 ~ 1 199	< 800

应用静态营养评估时应注意：体重和 BMI 等人体测量指标在患者大量输液、肥胖、水肿或体液潴留时，准确性会受影响；血浆蛋白的水平亦受多种因素的影响，如白蛋白、前白蛋白是急性期反应蛋白，而处于急性期时，它们的降低则提示炎症的存在，并不独立提示营养不良，故作为疾病急性期机体营养状况的评估指标并不准确；转铁蛋白也作为一个急性期反应蛋白，它的降低能同时反映炎症的状况和铁缺乏情况。

（2）动态营养评估指标包括氮平衡和半衰期较短的内脏蛋白含量，氮平衡是可靠且常用的动态评价指标，这也可以帮助判断营养不良状况。

体脂和体细胞群分布比静态营养评估更准确地反映患者营养状况和机体组成的动态变化。常用的机体组成分析方法为生物电阻抗法和双能 X 线吸收测量法。活动期 UC 患者 PG-SGA 评分、BMI 和血浆清蛋白水平可能正常，但是体细胞群已经减少。

四、营养治疗的应用

UC 患者在初诊时多已伴有营养不良，而病情进展、药物或手术治疗又能进一步加重营养障碍，一旦成年 UC 患者出现营养不良或 UC 患儿出现生长发育迟缓，很难通过饮食指导纠正，往往需要营养支持，故作为 UC 的治疗手段，营养治疗与药物、手术等同等重要，且贯穿于 UC 整个治疗过程。营养治疗的适应证如下。

（一）营养不良或存在营养风险的患者

营养状况正常但存在营养风险（NRS 2002 评分≥3 分）；中度营养不良

预计营养摄入不足 > 5 d；重度营养不良者，应给予营养治疗。合并营养摄入不足、生长发育迟缓及停滞的儿童和青少年患者，应尽早给予营养治疗。

（二）围术期患者

有手术指征的择期手术的 UC 患者合并营养不良或者存在营养风险时，可先进行营养治疗，后进行手术，以降低手术的风险；但重症 UC 或合并中毒性巨结肠的患者不应浪费时间进行营养支持，而应急诊手术。为降低因营养不良而增加的手术风险，可采用三期手术的方法完成手术（详见第十三章）。

（三）诱导和维持缓解

虽然肠内营养（enteral nutrition，EN）有助于活动期 CD 的诱导缓解和维持缓解，而且还能促进深度缓解和肠黏膜溃疡愈合，并促进儿童及青少年 CD 患者的生长发育，但 EN 并不适用于诱导或维持 UC 缓解。

五、营养治疗的方法

（一）营养供给量

应采用间接能量测定仪测定患者的静息能量消耗（resting energy expenditure，REE）。根据患者活动量，每日总能量消耗为 REE 的 1.2 ~ 1.5 倍。无能量测定仪时，缓解期成年 UC 患者的每日总能量需求与普通人群类似，可按照 25 ~ 30 kcal/（kg·d）（1 kcal=4.184 kJ）给予。但活动期 IBD 的能量需求增加，高出缓解期 8% ~ 10%，并受许多因素影响：体温每升高 1℃，REE 增加 10% ~ 15%，合并脓毒血症时 REE 约增加 20%。儿童和青少年患者处于生长发育期，摄入的营养除满足正常代谢需要外，还有追赶同龄人身高体重的需求，故每日提供的能量应为正常儿童所需的 110% ~ 120%。UC 患者蛋白质供给量应达到 1.0 ~ 1.5 g/（kg·d）。

（二）营养治疗效果评价

如营养治疗的目的（纠正 UC 患者营养不良）已经达到，可逐渐停用；营养治疗不能奏效时，应及时查明原因。

（三）营养途径

肠内营养（EN）可减少肠外营养（PN）相关的严重并发症，并可降低成本。同时，EN 能减少普通食物及其代谢产物对肠道的不良刺激，有利于病变黏膜的愈合。此外，EN 还可以防止肠道菌群异位，保护胃肠道功能。

EN 可诱导和维持 CD 缓解。但 EN 对于 UC 的作用主要是纠正合并的营养不良状态，并不能诱导和维持 UC 缓解，所以 EN 对于 UC 患者的作用比较局限。同时，UC 患者主要表现为腹泻和脓血便，如果使用 EN，腹泻症状可能加剧，因此，对于 UC 急性期患者，虽然从纠正营养不良的效果来看 EN 优于 PN，但为减轻腹泻，提高患者对营养支持的耐受性，PN 仍是主要手段。

1. EN

（1）适应证和禁忌证：任何有营养不良及有营养不良风险的 UC 患者都应给予营养治疗，并首选 EN。

下列情况应予 EN：3 ~ 6 个月体重丢失 ≥ 5%；重度营养不良，或中度营养不良预计营养摄入不足 > 5 d，或正常营养状况但预计摄入量不足 > 10 d；BMI 低于 18.5 kg/m²，或尽管药物治疗有效，但患者体重仍持续下降。虽然肠内营养治疗的适应证较为广泛，但由于口味不佳，患者很难耐受长期的禁食和全肠内营养（total enteral nutrition，TEN），因此，EN 的撤药率高达 39%。

EN 也有相对的禁忌证：消化道大出血，肠穿孔，短肠综合征，急性重症 UC，中毒性巨结肠。

（2）EN 方法：根据摄入量占营养需求总量的比例，EN 分为全肠内营养（exclusive enteral nutrition，EEN）和部分肠内营养（partial enteral nutrition，PEN）。EEN 指营养完全由 EN 提供，不摄入普通饮食；PEN 指在进食的同时补充 EN。以纠正营养不良为目的时，可用 EEN，也可用 PEN。PEN 作为一般饮食的辅助治疗，目的是改善营养状态和维持缓解。PEN 添加量根据患者营养不良状况和耐受情况来决定，治疗终点为营养状况恢复正常。围术期营养治疗时间不应少于 10 ~ 14 d。

（3）EN 途径：EN 途径包括口服、管饲、消化道造口等。口服补充对胃肠道功能要求较高，患者耐受量有限，依从性也较差。当口服补充 EN 量超过 600 kcal/d 时建议管饲。管饲方法包括鼻胃管、鼻肠管、经皮胃镜下胃造口（percutaneous endoscopic gastrostomy，PEG）和手术胃造口等。部分患者由于肠道运动、消化和吸收等方面的限制，必须将 EN 治疗的途径改为管饲，以泵缓慢匀速持续输注营养，并且添加一些辅助性的消化酶或胃肠动力药等。鼻胃管是最常见的管饲途径，其操作简单，适用于绝大多数患者。盲法放置的鼻胃管应通过 X 线影像学检查证实导管在位方可使用。为避免反流，管饲时卧床患者应处于头高脚低位（30°～40°）。喂养从较低速度开始（25 mL/h），并根据患者耐受程度在 48～72 h 逐渐增加至目标量。建议采取持续泵注的方法进行管饲。与间接输注相比，持续泵注能够提高胃肠道耐受性，改善吸收，增加输注量，减少 EN 并发症。管饲期间应监测胃排空情况，避免呕吐和误吸。有胃排空障碍、幽门或十二指肠狭窄等误吸风险的患者，应采用鼻空肠管进行幽门后喂养。胃镜引导下放置鼻空肠管是最常用的方法之一。预计管饲时间在 4 周内时，应使用鼻饲管喂养；如超过 4 周或患者不耐受，推荐选择 PEG。UC 患者使用 PEG 并不增加胃瘘和其他并发症的风险。除非十分必要，UC 患者才需要做手术空肠插管造口。由于 EN 涉及胃、空肠管鼻饲及口味、腹泻等问题，EN 在成年 UC 患者中的接受程度和依从性逊于儿童患者。

（4）EN 制剂的种类与选择：目前临床常用的肠内营养制剂有安素、瑞代、能全力和百普力。根据我们自己的临床经验，安素因具有营养全面均衡、肠道耐受性好和价廉物美等特点，在临床表现出更好的疗效，因而应用更加广泛。根据氮源的不同，EN 可分为整蛋白配方、低聚（短肽）配方或氨基酸单体（要素膳）配方。总的来说，应用这 3 种配方进行营养治疗时疗效并无明显差异，但不同个体、不同情况对不同配方的耐受性可能不同。抗原性低的氨基酸型和抗原性高的整蛋白型 EN，以及高脂肪含量和低脂肪含量 EN 对于诱导缓解的作用无明显差异。整蛋白型 EN 制剂更有利于儿童 UC 患者体重增长，但肠功能不全患者建议使用要素膳或低聚配方，IBD 活动期时应减少膳食纤维的摄入。

低脂制剂能够提高 EN 的治疗效果，但长期限制脂肪摄入可能导致必需脂肪酸缺乏。鱼油 [ω-3 多不饱和脂肪酸（PUFA）] 能够改善活动期 UC 的炎症指标水平，但未能改变 UC 的临床结局。没有足够证据证实鱼油能够维持 UC 缓解。谷氨酰胺有利于减轻肠道损伤，防止肠黏膜萎缩，但未发现高含量谷氨酰胺更有利于病情缓解的证据，也不改善 UC 临床结局。联合应用益生菌和益生元可能对 UC 有益。

目前临床常用的肠内营养制剂有安素、瑞代、能全力和百普力。根据我们自己的临床经验，安素因具有营养全面均衡、肠道耐受性好和价廉物美等特点，在临床表现出更好的疗效，因而应用更加广泛。

（5）EN 治疗的并发症及防治：EN 的并发症应重在预防，操作过程中必须遵循相关规范。

EN 较 PN 安全，但使用不当也可能发生严重并发症，包括胃肠道并发症（腹泻、恶心、呕吐、腹胀）、代谢并发症（脱水、电解质异常、高血糖症）、感染并发症（吸入性肺炎、腹膜炎、鼻窦炎）及导管相关并发症（鼻咽部黏膜损伤、经皮内镜下胃造口术（PEG）后造口旁瘘、喂养管堵塞或异位、导管错误连接等）。

采用管饲、缓慢增加输注量、适当加温、防污染等措施能够减少并发症的发生。

无论是何种 EN 制剂，大多数 UC 患者在 EN 时都会发生胃肠道并发症。处理方法首先是通过调节 EN 制剂的种类、数量、时机等方法改善 UC 患者症状，其次口服或与 EN 制剂一同管饲调节胃肠道功能、促进消化的药物，通常能明显改善 UC 患者对 EN 制剂的不耐受。常用的药物包括斯巴敏（奥替溴铵）片、得舒特片（匹维溴铵）、双歧杆菌四联活菌、复方阿嗪米特肠溶片。

重度营养不良者在 EN 初期应特别警惕再喂养综合征。

2. PN

UC 患者进行 PN 的目的主要是纠正营养不良。UC 患者静脉血栓风险本身高于正常人，使用 PN 后，风险进一步增高。此外，接受 PN 的患者更易出现导管相关脓毒症、胃肠功能减退后肠黏膜屏障功能破坏、代谢并发症及肝功能紊乱等。因为 EN 已经被证实与 PN 同样有效，但是成本更低，副作用也更少。故 PN 只局限于一部分应用 EN 无法达到目标量（＜总能量需求的 60%）、重症 UC 无法耐受 EN 或有 EN 禁忌证的患者。

（1）PN 适应证：①重症 UC 伴顽固性腹泻。②不耐受 EN 或无法建立EN 途径。

（2）PN 途径的选择与建立：应通过周围静脉插入的中心静脉导管或中心静脉穿刺置管输注 PN。

经周围静脉向中心静脉置管并发症少，应为首选。只有在预计使用 PN

时间较短（10～14 d）和 PN 的渗透压≤850 mOsm/L 时，方可采用周围静脉输注，并应警惕血栓性静脉炎。

通常采用单腔静脉导管输注 PN，因为导管管腔越多，接口越多，污染的可能性越大。

通常选择右侧锁骨下途径进行中心静脉置管。股静脉置管极易污染，容易形成静脉血栓，因而为相对禁忌。高位颈内静脉置管难以护理，容易污染，故不采用。

应在 B 超引导下放置中心静脉导管。置管成功后必须进行影像学检查，确定导管尖端部位合适并排除并发症后方可使用。

（3）制定 PN 配方：UC 患者能量需求应按非蛋白热卡计算：氮量 =（100～150）kcal：1 g 的比例提供氮量。总能量构成中，脂肪应占非蛋白热卡的 30%～50%。不推荐使用 ω–6 PUFA 作为唯一的脂肪来源，可选择中长链脂肪乳剂或含有 ω–9 PUFA 的脂肪乳剂。尚无证据支持在 PN 中添加谷氨酰胺二肽或鱼油对 UC 患者有益。

（4）PN 的并发症及防治：实施 PN 应严格遵循相关规范。PN 并发症包括导管相关并发症（穿刺损伤、空气栓塞、导管异位、血栓形成、导管堵塞或折断等）、感染并发症（导管相关感染、营养液污染）、代谢并发症（高血糖、电解质紊乱、微量元素和维生素缺乏、脂代谢异常及高氮血症等）、脏器功能损害（PN 相关性肝损害）等。

3. 维生素及微量元素的补充

（1）铁剂的补充：静脉补铁与口服补铁对于缺铁性质的贫血都能有效地提高血红蛋白含量，暂没有研究表明静脉补铁效果优于口服补铁。口服补铁可以改善生活质量，不会对疾病本身造成负面影响。静脉补铁需在特定的情况下选择：①严重贫血（Hb < 100 g/L）；②需要快速恢复贫血状态的中度贫血；③口服补铁不耐受或者无效的患者。口服补铁常见的副作用（恶心、腹痛或腹泻等）主要与相对高剂量（> 120 mg/d）的补充有关。研究表明，低剂量（60 mg/d）的铁剂补充与高剂量一样有效，并且能够避免高剂量补铁的副作用。没有证据支持口服补铁会引发或加剧 UC 相关的临床症状，所以低剂量口服补铁（例如：每日 1 片硫酸亚铁）能够纠正 UC 患者的铁缺乏情况。

（2）叶酸和 VB$_{12}$ 的补充：补充叶酸制剂或增加食物膳食纤维的摄入，可以有效降低叶酸缺乏的发生率。所以处于缓解期的 UC 患者应适当增加膳食纤维的摄入。另外，如果血清叶酸值偏低，或正在接受 MTX 和 SASP 药物治疗患者应常规补充叶酸。对于有回肠切除史的 UC 患者，应常规监测血清 VB$_{12}$ 水平。同时对于已监测到存在 VB$_{12}$ 缺乏的患者，应通过肠外途径（如肌内注射）来补充。

（3）钙和 VD 的补充：建议所有的 UC 患者每日摄入 1.5 g 的膳食钙，膳食钙摄入不足的患者也可以每日口服补充 500 ~ 1 000 mg 钙剂。UC 患者普遍存在 VD 缺乏，且与疾病活动度相关。VD 可以增加骨矿物质密度，同时能够辅助治疗。因此，补充 VD 有助于控制 UC 病情。

（4）脂溶性维生素的补充：UC 患者应增加日常饮食中蔬菜水果类和豆类食品的摄入来促进骨骼健康，同时能够补充大量天然维生素，避免维生素缺乏。因为 UC 患者肠道存在病变，使维生素等营养物质吸收障碍，当已监测到体内维生素缺乏时，很难再补充至正常状态。因此，在对 UC 患者营养支持过程中，应常规补充维生素制剂。

总结

营养不良导致的不能维持正常体重、免疫力低下、不能耐受手术、儿童生长发育迟缓或停滞等一系列影响一直被认为是 UC 患者最主要的营养相关问题。

早期诊断和相关药物的治疗能够部分降低 UC 的复发率，但 UC 患者营养不良的发生率仍十分常见，特别对于儿童 UC 患者。

尽管经典的治疗 UC 的方法（包括使用 GCS、抗生素、免疫抑制剂、生物制剂等）诱导和维持缓解有效，但长期应用这些药物会出现很多不良反应，包括营养不良。

营养治疗对于合并营养不良的 UC 患者是主要治疗方案，但代替不了药物治疗和手术治疗。大多数 UC 患者都会继发微量元素缺乏，其发生率取决于疾病的活动度。纠正营养不良并诱导缓解后，少数患者可获得自愈，但绝大多数仍需要药物治疗和手术治疗。

第三节 药物及其他内科治疗

近年来对 UC 病因、发病机制及治疗的研究取得了较大进展，尤其是一些新药的应用明显提高了疗效。对 UC 的治疗，目前着眼于控制炎症和调节免疫紊乱，以有效控制疾病发作和维持缓解。传统治疗 UC 的三大类药物（氨基水杨酸类制剂、GCS、免疫抑制剂）的研究取得了很大的发展，目前仍是治疗 UC 最常用的药物。随着 UC 发病机制的深入研究，特别是遗传学、免疫学、细胞分子生物学方面的重大进展，使 UC 的治疗发生了重大的变化，许多治疗 UC 的新型药物如生物制剂开始应用于临床。

一、氨基水杨酸类制剂

氨基水杨酸类制剂是临床治疗 UC 并预防其复发的最常用药物。应用最早的 SASP 是 5-ASA 前体药物，早在 20 世纪 30 年代即由 Nana Svartz 风湿病专家发现并用于类风湿关节炎治疗。20 世纪 40 年代该药试用于 UC 治疗取得良好疗效，后研究发现其有效成分为 5-ASA。口服 5-ASA 后容易在胃及近端小肠吸收，达到结肠的有效浓度不高，因而疗效不理想，同时副作用较大。针对这种情况，目前研究的各种制剂，主要目的是减少 5-ASA 在胃及近端小肠吸收，使较多药物能够到达结肠，从而对 UC 发挥更有效的治疗作用。

目前，不同的新型 5-ASA 制剂包括：①以惰性分子（无毒副作用）为载体取代磺胺吡啶，将 5-ASA 制成前药制剂，使其在小肠不被吸收而直接进入结肠。②双分子 5-ASA 化合物，如奥沙拉嗪（Olsalazine），该药物到达结肠时通过细菌的重氮还原酶破坏重氮键，释放出 2 个 5-ASA，因此，该药在结肠中浓度很高疗效确切。③药物外加延缓释放的包衣，在 5-ASA 药物外包被被膜，起到定位释放的作用。

（一）作用机制

5-ASA 又称美沙拉嗪（mesalazine），它在结肠内释放后直接接触黏膜表面发挥抗炎作用，作用机制可能是通过影响花生四烯酸代谢途径的一个或多个步骤，抑制前列腺素合成，或清除自由基而减轻炎症反应，或抑制免疫细胞的免疫应答及诱导激活的 T 淋巴细胞凋亡等。

（二）各种 5-ASA 制剂的特点

1. 5-ASA 前体药物

（1）SASP：是磺胺吡啶和 5-ASA 以偶氮键相结合的产物，口服给药大部分以原形通过小肠，到达结肠后在细菌还原酶的作用下，SASP 偶氮键断裂，裂解为磺胺吡啶和 5-ASA，磺胺吡啶仅起载体作用，5-ASA 大部分滞留在结肠内与结肠黏膜直接接触发挥治疗作用，直到随粪便完全排出体外。SASP 的有效抗炎成分是 5-ASA，大多数 SASP 的不良反应与磺胺吡啶有关。

（2）巴柳氮（basalazine，colazide，贝乐司，塞莱得）：是 5-ASA 经偶氮键与 4- 氨基苯甲酰 -B- 氨基丙氨酸连接而成。口服用药后，巴柳氮原形药物可一直到达结肠，在结肠处经细菌酶的作用使偶氮键断裂，释放 5-ASA 产生抗炎作用。

（3）奥沙拉嗪（olsalazine，dipentum，畅美）：系 2 个 5-ASA 借偶氮键相互连接而构成的偶氮二水杨酸。奥沙拉嗪在小肠中不易吸收，进入结肠后在细菌作用下，裂解为 2 分子 5-ASA 发挥治疗作用。奥沙拉嗪具有一定的刺激小肠分泌（主要是重碳酸盐）作用，可使肠内液体负荷增加，软化粪便，甚至有一定的致腹泻作用。因此，奥沙拉嗪宜从低剂量开始，一般以一日 2 g 为限。本品裂解时间集中，血药浓度偏高，胃肠道不良反应较大，因而有被巴柳氮取代的趋势。

2. 5-ASA 包衣制剂

是在 5-ASA 外包被被膜，从而起到定位或定点释放的作用，有助于提高口服制剂的治疗效果，并能减少不良反应。目前主要的包衣制剂有两种：一为时间依赖性缓释包衣制剂，当药物在消化道内前行时随着时间推移不断释放出活性 5-ASA 成分；另一种为 pH 依赖性缓释 / 树脂包衣制剂，在药物到达回肠末端和结肠时，一旦 pH 呈碱性，被膜即溶解，释放出 5-ASA。

（1）时间依赖性缓释包衣制剂：颇得斯安（pentasa）是由乙基纤维素制成包被的 5-ASA 控释微小胶囊剂，服用后在小肠中开始释放 5-ASA，其释放量随着时间的推移和肠道 pH 的升高而增加。服药后 60 min 可在小肠检测到溶解的本品，280 min 时可在结肠检测到，4 h 后血中乙酰化 5-ASA 达到高峰。本品在回肠造口术患者和正常志愿者中均易于耐受，口服后约 50% 释放入小肠，随后吸收入血并随尿液排出，其余 50% 在结肠随粪便排出，提示其在小肠和结肠中均能达到有效治疗浓度。研究表明，本品对广泛性结肠炎或左半结肠型 UC 的疗效相似。

（2）pH 依赖性缓释 / 树脂包衣制剂：聚丙烯酯树脂 Eudragit 可用来包被 5-ASA 以延缓其释放。莎尔福（Salofalk）即是利用聚丙烯酯树脂 Eudragit-L 包裹的 5-ASA 肠溶片。本品在 pH > 6 时释放，口服后在小肠上端开始溶解，但主要在回肠末端和结肠释放。

安萨科（asacol）是利用 Eudragit-S 包裹 5-ASA，当 pH 升高到 7 以上时崩解并释放 5-ASA。本品在回肠末段开始释放活性药物，但大部分可至结肠再释放。由于肠道通过时间及肠内 pH 的差异，本品个体间生物利用度差异较大，差异介于 15% ~ 30%。

艾迪莎是法国进口的 5-ASA 缓释颗粒剂，每个颗粒均为包被缓释剂型，由聚甲基丙烯酸酯 Endragit-S 与 Endragit-L 双层包裹 5-ASA，通过两种多聚体的配比，依赖肠道 pH 梯度变化逐步溶解，准确控制释放部位。聚甲基丙烯酸酯在进入小肠后（pH > 5.5）开始溶解，在回肠末端和结肠处（pH > 7）进一步溶解，开始释放 5-ASA，确保 5-ASA 有效药物浓度持续释放至整个结肠和直肠。艾迪莎独特的超微丸颗粒能够使 5-ASA 更广泛地分布于肠管，扩大 5-ASA 与病变黏膜的接触面积，更好地发挥局部治疗作用。

（三）适应证

1. 适用于轻中度 UC 的诱导缓解

栓剂或灌肠剂适用于直肠型 UC，由于栓剂耐受性较好，因而疗效更好。

灌肠剂适用于左半结肠型 UC，尤其适用于病变部位距离肛门 60 cm 以内的 UC，联合口服药物疗效更好。

局部用药联合口服适用于广泛结肠型和左半结肠型，单独局部用药或口服药物疗效均较差。

2. 轻中度 UC 的维持缓解治疗

以口服药物为主，直肠型 UC 可考虑以栓剂维持缓解治疗。

（四）疗效

氨基水杨酸类制剂对活动期 UC 及已获得缓解的 UC 维持缓解有效。自 SASP 用于 UC 的维持疗法以来，复发率减少至 1/4，大大改善了许多患者的生活质量。

对于活动期 UC，目前采用≥3 g/d 的剂量，可使 UC 临床改善，临床改善率比缓解率高 1 倍。各种 5-ASA 衍生物的疗效均与 SASP 相仿，有荟萃分析认为，SASP 用于维持缓解的优越性更大些。5-ASA 灌肠剂适用于轻、中度左半结肠型 UC，尤其适用于病变部位距离肛门 60 cm 以内的 UC 患者，其耐受性良好，不良反应小。5-ASA 栓剂主要适用于直肠型 UC。

奥沙拉嗪一般在 2~4 周发挥疗效。不能耐受 SASP 患者中大约 80% 的患者可耐受奥沙拉嗪或美沙拉嗪。奥沙拉嗪治疗活动期 UC 的疗效尚未最后肯定，因为可能发生与剂量相关的腹泻反应。

巴柳氮在结肠内吸收不明显，保证 5-ASA 在结肠内的有效药物浓度较高，巴柳氮的耐受性较好，尤其对左半结肠型 UC、夜间腹泻明显者更有一定优越性。与各种美沙拉嗪缓释及控释制剂相比，巴柳氮等偶氮键类前药制剂具有减少 5-ASA 吸收，提高进入结肠药物浓度的特点，因其并不会在小肠发挥作用，因而无治疗回肠炎症的作用。

（五）不良反应

SASP 不良反应的发生率为 10%~45%。常发生在用药起始的 8~12 周，最常见的有头痛、恶心、呕吐、消化不良、厌食、上腹痛、腹泻、叶酸吸收不良、关节痛、脱发、肌痛等，这些不良反应常跟剂量有关。此外，还有过敏性皮疹（偶伴有光敏反应）、溶血性贫血、肝炎、纤维性肺泡炎、肺嗜酸细胞增多症、周围神经病变及男性不育症等少见不良反应，甚至是严重高热、白细胞减少及粒细胞缺乏等较严重不良反应。绝大多数不良反应与磺胺吡啶成分的乙酰化表型有关，肝毒性及神经毒性反应并不多见。骨髓抑制、溶血性贫血及巨幼细胞性贫血等，均与磺胺吡啶成分有关。此外，使精子计数、动力及形态异常而致可逆性男性不育症的不良作用，也可能与磺胺吡啶成分及膳食中叶酸吸收受抑制有关。

5-ASA 的不良反应与 SASP 类似，如恶心、发热、头晕、头痛、腹痛、皮疹等，但多较轻和能被逆转。极少数严重的不良反应可有肺炎、心包炎、贫血、胰腺炎、肾毒性等，可能均为水杨酸成分所致的罕见并发症。一项系统性回顾证实所有新型的 5-ASA 制剂都是安全的，其不良反应的发生率与安慰剂类似。3% 的患者出现急性不耐受，其表现类似结肠炎的加重，通常表现为腹泻并便中带血，若再次给药出现同样的症状，则提示对该药不耐受。

（六）使用方法及注意事项

1. 活动性 UC

（1）SASP 4～6 g/d，分 4 次口服。

（2）5-ASA 3 g/d，分 3 次口服。

（3）巴柳氮 6.75 g/d，分次口服。

（4）奥沙拉嗪从低剂量开始，直至 2 g/d。

2. 局部治疗

（1）5-ASA 灌肠液 1～2 g/d，每晚睡前 1 次或每日 2 次。

（2）5-ASA 栓剂 0.5～1 g/d，每晚睡前 1 次或每日 2 次。

3. UC 维持缓解治疗

剂量与活动期相同。但也有学者认为，减量维持缓解治疗即可，通常选择半量维持缓解治疗。

维持缓解治疗以口服 5-ASA 为主，直肠型和部分左半结肠型 UC 可考虑 5-ASA 栓剂维持缓解治疗。

4. 监测

首次应用 5-ASA 制剂治疗 UC 时，前 3 个月内至少应每 2 周检查 1 次血常规及血生化，其后应每 3～6 个月检查 1 次血常规及血生化，尤其是监测有无骨髓及肾功能损害。

5. 副作用

有肾病或肾功能损害时，同时应用其他肾毒性药物或合并其他疾病时，在 5-ASA 治疗期间均应密切观察肾功能。骨髓毒性也是 5-ASA 制剂的常见副作用。偶有肺毒性。

6. 妊娠与哺乳期 SASP 的应用

已有大量资料认为，新生儿血清 SASP 浓度可达母体的 50%～100%；母血与脐带血中磺胺吡啶的浓度相同，但 5-ASA 浓度则极低（可忽略不计）。虽然其他含磺胺抗生素有引起核黄疸的可能，但应用 SASP 患者中并无导致胎儿危害的证据。妊娠期氨基水杨酸类制剂应用经验相对较少，但由于用药后血药浓度较低，以及应用 SASP 的长期安全性经验，妊娠期发生意外情况一般不常见。服用 SASP 后，母乳中浓度从极微到母血的 30% 不等；母血中磺胺吡啶浓度可升达口服的 50%，但 5-ASA 浓度极低可忽略不计。因此，妊娠与哺乳期时仍可应用推荐剂量的 SASP 及其他氨基水杨酸类制剂。

二、GCS

（一）作用机制

GCS 作用机制为非特异性抗炎和抑制免疫反应，可能涉及免疫系统的多个环节，包括：①抑制 NF-κB 激活。② GCS 可抑制炎症"瀑布"中的"下游"介质，如磷脂酶的活性被抑制，可阻止细胞磷脂中花生四烯酸转化为游离花生四烯酸，使白三烯等炎症介质生成减少，降低 IBD 的炎症反应。③ GCS 对机体大多数免疫细胞均有不同作用，可引起 T 细胞和 B 细胞功能的缺陷，包括抑制性细胞功能和细胞性细胞毒作用的降低，以及免疫球蛋白产生的抑制等。④高浓度的 GCS 也可抑制吞噬性中性粒细胞、单核细胞和淋巴细胞的功能，这一作用可能与 IL-1 和 IL-2 产生减少相关。

（二）各种 GCS 的特点

1. 人工合成的 GCS 制剂

人工合成的短效或中效 GCS，包括氢化可的松、可的松、泼尼松、泼尼松龙及甲泼尼龙等，长效 GCS 包括倍他米松及地塞米松等。临床上多应用氢化可的松、甲泼尼龙静脉给药以及泼尼松、甲泼尼龙口服给药。泼尼松口服后全身生物可利用度为 50%～80%，泼尼松需要肝内 11-β 羟基脱氢酶活化为泼尼松龙后发挥作用。

通常氢化可的松 20 mg 与可的松 25 mg、泼尼松 5 mg、甲泼尼龙 4 mg 及地塞米松 0.75 mg 剂量相当，临床上可根据上述剂量进行换算。

2. 新型 GCS 制剂

随着药理学研究的进展，人们已将 GCS 的全身效应和局部抗炎作用进行了有效分离，并合成了多种具有高度局部活性和肝首关效应、低全身反应的新型 GCS。如倍氯米松（belomethasone diproprionate）、替可的松匹伐酯（tixocortol pivalate）、氟替卡松（fluticasone）、布地奈德（budesonide）等，这些新型 GCS 与皮质 GCS 受体具有高亲和力，局部浓度高，抗炎作用强，吸收后经肝脏首关清除迅速，循环中皮质醇浓度低，全身不良反应少。新型 GCS 局部用制剂，比传统的直肠用制剂疗效明显提高。

（1）布地奈德：是目前研究和使用较多的新型 GCS，是一种非卤化的 GCS，大部分经肝首关清除，90% 药物被代谢，其全身利用率仅有 10%，对血清皮质醇无影响，与皮质 GCS 受体具有高亲和力，局部浓度高，抗炎作用强，全身不良反应少。布地奈德缓释胶囊在 pH > 5.5，即药物基本到达回肠及升结肠时，才释放药物成分。此外，布地奈德还有多种局部治疗剂，如灌肠剂、泡沫剂、栓剂、凝胶剂等，因此常用于 IBD 治疗，包括 UC 和 CD。

（2）倍氯米松：最初用于哮喘患者局部吸入治疗，它对全身的影响较小，可能是增加了肝脏"首关"代谢所致。倍氯米松灌肠剂治疗远端 UC，疗效与泼尼松龙相当，但该药不影响患者血清皮质醇水平，不会引起下丘脑 – 垂体 – 肾上腺轴抑制。口服治疗活动性 UC，治疗有效性类似于 5–ASA。

（3）促肾上腺皮质激素：胃肠外给予外源性促肾上腺皮质激素（ACTH）作为类固醇的替代品，也可用于 IBD 的治疗。ACTH 在肌内注射后吸收迅速，血浆半衰期为 15 min。ACTH 可引起内源性皮质醇及其他的肾上腺类固醇的分泌，其疗效与泼尼松或氢化可的松相比孰优尚待验证。ACTH 对以前未用过类固醇治疗的患者疗效可能较佳。然而，近期用过类固醇的患者可能对外源性类固醇反应更好。给予 ACTH 后有发生肾上腺出血之虑，但发生者极少。

（三）适应证

GCS 治疗 UC 的适应证是中重度 UC 和重症 UC，以及氨基水杨酸类制剂疗效不佳的轻、中型 UC 患者。

（四）疗效

GCS 用于控制 UC 的活动性，特别是急性重症和暴发型患者，作用迅速，疗效好。布地奈德灌肠剂、泡沫剂、栓剂对左半结肠型及直肠型 UC 疗效较好。

尽管 GCS 对活动期 UC 的诱导缓解治疗有良好的疗效，但对于青少年 UC 患者要在权衡利弊后慎用，特别是儿童 UC 患者，应尽量用其他药物或方法治疗。

切记，无论是成人 UC 还是青少年 UC 患者，GCS 不能用于 UC 的维持缓解治疗，因为不仅无效，而且毒副作用明显。

（五）不良反应

GCS 可能对机体每个系统及大多数的代谢活动有影响，而且与剂量及疗程相关。IBD 患者使用的 GCS 常用制剂的盐皮质激素作用较可的松少，但氢化可的松和 ACTH 比合成的 GCS 更容易引起水钠潴留、高血压及低钾性碱中毒等不良反应，倍他米松的盐皮质激素作用最小（但半衰期较长）。布地奈德的副作用轻于泼尼松，但其主要不良反应相似，只是发生率稍低。

GCS 的不良反应大体分为以下三大类。

1. 为诱导缓解而使用超过生理剂量的 GCS 产生的早期不良反应

包括外貌（痤疮、满月脸、水肿和皮肤紫纹）、睡眠和情绪紊乱、精神异常、消化不良及糖耐量异常。

2. 长期应用的不良反应

GCS 的长期应用通常是指超过 12 周，有时较短时间内也可能出现相关的不良反应。布地奈德比泼尼松较少引起骨密度下降。术前使用 GCS 治疗可增加术后感染的风险，影响手术伤口的愈合；GCS 联合其他免疫抑制剂使严重感染发生的风险增加。

3. 撤药反应

包括急性肾上腺功能不全（由于突然停药）、假风湿综合征（肌痛、全身不适和关节疼痛这些类似 CD 复发的症状）或颅内压增高。

虽然 GCS 可通过胎盘，但胎儿肾上腺抑制仅见于母体应用极大剂量时发生，可能与胎儿的代谢迅速有关。IBD 妊娠患者中应用 GCS 的大量经验表明，GCS 治疗未见对妊娠或胎儿导致严重不良作用发生。GCS 可通过母乳排出，但很少发现哺乳期婴儿发生 GCS 相关性并发症。

（六）使用方法及注意事项

1. 使用方法

（1）泼尼松：常用剂量为 40~60 mg/d［1 mg/（kg·d）］，清晨 1 次服用或分次口服。病情控制后逐渐减量，3~6 个月完全停药。

（2）泼尼松龙：常用剂量为 35~55 mg/d［0.8 mg/（kg·d）］，清晨 1 次服用或分次口服，病情控制后渐减量。重症 UC 患者，可用甲泼尼龙 40~60 mg/d 静脉滴注 7~14 d。病情控制后逐渐减量，3~6 个月完全停药。

（3）氢化可的松：常用剂量为 200~300 mg/d 静脉滴注，疗程一般为 7~14 d，于病情控制后，改为口服泼尼松 40~60 mg/d，适用于重症患者。局部给药予氢化可的松 100 mg/d 加 40~100 mL 温生理盐水保留灌肠，每晚睡前 1 次。病情控制后逐步减量，2~3 个月完全停用。

（4）地塞米松：常用剂量为 10~15 mg/d，静脉滴注，适用于重症患者，疗程同氢化可的松。局部给药时，地塞米松 5 mg/d 加 40~100 mL 温生理盐水保留灌肠，每晚睡前 1 次。病情控制后逐步减量，2~3 个月完全停用。

（5）ACTH：常用剂量为每日 25~50 U 静脉滴注，适用于暴发型和严重发作期患者。

（6）布地奈德（budesonide）：常用剂量为 9 mg/d，分 3 次口服，使用 6 个月至 1 年后停用。布地奈德灌肠液 2 mg/d 保留灌肠，每晚睡前 1 次，布地奈德灌肠液 2 mg 剂量相当于 20~30 mg 泼尼松的作用。病情控制后逐步减量，2~3 个月完全停用。

2. 注意事项

（1）口服 GCS 的给药方法通常是将每日的剂量在清晨 1 次服用或分几个剂量数次服用。一般分次服用的治疗效果较好，但造成的不良反应相对较多，对下丘脑 - 垂体 - 肾上腺轴的抑制更为明显。因此通常使用短效的泼尼松，模拟 GCS 正常分泌的生物节律给药，早晨 6：00~8：00 时 1 次给予 1 d 的剂量。对一些严重患者，开始可以分次服用，一旦临床症状得以控制，即可改为每日剂量 1 次给药的方法。

（2）对于 GCS 治疗有效且可以耐受治疗的 IBD 患者，GCS 应用疗程一般不少于 8 周。减量时应注意减药速度不要太快以防病情反复，通常开始减量时每 7~10 d 减 5~10 mg，到 20 mg/d 以后减量应缓慢，可每周减 2.5 mg。

如果在减量过程中症状复发，则 GCS 用量应迅速提高到原治疗剂量，以控制症状，然后尝试以更慢速度递减。减量过程中可加用氨基水杨酸类制剂或免疫抑制剂以减少复发。对病情难以控制及恶化者，应尽早采用免疫抑制剂或手术治疗。早期加用 AZA、IFX，辅以营养治疗或及时外科手术有助于完全停用 GCS。

（3）若 GCS 治疗时间超过 12 周，应给予骨质保护性治疗，加用钙剂并补充 VD。

（4）UC 患者伴发肠穿孔、腹膜炎及腹腔脓肿时，禁用 GCS。使用 GCS 前应告诉患者可能发生的不良反应及预防措施。

（5）GCS长期治疗可抑制HPA轴，也可导致肾上腺抑制，或GCS停止治疗后的艾迪生病危象。如选择外科手术，并有近期接受GCS治疗的患者，应考虑适当补充外源性GCS。采用逐步递减GCS剂量到隔日1次的方法，可能有助于恢复肾上腺应答。

（6）尽管在诱导缓解方面GCS有较大优势，但在维持缓解方面无效，而且副作用巨大，需要在早期即选择无GCS的维持缓解治疗方案。

三、免疫抑制剂

UC治疗常用的免疫抑制剂有嘌呤类药物、MTX、CsA和他克莫司（tacrolimus，FK506）。其中嘌呤类药物包括AZA及6-巯基嘌呤（6-mercaptopurine，6-MP）。

（一）概述

1. 作用机制

嘌呤类药物作用机制可能与6-硫代鸟嘌呤核苷酸（6-TGN）在细胞内聚集，使嘌呤核苷酸代谢途径和DNA合成及修复受抑制，最终抑制细胞分裂和增殖有关，AZA及6-MP为特异的核糖核酸合成抑制药物，通过抑制过强的T淋巴细胞免疫反应发挥抗炎作用。

MTX主要抑制二氢叶酸还原酶，阻止DNA前体合成，导致细胞增殖的抑制和细胞毒性。此外，MTX抑制淋巴细胞活化，具有抗炎作用。

CsA是一种具有强免疫抑制作用的脂溶性多肽，通过抑制T淋巴细胞IL-2的产生，影响免疫反应的诱导和进展，从而发挥抑制作用。

FK506为新型免疫抑制剂，可抑制T淋巴细胞反应，阻断巨噬细胞与T淋巴细胞间的相互作用，使辅助性T淋巴细胞对IL-1的刺激失去应答，从而丧失产生IL-2的能力，是有前途的治疗IBD的免疫抑制剂。

2. 适应证

免疫抑制剂用于UC的主要适应证如下。

（1）GCS治疗无效或不耐受（出现高血压、骨质疏松和压缩性骨折、糖尿病及精神异常等）的活动性UC。

（2）GCS依赖性UC。

（3）缓解期UC的维持缓解治疗。

（4）术后预防复发。

（二）嘌呤类药物

1. AZA 及 6-MP

AZA 是 6-MP 的前体，吸收进入体内通过代谢转换为 6-MP。上述两种药物治疗 IBD 的确切机制尚未阐明，可能与 6-TGN 在细胞内聚集，通过抑制 DNA 和 RNA 合成，抑制 T 淋巴细胞和 B 淋巴细胞的增殖，最终使细胞毒 T 淋巴细胞和浆细胞减少有关。

2. 适应证

同免疫抑制剂适应证。

3. 疗效

嘌呤类药物治疗活动性 UC 患者的总体缓解率为 58%，疗程超过 6 个月者缓解率可达 87%。

嘌呤类药物对预防 UC 缓解后复发的有效率为 40% ~ 70%，约 70% GCS 依赖的患者可减少 GCS 的用量。对完全缓解者继续应用 6-MP 维持缓解治疗，复发率为 35%，低于停药者的 87%。

对难治性 UC 应用 6-MP 治疗，65% 患者完全缓解，24% 部分缓解。

4. 不良反应

AZA/6-MP 的不良反应发生率为 10% ~ 35%，有时可很严重。常见的不良反应包括恶心、食欲减退、过敏、胰腺炎、骨髓抑制、肝损害及感染等。在临床试验中，大约 10% 患者因为不良反应而停药。

胰腺炎为特异质反应，与药物剂量无关，常在用药第 1 个月发生，停药可好转。因此 AZA/6-MP 治疗前应了解基础淀粉酶水平，但在临床怀疑为胰腺炎前无需定期监测，目前尚无该药导致慢性胰腺炎的报道。

骨髓抑制是 AZA/6-MP 的严重不良反应，见于 2% ~ 5% 的患者，三系均可累及，但白细胞减少最常见。

AZA/6-MP 导致各种感染的风险增加。严重感染包括 CMV 感染（结肠炎、肝炎等）、肝脓肿、肺炎、脑炎、带状疱疹、感染性静脉炎、病毒性肝炎等，大多发生在白细胞低下的患者中。肝毒性和并发肿瘤虽少见但不容忽视，建议定期监测肝功能。

有报道 AZA/6-MP 治疗期间并发淋巴瘤（可能是由 EB 病毒感染所致），

但尚未有确切证据证明 AZA/6-MP 增加患淋巴瘤的概率。

其他不良反应可有皮疹、脱发等，还有色素沉着、暂时性精子减少、关节疼痛、免疫溶血性贫血及血清病的个案报道。

5. 使用方法及注意事项

（1）使用方法：AZA 初始剂量为 0.5 ~ 1.5 mg/（kg·d），必要时可逐步增加至最大剂 2.5 mg/（kg·d）。6-MP 初始剂量为 0.25 ~ 0.5 mg/（kg·d），必要时可逐步增加至 1.0 ~ 1.5 mg/（kg·d）。

临床上通常推荐 AZA 和 6-MP 的初始剂量分别为 50 mg/d 及 25 mg/d。如果患者能够耐受，1 周后 AZA 增加至 100 mg/d，6-MP 则增加至 75 mg/d。对治疗 3 个月无反应者，如患者可以耐受，且 WBC > 4×10^9/L，则剂量可以分别增加至 AZA150 mg/d，6-MP 100 mg/d。

有条件时应检测血嘌呤类药物代谢产物 6-TGN 的浓度，可根据 6-TGN 浓度调整嘌呤类药物的剂量。

嘌呤类药物起效缓慢，通常需要 3 个月，部分患者可能需要 6 个月。因此，应在使用 GCS 或生物制剂过程中加用，继续使用 GCS 或生物制剂数月后再将 GCS 减量至停用或停用生物制剂。

嘌呤类药物通常不单独用于急性期的治疗，因为疗效差。

关于疗程目前尚未明确。一般认为获得缓解后，如患者能耐受，可长期使用，至少 1 ~ 2 年。有限的研究显示，缓解后数年维持缓解治疗，复发率低于安慰剂。有资料显示在使用不足 4 ~ 5 年时间停药复发率高，故主张其使用不应少于 4 ~ 5 年。

（2）注意事项：嘌呤类药物的不良反应与药物的代谢产物有关。AZA 的活性代谢产物 6-TGN 和甲巯基嘌呤（6-MMP）与临床药效发挥及毒性相关。硫嘌呤甲基转移酶（thiopurine methyltransferase，TPMT）是代谢的关键酶。研究发现该酶的基因型和活性的多态性是引起个体间及个体内代谢产物浓度差异的分子基础，直接影响代谢产物的浓度，对 AZA 治疗 IBD 的疗效和毒性有重要的影响。多项研究显示 6-TGN 浓度与治疗反应呈正相关。美国 FDA 推荐开始使用 AZA/6-MP 前应检测 TPMT。

由于嘌呤类药物有骨髓抑制作用，开始使用及达到稳定剂量前应每周 1 次检查血常规，1 个月后可每隔 2 ~ 4 周检查 1 次，半年后每 1 ~ 2 个月检查

1次。1年后每4~6个月检查1次。为了减少剂量依赖性毒性反应，有条件者应监测红细胞6-TGN水平。

第1年内还应每3个月检查1次肝功能，以后则每4~6个月查1次。嘌呤类药物可激活肝炎病毒，因此，对有乙型肝炎病毒携带的患者应定期检测肝功能及HBV-DNA定量，必要时并予核苷类似物抗病毒治疗，直至停用嘌呤类药物后3~6个月。

对AZA有胃肠道不耐受（发热、胰腺炎或过敏反应除外）的患者，在考虑改用其他治疗或手术之前可谨慎地试用6-MP治疗。同样，对6-MP有胃肠道不耐受（发热、胰腺炎或过敏反应除外）患者，在考虑改用其他治疗或手术治疗之前也可谨慎地试用AZA治疗。

（三）MTX

1. 作用机制

MTX是一种人工合成的叶酸类似药，低剂量MTX（每周25 mg）具有抗炎作用，能缓解一些有免疫因素参与的疾病。MTX作用机制主要是抑制二氢叶酸还原酶，阻止DNA前体合成，导致细胞增殖的抑制和细胞毒性。此外，MTX抑制淋巴细胞活化，具有抗炎作用。

MTX的适应证同嘌呤类药物，但MTX目前主要用于对嘌呤类药或IFX药物抵抗或不耐受的活动或复发的CD患者。

2. 疗效

研究认为，MTX有诱导CD缓解的作用。一项对照研究中，141例GCS依赖的急性CD患者随机肌内注射MTX（每周25 mg）或安慰剂，疗程为16周，两组患者同时每日给予泼尼松龙，结果显示，MTX组中能够撤除GCS并进入缓解期的患者明显多于安慰剂对照组。有限资料表明，MTX每周25 mg肌内注射在降低复发率及减少GCS用量方面优于安慰剂。MTX用药约2周即可发挥疗效，多数专家认为MTX起效较AZA快。

关于MTX治疗UC的研究往往样本量较小，且剂量各不相同、给药途径各异，结局也各不相同。一项针对UC的随机安慰剂对照实验，每周口服12.5 mg MTX，结果未显示其有效。疗效欠佳及无副作用的原因可能是剂量太少。目前MTX不考虑作为GCS抵抗的UC患者需要嘌呤类药物时的替代治疗方案。

3. 不良反应

（1）胃肠道反应：MTX 的早期毒性作用是胃肠道反应（恶心、呕吐、腹泻、口腔炎），多为一过性，MTX 治疗 2～3 d 后服用叶酸 5 mg 可以缓解胃肠道反应。10%～18% 的患者因药物不良反应而中断治疗。

（2）骨髓抑制：主要表现为血白细胞和血小板减少，长期服用发生率增高，但较 AZA 低。

（3）肝毒性：长期使用 MTX 可引起肝损害，严重者可导致肝纤维化，肥胖、糖尿病及饮酒是肝损害的危险因素，使用 MTX 期间必须戒酒，若 AST/ALT 升高至正常 2 倍以上，应暂停 MTX，直至肝功能恢复正常。

（4）局限性肺炎：主要表现为呼吸短促、干咳、疲劳、发热，长期用药可诱发肺纤维化，据估计，使用 MTX 每 100 人年中，有 2～3 例会发生肺炎，但截至目前，相关大样本研究中肺炎病例报道不多。应当注意的是，应区分 MTX 应用期间所产生的肺炎是药物的直接肺毒性还是继发感染。

4. 用法及注意事项

推荐 MTX 每周 25 mg，肌内注射、皮下注射或静脉注射。与类风湿关节炎治疗不一样，MTX 的剂量若每周 < 15 mg，对急性 CD 治疗无效，标准诱导剂量应为每周 25 mg。

口服给药方便，患者更易接受，但与皮下给药相比，口服给药的药物水平较低，药物吸收差异较大。因此 MTX 初始治疗通常采取肌内注射或皮下注射，维持缓解治疗再换成口服，并密切监测临床治疗应答。

应用 MTX 时给予叶酸补充治疗。与 AZA 类似，开始服药时每周检查 1 次全血细胞计数，1 个月后每月检查 1 次，并定期监测肝功能。其他治疗过程中需注意问题同嘌呤类药物。予 MTX 治疗的患者应由专家随访，MTX 治疗可以持续 1 年以上，如 MTX 使用达到 1 年，建议进行 1 次肝活检。妊娠是 MTX 使用的禁忌证，停药后数月内应避免妊娠。万一使用 MTX 期间妊娠，则应行人工流产。

四、益生菌

IBD 患者肠道内存在菌群失调，正常细菌的数量减少，若给患者补充正常细菌即益生菌，使肠道内菌群失调得到纠正，可使病情缓解。肠道菌群可以影响免疫系统的发育和免疫应答的调节，从而保持肠黏膜的稳态。益生菌因为其无毒、无害、无副作用逐渐引起学术界的关注和探讨，补充肠道有益菌群并降低对微生物的易感性，是 IBD 治疗的新策略。

益生菌等微生态制剂具有调节菌群、平衡免疫及营养解毒等作用。益生菌抑制致病菌的定植和入侵，益生菌在肠道中可与肠黏膜上皮细胞紧密结合，提高内源性防御屏障，阻止致病菌的定植和入侵；益生菌具有降低肠道通透性，减轻组织损伤的作用，与病原菌竞争性黏附于上皮细胞，促进上皮细胞分泌黏液使其在黏膜和微生物之间形成保护层，防止栖生菌易位；益生菌能调节细胞因子减轻炎症，降低结肠内 TNF-α 水平和诱导氮氧合酶的表达，从而调节 NO 等炎症反应介质产生，改善炎症症状；益生菌调节肠黏膜免疫功能，某些种类益生菌如 GG 型乳酸杆菌在抑制巨噬细胞释放 TNF 的同时，可能还通过诱导免疫耐受而起到治疗 IBD 的作用。

目前临床常用的益生菌制剂主要有：双歧杆菌活菌制剂（丽珠肠乐、回春生），双歧杆菌三联活菌制剂（培菲康、金双歧），蜡样芽胞杆菌活菌制剂（促菌生），地衣芽胞杆菌活菌制剂（整肠生），枯草杆菌和粪球菌二联活菌制剂（美常安）等。

另外，近年来发现灭活的益生菌不但可以促进体内原有益生菌的繁殖、恢复益生菌的数量，而且具有更好的安全性、更长的保质期、与其他食物成分相互作用少的优点。但通常无活性的益生菌临床疗效略逊于活菌制剂，如治疗轮状病毒腹泻时，虽然死菌制剂在缩短腹泻持续时间方面，与活菌制剂有相同的效果，但刺激宿主免疫防御的能力却较弱。在某些特殊情况下，死菌制剂可能比活菌制剂更为有效，如在应用抗生素的条件下，其疗效优于不耐药的活菌制剂。故在应用抗生素治疗 IBD 时，可协同应用死菌制剂。

迄今为止，设计周密、双盲的临床对照试验为数不多，但仍能提示益生菌治疗 IBD 的临床前景。益生菌在 UC 患者维持缓解治疗中可取得与美沙拉嗪相似的疗效，且无药物副作用。研究表明对 CD 维持缓解治疗患者，采用美沙拉嗪加益生菌的患者比单用美沙拉嗪 CD 患者的复发率明显降低；采用高浓度益生菌混合制剂治疗 IBD，每天服用 6 g，连续 12 个月，75% 患者处于稳定缓解状态，其疗效明显好于美沙拉嗪组，且患者依从性较好。以上结果提示益生菌可作为维持缓解治疗的手段之一。

五、生物制剂

（一）现状及进展

IBD 的发病机制主要是环境因素作用于遗传易感者，促发免疫调节紊乱，最终导致不能自限的过激免疫反应损伤肠道。其中，炎症细胞因子和化学因子在 IBD 的发生和发展中起重要作用，某些炎症介质可能起关键作用。因此，以这些关键性细胞因子和化学因子及其受体为靶点，阻断或激活某一特定信号通路，有可能从根本上阻止 IBD 的发生和发展，从而对 IBD 起到治疗作用。

TNF-α 是由单核巨噬细胞、树突状细胞等免疫细胞产生的一种具有多种生物学效应的炎症介质，在 IBD 的发病中起关键作用。以 TNF-α 为靶点的 IFX 是一种抗 TNF-α 人鼠嵌合体 IgG1 单克隆抗体，是临床上正式用于 IBD 治疗的首个生物制剂，在 UC 和 CD 的诱导缓解治疗和维持缓解治疗中均有明显疗效。

欧美于 2005 年批准 IFX 用于成人活动期 UC 的诱导缓解治疗，2006 年批准 IFX 用于成人 UC 的维持缓解治疗，2011 年批准 IFX 用于儿童 UC 的诱导缓解治疗和维持缓解治疗。2012 年，IFX 在中国被批准开展治疗 UC 的Ⅲ期临床试验，目前Ⅲ期临床试验已完成，正在等待中国政府审批用于 UC 临床治疗。

由于 IFX 在 UC 和 CD 的治疗上取得了空前的成功，其后，以 TNF-α 及其他关键细胞因子和化学因子及其受体为靶点，开展了一系列的基础和临床研究，新一代治疗 IBD 的生物制剂开始源源不断地上市或正在临床试验中（表 11-5，表 11-6）。

表 11-5　以 TNF-α 为靶点的治疗 IBD 生物制剂一览表

项目	IFX	ADA	CZP	GLM	AVX-470
制剂类别	抗 TNF-αIgG1 人鼠嵌合单克隆抗体	抗 TNF-α 的 IgG1 人源单克隆抗体	聚乙二醇化抗 TNF Fab 片段人源单克隆抗体	抗 TNF-α 的 IgG1 人源单克隆抗体	肠溶性牛源抗 TNF-α 多克隆抗体
作用靶点	TNF-α	TNF-α	TNF-α Fab 片段	TNF-α	TNF-α
作用机理	阻断 TNF-α 活性	阻断 TNF-α 活性	阻断 TNF-α 活性	阻断 TNF-α 活性	阻断 TNF-α 活性

表 11-6　治疗 IBD 生物制剂一览表

生物制剂	IFX、ADA、CZP	VDZ、NTZ	UTK	IL-10	抗 IL-2 受体单抗、	抗 IFN-γ 单抗	抗 IL-13 单抗	PF-547659, Alicaforsen
靶点	TNF-α 或 TNF-α 片段	整合素 α4β7 或整合素 α4	IL-12/23 p40	IL-10 受体	IL-2 受体	IFN-γ	IL-13	MAdCAM-1, ICAM-1
作用机理	阻断 TNF-α 信号通路	阻断整合素 α4β7 信号通路	阻断 IL-12/23 信号通路	激活 IL-10 信号通路	阻断 IL-2 信号通路	阻断 IFN-γ 信号通路	阻断 IL-13 信号通路	阻断 ICAM-1 信号通路

　　完全人源化的抗 TNF-αIgG1 型 ADA 是紧随 IFX 上市的治疗 UC 的生物制剂，为自身给药型生物制剂，用于中重度 UC 治疗，即使是对 IFX 抵抗或不耐受的 UC 患者，ADA 亦显示出了良好的疗效和安全性。因此，2010 年欧洲批准 ADA 用于中重度 UC 治疗，2012 年 FDA 批准 ADA 用于中重度 UC 治疗，用法为皮下注射，每疗程 4 次、第 0 周 160 mg、第 2 周 80 mg 及第 4、6 周均为 40 mg。ADA 在中国目前已完成Ⅲ临床试验。

　　其后，另一种抗 TNF-α 单抗 Golimumab（GLM）问世。GLM 为人源 IgG1 型，已于 2013 年被 FDA 批准用于中重度 UC 治疗，用法为皮下注射，100 mg/ 次，每疗程 2 次，间隔 2 周。该药目前尚未进入中国。

　　赛妥珠单抗（certolizumab pegol，CZP）是聚乙二醇化的抗 TNF-α 单抗 Fab 片段，其特点是半衰期长、生物利用度高；易于渗透到炎症组织；由于没有 Fc 片段，不会产生补体和抗体介导的细胞毒作用；也不能透过胎盘屏障。CZP 虽然没有促凋亡效应，但已在临床试验中显示出良好的抗炎作用。CZP 目前已被批准用于 CD 的临床治疗，对 UC 的治疗目前仍在临床试验中。

　　整合素是一组细胞表面膜受体，介导免疫细胞信号传导和迁移，在炎症的发生和发展中起重要作用，阻断整合素信号传导将抑制炎症反应。最近，人源的抗整合素 α4β7 单克隆抗体 Vedolizumab（VDZ）显示出对 UC 有良好的治疗作用和安全性，已于 2014 年被 FDA 批准用于中重度 UC 的诱导缓解治疗和维持缓解治疗，尤其适用于对激素及抗 TNF-α 制剂治疗无应答的 UC 患者，用法为 300 mg，静脉滴注，每 8 周 1 次。无应答或应答较差时，以每

4周1次加强治疗仍可有良好的应答。VDZ目前尚未进入中国。人源抗整合素α4单抗（natalizumab，NTZ，Tysabri®）、人源抗整合素β7单抗在临床对照试验中也显示出良好的抗UC作用。

最近，另一种以TNF-α为靶点的口服生物制剂AVX-470已进入临床试验阶段。AVX-470是一种牛源的抗TNF-α多克隆抗体，为肠溶剂型，通过口服在肠道黏膜中和TNF-α发挥局部抗炎作用。最近的临床试验显示，AVX-470对中重度UC有良好的治疗作用。

目前，国际上治疗UC的IFX、ADA及其他生物制剂的生物仿制药已进入临床应用或临床试验阶段。中国自己的ADA生物仿制药的研发和产业化也进入了快速发展阶段。位于中国广州的百奥泰生物科技有限公司已于2000年开始按照中国生物仿制药指导原则研发出ADA生物仿制药（代号：BAT-1406）。该公司对自主研发的ADA生物仿制药与原创药ADA进行了系统的比较研究，包括结构、功能、药代、毒理、药理以及药效学评价，发现该ADA生物仿制药在疗效和安全性方面均与ADA具有良好的相似性。目前该公司开发的ADA生物仿制药即将进入Ⅲ期临床试验。

由于IFX是全球第一个准许上市应用于UC的临床治疗，临床应用时间最长，临床资料较多，而且是我国目前唯一已完成Ⅲ期临床试验，正在等待中国政府审批用于UC治疗的生物制剂，其他生物制剂虽然在欧美被批准用于UC的临床治疗，但在我国仍处于临床试验阶段，或尚未进入我国（表11-7，表11-8），因此，下面将重点讨论IFX在UC中的临床应用。

表11-7　FDA批准用于UC治疗的生物制剂

生物制剂	作用机制	结构	应用途径	批准时间
IFX	抗TNF-α	25%鼠源，75%人源，IgG1型	静脉	2005 已在中国完成Ⅲ临床试验
ADA	抗TNF-α	人源IgG1型	皮下	2012 中国Ⅲ临床试验
GLM	抗TNF-α	人源IgG1型	皮下	2013 尚未进入中国
VDZ	抗整合素α4β7	人源IgG1型	静脉	2014 尚未进入中国

表 11-8 正在临床试验阶段的治疗 UC 生物制剂

生物制剂	作用机制	结构	应用途径	临床试验
Certolizumab pegol	抗 TNF-αFab 片段	聚乙二醇化人源 IgG1	皮下	phase III
PF-547659	抗 MAdCAM-1	人源 IgG2	皮下	phase III
Alicaforsen	降低 ICAM-1	反义寡核苷酸	灌肠剂，静脉	phase III
Tofacitinib	抑制 JAK 信号通路			phase III
AMG-181	抗 α4β7 单抗	人源 IgG1		phase II
PF-00547659	抗 MAdCAM 单抗	人源 IgG1		phase II
BL-7040	TLR-9 激动剂			phase II
GSK-1605786	CCR9 拮抗剂			phase II
BMS-936557	抗 CXCL-10 单抗	人源 IgG1		phase II
rhuMAb Beta7	抗 β7 单抗	人源 IgG1		phase II
Bertilimumab	抗 eotaxin-1 单抗	人源 IgG1		phase II

（二）IFX

1. IFX 的作用机制

虽然 UC 患者外周血 TNF-α 表达水平并没有明显升高，然而基础和临床均发现 TNF-α 参与了 UC 的发生和发展，同时，大量的临床资料显示 IFX 对 UC 有确切的疗效，推测 IFX 在 UC 中发挥治疗作用主要与以下机制有关。

（1）与跨膜性和可溶性 TNF-α 结合，抑制其与受体结合，使 TNF-α 失去生物活性，从而阻断炎症反应。

（2）激活补体依赖的细胞溶解和抗体依赖细胞介导的细胞毒作用，引起 T 细胞和单核细胞凋亡。

（3）降低趋化因子和黏附分子水平，抑制炎性细胞向炎症部位移位。

（4）下调促炎细胞因子，包括 IFN-γ、IL-1 及 IL-6 等的水平。

（5）调节促凋亡蛋白基因转录，改变细胞内促凋亡蛋白和抗凋亡蛋白（Bax/Bcl-2）比例，诱导固有膜 T 细胞和单核细胞凋亡，减少肠上皮细胞凋亡。

（6）抑制 TNF-α 对肠上皮细胞紧密连接蛋白表达和分布的影响，降低肠上皮通透性，保护肠黏膜屏障功能。

2. IFX 的适应证

2005 年，IFX 在美国获准用于 UC 的诱导缓解和维持缓解治疗。在中国已完成Ⅲ期临床试验，正在等待中国政府审批用于 UC 治疗。

（1）诱导缓解：①中重度儿童 UC。②GCS 依赖性、抵抗或不能耐受的 UC。③GCS 和免疫抑制剂难以控制的 UC。④频繁反复发作的 UC。⑤重症 UC。

（2）维持缓解：经 IFX 治疗有效或取得缓解者，可继续定期使用 IFX 维持缓解。氨基水杨酸制剂或免疫抑制剂不能维持缓解治疗，或维持治疗后很快复发者也适用于 IFX 维持治疗。

3. IFX 的临床疗效

欧美的临床资料显示，70% 左右的 UC 患者对 IFX 治疗有应答，20% 左右的 UC 患者对 IFX 治疗无应答或应答较差。另外，有 10% 左右的 UC 患者先对 IFX 治疗有应答，然后应答逐渐减弱，甚至消失，可能的原因是 UC 患者产生抗 IFX 抗体，或 UC 患者继发了感染等并发症。

这里，一个关键的问题是，如何预测哪些 UC 患者对 IFX 有应答或哪些 UC 患者对 IFX 无应答。有研究显示，IFX 有效血药浓度（ > 4 μg/mL）持续时间较长者对 IFX 的应答较好；早期就对 IFX 产生抗体，尤其是抗体持续时间长的 UC 患者对 IFX 无应答或应答较差；CRP 的变化也能较好预测 UC 患者是否对 IFX 有良好应答，CRP 降低越快，UC 患者对 IFX 应答越好。

IFX 对常规治疗无效的活动性 UC 同样有效，并有短期的维持缓解功效。IFX 还可作为急性重度 UC 的补救治疗，能够避免结肠切除。但在长期维持缓解治疗方面，目前尚缺乏足够的相关资料。

我们初步的临床经验显示，IFX 对 UC 的疗效要稍好于对 CD 的疗效，至少与对 CD 的疗效一样好，而且临床应用 IFX 治疗后，有良好应答的 UC 患者在 IFX 治疗后 3 d 左右病情可有明显缓解，IFX 治疗后 1 周左右复查结肠镜可见肠道黏膜炎症明显消退。

4. IFX 的不良反应

IFX 具有免疫原性，可引起输液反应、迟发的血清病样反应和疗效降低。此外，IFX 的严重不良反应主要包括机会性感染（尤其结核）、淋巴瘤和加重已存在的充血性心力衰竭等。目前已知的不良反应主要有以下几个方面。

（1）药物输注反应：发生率3%～10%，严重反应0.1%～1%。目前认为抗IFX抗体的产生与药物输注反应密切相关，接受定期给药规则维持缓解治疗或合用免疫抑制剂者输注反应发生率低于不规则治疗者。输注反应发生在药物输注期间和停止输注2h内，表现为头痛、恶心、胸闷、发热、皮肤发红、荨麻疹等，严重者发生低血压、咽喉水肿和气管痉挛。

（2）迟发型过敏反应（血清病样反应）：该并发症与IFX使用的间隔有关，如果按目前推荐的定期给药规则治疗方案，发生率为1%～2%。迟发型过敏反应多发生在给药后3～14d，临床表现为肌肉痛、关节痛、发热、皮肤发红、荨麻疹、瘙痒、面部和手足水肿等类似血清病反应。

（3）自身抗体及药物性红斑狼疮：综合报道在接受IFX治疗的CD患者中有高达40%出现血清抗核抗体（ANA）、15%出现抗双链DNA抗体（anti-dsDNA）。但是，药物性红斑狼疮的发生率并不高（少于1%），且一般表现为关节炎、多浆膜腔炎、蝶形红斑等，罕有肾或中枢神经系统侵犯者，一般在停药后症状迅速缓解。因为自身抗体产生者少有发展为药物性红斑狼疮，因此，自身抗体产生并非继续IFX治疗的禁忌。如出现药物性红斑狼疮，则应停药。

银屑病样皮肤病变也是IFX治疗后IBD患者不可忽视和无法解释的并发症之一，其发生率为5.7人/（10万人·年）。吸烟是IFX治疗患者发生银屑病样皮肤病变的高危因素，IFX联合应用免疫抑制剂治疗可降低银屑病样皮肤病变的发生。

（4）机会性感染：IFX上市后的药物不良反应监测中，合并机会性感染的报道越来越多。所报道发生的机会性感染涉及几乎全身所有器官，而最多见的是呼吸道和泌尿系感染；病原体包括各种非特异和特异细菌、病毒及真菌感染等，以结核杆菌、CMV和艰难梭菌感染最常见。

接受IFX治疗的IBD患者如果同时应用GCS和（或）免疫抑制剂治疗，发生机会性感染的危险性更高。

一项名为TREAT的登记包括了5 000病例，通过多因素回归分析之后显示，发生于IFX治疗中的严重感染更多见于同时使用皮质类固醇GCS者。接受IFX治疗期间发生结核感染世界各地均有报道。结核病可发生于第2、

3 次用药后，亦可发生于用药 1~2 年。据统计发生的平均时间为距首次注射 123 d。结核病不少表现为肺外结核（>50%），并常伴播散过程。因此，应高度警惕 IFX 治疗后结核感染的发生，特别是对结核高危人群。

（5）淋巴瘤和其他恶性肿瘤危险性增加的问题：这涉及 IFX 长期使用的安全性问题，也是目前最具争议性的问题。一则由于随访时间还不够长，二则因为观察对象和对照人群选择的差异、疾病本身及共用药物使用等因素对结果判断的干扰。

目前既没有支持淋巴瘤或其他恶性肿瘤危险性增加的充分证据，亦没有完全排除这种可能的充分证据。

一般认为，任何具有强力抑制免疫作用的药物（包括 AZA 类免疫抑制剂）长期应用均会增加淋巴瘤和其他恶性肿瘤发生的危险性。因此，治疗前应排除淋巴瘤或其他恶性肿瘤的存在（包括既往史），治疗期间须定期随访监测。

（6）心力衰竭：IFX 上市后曾有加重心力衰竭的报道，但新发心力衰竭病例罕见。一项评价其对中重度心力衰竭患者疗效和安全性的预试验显示，150 例患者随机接受安慰剂或 5 mg/kg、10 mg/kg IFX 治疗，第 28 周时 10 mg/kg IFX 治疗组死亡和因心力衰竭而住院治疗的合并风险显著高于其余两组。因此，目前不推荐心功能Ⅲ级、Ⅳ级患者使用 IFX。

（7）其他：据报道，使用 IFX 治疗的患者会出现脱髓鞘样综合征、视神经炎、横贯性脊髓炎、多发性硬化及吉兰 – 巴雷综合征。因此，上述患者列为 IFX 的禁忌证。IFX 治疗期间如果出现上述并发症，应立即停药，并视情况予相应治疗，大多可恢复。

5. IFX 的使用方法及注意事项

（1）使用方法：①在第 0、2、6 周予 IFX 5 mg/kg 剂量作为诱导缓解，随后每隔 8 周予相同剂量以维持缓解。②对开始 2 个剂量治疗仍无应答者不再予 IFX 治疗。③原来对治疗有应答，之后应答下降或又失去治疗应答者，可将剂量增加至 10 mg/kg，或保持原剂量而将给药间隔时间缩短至 4~7 周。④在使用 IFX 前正在接受 GCS 和免疫抑制剂治疗者，在开始 IFX 治疗时应继续原来治疗，在取得临床和内镜完全缓解后将 GCS 逐步减量至停用。⑤在使用 IFX 前正在接受免疫抑制剂治疗者，在开始 IFX 治疗时免疫抑制剂可继续合用。

（2）禁忌证：已知对 IFX 过敏、有活动性感染、神经脱髓鞘病、中至重度充血性心力衰竭及恶性肿瘤患者禁忌使用。

（3）注意事项：①IFX 的疗效已经肯定，且有较好的安全性。但该药并非对所有 UC 患者都有效，部分有效者在治疗过程中疗效会减弱或失去，必须增加剂量或缩短治疗间隔时间；少数可能发生严重并发症；多数患者需要长期用药，因而花费颇大。因此，在开始治疗前应向患者详细解释，并务必要求患者及其家属均签署知情同意书。②为预防过敏反应，强调输注速度不能过快（250 mL/2 h 或以上，先慢后逐渐加快），滴注时间不短于 2 h；输注期间及输注结束后 2 h 内留观，输注室备有必需的急救药物和设备；对曾经发生过 IFX 输注反应者，给药前 30 min 先予抗组胺药如苯海拉明及皮质类固醇预防用药，给药速度应更慢。③由于 TNF-α 对细胞内病原体如分枝杆菌的感染起着重要防御作用，在 IFX 治疗的 UC 患者中，潜伏的结核杆菌可被激活。因此，在使用 IFX 治疗前，必须详细询问 UC 患者的结核病史和接触史，常规彻底检查，明确是否存在潜在性或活动性结核。这些检查包括 X 线胸片、PPD 皮试、TB-spot、妇科 B 超（女性患者），必要时 CT 检查。如果 X 线胸片提示活动性肺结核或 PPD 皮试强阳性，应先予正规抗结核治疗，并在作出抗结核治疗疗效评估后才能确定能否使用 IFX。只有在控制结核感染后才能给予 UC 患者 IFX 治疗。任何接受 IFX 治疗者在治疗期间及治疗后 3~6 个月应对结核感染进行常规监测（包括 X 线胸片、PPD 皮试、TB-spot、女性患者妇科 B 超，必要时 CT）。④使用 IFX 前还应常规检查是否存在病毒性肝炎，检查内容包括肝功能、病毒标记物及病毒滴度。由于乙型肝炎病毒感染在中国常见，对乙型病毒性肝炎应特别注意。应用 IFX 治疗前应常规检查血清乙肝病毒标志物及肝功能，对 HBsAg 阳性者应定量检测 HBV-DNA。对 HBsAg 阳性伴转氨酶升高和（或）HBV-DNA $\geqslant 10^3$ 拷贝 /mL 者，先予抗病毒治疗至转氨酶恢复正常且 HBV-DNA 降至正常值才开始 IFX 治疗。⑤女性 IBD 患者本身在生育时早产、低体重出生儿、剖宫产的风险高于正常人，目前尚无证据显示 IFX 对孕妇、胎儿和新生儿有不良影响。关于 IFX 是否经母乳排泄及新生儿摄入后是否全身吸收，目前尚不明确。鉴于对胎儿可能产生的不良影响，在获得更多妊娠时使用 IFX 的安全性证据之前，建议妊娠期慎用 IFX，同时 IFX 治疗过程中应避免怀孕，若在 IFX 治疗过程中怀孕宜停药，是否一定要行人工流产目前尚无定论。

六、钙调磷酸酶抑制剂

钙调磷酸酶抑制剂包括 CsA 和 FK506，是 20 世纪 70 年代后期陆续发现的真菌代谢产物，具有较强的免疫抑制作用，为自身免疫病的治疗开辟了新领域。

（一）CsA

CsA 是由 11 个氨基酸组成的环状分子，在肝内经 CYP3A 酶系统代谢。20 世纪 70 年代初曾作为抗真菌药物，自 1978 年开始作为免疫抑制剂用于器官移植后，其临床用途已渐拓展。近 20 年来，国外已将其用于 IBD 的治疗，现被认为是 IBD 治疗的有效药物。

CsA 是一种具有强免疫抑制作用的脂溶性多肽，通过抑制 T 淋巴细胞活化过程中 *IL-2*、*IL-4*、*TNF-α* 及 *IFN-γ* 等基因的转录，抑制细胞因子合成，降低 IL-2R 和转铁蛋白的表达，抑制 B 淋巴细胞针对胸腺依赖抗原的抗体形成等影响免疫反应的诱导和进展，从而发挥抑制作用。

1. 疗效

对重度或 GCS 治疗无效的 UC 患者，应用 CsA 治疗疗效较好。CsA 可作为 GCS 抵抗患者的潜在补救性治疗手段。急性期静脉应用 CsA 4 mg/kg 的有效率为 68% ~ 86%，近期结肠切除率为 13.1%，持续缓解者达 40% ~ 60%。静脉应用和口服 CsA 对重症 UC 有明显疗效，平均起效时间 5.25 d（3 ~ 12 d），长期口服对维持缓解也有一定作用。对 GCS 治疗无效的重度 UC 患者，CsA 是其除手术外的又一治疗选择，可使部分患者避免急诊手术，最终可使约 40% 的患者避免行结肠切除术。

2. 不良反应

CsA 治疗 IBD 患者有一定的局限性，一方面与其价格昂贵有关，另一方面也因为它可能引起多种不良反应，主要不良反应：20% 患者发生多毛症和感觉异常，停药多可缓解；5% ~ 10% 出现肾毒性，这是导致缩短治疗周期的最常见原因，肾功能多在停药后 2 周内恢复至正常，但也可能发生永久性肾损害；在 10% 的患者中可引起高血压，这与肾疾病关系不明显；此外还有肝功能损害、胃肠道反应，甚至慢性肠穿孔、高血糖、皮疹、电解质紊乱、牙龈增生、发生机会感染和癌变等；长期应用还会导致非霍奇金淋巴瘤发生率增加。

3. 使用方法

用于重度 UC 的拯救治疗时，CsA 2 mg/（kg·d）或 4 mg/（kg·d）静脉滴注 7～10 d。在对 4 mg/kg 和 2 mg/kg 的比较研究发现，两种剂量 CsA 疗效没有明显差异，因此，临床医师更倾向于低剂量 CsA 静脉滴注，维持血 CsA 浓度 100～200 ng/mL。CsA 静脉滴注有效后改为口服 CsA 5～10 mg/（kg·d）（相当于静脉滴注 2～4 mg/kg），连续口服 3～6 个月，并过渡至用 AZA 或 6-MP 维持缓解治疗，嘌呤类药物有助于维持 CsA 诱导的疗效。

4. 注意事项

CsA 静脉注射治疗初期有效，可能与下列因素相关：入院时外周血中性粒细胞比例较低、血清清蛋白水平较高、脉率不快。对静脉 CsA 治疗持续有效具有预测意义的指标为中性粒细胞数量减少，入院时中性粒细胞比例高，通常预示该患者接受 CsA 治疗失败并需行结肠切除术。

CsA 药物治疗浓度波动范围较大，个体差异大，变化快。因此，治疗中应严密监测血药浓度，CsA 血清有效浓度为 200～400 ng/mL。现已证实酮康唑、氟康唑、依曲康唑、红霉素、维拉帕米、达那唑、溴隐亭、甲氧氯普胺、利福平和大剂量 GCS 等可增加 CsA 血药浓度。CsA 治疗 IBD 目标血药浓度 < 200 ng/mL 为小剂量，> 400 ng/mL 为大剂量。国外用于治疗重症 UC 和活动期 CD 的 CsA 浓度常在 250ng/mL 以上，甚至达到 400 ng/mL 以上，剂量增大其不良反应也相应增加。有研究表明，静脉应用 CsA 治疗重度 UC 患者，大剂量（4 mg/kg）疗效并不优于小剂量（2 mg/kg）。无论静脉应用还是口服大剂量 CsA，维持血药浓度 < 250 ng/mL，对于 IBD 患者，既可取得较好疗效，又是安全的。

（二）FK506

FK506 是一种具有强效免疫抑制作用的大环内酯类抗生素，与 CsA 有相似的作用机制，但强 100 倍，且毒性作用小，对肾功能几乎无影响。一项对 UC 患者的随机对照研究纳入 27/60 名重症 UC 患者，9/16 患者在 0.05 mg/（kg·d）剂量时有部分应答，而对照组仅 2/11 患者有部分应答；对于静脉或口服治疗的系列研究显示了其与 CsA 类似的疗效。口服 FK506 治疗 CD 仅见非对照研究或病例报道，这些研究探讨了 GCS 抵抗或 GCS 依赖患者短期或长期使用 FK506 的优点。鉴于 FK506 使用经验尚十分有限，目前暂不推荐其用于 IBD 的治疗。在临床使用中发现该药可引起肾损害、糖尿病、高血压等不良反应，FK506 是强效的抗淋巴细胞免疫抑制剂，可造成机体免疫力下降，易发生感染，主要表现为肝炎、腹膜炎、胆管炎、CMV 引起的病毒感染和念珠菌、曲霉菌引起的真菌感染。

七、其他药物和治疗方法

（一）沙利度胺

沙利度胺（又称反应停，化学成分为酞胺哌啶酮）最先在德国上市，作为镇静药和镇痛药，主要用于治疗妊娠恶心、呕吐，因其疗效显著迅速在全球广泛使用。但是在短短的几年里，导致全球发生了极罕见的上万例海豹肢畸形儿，因此，沙利度胺立即被禁用。近年来，沙利度胺在免疫、抗炎、抗血管生成中的药理作用和 CD 的临床治疗研究中取得了令人欣喜的结果。

目前对 UC 的治疗经验主要来源于 CD。

1. 沙利度胺治疗 UC 的作用机制

（1）抑制 TNF-α：沙利度胺直接抑制单核细胞生成 TNF-α，可通过多种细胞来下调 TNF-α 产生。

（2）沙利度胺可抑制由 VEGF 和 bFGF 诱导的血管增生，此效应不依赖于 TNF-α 的抑制作用。

（3）近来研究表明沙利度胺还具有其他作用机制，包括对 IL 和 IFN-γ 的抑制作用、下调与白细胞游走有关的细胞表面黏附分子表达及抑制白细胞趋化作用等。

2. 疗效

Macumber 报道，使用沙利度胺治疗 10 例难治性 IBD 患者，在完成治疗的 7 例中有 6 例（其中 4 例为 CD）具有明显临床效果。Ehrenpreis 等对 22 例难治性 CD 患者予以沙利度胺治疗，患者分别为活动性肠腔型或瘘管型 CD。其中 16 例完成 4 周治疗的患者中，2 例达到了临床有效（4 例临床缓解）。在完成治疗的 14 例患者中，9 例获得临床缓解。这些开放性试验均显示沙利度胺作为诱导缓解药物，可用于 GCS 无效的活动性 CD 患者。

沙利度胺价格低廉而且口服给药比较方便，比 IFX 更有吸引力，特别是那些对 IFX 无反应或产生耐受的患者。快速起效的沙利度胺可作为延迟发挥作用的免疫调节剂如 AZA 或 6-MP 的桥接。此外，沙利度胺对伴有口腔溃疡和瘘管并发症的患者具有减少 GCS 使用量的作用。

3. 使用方法

文献报道，沙利度胺治疗免疫性疾病剂量为 25～400 mg/d，青少年为 1.5～2.5 mg/（kg·d），临床应用沙利度胺一般的剂量为 100～200 mg/d，可从小剂量 25 mg/d 起，如无不良反应，则可逐渐增加剂量至 200 mg/d。

4. 不良反应

沙利度胺除了致畸作用外，常见不良反应还有轻中度的便秘、疲劳、嗜睡、各种周围神经病变、直立性低血压，部分患者可发生红疹、水肿、甲状腺功能减退和中性粒细胞减少。

在沙利度胺所有的不良反应中，致畸作用危害最大。因此，应慎重选用沙利度胺。对患者要做好有关沙利度胺安全性的宣传和指导工作：孕妇禁用；对育龄妇女用药前应确认是否妊娠；使用中要绝对避免妊娠；使用期间如果妊娠则必须流产。

（二）粒细胞单核细胞吸附法

在活动性 UC 中，粒细胞和单核细胞（GM）增殖、活化，而淋巴细胞相对减少；GM 一旦活化，可产生大量多效性的细胞因子，如 TNF-α、IL-1β、IL-6、IL-12 和 IL-23，有强大的炎症作用，而且这些炎症因子可促进中性粒细胞的寿命延长，导致恶性循环。

而 GM 吸附法（GMA）即通过安德康（Adacolumn）吸附性血液净化器选择性地吸附 GM，在吸附时，血浆中的 IgG 和免疫复合物（IC）可结合于 GM/巨噬细胞的 Fcγ 受体，继而，补体激活，产生补体片段，如 C3a、C5a 和调理素 C3b/C3bi。C3b/C3bi 可结合于吸附器上，并与 GM 的 building 受体结合而吸附。GM 普遍表达这些受体，因此 GMA 可选择性吸附外周血中的 GM，不影响红细胞和淋巴细胞。有研究发现结肠黏膜组织中的 GM 也相应减少了。

GMA 在激素依赖、激素抵抗的 UC 中有明显的临床疗效，并可达到无激素缓解；在激素初治的患者中可避免使用激素。GMA 一般每周 1 次，强化治疗为每周 2 次。

（三）造血干细胞移植

造血干细胞移植在治疗 UC 中已初步显示出效果。其作用机制不明，可能的机制包括：①可以增强肠道上皮细胞的修复能力。②干细胞可自我更新增殖，在肠上皮屏障被破坏时，隐窝内的干细胞被激活，分裂、增殖并产生细胞因子，促进黏膜屏障的修复。③骨髓干细胞移植可能调节肠道免疫，具有免疫抑制的能力，可抑制树突状细胞抗原的处理和提呈功能，抑制淋巴细胞的活化。另外，造血干细胞移植可使免疫系统恢复到初始状态，有助于免疫重建。

造血干细胞移植过程为通过大剂量放疗、化疗或其他免疫抑制预处理，清除受体体内异常克隆细胞，然后把经体外扩增的自体或异体造血干细胞多次反复移植给受体，使受体重建免疫功能，从而达到治疗目的。

造血干细胞移植主要分为自体和异体移植两种方式，自体造血干细胞移植的优点是不存在干细胞来源问题和不发生移植排斥反应，尽管不能消除遗传缺陷，但可能达到长期缓解；而异体造血干细胞移植，虽然能重新建立免疫系统，但存在移植物排斥宿主反应的风险及移植后免疫抑制剂的使用问题，当存在 HLA 相合供体干细胞来源缺乏时，该法并不适用。

不良反应：①移植失败：在异体造血干细胞移植时发生率接近 20%，原因可能是移植物植入失败，即造血干细胞不能归巢，供受者之间无法建立免疫耐受导致移植物被排斥。②感染：移植后易发生细菌、病毒及真菌感染。③移植物抗宿主病（GVHD）：是异体造血干细胞移植后常见且重要的并发症，常导致宿主的组织器官受损，包括肠道损伤。

（四）肠道菌群移植术

目前的病因学认为，UC 的发生与肠道菌群失调有密切的相关性，因此，推测向 UC 患者肠道移植健康人群肠道菌群有利于恢复 UC 患者肠道菌群，从而对 UC 有治疗作用。这一推测目前已经得到证实。

最近的临床研究显示，所有经肠道菌群移植治疗 IBD 患者中 45% 能够达到临床愈合。另一项队列研究显示，经肠道菌群移植治疗后，36.2% 的 IBD 患者能够达到临床愈合。

但问题是目前尚不能确定哪些健康人群的肠道菌群适合行肠道菌群移植术，这些健康人群的肠道菌群是否真的健康也不得而知。

八、中医中药治疗

UC 是一种非特异性的肠道炎症性疾病，属中医学泄泻、久痢、休息痢、及肠风等范畴，中医运用中药内服及灌肠等综合疗法治疗 UC，取得较好疗效。

（一）中药内服治疗

UC 临床上活动期多以湿热内蕴为主，恢复期则以气虚血瘀湿滞为主，治疗上则应坚持攻补兼施、寒热并用、理气活血贯穿始终的原则。在"UC 中西医结合诊治方案"中将 UC 分为大肠湿热、脾胃气虚、脾肾阳虚、肝郁脾虚、阴血亏虚、血瘀肠络等 6 型，分别选用芍药汤、参苓白术散、理中汤合四神丸、痛泻要方合四逆散、驻车丸合四君子汤、少腹逐瘀汤等加减内服。

（二）中药保留灌肠治疗

中药保留灌肠有较好的抗炎、促进溃疡愈合等作用，故临床上往往在应用口服药的同时配合中药灌肠，治疗 UC 收到了良好的效果，同时也体现了整体调节与局部治疗相结合，辨病与辨证相结合的治病原则。灌肠方剂包括锡类散、生肌散、喉风散、灌肠 I 号（白花蛇舌草、救必应、黄芪、牡丹皮、补骨脂等），以及中药（败酱草、地榆炭、青黛、白及、柴胡）煎剂等保留灌肠治疗 UC 均取得较好的临床疗效。

（三）云南白药

由于云南白药具有止血、生肌及收敛作用，云南白药胶囊口服和粉剂灌肠治疗 UC 和 CD（尤其是中重度活动期 UC 或 CD 伴出血时）有独到的疗效。

（四）其他疗法

除了中药内服与保留灌肠治疗外，尚有许多其他的中医特色疗法治疗UC，如针灸、推拿等对 UC 的治疗均能取得相当的疗效。

综上所述，中医药治疗 UC 近年来有了很大进展，不仅给药方法多，而且副作用少，显示了一定的优势。目前存在的问题主要是：缺乏公认统一的治疗方法，临床共同运用的中药处方或成药不多，影响了疗效的说服力，应进一步研究、整理、规范，使其更好地指导临床实践。

第四节 诱导缓解治疗

UC 的病程分为活动期和缓解期。活动期 UC 应给予诱导缓解治疗，并根据患者的具体病情诊断兼具规范化和个性化的治疗方案。一旦进入缓解期，应立即停止诱导缓解治疗方案，并及时转换为维持缓解的治疗方案。

一、治疗原则

（一）明确诊断和鉴别诊断

从病情出发，认真排除各种有因可查的结肠炎。对疑诊病例如果不能确诊，可先按感染性肠炎治疗或观察后复查，也可按 UC 予 5-ASA 试验性治疗，并进一步随诊。但是，在明确诊断前，不宜用 GCS 治疗，尤其是儿童患者。

（二）掌握好分级、分期、分段治疗的原则

如诊断标准所示，分级指按疾病的严重度，采用不同药物和不同治疗方法；分期指疾病分为活动期和缓解期，活动期以控制炎症及缓解症状为主要目标，缓解期应继续维持缓解，预防复发；分段治疗指确定病变范围以选择不同给药方法，远段结肠炎可采用局部治疗，广泛性结肠炎或有肠外症状者则以系统性治疗为主。直肠型 UC 治疗原则和方法与远段结肠炎相同，局部治疗更为重要，优于口服用药。

（三）综合评估具体病情

综合评估具体病情，包括是初发还是复发、疾病活动程度、病变部位（直肠、左半结肠、全结肠）和疾病类型（复发频率、病程、对既往治疗的反应、药物不良反应、肠外表现）等情况确定治疗药物、方法及疗程，尽早控制发作，防止复发。

（四）关注并发症和药物的不良反应

UC 患者可有感染等并发症，尤其是生物制剂、GCS 或免疫抑制剂治疗后。注意疾病并发症，以便估计预后、确定治疗终点及选择内、外科治疗方法。此外，还应注意药物治疗过程中的不良反应，随时调整治疗。

（五）规范化治疗

综合判断全身情况，以便评估预后及生活质量。综合性、个体化处理每一个 UC 患者，包括日常饮食、营养治疗、心理治疗及对症处理，内、外科医师共同会诊以确定内科治疗的限度和进一步处理方法。

二、活动期 UC 的治疗方案

活动期 UC 的治疗目标是尽快控制炎症，缓解症状。

（一）基于活动度的治疗方案

1. 轻度 UC

首选 5-ASA 制剂。可选用 SASP，每日 4～6 g，分次口服；或其他相当剂量的 5-ASA。SASP 1 g 相当于 5-ASA 0.4 g，巴柳氮 1 g 相当于 5-ASA 0.36 g，奥沙拉嗪 1 g 相当于 5-ASA 1 g。

病变分布于远端结肠者可酌情使用 5-ASA 栓剂 0.5～1 g，每日 2 次；或 5-ASA 灌肠液 1～2 g；或氢化可的松琥珀酸钠盐灌肠液 100～200 mg，每晚 1 次保留灌肠。有条件者可用布地奈德 2 mg 保留灌肠，每晚 1 次；亦可用中药保留灌肠。

2. 中度 UC

可首选上述剂量水杨酸类制剂治疗，反应不佳者适当加量，或改服 GCS。常用泼尼松 30～40 mg/d 口服。

3. 重度 UC

所有重症 UC 患者均应住院进一步检查及治疗。应全面评估病情并予综合治疗。详见第十一章第四节。

（二）基于病变部位的治疗方案

1. 直肠型 UC

轻中度直肠型 UC 强调局部用药，首选 5-ASA 栓剂 0.5～1 g/d，亦可选择 5-ASA 灌肠剂。由于患者对栓剂在直肠内的耐受性比灌肠剂好，因而疗效更佳。

使用 5-ASA 栓剂联合口服 5-ASA 比单一局部用药更有效。

5-ASA 制剂治疗无效时，应予 GCS 治疗，可作为升阶梯治疗的选择。

单纯口服 5-ASA 的效果欠佳。也可选择中药灌肠，如锡类散等。

重度直肠型 UC 必须住院接受系统治疗，详见第十一章第四节。

2. 左半结肠型 UC

轻中度的左半结肠型 UC 以局部治疗为主，并应联合口服药物治疗。

首选局部灌肠加口服氨基水杨酸类制剂治疗。不宜单一局部用药或口服用药。

由于栓剂不及灌肠剂播散范围广，因而疗效也不及灌肠剂。

5-ASA 为一线治疗药物，SASP 比 5-ASA 的不良反应发生率高。局部治疗可选择 5-ASA 灌肠液 1～2 g 或氢化可的松琥珀酸钠盐灌肠液 100～200 mg，每晚 1 次保留灌肠。有条件者可用布地奈德 2 mg 保留灌肠，每晚 1 次。

泼尼松 40 mg/d 适用于需要快速见效的患者或用美沙拉嗪无效者。泼尼松的应用时间一般在 8 周以上，在及时检查并确认病情缓解时再逐渐减量。减量过快与早期复发相关，通常需要 3～6 个月减量至完全停药。

GCS 依赖者应使用 AZA 2.0～2.5 mg/（kg·d）或 6-MP 1.0～1.5 mg/（kg·d）；CsA 对重度、GCS 依赖型 UC 有效。

重症左半结肠型 UC 必须住院系统治疗，第十一章第四节。

3. 广泛结肠型 UC

轻中度的广泛结肠型 UC 应选择口服 5-ASA 制剂联合局部 5-ASA 灌肠治疗，用药以口服药物为主。单一途径用药疗效均较差。

对 5-ASA 反应欠佳者需口服 GCS 治疗，治疗方法同左半结肠型 UC。

重症广泛结肠型 UC 需住院接受积极的系统治疗，详见第十一章第四节。

（三）基于疾病行为的治疗方案

1. 复发型 UC 的治疗

简单复发患者的治疗方案应采取既往治疗有效的方案。

2. 早期复发型 UC

早期复发（＜3 个月）的患者宜予嘌呤类药物治疗。治疗策略不但须考虑目前的复发，还应着眼于降低未来再一次复发的概率。

3. GCS 依赖型活动性 UC

（1）对于 GCS 依赖型的 UC 患者，AZA 比美沙拉嗪更容易诱导临床及内镜缓解。AZA 应作为 GCS 依赖患者的首选。

（2）IFX 每 8 周 1 次，连用 1 年，也具有撤除 GCS 的作用。

（3）IFX 及手术治疗后，应继续予 AZA 或 IFX 维持缓解。

4. GCS 抵抗型 UC

GCS 抵抗型的 UC 是指尽管使用泼尼松龙达到 0.75 mg/（kg·d），时间超过了 4 周，患者仍然有疾病活动。对于 GCS 抵抗性的 UC 可进行如下处理。

（1）需考虑有无其他导致症状持续的因素，如合并 CMV 感染或肿瘤。

（2）应予嘌呤类药物治疗，同时也应考虑手术治疗。

（3）IFX 或钙调磷酸酶抑制剂类免疫抑制剂也应纳入考虑。

5. 免疫抑制剂耐药型 UC

（1）应考虑 IFX 及手术治疗。

（2）持续不能维持撤除 GCS 时，应继续诱导缓解治疗，不宜行缓解期药物治疗。

三、缓解期 UC 治疗

活动期 UC 经积极有效的治疗后，通常 2~3 个月进入缓解期。缓解期应继续维持缓解治疗，预防复发。缓解期的维持缓解治疗和活动期的诱导缓解治疗同样重要。判断活动期 UC 是否进入缓解期，除了依据临床表现外，更重要的是内镜下黏膜愈合，甚至包括内镜活检标本的组织学愈合。

活动期 UC 一旦已经进入缓解期，必须立即调整原诱导缓解治疗方案为维持缓解治疗方案。维持缓解治疗通常应持续 1~3 年。详见第十一章第八节。

第五节　重症 UC 及其并发症的治疗

判断 UC 是否为重症，除了内镜所见为重度活动性 UC，还伴有全身中毒症状，包括血便每日 ≥6 次、心率 >90/min、体温 >37.8℃、Hb<100 g/L、ESR>30 mm/h、明显的电解质紊乱或酸碱失衡，以及明显的腹部体征。

一旦确认为重症 UC，应立即住院进行系统性诊断和治疗，尽早明确病情，控制发作，防治并发症。

一、一般治疗

卧床休息，密切监测腹泻、血便、体征、血液学和生化指标以及腹部 X

线平片等，尽早发现和处理并发症。如患者一般状况允许，应行结肠镜检查及活检以明确诊断，并注意排除 CMV、艰难梭菌及真菌感染等并发症。

二、药物治疗

（一）重症 UC 的治疗原则

（1）GCS：一旦重症 UC 的诊断明确，应立即给予 GCS 治疗。如患者未曾使用过口服 GCS，可口服泼尼松或泼尼松龙 40～60 mg/d，观察3～5 d。亦可直接静脉给药。若患者已使用过 GCS，应静脉滴注氢化可的松300～400 mg/d，或甲泼尼龙 48～60 mg/d，有应答者 7～10 d 后改为口服泼尼松 60 mg/d，病情缓解后 GCS 应逐渐减量至停药。

不应因为继发感染而推迟重症 UC 患者的 GCS 治疗，应在抗感染的同时及时予 GCS 治疗。

（2）抗生素：重症 UC 常继发感染。在确认有继发感染后，应立即根据经验用药和细菌培养＋药敏试验结果，合理地静脉应用广谱抗生素控制继发感染，如硝基咪唑、喹诺酮类、氨苄西林或头孢菌素类抗生素等。重症患者推荐短程使用甲硝唑、喹诺酮类制剂。如有高热、全身中毒症状，应注意血培养、大便细菌学监测及毒素检测，明确病原体。若继发感染为 CMV 或艰难梭菌所致，应进行针对性的抗感染治疗。

如果重症 UC 没有继发感染，不必常规抗感染治疗。

（3）适当输液、补充电解质，纠正水电解质紊乱。

（4）营养治疗。重症 UC 通常有营养不良，或有饮食摄入及消化吸收不良，因此，营养治疗是必要的。可酌情予 EN，病情严重者予 PN。

（5）便血量大、持续出血不止者，而且 Hb＜90 g/L 时，应考虑输血及内镜检查和治疗。

（6）静脉 GCS 使用 5 d 后无应答时应考虑拯救治疗方案。若 7～10 d 仍无效者，则应立即行拯救治疗方案。

（7）如上述药物疗效不佳，应及时内、外科会诊，确定结肠切除手术的时机和方式。

（8）慎用解痉药及止泻药，以避免诱发中毒性巨结肠。

（9）密切监测患者生命体征和腹部体征变化，尽早发现和处理并发症，尤其是中毒性巨结肠、腹腔感染及穿孔。

（二）重症 UC 的诊断及治疗注意事项

（1）对口服 GCS 无应答者，应立即改用静脉滴注 GCS，如氢化可的松 400 mg/d 或甲泼尼龙 60 mg/d。如果 GCS 治疗时间超过 5 d 仍无效，则更长时间给药（超过 10 d）并无益处。GCS 剂量过小会降低疗效，但更大剂量也不增加疗效。过长时间和过大剂量的 GCS 治疗不仅无更好的疗效，而且不良反应会明显增强。

（2）为明确诊断并排除 CMV 和艰难梭菌感染，结肠镜检查及活检是必要的。由于重症 UC 患者病情危重，不必行常规肠道清洁，最多清洁灌肠后即可行结肠镜检查，甚至可不行肠道准备，直接行结肠镜检查。不应追求全大肠及回肠末端检查，进镜至直肠和乙状结肠即可。可视情况决定是否行肠道黏膜活检，即使活检也应控制活检数量，2～3 块即可，过多的活检极易导致肠穿孔。有条件时，可行大肠黏膜艰难梭菌培养。

（3）关注重症 UC 患者的高凝状态，酌情予抗凝治疗。通常皮下注射肝素，以降低血栓栓塞的危险性。如果已经出现血管栓塞，应立即予相应治疗，包括药物溶栓、介入治疗和手术治疗。

（4）如有中毒性巨结肠证据，应立即进行积极治疗，并同时考虑外科治疗方案，病情进一步恶化时应立即手术。

（5）强化治疗 3 d 后，若大便仍在 > 8 次 /d、CRP > 45 mg/L，应实行拯救治疗方案，并应考虑手术治疗。因为此种情况下，通常 85% 的患者需要手术。

（6）单一静脉使用 CsA 治疗（到达最小有效浓度）可作为静脉 GCS 不耐受患者的选择。

（三）转换治疗方案

对足够时间和足够剂量静脉 GCS 治疗无效的重症 UC 患者，应考虑转换治疗方案。

1. 转换治疗方案的时机

对足量静脉 GCS 治疗大约 5 d 仍然无效者，应转换治疗方案。所谓"无效"除了严密观察排便频率和血便量外，宜参考全身状况、腹部体检及血清炎症指标进行判断。判断的时间点定为"约 5 d"是 ECCO 和亚太共识的推荐，亦应视病情严重程度和恶化倾向适当提早（如 3 d）或延迟（如 7 d）。

但应牢记，不恰当的延迟会大大增加手术风险。

2. 转换治疗方案的选择

转换治疗方案有以下 2 种选择：①转换治疗药物，即"拯救"治疗，拯救治疗药物包括 CsA、FK506 和 IFX。②手术治疗，如果拯救治疗无效，则立即手术治疗。在转换治疗前应与外科医师和患者及其家属密切沟通，以权衡先予"拯救"治疗与立即手术治疗的利弊，视具体情况决定。对合并中毒性巨结肠者一般宜早期手术。

3. 拯救治疗常用药物及用法

（1）CsA：静脉滴注 GCS 5 d 左右无效者，可考虑 CsA 2～4 mg/（kg·d）静脉滴注 7～10 d。对顽固性和重症 UC，GCS 治疗无效者，静脉给予 CsA 治疗缓解率最高达 83%，68%～72% 的病例避免了结肠切除，但 3～6 个月后仍有 25%～50% 需要外科手术。由于 CsA 的肾毒性作用及其他不良反应，应进行血药浓度监测，使血药浓度维持在 200～400 ng/L 较为理想。但对年龄大、合并慢性肾功能障碍者，不宜使用 CsA。

CsA 半衰期明显短于 IFX，这反而是 CsA 的优点。若 CsA 拯救治疗无效，其仅需数小时就排出循环系统，IFX 则将维持数周。而半衰期的长短对于拯救治疗失败后行急诊结肠切除术是有影响的，因为术后感染最常见，而且是引起死亡的主要原因。

（2）FK506：FK506 是一种具有强效免疫抑制作用的大环内酯类抗生素，药理作用与 CsA 相近，但药效强 100 倍，且毒性作用小，对肾功能几乎无影响。国外报道 FK506 用于难治性 UC 的诱导缓解率为 53%，部分有效率为 20.5%。一般推荐剂量为 0.01～0.02 mg/（kg·d），静脉滴注；或 0.1～0.2 mg/（kg·d），口服。静脉用药推荐的适宜血清浓度为 10～15ng/L。药物不良反应（包括头痛、身痛、恶心、失眠、癫痫、感觉异常等）较 CsA 低，但仍应监测血药浓度，以调整剂量。

国内目前尚无相关的用药经验。因此，该方法在少数大型 IBD 诊疗中心使用较安全。

（3）IFX：GCS 治疗无效的有条件者可考虑 IFX 治疗。近年多项研究报告，IFX 对重症 UC 治疗包括拯救治疗有确切疗效，用法同诱导缓解治疗方案，必要时可加大剂量至 10 mg/kg。Chey 等对 16 例顽固性 UC 使用 IFX，发现有效率为 80%，86% 患者避免了外科手术，88% 维持缓解 4 个月以上。Lawson 等采用荟萃分析系统评价 IFX 对 UC 诱导治疗的作用，该荟萃分析共纳入 7 项 RCT，结果显示对皮质类固醇或免疫抑制剂抵抗的中、重度 UC（部分为暴发型 UC）患者，IFX 临床诱导缓解率、应答率及内镜下黏膜愈合率均显著高于安慰剂组，结肠切除术的发生率显著降低。

三、手术治疗

静脉使用 GCS 仍是治疗重症 UC 的主要传统治疗方案，对 GCS 无应答及拯救治疗无效者，应及时内、外科会诊，确定结肠切除手术的时机和方式。

重症 UC 对内科治疗无应答除了临床表现无改善外，还有放射学诊断参考指标：结肠扩张，直径持续 > 5.5 cm；腹部 X 线平片中见黏膜岛。出现这两种情况的患者内科治疗效果差，有 75% 的患者需要行结肠切除术。

近年随着治疗手段的增多（如 CsA、FK506 或 IFX 等），延缓手术治疗成为可能的选择。然而内外科医师面临的难题是如何早期区分哪些患者很可能最终需要行结肠切除术，以及何时开始使用积极药物治疗以保证必要时不延误手术治疗。

ECCO 最近的共识意见对重症 UC 着重强调入院监护、密切观察、内外科会诊及早期确定外科手术指征，静脉 GCS 治疗无效时应及时拯救治疗，但药物治疗不应耽误外科手术的决策。对 GCS 无效的病例及时使用拯救治疗和（或）外科手术。重症 UC 使用静脉 GCS 治疗疗效判断的客观指标是治疗 3 d 后的病情，若大便次数 > 8 次 /d、CRP > 45 mg/L，提示 85% 患者需要接受手术治疗。对重症 UC 患者经大剂量的静脉 GCS 治疗 7 ~ 10 d 明显缓解，不必继续加大剂量或延长治疗，可考虑外科手术或试用 CsA 1 ~ 2 周；也可使用抗 IFX，密切观察病情变化，如仍无效应尽早手术。如果有中毒性巨结肠（结肠直径 > 5.5 cm 或者盲肠直径 > 9 cm），可考虑转外科行手术治疗；结肠扩张越大，全身中毒症状越重，越需要尽快手术治疗。手术方式见第十三章。

四、重症 UC 并发症处理

（一）中毒性巨结肠

中毒性巨结肠是 UC 的严重并发症之一，多发于全结肠型 UC 患者，主要见于暴发型和重症 UC 患者。其临床特征为严重的全身中毒症状及节段性或全结肠扩张，腹部明显胀气，最明显的扩张部位在横结肠。电解质紊乱（低钾或低镁）、肠道准备或止泻治疗都可能诱发中毒性巨结肠，应予避免或者纠正。早期明确诊断，并予积极的药物治疗及早期手术可降低该并发症的发生率。

1. 内科治疗

立即予禁食、静脉营养支持、大剂量 GCS 加广谱抗生素、肛管排气、维持水电解质平衡等。避免使用阿片类药物、止泻药及抗胆碱药物。肘膝位可能有助于减轻腹胀，但实践中较少使用。氨基水杨酸类制剂对中毒性巨结肠无效，CsA 对该病疗效尚不明确，国外有 IFX 或 FK506 治疗中毒性巨结肠成功的个案报道。

过去认为持续胃肠减压对中毒性巨结肠有治疗作用，但现在看来，持续胃肠减压对中毒性巨结肠并无明显的治疗作用，而且不良反应及并发症较多。因此，对于中毒性巨结肠不应行持续胃肠减压。

此外，高压氧疗可作为辅助治疗方案。

如果患者持续发热及出现全身中毒症状，需警惕有无肠穿孔及合并腹腔感染，甚至腹腔脓肿。

对于有中毒性巨结肠的 UC 患者，如果内科治疗 72 h 无效，应行急诊外科手术治疗。

2. 手术治疗

5%～15% 的重症 UC 患者可发展为中毒性巨结肠。20%～30% 的中毒性巨结肠因穿孔需手术治疗。然而，临床上对将发生的穿孔不易及时作出判断，结肠可在无膨胀的情况下发生穿孔，而且这些患者大都没有明确的腹膜刺激。持续的进行性的结肠扩张和积气、局限性腹膜炎的加重及出现多脏器衰竭都是即将穿孔或急性穿孔的征象，对肠穿孔或即将发生肠穿孔者应急诊手术治疗。

通常中毒性巨结肠合并肠穿孔、腹腔脓肿、消化道大出血、全身中毒症状恶化及结肠持续扩张均是急诊手术指征。

欧洲共识建议，有中毒性巨结肠证据者应立即外科治疗，因为中毒性巨结肠患者穿孔前手术，预后明显比穿孔后手术好。Vestweber 报道，本病虽经内科治疗，其病死率仍高达 30%。未手术穿孔者病死率为 80%，手术死亡率为 21.6%，其中穿孔者为 51.2%，未穿孔者为 8.7%。本症预后极差，易引起急性肠穿孔，常并发多脏器衰竭而导致死亡。

（二）穿孔

穿孔是重症 UC 最严重的并发症，常与结肠镜检查或中毒性巨结肠有关，病死率高达 50%。针对穿孔应行治愈性和确定性手术，不可过度扩大手术范围。相关内容详见第十三章。

（三）出血

UC 引起的肠道大出血仅见于 1% 的患者，多数由大面积的黏膜溃疡所致。临床上主要应用 GCS 治疗，必要时应用免疫抑制剂，并予禁食、积极输血及输液，维持血流动力学稳定。有文献报道，使用生长抑素对 UC 引起的肠道大出血有效，生长抑素对消化道黏膜保护作用可能与抑制炎症介质、减少内脏血流有关。伴大出血的重症 UC 患者，积极药物治疗联合输血而出血仍无法控制时，应考虑急诊手术。首选的手术方式为全结肠直肠切除回肠造口术，以避免残留直肠再度出血。

UC 患者消化道出血的诊断依赖于内镜检查，多数情况下结肠镜检查即可。结肠镜不仅能明确出血诊断，而且能对部分出血进行有效的治疗。详见内镜治疗章节。

我们的经验显示，云南白药胶囊口服对 UC 的黏膜弥漫性出血有良好的治疗作用，常用剂量为 0.5 g，3~4 次 /d，通常 2~3 d 即有明显的止血效果。云南白药胶囊不仅有止血作用，而且无副作用，具有价廉物美的特点。

（四）血栓形成

UC 的血液高凝、血栓前状态与血栓的并发症已有较多的报道。Lee 等认为，UC 血栓形成的三大主要因素是血液高凝状态、血流淤阻及血管壁改变。以上因素不仅造成肠黏膜微血管内微血栓形成而导致肠黏膜的溃疡、出血，而且同样引起大血管内血栓形成。其部位非常广泛，可发生在盆腔深静脉、肺部血管、腹主动脉、下腔静脉、肠系膜上静脉、门静脉、脑血管和视网膜血管等部位。文献报道 UC 合并血栓形成率 1.3%~6%。近年来多数学者认为，在证实 UC 患者血液处于高凝状态的前提下，适量地全身性应用肝素对 UC 本身和血栓形成均是有效的。

第六节 GCS 依赖型 UC 的治疗

一般情况下，对中重度 UC 诱导缓解，可给予 GCS 治疗，初始剂量的泼尼松为每日 40 ~ 60 mg[1 mg/（kg·d）]，临床及内镜缓解后逐渐减量至完全停止。如果进入缓解期后不能在 3 个月内将 GCS 剂量减至泼尼松 10 mg/d 的等效剂量，或停药后 3 个月内出现临床复发，这种情况被定义为 GCS 依赖（steroid dependent，SD）。

对 GCS 依赖型 UC，可选择两种方案：一种方案是使用同样的治疗诱导缓解，进入缓解期后以更缓慢的速度逐渐将 GCS 减量至完全停药；另一种方案是选用免疫抑制剂维持缓解治疗。

通常 GCS 依赖型 UC 患者在 GCS 停药后 1 年内复发 ≥3 次或无法停用 GCS 时，应选用免疫抑制剂，大量临床试验研究及大部分 IBD 临床指南均推荐 AZA/6-MP 作为首选药物。

一、嘌呤类药物

嘌呤类药物是目前最常用于 GCS 依赖型 UC 治疗的免疫抑制剂，通常在考虑手术之前选择该方案。对于 GCS 依赖型 UC 患者，AZA 比美沙拉嗪更容易诱导临床及内镜缓解。

72 例 GCS 依赖患者被随机分配到 AZA 组或美沙拉嗪组，两组患者在予泼尼松 40 mg/d 的基础上，AZA 组予 AZA 2 mg/（kg·d），美沙拉嗪组予美沙拉嗪 3.2 g/d。53% 的 AZA 组患者在 6 个月的治疗后可达撤除 GCS 后维持临床及内镜缓解，而美沙拉嗪组仅有 21%。

根据现有证据，氨基水杨酸类无论单独处方或与其他药物联合应用，都对 GCS 依赖患者无效。但是，临床上 5-ASA 和 AZA 联合用药并非少见。Mantzaris 等人对 73 例缓解期 GCS 依赖的 UC 患者随机分组，一组单纯给予 AZA 治疗，另一组 AZA 联合奥沙拉嗪，随访 2 年，结果显示单一疗法和联合疗法两组间维持缓解治疗疗效无显著差异，联合疗法组不良反应发生率及治疗成本显著增加。

二、MTX

UC 患者发生 GCS 依赖后，如果对嘌呤类治疗无效或不耐受，一些研究提示 MTX 治疗 UC 可能有效。

Paoluzi 等进行了一项开放性试验，MTX 作为对 AZA 抵抗或不耐受患者的补充治疗，42 例 UC（36 例为 GCS 依赖）给予 AZA2 mg/（kg·d），结果 2 例无效，8 例不能耐受。该 10 例患者改用 MTX 肌内注射，剂量每周 12.5 mg，连用 6 个月，10 例患者的完全缓解率达 60%。

由于尚无足够的循证医学证据，目前临床药物治疗指南未推荐 MTX 作为治疗 GCS 依赖 UC 的药物。

三、IFX

Armuzzi 等报告了一项针对 GCS 依赖型 UC 的开放性试验，20 例 GCS 依赖 UC 随机给予 IFX 或甲泼尼龙，结果显示 IFX 与 GCS 有相似疗效，提示应用 IFX 对 GCS 依赖 UC 具有诱导缓解作用。

此外，RCT 实验结果显示，IFX 每 8 周 1 次连用 1 年具有撤除 GCS 的作用。

四、白细胞过滤分离

利用特殊的体外过滤器将白细胞过滤分离（leukocyte apheresis，LA）是一种新疗法，既可从血液中过滤分离炎症细胞，又可调节免疫系统的组分，例如细胞因子类。与传统临床治疗不同，选择性过滤分离的不良反应轻微，据报告 5%～27% 的患者有不适感，包括头痛、疲乏、恶心、头晕、面潮红和发热。该治疗对中 - 重度 UC 患者，无论是 GCS 不耐受，还是 SD 均取得较好疗效。Kanke 等报告了 60 例活动性 UC，其中 46.7% 被确诊为 GCS 依赖型 UC，给予 LA 疗法，10 次为 1 个疗程，为时 12 周，辅以 GCS 和 SASP（SASP）。疗程结束时，68% 的患者停用 GCS。随访期间，平均持续缓解时间 199 d（21～614 d）。

第七节 难治性直肠型 UC 或远端结肠型 UC 的治疗

难治性直肠型 UC 或远端结肠型 UC 的病变局限于直肠或邻近的乙状结肠，但内科治疗无效，或即使维持缓解治疗病变仍反复发作，因而是 UC 治疗中常见的临床难题。

一、难治的原因

部分患者难治是有原因的，这些原因包括患者对治疗的依从性差、药物活性成分的不合理分布、药物选择错误、未发现的并发症（如近期便秘或继发感染）或诊断欠妥当（如合并肠易激综合征、未发现的感染、CD、直肠脱垂或非常少见的情况，比如癌变）。

二、应对措施

针对上述难治的原因，可采取下列应对措施。

（1）应回顾出现症状及开始治疗的日期，并重新行结肠镜检查并行系列活检以再次明确诊断。通常情况下，症状出现的原因往往是合并肠易激而不是疾病活动。

（2）确认已给予充分的传统治疗，特别是局部治疗措施（考虑栓剂及灌肠剂的分布后，局部联用美沙拉嗪和 GCS）及口服药物治疗。

（3）治疗便秘。因为小肠的病变会影响近端结肠向远端结肠的药物输送。如果症状在 2 ~ 4 周未有改善，远端结肠型 UC 因病变更广泛或更严重，则需积极治疗。

（4）难治性远端结肠型 UC 对强化治疗（GCS 联合美沙拉嗪）的效果比单独口服或局部应用美沙拉嗪效果好。一项针对 39 例难治性远端结肠型 UC 的研究中，均予口服 GCS 及美沙拉嗪，强化治疗 1 周内缓解率达 90%。

（5）强化治疗无效可试用 CsA、FK506 或 IFX。如果药物治疗方案都不能缓解症状且严重影响生活质量时，很可能需要手术治疗。但当患者病情不是非常重时，尽量避免手术，可选择其他的局部用药或者中医中药治疗。

（6）加强与患者的沟通，提高患者对 UC 的认识和对治疗方案的依从性。

（7）如果上述措施仍然不能解决问题，则应考虑外科手术治疗。

第八节 肠外表现的治疗

UC常合并各种肠外表现。肠外表现多见于皮肤、关节、眼部及胆道系统等。国外报道UC肠外表现发生率为21%～36%，80%UC患者肠外表现发生于肠道症状之后，10%患者可与肠道症状同时发生，另外10%患者肠外表现可作为UC的首发症状出现。

通常肠外表现可根据病变脏器或系统进行分类，亦可根据肠外表现与UC疾病活动性关系进行分类，有些肠外表现与UC疾病活动相关，有些与UC疾病活动无关（见表8-1）；前者针对UC进行治疗后肠外表现的症状明显好转，后者对相关治疗无效。

此外，一些肠外表现是某些其他疾病（如肾结石、肾积水、淀粉样病变）的并发症，有些则是UC治疗方案（GCS和手术等）的不良反应，表现为营养不良、骨质疏松及股骨头坏死等。本章主要针对UC常见肠外表现的治疗进行阐述。

一、阿弗他口炎

阿弗他口炎常常早于或伴随UC急性发作时发生，其治疗分为局部和全身治疗。

局部治疗可使用表面GCS喷洒或口腔冲洗，包括戊酸倍他米松、曲安西龙口腔冲洗，或布地奈德、倍氯米松局部喷洒。

镇痛可使用利多卡因、硫糖铝混悬剂等。

对于复发频繁且病情较重或长期不愈的溃疡可考虑全身治疗，常用药物有GCS、免疫抑制剂等。此外，沙利度胺及IFX对阿弗他口炎有效。

最近有学者报道，FK506对口腔溃疡和会阴溃疡有良好疗效，但其长期疗效有待进一步研究。

二、骨、关节表现

UC相关的关节炎可分为外周型和中央型。

近来根据与 UC 炎症相关性，又将外周型关节病分为以下 2 型：I 型周围型关节病，与 UC 活动有关；II 型周围型关节病，与 UC 活动无关，仅反映其慢性病程。

中央型关节炎指强直性脊柱炎和骶尾关节炎。

补充充足的 VD（400~800 U/d）和钙（1 000~1 500 mg/d）、日光浴、磷酸盐、甲状旁腺素等对 UC 骨关节病变能起到一定的疗效。

NSAIDS 可缓解关节疼痛，但往往加重 UC 的症状。亦可选择对乙酰氨基酚，但镇痛效果不如 NSAIDS 药物。

近年有临床研究报道，COX-2 抑制剂可有效缓解关节疼痛，且不增加肠道不良反应。

SASP 的有效成分磺胺吡啶有抗炎作用，对使用 5-ASA 类制剂维持缓解治疗的 UC 关节炎患者可改用 SASP 4 g/d。

使用全身 GCS 治疗可迅速缓解 I 型周围型关节病的关节炎症状，对未接受 GCS 治疗的患者，如 SASP 或镇痛药治疗无效，则可应用关节腔内注射 GCS（如甲泼尼龙）或利多卡因局部麻醉。缓解期应使用 SASP 维持缓解治疗。

目前无随机对照研究观察 AZA、6-MP 及 MTX 对 II 型周围型关节病的疗效，大多数临床医师使用每周 MTX 25 mg 缓解关节疼痛。

近年报道与 TNF-α 相关的生物制剂，如 IFX 等对强直性脊柱炎有明确疗效，目前国内外已广泛应用于强直性脊柱炎的治疗。

三、皮肤表现

（一）结节性红斑

GCS 和 CsA 等免疫调节剂对皮肤病变有效，通常治疗 3 个月后皮肤病变可消退，不遗留瘢痕。

对疼痛明显者可予对症处理，可选用对乙酰氨基酚及阿片制剂，NSAID 应慎用。

大多数患者结节性红斑（EN）可治愈，30% 患者反复发作，顽固者症状可持续数月，碘化钾可取得一定的疗效。

对 GCS、免疫抑制剂无效者可试用生物制剂 IFX。

（二）坏疽性脓皮病

坏疽性脓皮病（PG）的治疗方法很多，包括局部处理和全身系统治疗。

已明确有效的治疗药物有 GCS、CsA、环磷酰胺、苯丙酸氮芥、SASP 和氨苯砜等，近来 FK506、霉酚酸酯和 IFX 也应用于 PG 的治疗。

其他的辅助治疗包括静脉应用人血丙种球蛋白、高压氧等。

对顽固病例可考虑行全结肠直肠切除术，但术后仍可复发。

四、眼部表现

原发病的治疗非常重要，当肠道炎症控制后表层巩膜炎表现常明显缓解。若患者感觉疼痛，可用局部 GCS 滴眼液（0.5%可的松眼液、0.1%地塞米松眼液或地凯得龙等）。巩膜炎患者治疗同表层巩膜炎，但因巩膜炎有损伤视神经的可能，应由眼科医师治疗。

及时治疗可减少葡萄膜炎所致失明的危险，散瞳药、GCS、免疫调节剂及对症治疗都有一定的作用，但长期 GCS 治疗可增加白内障和高眼压的危险性。

五、PSC

目前尚无明显有效的治疗方法。

内镜下扩张明显狭窄的胆管可减少胆管炎的发生，但未见提高生存率和降低需要肝移植的比率。

近年有不少文献报道，熊去氧胆酸（UDCA）对 PSC 治疗有效，Pardi 等研究发现 UDCA 显著降低了 UC 合并 PSC 患者患结直肠癌的危险性。德国学者对 15 例 UC 伴 PSC 患者应用 GCS、AZA 联合 UDCA 治疗，随访 41 个月，发现患者肝功能改善。

FK506 仅对肝酶学有改善，CsA 无效。

出现明显瘙痒可使用消胆胺、盐酸考来替泊，亦可选择利福平、苯巴比妥、抗组胺药物、纳洛酮等二线药物对症处理。

终末期 PSC 患者可行肝移植术。

六、VTE

VTE 的治疗应强调预防。对重度 UC 患者，ECCO 共识建议给予低分子肝素预防 VTE 形成。

一旦 VTE 发生，及时的抗凝治疗可预防或减少 PE 的发生，必要时行介入或外科治疗清除已形成的血栓。

七、血液系统表现

血液系统表现包括贫血、血小板减少性紫癜（ITP）、白细胞增多、血小板增多症等。贫血以缺铁性贫血最常见，巨幼细胞性贫血、自身免疫溶血性贫血也常见。

短期的 GCS 治疗对 ITP 有效，对于 GCS 耐受的患者，可考虑大剂量 GCS 治疗及脾切除术。如果 ITP 病情较重，UC 相对较轻，脾切除可优先考虑；反之，可考虑肠切除术或肠切除联合脾切除术。

第九节　维持缓解治疗

活动期的 UC 患者经过积极有效的诱导缓解治疗后，将进入缓解期。一旦确认进入缓解期，则应及时实施维持缓解治疗。

判断 UC 是否由活动期进入缓解期的客观指标是内镜所见肠道黏膜完全愈合，部分学者甚至认为应达到组织学愈合。

通常对所有的 UC 患者推荐终身维持缓解治疗，尤其是左半结肠病变或广泛病变者，以及远端病变 1 年内复发 1 次以上者。对远端病变缓解 2 年且不愿意继续药物治疗者可适当停药。有证据表明维持缓解治疗可降低结肠癌的风险。

UC 维持缓解治疗的一线药物是氨基水杨酸类药物。氨基水杨酸类药物不仅能够维持缓解，而且能够降低肠道癌变的风险。

无论哪种类型的 UC，在症状缓解后 GCS 应逐渐减量直至完全停药，并逐渐过渡到用氨基水杨酸类制剂维持缓解治疗，GCS 不能用作维持治疗。

对重症 UC 患者，特别是顽固性病例，氨基水杨酸类制剂难以维持缓解，通常须用 AZA 或 6-MP 等免疫抑制剂维持缓解治疗。

一、氨基水杨酸类制剂

在维持缓解方面，各种 5-ASA 制剂均有效。

尽管 SASP 的效果等同于或稍优于 5-ASA，由于其不良反应较多，选择口服 5-ASA 更好。

随机对照研究发现，SASP 对 UC 患者的疗效呈线性剂量依赖反应，5-ASA 可能也有相似关系。有研究报道用较高剂量（2~4 g/d）的患者较较低剂量（1~2 g/d）者能维持更长时间的缓解。由于 5-ASA 耐受性好，目前临床用于维持缓解治疗的剂量与诱导缓解的剂量相同。

口服氨基水杨酸类制剂对左半结肠型 UC 或广泛结肠型 UC 具有较好的维持疗效。对远端结肠 UC 患者可采用局部应用氨基水杨酸类制剂、联合或不联合口服治疗来维持疗效。栓剂可用于直肠型 UC 的维持缓解治疗，应用 0.5 g 美沙拉嗪栓剂 1 次 /d 可有效维持缓解。灌肠剂可用于远端结肠 UC 的维持缓解治疗，每日、隔日，甚至隔 2 d 应用 2~4 g 美沙拉嗪灌肠剂维持缓解的有效率为 78%、72% 及 65%，但长期使用灌肠剂治疗仍有较大困难，因为依从性差。口服与局部联合应用氨基水杨酸类制剂的疗效优于单独口服或局部治疗，可作为二线维持缓解治疗方案。

二、嘌呤类药物

AZA 或 6-MP 用于氨基水杨酸类制剂不能有效维持缓解或不能耐受的 UC 患者及 GCS 依赖型 UC。

经 CsA（或 FK506）诱导缓解的 UC 患者，亦推荐使用 AZA 或 6-MP 维持缓解治疗。AZA 或 6-MP 常在患者仍使用 CsA 或 FK506 并且 GCS 减量时使用。

回顾性研究发现，重症 UC 在 CsA 诱导治疗后使用 AZA 能降低结肠切除率。报道使用 CsA 成功诱导缓解的 29 例 UC 患者，平均随访 92 周，用 6-MP 维持缓解治疗者结肠手术切除率为 22%，而未用 6-MP 者为 72%。比较 AZA 和安慰剂的随机对照试验荟萃分析发现，AZA 对维持 UC 缓解、预防复发有效。

AZA 或 6-MP 维持缓解 UC 所用的剂量与维持缓解治疗 CD 时剂量相同，亦可加用口服氨基水杨酸类制剂，但需注意两者联用会增加骨髓抑制。

尽管回顾性研究显示长时间应用 AZA 或 6-MP 是安全的，并不增加恶性肿瘤的危险性及死亡率，但无限期服用 AZA 或 6-MP 维持缓解的危险、效益比尚待进一步明确。

三、MTX

UC 维持缓解治疗中给予 MTX 的研究数据很少。回顾性研究对 AZA 治疗失败或不能耐受 AZA 的 UC 患者给予不同剂量和给药途径的 MTX 治疗。患者用 MTX 后对其产生的反应或缓解度范围为 $40\% \sim 75\%$，这表明一些 UC 患者可能对 MTX 维持疗效反应佳。Khurram 比较 MTX 和安慰剂的随机对照试验荟萃分析发现，MTX 对维持 UC 缓解和预防复发有效。

MTX 的疗效可能与剂量有关。ECCO 认为，现在还没有足够的证据推荐 MTX 应用于 UC 维持缓解。

四、IFX

氨基水杨酸类制剂和免疫抑制剂维持缓解治疗无效者，可考虑使用生物制剂 IFX。

对 IFX 诱导治疗有效的 UC 患者，推荐使用 IFX 维持缓解治疗。对未用过 AZA 或 6-MP 的患者在 IFX 诱导缓解后，亦可选择 AZA 或 6-MP 替代 IFX 维持缓解治疗。

五、其他生物制剂

生物制剂如 ADA、CZP 等与白细胞分离术、FK506 及环磷酰胺一样，目前尚无临床研究评估其在 UC 维持缓解中的疗效。

六、其他治疗

中药方剂中不乏抗炎、止泻、黏膜保护、抑制免疫反应等多种药物，可以辨证施治，适当选用。多种中药灌肠剂对 UC 的维持缓解治疗也有一定的疗效。

第十节 随 访

无论是内科治疗还是外科治疗，无论是活动期还是缓解期，为了解 UC 患者对治疗的应答以及复发和癌变，必须进行随访和癌症监测，以便能够及时调整治疗方案。

对于初发的活动期 UC 患者，在确诊并开始正规治疗后，通常应每 1～2 周对患者随访 1 次，在治疗开始后的 2、3 个月对临床表现、肠道病变和实验室检查（主要是血常规、肝肾功能和炎症指标）进行评估，评估患者对治疗的应答，确认患者是否已由活动期进入缓解期。

如果已经进入缓解期，则应立即制订治疗方案并开始缓解期的治疗。如果仍处于活动期，则应继续原治疗方案或调整治疗方案，并于其后 2～3 个月再次复查。

对于已处于缓解期并按缓解期的治疗方案治疗的 UC 患者，可每间隔 3～6 个月复查 1 次。如果仍处于缓解期，可继续原来的缓解期治疗方案。如果已复发，则应按复发型活动性 UC 制订并开始执行新的治疗方案。

（陈白莉）

主要参考文献

［1］Zubin A，Bo S. Biological therapy for ulcerative colitis[J]. Gastroenterology Report，2014：1-7. Doi：10. 1093/gastro/gou070.

［2］Gert V A，Axel D，Bernd B，et al. Second European evidence-based consensus on the diagnosis and management of ulcerative colitis Part 3：Special situations[J]. Journal of Crohn's and Colitis，2013，7（1）：1-33.

［3］Axel D，James O L，Andreas S，et al. Second European evidence-based consensus on the diagnosis and management of ulcerative colitis Part 2：Current management[J]. Journal of Crohn's and Colitis，2012，6（10）：991-1030.

［4］Axel D，Rami E，Fernando M，et al. Second European evidence-based consensus on the diagnosis and management of ulcerative colitis Part 1：Definitions and diagnosis[J]. Journal of Crohn's and Colitis，2012，6（10）：965-990.

［5］Dan T，Arie L，Johanna C E，et al. Management of pediatric ulcerative colitis：Joint

ECCO and ESPGHAN evidence-based consensus guidelines[J]. JPGN, 2012, 55（3）: 340-361.

[6] Rahier J F, Magro F, Abreue C, et al. Second European evidence-based consensus on the prevention, Diagnosis and management of opportunistic infections in inflammatory bowel disease[J]. Journal of Crohn's and Colitis, 2014, 8: 443-468.

[7] Vito A, Marco D, Matthew D R, et al. European evidence based consensus for endoscopy in inflammatory bowel disease[J]. Journal of Crohn's and Colitis, 2013, 7: 982-1018.

[8] Panes J, Bouhnik Y, Reinisch W, et al. Imaging techniques for assessment of inflammatory bowel disease: Joint ECCO and ESGAR evidence-based consensus guidelines[J]. Journal of Crohn's and Colitis, 2013, 7: 556-585.

第十二章

内镜治疗

消化内镜及内镜下染色、放大及超声技术的应用不仅对 UC 有诊断和鉴别诊断价值，而且在 UC 的疗效监察、随访、癌变监测及 UC 并发症的治疗中发挥重要作用。

UC 为慢性、进行性疾病，最终不可避免的发展到结构和功能障碍。UC 主要累及肠道黏膜层和黏膜下层，但重症 UC 同样可累及消化道管壁各层，可导致透壁性损害，而长期的慢性炎症及局部组织修复可导致肠壁纤维化增生，最终导致肠壁增厚、肠腔狭窄。此外，部分患者内科治疗无效，需要手术治疗，通常是行 IPPA 手术，术后的 UC 患者也可出现吻合口狭窄。因此，狭窄是 UC 患者常见的并发症。

肠道狭窄之后，可诱发肠梗阻。肠梗阻不仅影响机体食物摄入、消化及吸收，更加重肠道菌群失调，导致病情进一步恶化。

除了狭窄，UC 患者还可能出现出血、息肉、癌变等并发症。

随着消化内镜技术的进步，消化内镜能对 UC 并发的狭窄、出血、息肉和异型增生进行有效的治疗。这些技术包括扩张术、高频电凝和高频电切除术、内镜黏膜下剥离术。

第一节 扩 张 术

UC 并发的狭窄包括炎症性狭窄和纤维增生性狭窄，前者可随 UC 病情而缓解，后者则需要进一步的治疗。对 UC 相关的纤维增生性狭窄，可首先考虑内镜下扩张治疗。

内镜下球囊扩张（pneumatic dilation）目前被认为是治疗 UC 肠道狭窄的一个良好的替代治疗手段。球囊扩张术是指在内镜下利用不同直径的气囊或水囊扩张已出现梗阻症状的 UC 患者肠道纤维性狭窄处，从而解除梗阻。

一、适应证

UC 患者球囊扩张术的适应证：有肠梗阻症状，有纤维性狭窄的证据，长度小于 4 cm 管状狭窄；吻合口狭窄；无胃肠镜检查禁忌证。

二、禁忌证

有下列情况之一者不宜行球囊扩张术：有胃肠镜检查禁忌证；炎症性狭窄；成角性狭窄；狭窄处有溃疡、穿孔、窦道、瘘管、脓肿；狭窄段长度超过 4 cm；有明显出血倾向者。

三、常规操作

在行球囊扩张术之前，应行影像学检查（尤其是 MRE）明确患者梗阻部位和数量，然后选择合适内镜（食管胃十二指肠镜、双气囊小肠镜等）先行内镜检查。由于 UC 病程较长，肠道病变较重，患者的肠道准备可能欠佳，在进行球囊扩张前应尽量清洗干净肠道。

肠道准备好之后，首先内镜到达梗阻部位。球囊通过金属引线定位在梗阻部位。球囊直径的选择有 8～20 mm，长度有 30～80 mm。应根据梗阻程度来选择不同直径和长度的球囊进行扩张。对于同一处狭窄，可以分别使用不同直径的球囊进行扩张，球囊直径由小逐渐增大，通常选择 2～4 种不同直径的球囊，每次可持续至 3 min，逐步扩张，每隔 1 周重复上述操作，以达到治疗目的（直径扩张至 15～20 mm）。

四、并发症

扩张时需注意，若球囊直径不够大，患者术后狭窄复发概率将会增高；而扩张过大过快，则容易出现肠壁撕裂、出血甚至穿孔等并发症，严重病例甚至需要外科手术。

尽管球囊扩张术已经日趋成熟，但是失败及并发症亦存在。部分患者再次扩张也有良好的效果。若多次球囊扩张无效，应考虑外科手术解除狭窄。

第二节 高频电切割术

对由于纤维性环状狭窄及有黏膜桥形成等原因造成狭窄的 UC 患者，在经内镜及影像学确诊后，可考虑以针刀对狭窄部位进行适度的切割。

一、适应证

UC 患者高频电切割术的适应证：蹼状狭窄并导致肠梗阻；黏膜桥形成并影响肠内容物通过；长度小于 1 cm 环状狭窄。

二、禁忌证

有下列情况之一者不宜行高频电切割术：有胃肠镜检查禁忌证；炎症性狭窄；狭窄长度超过 2 cm；有明显出血倾向者。

三、并发症

可出现出血、穿孔等并发症。

第三节 息肉切除术

UC 患者在反复发作后常继发炎性息肉。较小的炎性息肉（直径 < 1 cm）可随着 UC 的缓解而消退，通常可不予内镜下切除（图 12-1，图 12-2）。较大的炎性息肉（直径 > 1 cm）通常不会随着 UC 的缓解而消退，并可能会继发出血或已经继发出血（图 12-3），应行内镜下切除，即高频电切除术。相对 CD 而言，UC 较少出现大的息肉。

一、适应证

UC 患者炎性息肉高频电切除术的适应证：炎性息肉，直径 > 1 cm，尤其是继发出血者。

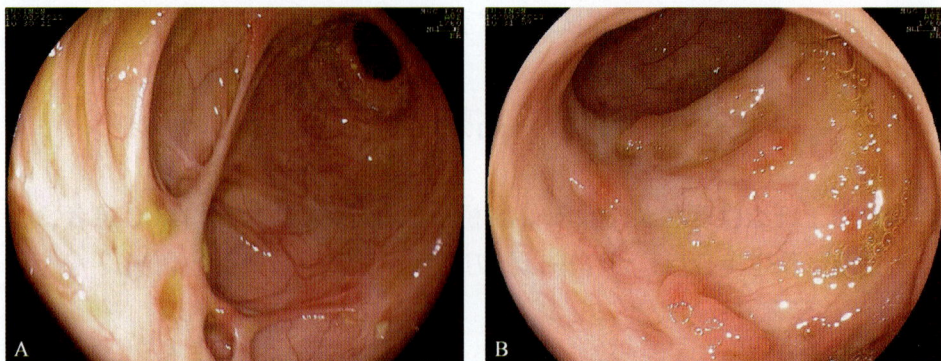

■ 图 12-1 瘢痕及炎性息肉（一）

临床诊断UC（初发型，全大肠型，缓解期）。2013-08-14结肠镜见黏膜愈合，有明显的瘢痕及散在息肉

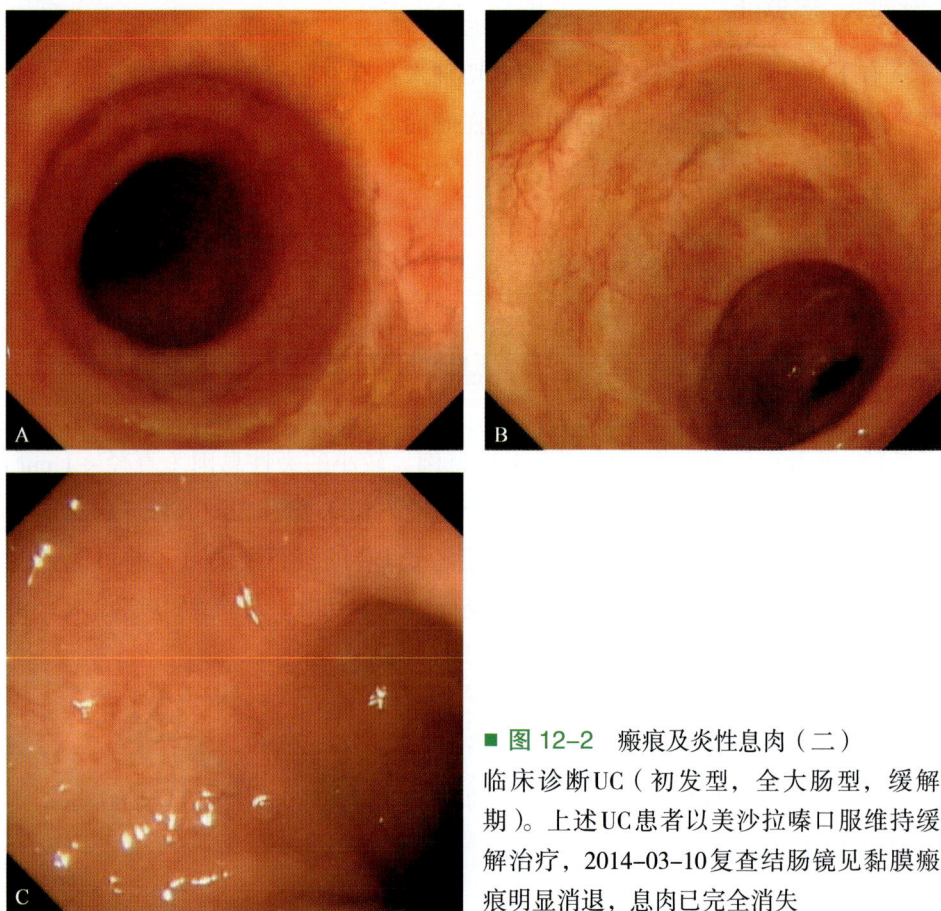

■ 图 12-2 瘢痕及炎性息肉（二）

临床诊断UC（初发型，全大肠型，缓解期）。上述UC患者以美沙拉嗪口服维持缓解治疗，2014-03-10复查结肠镜见黏膜瘢痕明显消退，息肉已完全消失

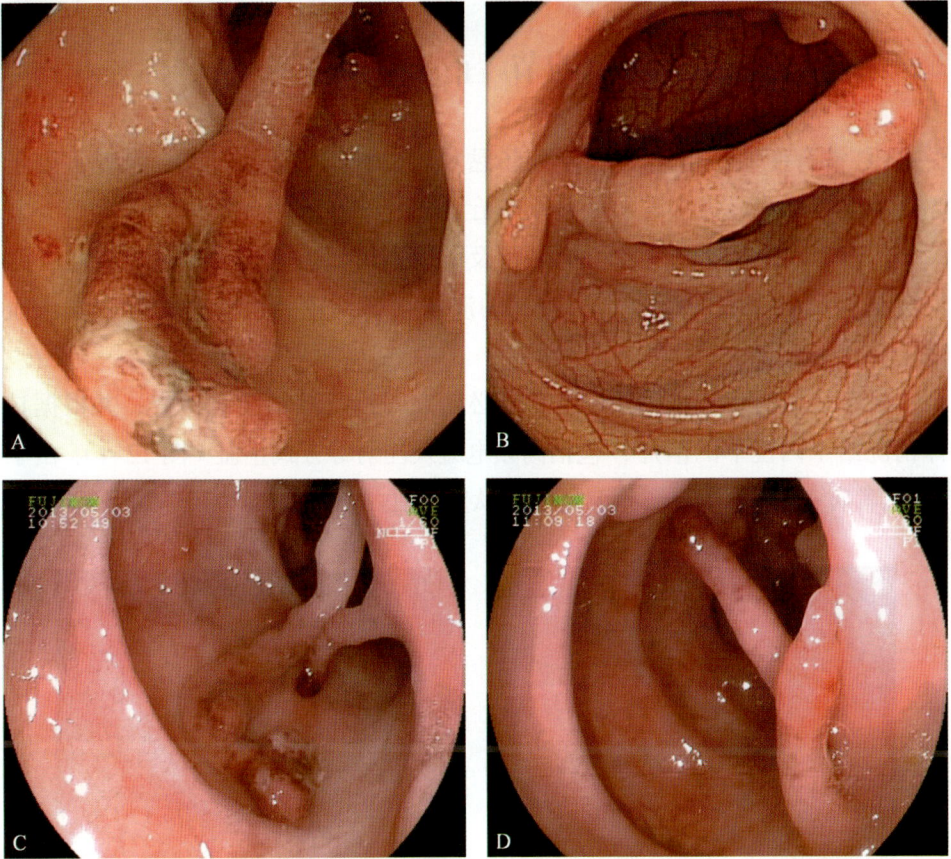

■ 图 12-3　炎性息肉并出血
临床诊断UC（初发型，全大肠型，活动期，轻度）。治疗后复查结肠镜见形态不规则长蒂息肉，表面糜烂、溃疡及出血

二、禁忌证

有下列情况之一者不宜行高频电切除术：有胃肠镜检查禁忌证，有狭窄及肠梗阻，有明显的出血倾向。

三、并发症

可出现出血、穿孔等并发症。

第四节 止 血

UC常有便血，但多为病变处肠黏膜渗出性出血。由于UC患者常处于高凝状态，因此，大多数UC患者并无大出血。

尽管UC通常仅波及消化道黏膜及黏膜下层，但病变较重或继发肠道感染时仍会产生深大的溃疡。当较深的溃疡损伤到较大血管时可导致大出血（图12-4）。

对于任何有大出血的UC患者，必须立即行急诊结肠镜检查，并根据具体情况给予内镜下的治疗，包括高频电凝及注射等方式止血（图12-4）。由于UC患者病变处黏膜脆弱，通常不宜行钛夹止血。

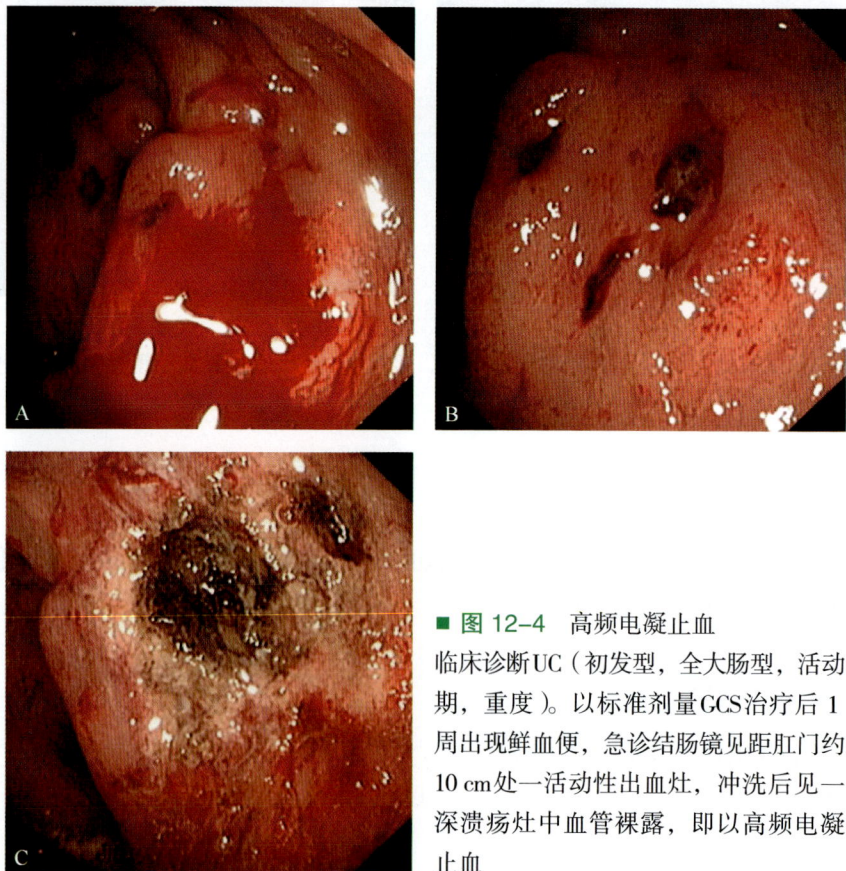

■ 图12-4 高频电凝止血
临床诊断UC（初发型，全大肠型，活动期，重度）。以标准剂量GCS治疗后1周出现鲜血便，急诊结肠镜见距肛门约10 cm处一活动性出血灶，冲洗后见一深溃疡灶中血管裸露，即以高频电凝止血

第五节　内镜黏膜下剥离术

由于慢性炎症的长期刺激，可诱导 UC 患者消化道病变部位黏膜发生癌变。因此，对于病程较长的 UC 患者，尤其是有癌变高危因素的 UC 患者，应定期随访及监测，争取早期发现癌前病变及早期癌症。

对于已经发现的癌前病变及早期癌症，应考虑及时行内镜下治疗。合适的选择是内镜黏膜下剥离术（endoscopic submucosal dissection，ESD）。ESD 能够将局限于黏膜层或仅累及黏膜下浅层的病灶自黏膜下层完整切除，从而达到根治疗目的。

一、适应证

ESD 的适应证：异型增生及黏膜内癌变。

二、禁忌证

有下列情况之一者不宜行 ESD：有胃肠镜检查禁忌证，有狭窄及肠梗阻，有明显的出血倾向，癌变累及黏膜下深层及以下。

三、并发症

ESD 时可出现出血、穿孔等并发症。

四、ESD 操作要点

ESD 的操作要点包括黏膜下注射、边缘切开、剥离和创面处理，其中完整切除病灶至关重要。

五、ESD 标本处理

为保证诊断的准确性，减少漏诊和误诊，ESD 切除的标本必须妥善处理，包括标本展平、大头针固定、福尔马林（甲醛溶液）固定、大体标本连续切割并编号，以及筛选合适的组织块制备病理学切片（图 12-5）。

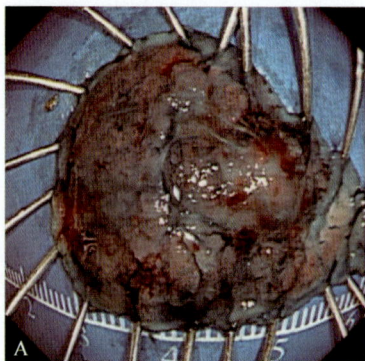

■ 图 12-5 ESD 标本处理流程
将 ESD 切除的标本先展平并以大头针固定（A），然
后将标本连同固定物一起浸泡在福尔马林溶液中固
定组织（B），在制作病理切片前，应将经福尔马林
固定好的大体标本作每 2 mm 连续的分割并编号，选
取病变明显的组织块制片及组织学观察（C）

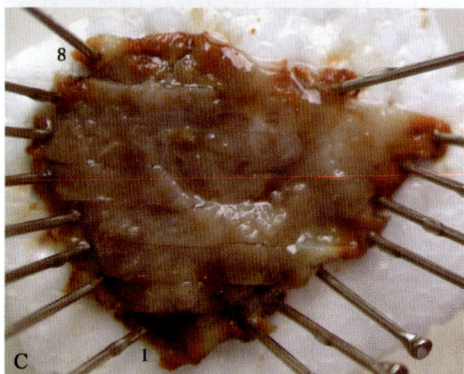

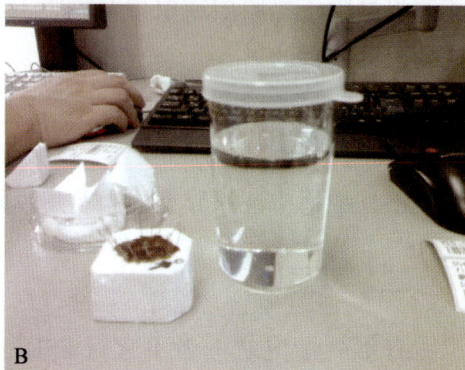

六、治疗时机及方法的选择

（一）隆起性异型增生

对于隆起性异型增生，无论是高级别还是低级别异型增生，均应首选
ESD 完整切除病灶，同时，还必须对整个切除病灶进行充分的组织病理学
检查。

若上述 ESD 切除病灶的组织病理学结果显示隆起性异型增生病变已完
全切除，紧连着隆起性异型增生病变附近的平坦黏膜活检后未见异型增生，
同时，肠道其他部位未发现异型增生，则不必追加病变肠段切除术。但是，
此类患者应进行密切随访，最好在内镜治疗后的第一年的第 3、6、12 个月
行结肠镜检查，以后每隔 1 年行结肠镜检测 1 次，连续 5 年。

若上述 ESD 切除病灶的组织病理学结果显示隆起性异型增生病变完全
切除，但紧连着隆起性异型增生病变附近的平坦黏膜有异型增生，则应立即追加外科手术切除适当长度的病变肠段。

若上述 ESD 切除病灶的组织病理学结果显示隆起性异型增生病变已癌变，并波及黏膜下浅层以下，即使癌变病灶完全切除，仍应追加手术切除癌变肠段。

（二）平坦型异型增生

（1）平坦型高级别异型增生病灶，应直接外科手术切除病变肠段，不宜内镜治疗。

（2）平坦型低级别异型增生病灶，首选 ESD 完整切除。同时，必须对整个切除病灶进行充分的组织病理学检查。若切除病变组织病理学检查显示病灶未发生癌变，并已完整切除，则不必追加外科手术切除病变肠段，但应 3～6 个月再次行结肠镜监测。若切除病变组织病理学检查显示病灶已发生癌变，但局限于黏膜内或仅累及黏膜下浅层，也可不必追加外科手术切除病变肠段，但应在 3 个月内再次行结肠镜监测。若切除病变组织病理学检查显示病灶已发生癌变，而且癌变已累及黏膜下层的中层甚至更深，则必须立即追加外科手术，切除病变肠段。

（3）对于无法确定级别的平坦型异型增生，原则上严密监测，也有学者认为应按高级别异型增生从严处理。

（三）早期癌变

对于已发生的癌变，若结肠镜下染色、放大及超声检查显示癌变病灶局限于黏膜层，应考虑行 ESD 完整切除病灶，同时，还必须对整个切除病灶进行充分的组织病理学检查。

若上述 ESD 切除病灶的组织病理学结果显示癌变确实局限于黏膜并已完整切除，则可以推迟结肠切除术。但是，此类患者应进行密切随访，最好在内镜治疗后的第一年的第 3、6、12 个月行结肠镜检查，以后每隔 1 年行结肠镜检测 1 次，连续 5 年，同时复查腹部 B 超或 CT 以及肿瘤标志物。

若上述 ESD 切除病灶的组织病理学结果显示癌变已突破黏膜层，累及黏膜下层（图 12-6），则应立即追加外科手术，切除适当长度的病变肠段。

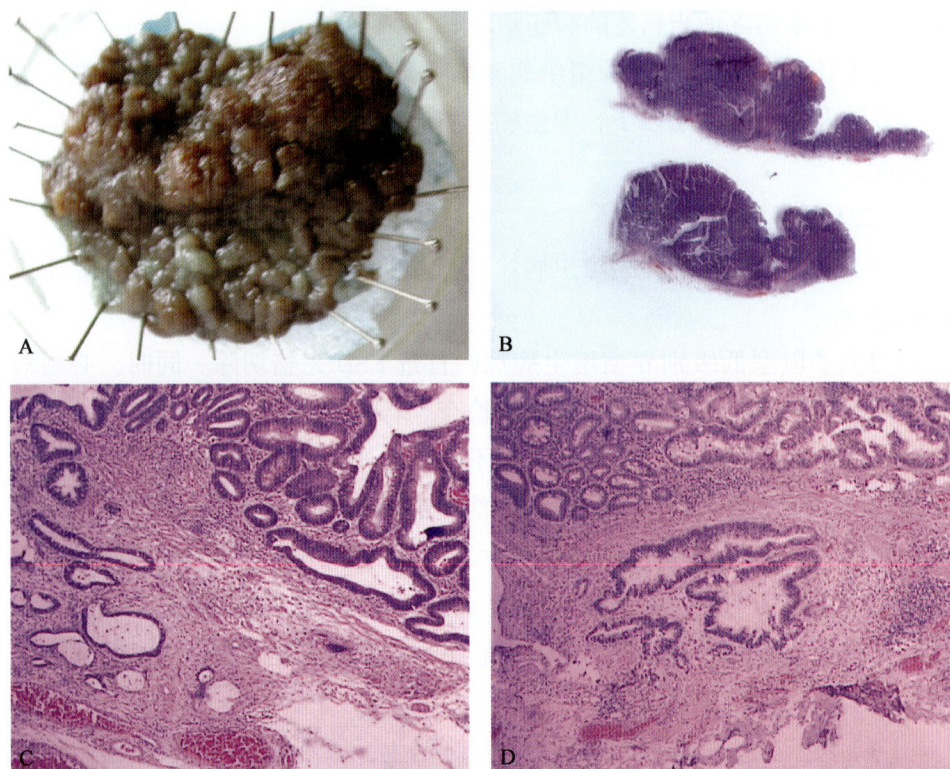

■ **图 12-6**　隆起性病变切除标本病理学检查

结肠隆起性病灶，术前结肠镜染色、放大及超声检查诊断为黏膜内癌（A）。ESD术后病理学检查见高分化腺癌，局部累及黏膜下层（B、C、D）

　　也有部分学者认为，对于UC已发生的癌变，无论是否局限于黏膜内，均应行外科手术切除病变肠段。

（李明松　龚伟　张强）

主要参考文献

［1］Vito A，Marco D，Matthew D R，et al. European evidence based consensus for endoscopy in inflammatory bowel disease[J]. Journal of Crohn's and Colitis，2013，7：982-1018.

［2］Gert V A，Axel D，Bernd B，et al. Second European evidence-based consensus on the diagnosis and management of ulcerative colitis Part 3：Special situations[J]. Journal of Crohn's and Colitis，2013，7（1）：1-33.

［3］Axel D，James O L，Andreas S，et al. Second European evidence-based consensus on the diagnosis and management of ulcerative colitis Part 2：Current management[J]. Journal of Crohn's and Colitis，2012，6（10）：991–1030.

［4］Axel D，Rami E，Fernando M，et al. Second European evidence-based consensus on the diagnosis and management of ulcerative colitis Part 1：Definitions and diagnosis[J]. Journal of Crohn's and Colitis，2012，6（10）：965–990.

［5］Magro F，Langner C，Driessen A，et al. European consensus on the histopathology of inflammatory bowel disease[J]. Journal of Crohn's and Colitis，2013，7：827–851.

第十三章

外 科 治 疗

UC 的治疗包括内科治疗和外科治疗两大类，旨在改善症状、维持疾病缓解、合理处置并发症和提高患者生活质量。内科治疗，尤其是近年来生物治疗的出现，取得了良好的效果。但对于那些内科治疗无效或无法耐受药物治疗副作用、癌变、急性重症 UC 等情况，外科手术仍不失为最有效的治疗方案。本章就 UC 外科治疗中围术期处理和手术方式、手术时机的选择等外科学处理措施等问题逐一阐述。

第一节　围术期处理

一、营养治疗

疾病相关的营养不良、体重下降和亚营养不良状态包括某些微量元素、维生素的缺乏在 UC 患者的不同疾病阶段都可能存在，但处于缓解期的患者一般都能够维持正常的营养状态，活动期合并营养不良较缓解期常见。营养不良表现形式多样，疾病后期常表现为混合型营养不良。如果使用 GCS 治疗，骨质减少和骨质疏松发病率会进一步增加。大量腹泻或血便还导致钾、镁、钙、磷丢失和贫血。营养不良削弱患者抗感染能力，也是儿童、青少年UC 患者生长发育迟缓甚至停滞的原因，同时影响手术切口及肠管吻合口愈合，增加手术并发症的发生率和病死率。因此，围术期的营养治疗尤其重要。

对患者进行营养风险筛查及营养状况评估在围术期营养治疗中非常重要。营养风险筛查的工具较多，临床上常用的是营养风险筛查工具 2002

（NRS 2002）。NRS 2002≥3分提示有营养风险，需要进行营养治疗。营养状况的评定有主观和客观两个部分。中华医学会推荐患者整体状况评估表（scored patient-generated subjective global assessment，PG-SGA）作为主观评定工具；客观评定部分主要包括体重、体质指数、肱三头肌皮褶厚度、上臂围、清蛋白、总蛋白等指标。参考PG-SGA结果，IBD患者的营养状况可分为重度营养不良（≥9分）、中度营养不良（4~8分）及营养正常（0~3分）。在开始营养治疗之前，通过营养风险评估和营养状况评价确定患者所需热卡并在营养治疗过程中连续的进行营养监测是非常必要的。

总体而言，营养不良或有营养风险的患者及生长发育迟缓、停滞的青少年、儿童应该进行营养治疗。对于围手术期患者、合并营养不良或存在营养风险者，应先行纠正营养不良再手术治疗，以降低手术风险及术后并发症发生率。

但需要强调的是，营养治疗对于UC患者只能纠正其营养状况，不能诱导缓解。因此，不应为了纠正营养不良或盲目希望达到营养治疗周期而延误手术治疗时机。尤其对于重症UC患者，及时手术十分必要。

对于轻中度UC患者，患病期间最好保持正常经口饮食。当正常饮食无法耐受时，考虑营养治疗。每日口服摄入量不足的患者，予以500~600 kcal/d的营养补充是必要的。营养补充的途径应遵循"只要肠道有功能，就使用肠道；即使部分肠道有功能，也应该使用这部分肠道"的原则，首选肠内营养（EN）。尚无明确的证据表明氨基酸制剂、短肽制剂或其他特殊配方制剂较整蛋白制剂有优势。

在EN时，无论是何种制剂，大多数UC患者在EN时都会发生胃肠道并发症。处理方法首先是通过调整EN制剂的种类、数量、时机等方法改善UC患者不耐受的症状；其次是口服调节胃肠道功能、促进消化的药物，通常能明显改善UC患者对EN制剂的不耐受。常用的药物包括澳替溴铵片（每次1片，每日3次）、匹维溴铵片（每次1片，每日3次）、思连康片（每次1~2片，每日3次）、泌特肠溶片（每次1片，每日3次）。如果患者存在严重的恶心、呕吐或剧烈腹痛，无法耐受适量的肠内营养，可给予短时间的肠外营养支持。

肠外营养对于UC的治疗是基于其他药物治疗之上的辅助治疗手段，而不是主要治疗措施。它仅应用于肠内营养不能耐受且需要肠道休息的重症UC患者，或一些不能用肠内营养的情况，如中毒性巨结肠、肠道准备和结肠大量出血等。UC患者进行肠外营养支持时容易并发导管相关感染、代谢并发症及肝功能障碍，需严格掌握肠外营养治疗指征并选择合理的输注途径。

贫血在UC患者中常见，大多由于铁元素缺乏或叶酸缺乏所致。对于缺铁患者，应注意口服或静脉补充铁剂，从而改善贫血、改善患者生活质量。UC患者血清镁、锌、硒和β-胡萝卜素均较正常人低，可适当予以补充。

二、围术期药物的应用

（一）围术期 GCS 的应用

回顾性研究表明，成人术前应用氢化泼尼松 20 mg/d 或与此剂量相当的其他 GCS 达到 6 周是发生手术并发症的危险因素之一，其用药时间和用药剂量与术后感染、吻合口瘘、静脉血栓、再手术率呈正相关。研究指出每日 < 20 mg 泼尼松龙的用药量使得术后主要并发症发生率提升 5 倍，每日 60 mg 用量则风险提升达到 18 倍。因此，在可以换用其他药物控制病情的情况下，术前应尽量减少 GCS 用量或停用 GCS 治疗至少 3 个月，再实施手术治疗，以避免 GCS 相关的手术并发症。但同样必须强调的是：不能为了逐渐减量、停用 GCS 而延误手术治疗时机。

GCS 减量的方案目前尚未统一，也没有大型的研究证据支持，但目的都是为了避免 GCS 撤退过快导致肾上腺皮质功能不全甚至危象：如最常见的低血压、低血糖和低钠血症；而轻度的肾上腺皮质功能不全表现并不明显，仅仅表现为术后恢复较慢。生理情况下晨 8：00—9：00 时血浆皮质醇含量 > 14.5 μg/dL，若低于此值，则可以采用 ACTH 激发试验，即：1 μg ACTH 静脉注射后 20 ~ 30 min 采血，检测血浆皮质醇浓度，若有一个 18 μg/dL 的峰值，则可排除肾上腺皮质功能不全。即使这样，目前没有一个确定的值来界定皮质功能不全。在应激或严重疾病状态下，血浆皮质醇含量可增至生理剂量高值的 2 ~ 10 倍。现有的文献推荐：严重疾病状态下，血浆皮质醇 > 25 μg/dL 为界定肾上腺功能的临界值。若术后出现肾上腺皮质功能不全，根据美国重症医学会的推荐，予以患者氢化可的松 240 mg 静脉泵 24 h 连续输注，或 200 mg 等分为 4 次剂量静脉输注；二线方案是予以患者甲泼尼龙

1 mg/kg/24 h。一般而言，可以按以下方法撤减 GCS：开始时 GCS 立即减量至生理分泌剂量的高值，即氢化可的松 25～30 mg/d 或泼尼松龙 5～7.5 mg/d。对于那些长期使用 GCS、疗程超过 6 个月的患者，建议每周减量 1 mg，直至停药。

（二）围术期抗生素的应用

接受结肠切除术的患者在手术前开始予以预防性抗生素治疗，术后无感染的情况下 24 h 内停药。若患者术前即存在感染，或术后出现吻合口瘘、盆腔脓肿、导管相关感染或其他感染，则根据细菌培养和药敏的结果，针对性应用抗生素治疗。重建性手术后储袋炎的抗生素治疗将在第二节中详细阐述。

（三）5-ASA、免疫抑制剂及生物制剂的应用

5-ASA 制剂，如 SASP、美沙拉嗪等药物可在择期手术前 1 日停药，术后 3 d 开始恢复药物治疗。

术前应用 AZA、CsA 不增加手术并发症发生率，一般推荐手术当天停用嘌呤类似物，术后 3 d 在肾功能正常且可以口服的情况下恢复使用药物。有感染等并发症的患者，建议术前 1 周停用 CsA，术后需超过 1 周或等待手术切口完全愈合后再重新应用 CsA 维持缓解，但需要向患者说明停药可能导致疾病复发或加重，并慎重权衡停药与术后感染等并发症的利弊。

对于术前应用 IFX 是否增加手术并发症发生率的问题，目前仍有争议。最近一项包括 5 个研究纳入 706 例患者的荟萃分析指出：术前应用 IFX 增加术后短期（30 d）内总并发症发生率。一项 Mayo 诊所的研究指出：全结直肠切除、IPAA 术前应用 IFX，术后吻合口瘘、储袋炎、盆腔感染等并发症增多。但也有研究指出，术前应用 IFX 不增加手术并发症。2014 年美国结直肠外科医师协会发表的 UC 手术治疗指南认为：术前应用 IFX 对术后并发症的影响仅限于观察性的研究，这些研究具有不同的患者群，缺乏并发症的统一定义，因此需要更大规模、多中心、统一手术方式和并发症定义的研究来证实。

（四）其他相关药物治疗

UC 患者深静脉血栓的发生率远高于结肠癌患者，UC 的手术治疗使这一概率进一步提升。因此，应从术前开始预防性使用抗凝药物，直到患者下床

活动，以避免血栓形成。目前推荐普通肝素 5 000 U，每日 3 次；或磺达肝葵钠 2.5 ~ 5.0 mg，每日 1 次。

一项纳入接受结肠切除术的 51 名患儿的回顾性研究指出：血红蛋白 < 100 g/L 或白蛋白 < 30 g/L 时，术后感染率增加。因此，对于术前血红蛋白 < 100 g/L 的患者，建议术前输注红细胞悬液提高血红蛋白含量。

三、既往手术后结、直肠溃疡的处理

部分患者既往行结肠次全切除等手术，术后残余的结、直肠仍可能有溃疡、炎症存在，需要药物治疗。一项包含 38 个临床试验的队列研究指出，对于轻、中度的直肠型 UC 和左半结肠型 UC 患者，局部用药仍是一线治疗方案。推荐美沙拉嗪栓剂 1 g/d 纳肛，也可以选择美沙拉嗪泡沫灌肠剂。该方案相比对照组无论在临床表现、内镜下评分及病理评分上都具有明显优势。超过 1 g/d 的用药量不会进一步提高疗效，负荷剂量和分次使用效果一样。局部 GCS 灌肠疗效较局部美沙拉嗪差，可作为二线选择，用于那些对美沙拉嗪不耐受的患者。对于病变局限于距肛缘 50 cm 内的患者，推荐局部 GCS（二丙酸倍氯米松 3 mg）联合局部美沙拉嗪治疗（美沙拉嗪 2 g）。上述局部联合治疗无效的患者，可增加口服泼尼松龙。

第二节 手 术 治 疗

一、手术时机及适应证

（一）手术适应证

大约 30% 的 UC 患者最终需要手术治疗。虽然近年来生物制剂的使用显著提高了 IBD 患者的临床疗效，但 UC 的手术率并没有因此而下降。

1. 绝对适应证

包括：大出血、肠穿孔、肠腔狭窄、癌变及高度可疑癌变。慢性 UC 患者合并结直肠腺瘤或癌变最常见的临床表现是狭窄，占 5% ~ 10%。对一般人群而言，大部分结肠狭窄为良性病变，约 25% 为恶性，而 UC 合并癌变患者中恶性狭窄发生率达 30%。因此，合并狭窄的 UC 患者，特别是病程较长

者，需接受手术治疗。

2. 相对适应证

包括：①经积极内科治疗无效的重症 UC。②内科治疗疗效不佳或患者无法耐受长期药物治疗的副作用，影响患者生活质量。③既往手术残余的结直肠残端需要手术处理。④严重肠外表现，甚至致残者。一般而言，合并巩膜炎、结节性红斑、口腔溃疡及活动性大关节炎等肠外表现的患者经手术治疗后，肠外症状能够得到有效改善；而肝胆、心、肺、血液、神经系统并发症对手术治疗无应答。⑤青少年或儿童患者疾病反复发作影响其生长发育，因此，内科治疗效果不佳者应积极手术治疗。

（二）手术时机

UC 本身是慢性疾病，存在活动期和缓解期相互交替的现象，尤其是在药物治疗达到平台期的时候，很多患者很难下定决心进行手术治疗。目前的指南尚未明确手术时机，因此，手术时机的选择本身就是对医师及患者的考验。

中毒性巨结肠合并穿孔者病死率高达 27%～57%。病死率和穿孔后炎症局限或扩散无关，与穿孔至手术的间隔时间及手术时间长短有关。目前临床上缺乏客观可靠的检查结果或临床征象提示患者即将穿孔，因此应抢在患者病情恶化或出现穿孔、腹腔感染等危重情况前就考虑手术，对持续腹胀、对现有治疗无反应或出现中毒性巨结肠者也应及早进行手术治疗。10 岁以上患儿及成年中毒性巨结肠患者的诊断标准包括：影像学检查证实横结肠扩张，最大直径 > 56 mm 伴有全身中毒症状。10 岁以下中毒性巨结肠患儿诊断标准为横结肠最大直径 > 40 mm 伴有全身中毒症状。中毒性巨结肠患者常要立即手术治疗。生命体征平稳情况下，可保守治疗 48～72 h，若中毒症状加重或无好转，必须实施结肠切除术。

急性重症 UC 拯救治疗失败或是在进行拯救治疗时病情恶化，如 CRP 及 ESR 升高、血小板升高、贫血、低蛋白血症等，应及时进行治疗转换，手术切除结肠。除了严密观察并评价药物治疗效果，腹部 X 线平片也是帮助医师判断手术时机的一个重要手段。一项回顾性研究指出：腹部 X 线平片上存在 3 个或 3 个以上小肠气液平，73% 的患者需要手术治疗。腹部 X 线平片显示结肠扩张，最大直径 ≥5.5 cm 或存在黏膜桥，75% 的患者需要手术治疗。判断拯救治疗疗效的时机应在给药后 5~7 d，研究显示手术时间由 3~6 d 延迟到 11 d，患者病死率增加。

按照牛津标准，入院后前 3 d 腹泻 > 8 次 /d 或腹泻 3~8 次 /d 伴有 CRP > 45 mg/L 的患者，约 85% 需要接受结肠切除术。大量临床证据表明，UC 诊断早期就使用激素治疗的患者手术率高。长期随访结果显示：急性重症 UC 静脉应用激素治疗 2 d，患者腹泻仍 > 12 次 /d 者 55% 需要实施结肠切除术；经静脉激素诱导未缓解者 1 年内有 50% 的患者需要手术治疗。而即使是初始对激素治疗反应良好的患者，长期随访结果提示仍有 20%~80% 需要手术治疗。

由于 IBD 患者多数存在营养不良等全身问题，手术并发症发生率较高。2014 年，*Inflamm Bowel Dis* 杂志一项基于人群的研究表明，UC 患者术后 90 d 并发症发生率高达 33.3%，主要包括脓肿、吻合口瘘、肠梗阻和感染等，再入院率达 11.1%。2013 年，*Am J Surg* 杂志发表文章，提出影响手术安全性的因素主要有以下几方面：年龄 < 40 岁手术耐受性较好，手术安全性高，而老年患者手术死亡率高于年轻患者；急诊手术术后并发症发生率较择期手术高，且住院时间和手术时间都长，如果是老年患者进行急诊手术，死亡率更高；没有或者最多只有一项并发症者手术安全性大；实施手术的医院 IBD 手术量大及手术者的临床经验越丰富，手术越安全。

综上所述，手术时机、手术适应证和手术方式的选择对手术成败至关重要，尤其是手术时机的选择，需要胃肠外科医师、消化内科医师和患者三方共同商定。在内科治疗的同时，应连续监测患者病情变化，随时评估疾病活动度及药物治疗效果，及时将手术治疗的可能方案和并发症同患者进行沟通，做好手术心理准备和术前准备，及早转换治疗具有至关重要的作用。有一点医患双方都必须知道：择期、及时手术远比急诊手术取得的效果要好，拖延手术绝不会使患者受益，反而可能进一步消耗患者生理储备而危及生命。

二、手术方式及其选择

UC 的手术治疗以切除病变肠管、处置并发症和改善患者生活质量为目标。具体手术方式应根据患者的年龄、术前状况、病变范围及个人意愿等方面综合决定。现有的主要手术方式如下。

（一）乙状结肠、直肠切除，结肠肛管吻合术

此术式用于病变局限于结肠远端和直肠的患者，术中切除乙状结肠、直肠或直肠黏膜。降结肠肛管吻合。但 UC 是可以侵犯全结肠的病变，术后易复发，此类手术治疗不彻底，目前很少采用，仅用于合并肿瘤或局部狭窄患者。

（二）全结肠、直肠切除，末端回肠造口术

全结肠、直肠切除，永久回肠造口术（Brook ileostomy）于 1944 年由 Brooke 首次完成。这个术式彻底切除了可能复发病变的肠段，也彻底消除了结直肠癌变的风险，是传统手术中的标准术式。但永久性腹壁造口给患者带来一定的精神负担和生活不便。因此，该术式一般用于不适合做 IPAA 的患者，即病变范围广、累及全结肠，但肛门括约肌功能不全、长期服用激素治疗、高龄、基础疾病多、营养状况极差甚至伴有结直肠癌的患者。当然，对于一些不愿意接受 IPAA 手术的患者，该术式也可视为一线选择。

手术的主要并发症：造口狭窄、脱垂、内陷，其他腹、盆腔手术均可见的并发症如小肠梗阻、感染、瘘、膀胱排空障碍、性功能障碍以及生育能力下降等，但上述并发症的发生率显著低于 IPAA 术（26% 对 52%）。

（三）全结肠、直肠切除，末端回肠储袋造口术（Kock 造口）

外置造口袋给患者生活带来不便。因此，外科医师积极寻求改良术式。1972 年，Kock 在末端回肠内设计一个双重 U 形储袋，并用导管连接腹壁造口，用于储存排泄物，通过生物瓣控制排便，这就是可控制式造口。该术式用于括约肌功能不全、对传统 Brooke 造口不满意的或 IPAA 失败的患者。术中需注意制作储袋时肠襻要长，一般 20 cm，才能有足够的容积。储袋远侧回肠段制成一个乳头状活瓣，定期插管排放肠液。这个手术虽然做了巨大改进，但也不能改变患者腹壁造口的事实，且每天多次插入导管排便排气，30% 的患者会出现早期并发症，如造口脓肿、出血等；后期并发症发生率也高达 60%，如排粪失禁、乳头功能失调导致的梗阻等。后来逐渐被保肛术式取代。Kock 储袋的应用为 IPAA 术的产生奠定了基础。

（四）全结肠切除，回直肠吻合术

1943 年首次报道，该术式易于操作，术后保留了直肠储便功能，并避免

了腹壁造口给患者带来的不便，且不影响女性患者的生育能力。但该术式要求在一段相对正常的直肠上做吻合，所以严重的直肠型 UC 或直肠扩张性显著下降是此术式的禁忌。另外，结肠本身存在不典型增生或可行根治性手术的情况下，应谨慎选择该术式。

回直肠吻合术是一种非治愈性手术方式，术后患者可能出现反复发作的直肠型 UC 症，甚至罹患直肠癌，因此仅适用于病变局限、不累及直肠并有条件进行密切随访的患者，目前已较少应用。即使这样，近期的一项研究表明：一半接受这样术式的患者能坚持到术后 10 年。不推荐儿童患者采用回直肠吻合术式。一项关于儿童患者的分析指出：直接回直肠吻合失败率高于成年患者，常常需要切除直肠残端，且肛周脓肿、腹泻等并发症发生率也高于 IPAA 等重建性手术。

（五）全结肠、直肠切除、回肠肛管套入式吻合术

1949 年第一次成功实施全结肠、直肠切除、回肠肛管套入式吻合术（ileo-anal anastomosis，IAA），即结肠切除、直肠上中段切除、直肠下段黏膜剥除、回肠经直肠肌鞘拖出与肛管吻合。其优点在于完全切除病变黏膜，消除了炎症复发和可能的癌变风险，避免了回肠造口，且不影响患者生育功能；缺点是腹泻难以控制，随着 IPAA 的发展和应用，该术式也逐渐被弃用。

（六）全结肠切除、直肠黏膜剥离及 IPAA

全结肠切除、直肠黏膜剥离及 IPAA 是目前根治性治疗 UC 的标准术式，步骤包括全结肠切除、直肠黏膜剥除、保留肛门括约肌、末端回肠改造成储袋、储袋经直肠肌鞘内与肛管吻合（图 13-1）。

实施这一术式主要考虑的因素包括肛门括约肌功能、患者身体一般情况能否耐受复杂盆腔手术等。

UC 是否癌变不影响 IPAA 术后并发症的发生率和储袋功能。但有 20% 的 UC 癌变患者 IPAA 术后死于肿瘤转移，因此，肿瘤转移是 IPAA 术的禁忌证。

对合并癌变患者保守的治疗方式是先行结肠切除、回肠造口术，内镜观察 1 年后确定无复发转移再行 IPAA 术。伴发盲肠癌的 UC 患者相对比较特殊。若需要切除的回肠及系膜较长，无法将储袋下拉至盆腔，可行系膜延长

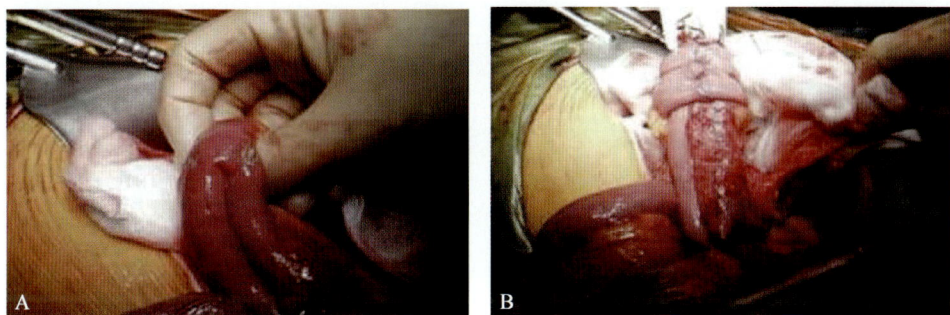

■ 图 13-1　IPAA 及储袋制作方法

术或改变储袋方式减少张力；对于无法做到无张力吻合，则行回肠造口术，放弃 IPAA。

回肠储袋的形式主要有 4 种：J 形储袋、S 形储袋、H 形储袋和 W 形储袋，每种储袋各有利弊（图 13-2）。术中制作储袋的具体类型应根据回肠系膜游离程度、患者骨盆宽窄和医师的经验习惯来选择。J 形储袋和 H 形储袋为双襻型，操作相对简单，但容积较小，术后大便次数较多；S 形储袋为三襻型，容积较大，比 J 形储袋能多提供一段 2~4 cm 的肠管，吻合口张力较小，但这段肠管也可能随着术后时间的延长出现排便梗阻，且手术操作相对复杂，术后储袋炎发生率较高。W 形储袋为四襻，容积最大，操作更加繁琐，手术耗时长。近期一项对比 J 形储袋和 W 形储袋的研究发现：增大储袋容积并不能改善术后排便功能。即两者在术后每日排便次数、使用止泻药物、便急等方面无明显差异。因此，目前临床多采用 J 形储袋（图 13-3）。

IPAA 术后主要并发症：盆腔感染、性功能障碍、吻合口瘘、吻合口狭窄及储袋炎等。储袋炎发生率约 50%。IPAA 术后因反复发作的储袋炎、上皮内瘤变甚至癌变而导致 53% 的患者切除直肠残端和储袋，终生造口。儿童成年后的生育能力也是制作储袋时必须考虑到的问题。对成年患者的研究表明，经过重建手术后的妇女生育能力较正常人下降 12%~26%，这个问题在决定手术方案时需要慎重考虑。男性患者一旦储袋功能失调，切除储袋后更容易出现性功能障碍。这类患者与不切除储袋的患者相比，术后 12 年内上皮内瘤变和恶变的发生率无差异。在没有高危因素的儿童（如不使用大剂量激素）或储袋制作顺利的患者，可以考虑采用一期重建性结直肠切除术，不

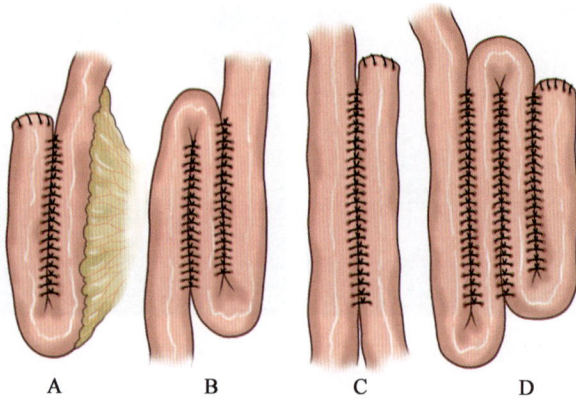

■ 图13-2 储袋类型示意图

A：J形；B：S形；C：H形；D：W形

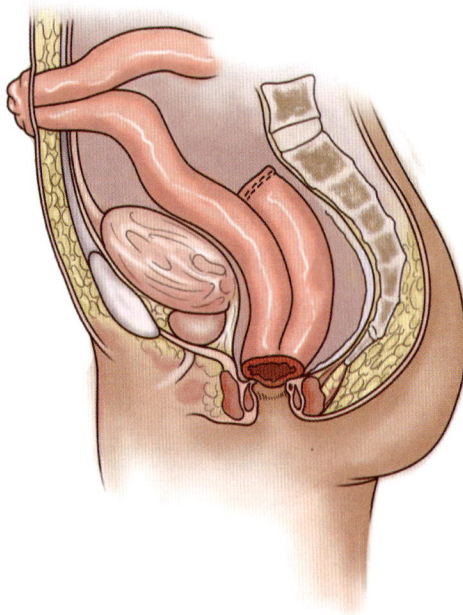

■ 图13-3 J形储袋示意图

做回肠保护性造口。而对于近期曾使用大剂量激素的患者，17％的外科医师推荐三步手术（图13-4），即一期做回肠造口，结肠次全切除，在腹膜反折平面切断直肠，残端关闭，或者保留乙状结肠，并将其外置造口，以免直肠残端不愈合导致盆腔感染。82%的医师推荐两步手术法，即 IPAA 的标准术式。一个针对 17 项包含 1 486 名患者的研究表明：实施保护性造口的患者并发症发生率更低，盆腔脓肿的表现更轻，但术后肛门与储袋功能与没有保护性造口者相似。IPAA 术后患者成形便较少，这是由于许多控便的因素如直肠的敏感度、直肠肛管神经反射、固态便等均较正常人减弱或减少所致。J 形储袋存在一个近 5 cm 长的盲袢，容易出现储袋内容物排空不尽的情况，也可导致便次增多。

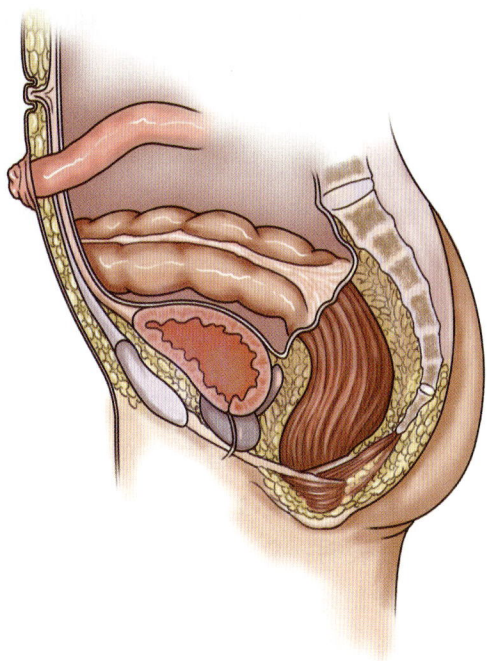

■ **图 13-4** 三步手术示意图

三、急诊手术

急性重症 UC（acute severe ulcerative colitis，ASC）是危及生命的一种急症。根据 1995 年 Truelove 和 Witts 提出的成人 UC 标准，ASC 的诊断标准为血便 >6 次 /d，伴有下列情况之一：心动过速（ >90 次 /min），体温 >37.8 ℃，血红蛋白 < 105 g/L 或 ESR > 30 mm/h。对儿童 UC 患者而言，ASC 指炎症活动指数 >65。Truelove 等人在 1955 年提出静脉应用激素治疗 ASC 取得了巨大的成功，但是临床中很多情况下患者存在激素依赖甚至激素抵抗，导致疗效不佳，约 30% 的 ASC 患者在入院后需要手术治疗。ASC 在静滴激素 72 h 内（我国标准为 5 d）症状仍不缓解，或者在拯救治疗（改用 CsA 或 IFX）后病情依然恶化、合并中毒性巨结肠者需要急诊手术治疗。

这类患者入院后不仅需要拯救治疗，纠正水电解质代谢紊乱和低蛋白血症和贫血、预防血栓事件的发生和必要的抗生素治疗等一般生命支持治疗也同样重要。严密监测包括一般生化指标，腹部体征和影像学检查尤为重要。血钾需保持在 4 mmol/L 以上，因为低钾会加速结肠扩张。如同一般 UC 患者围术期治疗一样，对于血红蛋白低于 70 g/L 者，需输血治疗提高血红蛋白含量，同时皮下注射低分子肝素、营养不良患者予以营养治疗。禁用迷走神经抑制性药物、止泻药、NSAIDS 及阿片类药物，避免病情恶化。不推荐常规使用抗感染药物，抗生素治疗仅用于那些有中毒性巨结肠表现、肠穿孔或存在其他感染的患者。有研究认为，甲硝唑 500 mg，3/d 或环丙沙星 500 mg，2/d 可减少肠道内细菌过度繁殖，避免肠道菌群移位入血。也有观点认为，广谱抗生素在急性重症 UC 伴穿孔的情况下更为适用。但上述治疗方案均无大规模的临床证据支持。

此时患者往往一般情况差，生命体征不平稳，手术治疗的目的是抢救生命，控制病情，而不追求根治疾病，故宜本着损伤控制理论，采取简单有效的手术方式拯救生命，同时为后续确定性手术提供可能。

研究表明：急诊手术增加储袋相关早期并发症，如储袋出血、盆腔脓肿、吻合口瘘等，而 ASC 患者常需要急诊手术以拯救生命，因此，对于ASC 患者不推荐一期手术时做储袋，手术方式推荐三期术式，一期行结肠次全切 + 末端回肠造口术（图 13-5），这种术式切除了大部分病变结肠，术中应将封闭的结肠或直肠残端置于腹膜外，以减少盆腔脓肿的发生率并有利于二期手术时盆腔的游离，术后经肛直肠残端引流以减少盆腔脓肿的发生；

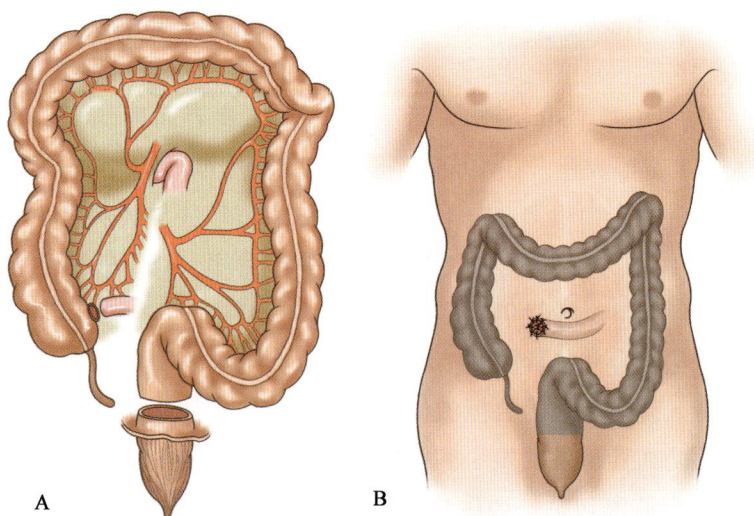

■ 图 13-5 结肠次全切（A）及末端回肠造口术（B）示意图

二期切除残留的直肠，制作回肠储袋，并与肛管吻合，同时做回肠保护性造口；三期再还纳回肠保护性造口。

三期手术的优势在于每次手术时间短，创伤小，术后可将切除的结肠再行病理检查，进一步明确诊断；缺点是需要做三次手术，费用高，二期手术时直肠残端切除困难，残留直肠需要治疗随访，甚至可能癌变；末端回肠造口、结肠袢式造口术（图 13-6）适用于中毒性巨结肠不能耐受结肠全切除的患者，回肠造口暂时行肠液转流，利于病变结肠休息，并解决后期口饲或肠内营养支持的问题，而结肠袢式造口可用作结肠减压，减少肠腔内细菌的移位，也可以做顺行灌肠治疗残余炎症及溃疡；回肠造口术适用于全身状况差、无法耐受上述两种术式的患者，经回肠转流后，减少消化液对结肠的冲刷，利于病变结肠休息。待患者病情稳定、营养状况改善后再择期行确定性手术。此术式控制结肠炎效果差，许多患者术后结肠炎症并未得到有效控制，因此应慎重选择此术式。术后病理检查十分重要，明确 UC 诊断，以便后期安全的实施 IPAA 手术。

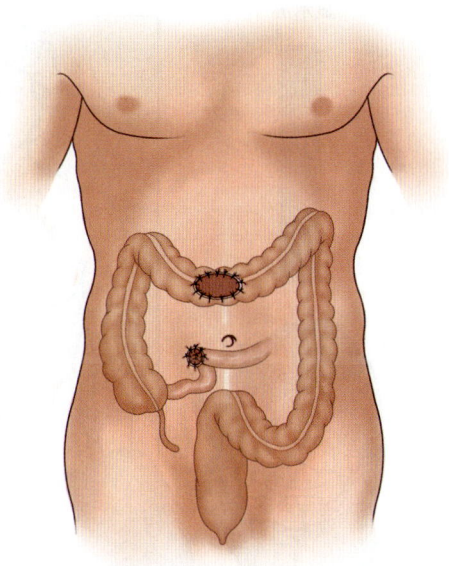

■ 图 13-6 结肠袢式造口术示意图

四、腹腔镜在 UC 外科治疗中的应用

腹腔镜手术是结直肠外科过去 20 年取得的巨大进步。2000 年前后，一些经验丰富的中心开始实施腹腔镜辅助的 IPAA 手术，近年来，这一技术逐渐成为 UC 手术治疗的主流术式（图 13-7）。

择期腹腔镜辅助的 IPAA 可以减少术后住院日，减少腹腔黏连从而减少甚至避免女性患者因此导致的生育能力下降；其缺点在于手术时间长，且术后肠功能恢复与开腹手术无差异。

腹腔镜手术可以减少切口感染和腹腔脓肿的形成，因此，即使是急性重

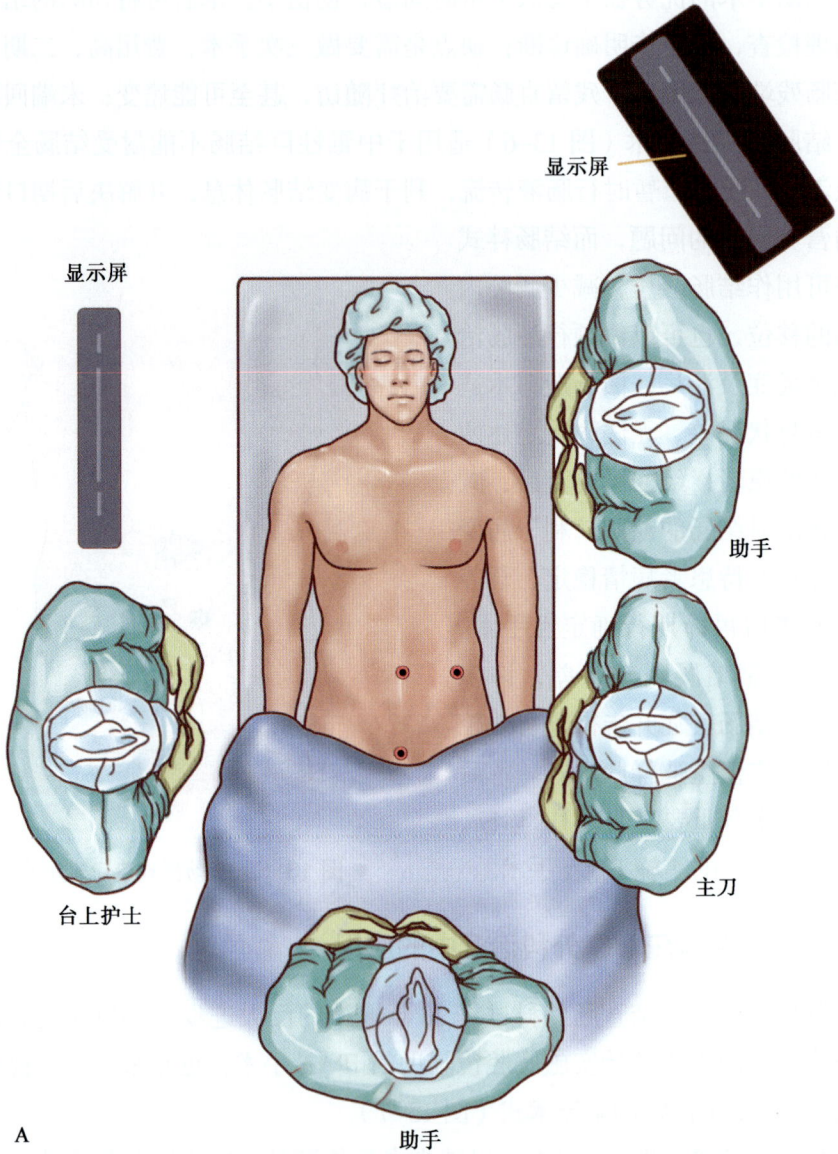

A

■ 图 13-7A　右半结肠切除术术者站位及 Trocar 位置示意图

显示屏

显示屏

观察口

5 mm

5 mm

5 mm

显示屏

辅助切口

助手

主刀

助手

B

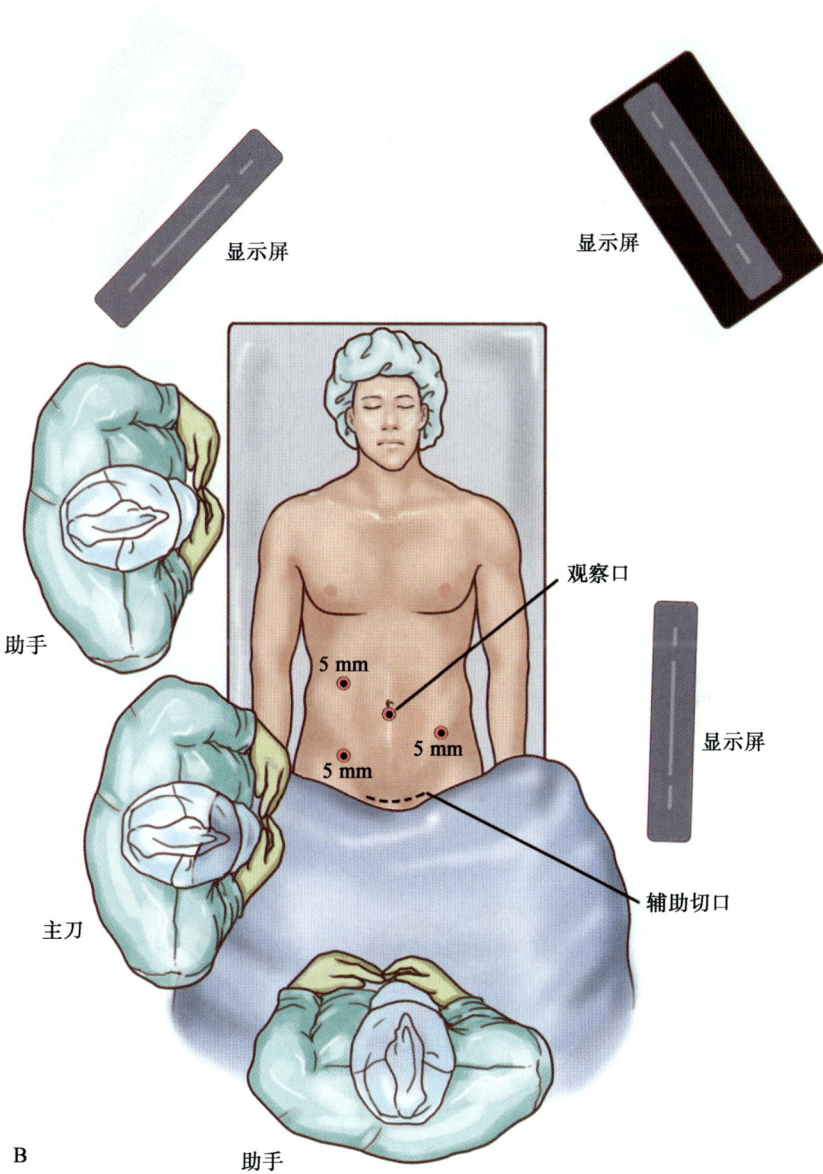

■ 图 13-7B 左半结肠切除术术者站位及 Trocar 位置示意图

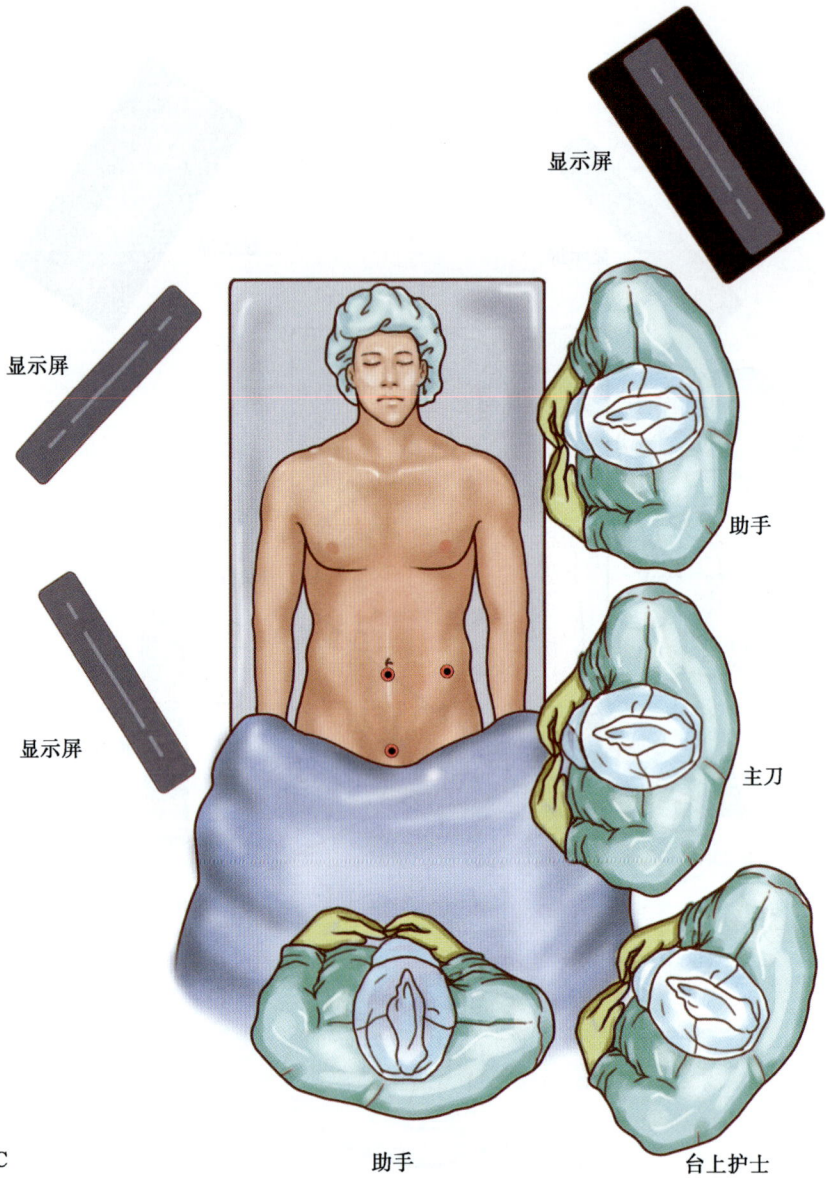

C

■ 图 13-7C 全结肠切除回肠直肠吻合术术者站位及 Trocar 位置示意图

症 UC 也推荐行腔镜手术治疗。

一项系统研究指出：腹腔镜手术在减少术后切口感染和腹腔脓肿上较开腹手术具有优势。虽然目前没有前瞻性研究结果证实腹腔镜手术较传统手术具有明显优势，但与传统手术同样安全可行。

其他腹腔镜新技术如单孔腹腔镜辅助下的 IPAA 手术和手术机器人辅助的 IPAA 手术自 2010 年起均有个别报告，但无论是在术中失血量、手术时间还是术后切口愈合、肠功能恢复及住院时间等指标方面都没有显示出较传统腹腔镜更有优势，因此，目前尚无推荐。

五、术后特殊问题的随访、监测及治疗

（一）术后复发

如果未将结直肠彻底切除，则 UC 术后复发不可避免，只是时间问题。因此，对于 UC 术后复发必须高度关注。

UC 术后复发的主要临床表现为再次出现黏液脓血便，常伴有腹痛及里急后重。判断 UC 术后复发最有效的诊断方法是结肠镜检查，可见残留直肠、结肠甚至邻近的回肠末端连续性和弥漫性的充血、水肿、糜烂及溃疡，染色及放大后可见珊瑚样改变，与典型的 UC 结肠镜下表现一致。如果继发机会性感染，则结肠镜下表现不典型。

为预防复发，未切除的结肠在术后必须给予进一步治疗，一般按活动期 UC 进行治疗，时机成熟时应再次行根治性手术（IPAA）。

术后用药可根据患者的具体病情制订治疗方案，通常选择 5-ASA 制剂治疗，嘌呤类片剂口服也有良好的治疗效果。按活动期 UC 进行治疗时，通常在治疗 2~3 个月后复查结肠镜，然后根据结肠镜所见确定下一步的治疗方案。如果已经进入缓解期，则按缓解期 UC 进行治疗；如果仍在活动期，则继续按活动期 UC 进行治疗，并应详细分析病情，必要时调整治疗方案。

（二）储袋炎

1. 分类与诊断

IPAA 术后 10 年约 50% 的患者发生储袋炎。症状持续 <4 周为急性储袋炎，症状持续 4 周以上定义为慢性储袋炎。其他分类方法还包括：①原发性和继发性；②活动期和缓解期；③少发型（每年发作 <3 次）和复发型（每

年发作 > 3 次或抗生素停用一月内发作）；④抗生素反应型（对持续 2 周的抗生素治疗有应答）、抗生素依赖型（症状缓解需长期连续使用抗生素）和抗生素抵抗型（对抗生素治疗无应答，需局部应用 5-ASA，激素或口服免疫抑制剂）。储袋炎疾病活动指数（the pouchitis disease activity index，PDAI）（表 13-1）是最常用来评价储袋炎活动的工具，包括临床表现、内镜及组织病理学评分 3 个部分。PDAI > 7 分为储袋炎诊断标准。

2. 临床表现

临床表现的严重程度常与内镜下表现及病理学炎症评分不平行。储袋炎的临床症状主要有便次增多、稀水样便、腹部绞痛、里急后重及盆腔不适感，直肠出血、发热、肠外表现也可出现，但少见。单纯直肠出血更多见于封套炎（cuffitis）。术后发生储袋炎的危险因素包括：广泛结肠病变或全结肠炎、反流性回肠炎、肠外表现尤其合并 PSC 者、非吸烟者、S 形储袋、血清 p-ANCA 检测阳性及围术期应用激素、NSAID 类药物及术前血栓病史者。

3. 储袋炎的内镜检查

IPAA 术后患者出现储袋功能失调的原因除了储袋炎外，还有 CD、封套炎和易激储袋综合征（irritable pouch syndrome，IPS）等，这也是诊断储袋炎时需要内镜、病理和临床表现三方面综合考虑进行鉴别诊断的原因。

内镜检查时肠镜应尽可能进到回肠输入袢。储袋炎的内镜表现主要是黏膜水肿、颗粒感、易脆、自发性或接触性出血、血管纹理模糊或消失、脓性渗出、糜烂和溃疡。吻合口糜烂或溃疡不能诊断储袋炎，而应视为正常的异物反应。自回肠输入袢开始，应进行常规的储袋黏膜活检，但不需要沿着吻合口进行活检。处于缓解期的储袋炎不需要进行规律的内镜复查。

4. 储袋炎的治疗

大部分患者对甲硝唑及环丙沙星敏感。有研究连续 2 周观察了应用环丙沙星 1 g/d 与甲硝唑 20 mg/（kg·d^{-1}）的疗效，发现环丙沙星比甲硝唑效果更好，副作用更小。在诱导急性储袋炎缓解方面，环丙沙星比甲硝唑更优。其他可选的抗生素有：喹诺酮类、阿莫西林 - 克拉维酸及红霉素等。布地奈德灌肠剂与甲硝唑具有同样作用。利福昔明及乳酸菌制剂也可以较好的诱导储袋炎缓解。曾有研究证实，应用益生菌制剂 VSL#3（18×10^{11} 8 种菌）治疗患者组比对照组显著降低了急性储袋炎的发生率（40% 和 10%），改善了

表 13-1　储袋炎疾病活动指数（PDAI）

临床指标	得分
临床表现	
排便频次	
正常术后排便频次	0
每日排便次数较正常术后排便频次多 1~2 次	1
每日排便次数较正常术后排便频次多 3 次及 3 次以上	2
直肠出血	
没有或极少	0
每日出现	1
排便急迫或腹部痉挛	
无	0
偶尔	1
经常	2
发热（体温 > 37.3℃）	
无	0
有	1
内镜	
水肿	1
颗粒感	1
质地脆	1
失去正常血管走行	1
黏液性渗出	1
溃疡	1
急性期组织病理学	
浸润形态	
轻度	1
中度 + 隐窝脓肿	2
重度 + 隐窝脓肿	3
每低倍镜下溃疡数（均数）	
< 25%	1
≥25%，≤50%	2
> 50%	3

储袋炎：PDAI 总分≥7 分；缓解：PDAI 总分 < 3 分；改善：当≥3 的 PDAI 总分下降至少 3 分后。

术后患者的生存质量，但这一结论尚需大规模前瞻性临床研究证实。考虑到术后解剖的改变，推荐优先使用全身用药方式，次选局部灌肠。

10%～15%的急性储袋炎患者最终转变为慢性复发性储袋炎。治疗慢性储袋炎需要 2 种抗生素联用。大多数研究证明，若环丙沙星单药治疗无效，考虑联合咪唑类抗生素或利福昔明，或改用口服布地奈德治疗。一些经布地奈德诱导缓解的患者可改为口服 AZA 维持。西班牙一项多中心研究表明，IFX 治疗慢性复发性储袋炎 8 周、26 周、52 周应答率分别为 21%，33% 和 27%。前期经过 IFX 治疗的患者，疗效不佳可换用 ADA 单抗治疗，50% 的患者治疗 1 年后可避免终生回肠造口。近期有研究表明：CsA 灌肠对慢性复发性储袋炎也具有较好的疗效。益生菌（VSL#3）治疗 9～12 周可有效维持抗生素诱导的缓解，并可有效预防术后 1 年内储袋炎发生。

Alicaforsen 是一种 CAM 抑制剂，在一项开放性实验中取得不错疗效：12 名慢性复发性储袋炎患者接受 Alicaforsen 240 mg 灌肠 6 周后，58% 获得缓解。

5. 储袋炎癌变的监测及治疗

见 UC 癌变监测及治疗。

（三）封套炎

封套炎常发生在以吻合器做肠管吻合的手术后，由于直肠残余黏膜被留在原处而形成炎症。症状上易与易激储袋综合征（IPS）及储袋炎混淆，但出血多见。封套炎常伴发关节痛，且发病年龄较轻。局部 5-ASA 500 mg，每日 2 次灌肠，持续 8 周；或 5 mg 泼尼松龙栓剂纳肛，每日 2 次，持续 1 个月，然后减量至每日 1 次，持续 1 个月治疗有效。对于症状严重或术中残留直肠黏膜过多的患者需要再次手术重新吻合，再次手术效果良好，5 年储袋功能优良率达 90%。IPS 还没有被广泛认识，但却是除了小容量储袋、排空不畅或储袋扭转等因素外，导致储袋功能失调的重要原因。

（四）癌变

2001 年的荟萃分析指出，UC30 年的癌变风险约为 18.4%。但最近的荟萃分析指出，UC 并发结直肠癌的风险远低于此数值，甚至可以说和普通人群相似。结果差异这么大是由于实验设计、患者选择标准等不同造成的。

较低的癌变发生率也反映出近年在炎症控制、手术时机的选择、对高危人群广泛开展复查监测等方面的进步。Eaden 等人的荟萃分析指出：直肠癌的发生率为 10 年 2%，20 年 8%，30 年 18%。UC 合并结直肠癌的风险因素包括全结肠炎或超过结肠脾区的结肠炎、PSC、炎性假息肉（黏膜炎症反应程度的直观指标）、持续炎症活动、20～25 岁发病及有结直肠癌家族史的患者，而局限于直肠的炎症不会增加癌变风险。术前即有上皮内瘤变或癌变的患者，术后再发恶变的可能性较一般患者高。合并 PSC 患者癌变风险上升至 31%。UC 患者合并结直肠癌 5 年生存率为 33.5%～55.1%，与一般人群相似。

风险分层分析主要包含全结肠炎、假息肉、内镜或病理炎症程度及家族史 4 项。每项 1 分。低风险 0～2 分，高风险 3～4 分。结肠次全切除、回直肠吻合或 IPAA 术后，吻合口远端剩余结肠黏膜或储袋内可发生癌变，因此对剩余的结肠黏膜及储袋应进行规律性复查和监测。持续严重的炎症、严重的肠绒毛萎缩、储袋 CD、封套炎等都是 IPAA 术后黏膜发生恶变的危险因素，也应该常规复查监测，并进行内镜下多点黏膜活检。

（五）内镜监测

UC 患者自症状出现 8 年起，应开始规律复查肠镜并进行多点活检，目的是建立患者的疾病活动档案，明确炎症程度，早期发现组织学或镜下异常，同时便于后续随访监测。

对结肠完整的患者，一般推荐活检的位置是：各段结肠上下左右四个象限各 2 块，共 32 份随机样本。最少 32 份活检样本对发现不典型增生的敏感度为 80%～90%。对息肉样病变、狭窄、肿块及炎症改变周围不规则的黏膜区应进行定向活检。

对手术后患者，应在吻合口下方直肠肛管移行上皮区取 4 块活检，如果连续 2 次内镜及病理检查未发现上皮内瘤变证据，则可以适当延长复查间隔（如从 1、2 年复查 1 次延长到 3、4 年复查 1 次）。如果患者合并 PSC，则自诊断 PSC 之日起每年复查肠镜。有条件的单位可行储袋以上的回肠黏膜活检，以进一步排除 CD。

（六）吻合口狭窄

IPAA 术后可发生储袋肛管吻合口狭窄，建议考虑内镜下球囊扩张。对于复发的吻合口狭窄，可指导患者用 Hegar 扩张器进行家庭规律扩肛，避免肛门功能丧失而导致终身造口。

结语

UC 的外科治疗尚无完美方案，其手术时机的掌握、手术方式的选择、手术并发症的规避、围术期支持及术后随访监测等都无金标准可遵循，但随着对疾病认识的深入和经验的积累，外科治疗将日臻完善有力。

（朱维铭　韦瑶）

主要参考文献

［1］Dan T，Arie L，Johanna C E，et al. Management of pediatric ulcerative colitis：Joint ECCO and ESPGHAN evidence-based consensus guidelines[J]. JPGN，2012，55（3）：340–361.

［2］Rahier J F，Magro F，Abreue C，et al. Second European evidence-based consensus on the prevention，Diagnosis and management of opportunistic infections in inflammatory bowel disease[J]. Journal of Crohn's and Colitis，2014，8：443–468.

［3］Magro F，Langner C，Driessen A，et al. European consensus on the histopathology of inflammatory bowel disease[J]. Journal of Crohn's and Colitis，2013，7：827–851.

［4］Vito A，Marco D，Matthew D R，et al. European evidence based consensus for endoscopy in inflammatory bowel disease[J]. Journal of Crohn's and Colitis，2013，7：982–1018.

［5］Panes J，Bouhnik Y，Reinisch W，et al. Imaging techniques for assessment of inflammatory bowel disease：Joint ECCO and ESGAR evidence-based consensus guidelines[J]. Journal of Crohn's and Colitis，2013，7：556–585.

［6］Gert V A，Axel D，Bernd B，et al. Second European evidence-based consensus on the diagnosis and management of ulcerative colitis Part 3：Special situations[J]. Journal of Crohn's and Colitis，2013，7（1）：1–33.

［7］Axel D，James O L，Andreas S，et al. Second European evidence-based consensus on the diagnosis and management of ulcerative colitis Part 2：Current management[J]. Journal of Crohn's and Colitis，2012，6（10）：991–1030.

［8］Axel D，Rami E，Fernando M，et al. Second European evidence-based consensus on the diagnosis and management of ulcerative colitis Part 1：Definitions and diagnosis[J]. Journal of Crohn's and Colitis，2012，6（10）：965–990.

［9］Massironi S，Rossi R E，Cavalcoli F A，et al. Nutritional deficiencies in inflammatory bowel disease：Therapeutic approaches[J]. Clin Nutr，2013，32（6）：904–910.

［10］Walch A，Meshkat M，Vogelsang H，et al. Long-term outcome in patients with ulcerative colitis treated with intravenous cyclosporine A is determined by previous exposure to thiopurines [J]. J Crohns Colitis，2010，4：398–404.

［11］Kumar A，Auron M，Aneja A，et al. Inflammatory bowel disease：Perioperative pharmacological considerations [J]. Mayo Clin Proc，2011，86（8）：748–57.

［12］Yang Z，Wu Q，Wu K，et al. Meta-analysis：Pre-operative infliximab treatment and short-term post-operative complications in patients with ulcerative colitis[J]. Aliment Pharmacol Ther，2010，31：486–492.

［13］Ross H，Steele S R，Varma M，et al. Practice parameters for the surgical treatment of ulcerative colitis[J]. Dis Colon Rectum，2014，57（1）：5–22.

［14］Turner D，Travis S P，Griffiths A M，et al. European Crohn's and colitis organization; Porto IBD working group，European society of pediatric gastroenterology，hepatology，and nutrition. Consensus for managing acute severe ulcerative colitis in children：A systematic review and joint statement from ECCO，ESPGHAN，and the porto IBD working group of ESPGHAN[J]. Am J Gastroenterol，2011，106（4）：574–88.

［15］Gulliford S R，Limdi J K. Acute severe ulcerative colitis：timing is everything[J]. Postgrad Med J，2011，87（1025）：215–222.

［16］Strong S A. Management of acute colitis and toxic megacolon[J]. Clin Colon Rectal Surg，2010，23（4）：274–284.

［17］Mowat C，Cole A，Windsor A，et al. Guidelines for the management of inflammatory bowel disease in adults[J]. Gut，2011，60（5）：571–607.

［18］McLaughlin S D，Clark S K，Thomas-Gibson S，et al. Guide to endoscopy of the ileo-anal pouch following restorative proctocolectomy with ileal pouch-anal anastomosis：Indications，technique，and management of common findings [J]. Inflamm Bowel Dis，2009，15：1256 –1263.

［19］Turner D，Travis S P，Griffiths A M，et al. Colitis in children：A systematic review and joint statement from ECCO，ESPGHAN，and the porto IBD working group of ESPGHAN[J]. Am J Gastroenterol，2011，106：574–588.

［20］Bartels S A，Gardenbroek T J，Ubbink D T，et al. Systematic review and meta-analysis of laparoscopic versus open colectomy with end ileostomy for non-toxic colitis[J]. Br J Surg，2013，100：726–733.

［21］Geisler D P，Condon E T，Remzi F H. Single incision laparoscopic total proctocolectomy with ileal pouch-anal anastomosis[J]. Colorectal Dis，2010，12：941–943.

［22］Bulian D R，Knuth J，Krakamp B，et al. Restorative restproctectomy as single-port surgery through the ostomy site in a three-stage procedure[J]. Surg Endosc，2012，26：3688–3890.

［23］Gash K J，Goede A C，Kaldowski B，et al. Single incision laparoscopy（SILS）restorative proctocolectomy with ileal pouch-anal anastomosis[J]. Surg Endosc，2011，25：3877–3880.

［24］Buskens C J，Sahami S，Tanis P J，et al. The potential benefits and disadvantages of laparoscopic surgery for ulcerative colitis：A review of current evidence[J]. Best Practice & Research Clinical Gastroenterology，2014，28（1）：19–27.

[25] Pardi D S, D'Haens G, Shen B, et al. Clinical guidelines for the management of pouchitis[J]. Inflamm Bowel Dis, 2009, 15: 1424–1431.

[26] Barreiro-de A M, Garcia-Bosch O, Souto R, et al. Efficacy of infliximab rescue therapy in patients with chronic refractory pouchitis: A multicenter study[J]. Inflamm Bowel Dis, 2012, 18: 812–817.

[27] Grainge M J, West J, Card T R. Venous thromboembolism during active disease and remission in inflammatory bowel disease: A cohort study[J]. Lancet, 2010, 375: 657–663.

[28] Sebastian S, Hernández V, Myrelid P, et al. Colorectal cancer in inflammatory bowel disease: Results of the 3rd ECCO pathogenesis scientific workshop (I) [J]. J Crohns Colitis, 2014, 8 (1): 5–18.

[29] Shaukat A, Virnig D J, Salfiti N I, et al. Is inflammatory bowel disease an important risk factor among older persons with colorectal cancer in the United States? A population-based case-control study[J]. Dig Dis Sci, 2011, 56 (8): 2378–2383.

[30] Allen I C, Wilson J E, Schneider M, et al, Wi. NLRP12 suppresses colon inflammation and tumorigenesis through the negative regulation of noncanonical NF-κB signaling[J]. Immunity, 2012, 36 (5): 742–754.

第十四章

机会性感染

机会性感染（opportunistic infection）是指条件致病菌引起的感染。条件致病菌寄生在正常人体时不致病，只在人体免疫功能低下时才会导致疾病发生。IBD 存在免疫功能调节异常，在 IBD 的治疗过程中，免疫调节药物的使用，包括 GCS、嘌呤类药物、MTX、钙调磷酸酶抑制剂（CsA 或 FK506）、TNF 拮抗剂（IFX、ADA 等）或其他生物制剂，都在一定程度上抑制了机体的免疫应答功能，导致机体免疫功能降低，增加机会性感染的风险。

第一节 危 险 因 素

IBD 患者的机会性感染的发生风险包括两个方面：一是外在的因素，包括免疫抑制剂药物的使用、致病菌的接触及地区性感染性疾病谱；二是内在的因素，包括年龄、合并疾病及营养不良。

一、免疫抑制剂的使用

IBD 患者使用免疫抑制剂会增加机会性感染发生的风险，包括细菌、病毒、寄生虫和真菌感染，特别是在联合使用免疫抑制剂的时候。目前没有明确哪种免疫抑制剂会导致哪种机会性感染。现有研究提示：真菌感染可能与 GCS 使用有关，病毒感染可能与 AZA 使用有关，而生物制剂的应用会增加真菌及分枝杆菌感染的风险。但是在 IBD 的治疗过程中，上述药物通常联合使用，并不能明确区分是哪种药物导致的机会性感染，可能是多种药物共同作用的结果。

目前，关于免疫抑制剂的使用可增加机会性感染的循证医学证据大部分来源于风湿性疾病的研究。例如，GCS 治疗类风湿关节炎增加机会性感染的风险，且为剂量依赖性的。但是在 IBD 患者中并未发现 GCS 的使用与感染的发生呈剂量依赖关系。GCS 和 TNF-α 拮抗剂可增加 IBD 术后腹腔内感染的风险，特别是在联合使用的时候。

尽管不同的免疫抑制剂增加机会性感染的风险不同，但是目前的研究都提示 IBD 患者在治疗过程中免疫抑制剂的使用会明显增加感染的风险，特别是在联合用药时，机会性感染的风险大大增加。

二、致病菌的接触及地区疾病流行

免疫功能低下的人群暴露于机会性致病菌是机会性感染发生的必要条件。因此，避免致病菌的接触，包括不接种活菌疫苗、远离感染性疾病高发地区等，都会减少机会性感染发生的风险。

三、年龄

随着年龄的增加，机体的免疫功能也逐渐减退，包括固有免疫应答和适应性免疫应答。化脓性细菌感染，特别是社区获得性肺炎或尿道感染在老年人中的发生比率相对升高，但是结核分枝杆菌的感染则并未出现类似现象。

对于 IBD 患者，年龄已被证实为感染相关住院的独立危险因素。有研究显示，在 IBD 患者中，年龄超过 50 岁，机会性感染的风险明显增加。而相对于儿童的 IBD 患者，免疫抑制剂的使用也会增加机会性感染的风险，但是感染大部分为轻度感染。小于 1 岁的 IBD 患儿，由于其免疫系统发育不成熟，如 IL-10 受体的缺乏、调节性 T 细胞功能改变以及 FOXp3 蛋白水平的下调等导致免疫功能的缺陷，可以合并严重感染。

四、合并疾病

已证实合并慢性肺部疾病、酒精中毒、脑器质性疾病和糖尿病的患者会增加风湿性关节炎机会性感染的风险。在 IBD 患者中，同时合并其他疾病也会增加感染相关的住院率，但是研究数据较少，尚需进一步研究证实。对于合并其他疾病的 IBD 患者，免疫抑制剂的使用需要综合考虑。

五、营养不良

机体营养不良会影响免疫系统的有效应答，而免疫应答状况不佳也会影响患者的营养状况。营养不良会损害细胞免疫应答，下调细胞的吞噬功能，减少细胞因子的分泌，降低分泌性抗体的黏附与应答，影响补体系统的作用，进而增加感染发生的风险。

大部分 CD 患者都存在营养不良和微量元素的缺乏（包括锌、铜、硒），具有营养不良风险的患者大部分对于营养物质的消化吸收功能欠佳。中重度的 UC 也常存在不同程度的营养不良。

IBD 患者中营养不良的发生率较高主要与以下因素相关：①体内各种炎症因子的增加导致患者食欲较差；②治疗药物与营养物质之间的相互作用，如 GCS 抑制肠道钙的吸收、促进肾的排泄，SASP 抑制叶酸的吸收等；③肠道病变导致肠道吸收功能较差，如肠道菌群的过度生长引起的脂肪泻会导致脂溶性维生素及 VB_{12} 的吸收减少；④合并梗阻的 IBD 患者肠道营养物质及能量的摄入不足；⑤回肠手术切除影响 VB_{12} 的吸收；⑥空肠病变或手术导致铁的吸收障碍；⑦反复多次手术导致短肠综合征等。

体内外的研究都证实 UC 合并营养不良会损害细胞免疫应答，目前关于营养不良的 IBD 的机会性感染的相关研究尚较少。已有研究证实，在 IBD 患者中营养不良会增加感染相关的住院风险。目前对于营养状况的评估还主要使用 BMI 和营养专家对于摄入和排除的量表计算，对于使用免疫抑制剂治疗前或手术治疗前的营养状况评估，BMI < 20 可能对于临床有一定的指导价值。

第二节　诊断及治疗

一、病毒感染

（一）丙型肝炎病毒感染

丙型肝炎病毒（HCV）是黄病毒科的嗜肝性 RNA 病毒，主要通过输血、针刺、吸毒、母婴等传播。丙型肝炎呈全球流行趋势，急性丙型肝炎常无症状，无明显黄疸；但是约85%为慢性感染，其中约20%患者20年内可进展为肝硬化，发展为肝癌的比率也较高。使用免疫抑制剂对于丙型肝炎的疾病发展也有一定的影响，目前研究提示，免疫抑制剂的过度使用，特别是大剂量GCS的使用可能会增加丙肝的病毒血症，促进肝纤维化进展，降低生存率。但是在IBD患者中，使用免疫抑制剂治疗的丙型肝炎患者与未使用的患者在肝纤维化的进展中无明显的区别。免疫抑制剂的使用并不明显损害IBD的丙型肝炎疾病预后，但是对于同时合并乙肝病毒或获得性免疫缺陷病毒（HIV）感染时，会增加肝衰竭发生的风险。而拮抗TNF-α生物制剂似乎对于使用IFN或利巴韦林方案治疗的丙型肝炎患者，可提高病毒应答水平。

对于IBD患者，丙型肝炎抗体的筛查是有必要的，对于抗体阳性的患者，需要进一步行HCV-RNA检查，以明确诊断。合并丙型肝炎感染的IBD患者，免疫抑制剂的使用并不是禁忌，但是丙型肝炎的抗病毒治疗在CD患者中并不推荐，因为其治疗方案中IFN的使用可能会加重CD，但是IFN并不会加重UC病情。特拉普韦（telaprevir）和博赛泼（boceprevir）是治疗丙型肝炎的新型蛋白酶抑制剂，在体内主要是通过细胞色素P450 3A代谢来发挥药效的，但是细胞色素P450 3A同时也是CsA和FK506代谢的关键酶。当使用特拉普韦和博赛泼时会显著增加CsA和FK506的血药浓度，故使用CsA或FK506治疗的IBD患者，同时使用特拉普韦和博赛泼会显著增加不良反应的发生率，特别是严重的甚至危及生命的不良事件。丙型肝炎治疗药物对于IBD疾病病程及药物治疗效果有一定的影响，故对于合并丙型肝炎的IBD患者，治疗需要慎重对待，必须综合评估，应征求专科医师的意见综合考虑后制订合理的治疗方案。

目前尚未观察到免疫抑制剂使用过程中急性丙型肝炎的发生，故并不推荐在IBD治疗过程中停用免疫抑制剂。鉴于对合并丙型肝炎感染的IBD患者治疗存在冲突，对于IBD患者的丙型肝炎预防十分重要。目前尚无有效的丙型肝炎疫苗或药物预防方法，需要从传播途径等源头上预防，避免感染。

（二）乙型肝炎病毒感染

乙型肝炎病毒（HBV）是嗜肝病毒科中的DNA病毒，主要通过胃肠外途径（血液传播）、性传播和母婴传播等方式传播。乙型肝炎在全球流行，我国为HBV感染的高发地区。HBV感染包括急性感染和慢性感染，感染时年龄与感染类型有很大关系。慢性乙型肝炎疾病早期主要为病毒血症及活动性肝功能损害，而在疾病后期，病毒复制减低，肝功能损害好转。而对于母婴传播的慢性乙型肝炎疾病早期主要为病毒复制，但不伴有肝功能损害的免疫耐受阶段。

慢性乙型肝炎的暴发或再燃与病毒大量复制所致的高病毒血症有关，其中乙型肝炎再燃是机体对于 HBV 免疫应答增强，这也可以解释大部分乙型肝炎的暴发是在停用免疫抑制剂后，机体免疫功能反跳性增加，从而导致对于 HBV 免疫应答增强导致。

对于 IBD 患者在诊断的时候都要进行乙型肝炎的检测（HBsAg，HBsAb，HBcAb），对于 HBsAg 阳性的 HBV 感染者需要进行进一步行 HBeAg、HBeAb 和 HBV-DNA 定量检测。IBD 患者中的 HBV 感染率与同地区的普通人群相类似。对于所有 HBsAb 阴性的 IBD 患者都要进行乙型肝炎疫苗的接种，其中 IBD 患者 HBV 疫苗接种的应答率相对较低，这可能与 IBD 疾病免疫功能异常有关，或者与疾病治疗过程中 TNF-α 拮抗剂等药物抑制机体免疫功能相关。因此，对于接种乙型肝炎疫苗不应答的 IBD 患者，疫苗剂量加倍、缩短接种间隔时间（0，1，2 个月）都可以提高患者的疫苗应答率。在乙型肝炎疫苗接种后 1～2 个月应进行 HBsAb 的检测，HBsAb 滴度 >100 U/l 可达到有效的血清学保护作用。随着时间的延长，HBsAb 的滴度也会逐渐下降，故在中-高度流行地区需要每 1～2 年监测 HBsAb，以评估乙型肝炎抗体的保护情况。

对于 HBsAg 阳性的慢性乙型肝炎 IBD 患者，不管 HBV-DNA 病毒定量高低，都需要在使用免疫抑制剂治疗前、治疗中及治疗停止后 12 个月内预防性使用抗病毒治疗，一般推荐在免疫抑制剂治疗开始前 2 周即开始预防性抗病毒治疗，一直延续到免疫抑制剂停用后 1 年。但是对于高病毒血症（HBV-DNA > 2 000 U/mL）的乙型肝炎感染者，需要按照乙型肝炎治疗指南进行抗病毒治疗。选择耐药率低的抗病毒药物，以避免在免疫抑制剂使用过程中乙型肝炎暴发，如恩替卡韦或替诺福韦起效快、抑制病毒作用强、耐药性低，用于抗病毒治疗疗效佳。相反，IFN 作为乙型肝炎抗病毒药物之一，并不推荐用于 IBD 患者的乙型肝炎，主要是由于 IFN 可加重 CD 病情，同时也可能会导致骨髓抑制白细胞降低的副作用。

对于隐性 HBV 感染（HBcAb 阳性，但 HBsAg 阴性）的 IBD 患者在使用免疫抑制剂治疗时，很少出现 HBV 感染的复发。但是对于隐性 HBV 感染的 IBD 患者需要每 1~3 个月检测转氨酶水平［谷丙转氨酶（ALT）、谷草转氨酶（AST）］、HBV 血清学标志物及 HBV-DNA 定量，除非 HBV-DNA 定量出现阳性，否则对于该类患者不推荐预防性抗病毒治疗。

（三）人获得性免疫缺陷病毒感染

人获得性免疫缺陷病毒（HIV）是艾滋病的病原体，是一种反转录病毒，主要通过反转录酶将 RNA 转录为 DNA。HIV 感染主要通过病毒表面蛋白 gp120 与表达 CD4 的辅助 T 细胞（Th 细胞）、单核巨噬细胞和树突状细胞表面的 CD4 受体作用，协同作用受体还包括 CCR5 和 CXCR4。病毒感染后主要是导致 $CD4^+T$ 细胞的数量的减少和 $CD4^+T$ 细胞介导的细胞免疫应答的损害，当 Th 细胞下降到一定程度时，会导致 HIV 相关的感染和肿瘤的发生。HIV 主要通过性传播、血液传播和母婴传播。HIV 感染后主要经历急性感染期、无症状潜伏期及症状性进展期。目前，随着高效抗反转录病毒疗法（HARRT）的应用，可在一定程度上抑制病毒的复制。

IBD 患者无论是儿童还是成年患者都需要进行 HIV 检测，特别是在免疫抑制剂治疗前一定要进行该项检测。可以进行 HIV p24 抗原或抗体的检测，若怀疑感染，尚需进一步行 PCR 确证检测。对于合并 HIV 感染的 IBD 患者，可使用高效抗反转录病毒疗法（HARRT）进行抗病毒治疗，可以抑制病毒的复制，有利于机体免疫系统的重建。

对于合并有 HIV 感染的患者，免疫抑制剂的使用并不是绝对禁忌证，需要综合各专科专家的意见综合考虑治疗方案。对于存在高危因素的患者，在病程中需要重复检测 HIV。IBD 患者预防 HIV 与普通人相似，包括避免不洁性接触、静脉药瘾者避免共用针头等，对于有 HIV 暴露史的患者要及时进行暴露后的预防处理。

（四）CMV 感染

CMV 亦称细胞包涵体病毒，是一种疱疹病毒组 DNA 病毒。其感染的细胞肿大，并具有巨大的核内包涵体。CMV 感染大部分为无症状性，临床表现主要为单核细胞增多综合征，可以影响机体的任何器官。尽管 CMV 在首次感染后可持续潜伏存在，但是在使用免疫抑制剂治疗的 IBD 患者中 CMV

相关的严重感染还是很少见的。CMV 可导致严重的肝炎、结肠炎、食管炎、肺炎、脑炎和视网膜炎。尽管 CMV 在全球分布很广泛，但是高发地区主要为发展中国家或经济水平较低的国家。CMV 的感染主要通过接触患者分泌物（唾液、尿液或宫颈分泌液等）。人群中 CMV 感染率较高，其中儿童的感染率达到 10%~20%，而在成人该比例上升到 40%~100%。在 IBD 患者中，依据目前的检测手段，CMV 的感染报道 10%~43%，在 GCS 难治性患者中，内镜组织标本免疫组化检出率达到 20%~67%。

CMV 感染性结肠炎表现与 UC 或 CD 结肠炎加重或复发相类似，病情凶险，结肠手术切除率高，因此对于该类患者可以检测血中 CMV-DNA 定量，高滴度的病毒血症有助于 CMV 结肠炎的诊断。

使用免疫抑制剂可以导致 CMV 隐性感染的亚临床复发。有研究显示，使用 GCS 或 6-MP 治疗的 UC 患者中常有 CMV 感染的再激活，但是多无需抗病毒治疗即可自愈。目前尚无 CMV 疫苗，考虑到抗病毒药物本身的毒副作用，因此并不推荐预防性抗病毒治疗。

由于仅有很少一部分患者在 CMV 感染后有临床症状，故并不推荐 IBD 患者进行 CMV 筛查。但是对于发生 GCS 抵抗的患者需要进行筛查，以排除 CMV 结肠炎导致的疾病加重（图 14-1）。

CMV 感染监测的方法较多，包括 CMV 抗体的检测（CMV-IgG，CMV-IgM），病原学病毒培养（特异性高，但存在培养耗时长、因接种差异导致的假阴性及无法进行病毒定量等缺点）、PCR 等。组织病理学及免疫组化的方法对于组织或活检标本的诊断的特异性和灵敏度都很高。临床上常用的检测方法是通过 PCR 的方法检测外周血或组织中的 CMV-DNA 定量。PCR 检测方法检测迅速，灵敏度高，可以进行定性或定量诊断，以及对于中性粒细胞减少的患者也可以检测。目前研究提示，在重度结肠炎患者中，CMV 的检出率达到 21%~34%；而在 GCS 依赖或 GCS 抵抗的患者中则高达 33%~36%。

病毒载量超过 250 拷贝 /mL 则认为是结肠炎 GCS 抵抗的预测因素。对于 GCS 抵抗型结肠炎患者，在升级免疫抑制剂治疗方案前，需要进行病变部位组织的 PCR 或免疫组化的方法排除有无合并 CMV 感染。对于使用免疫抑制剂治疗的 GCS 抵抗型重度结肠炎患者，在组织黏膜检查证实 CMV 感

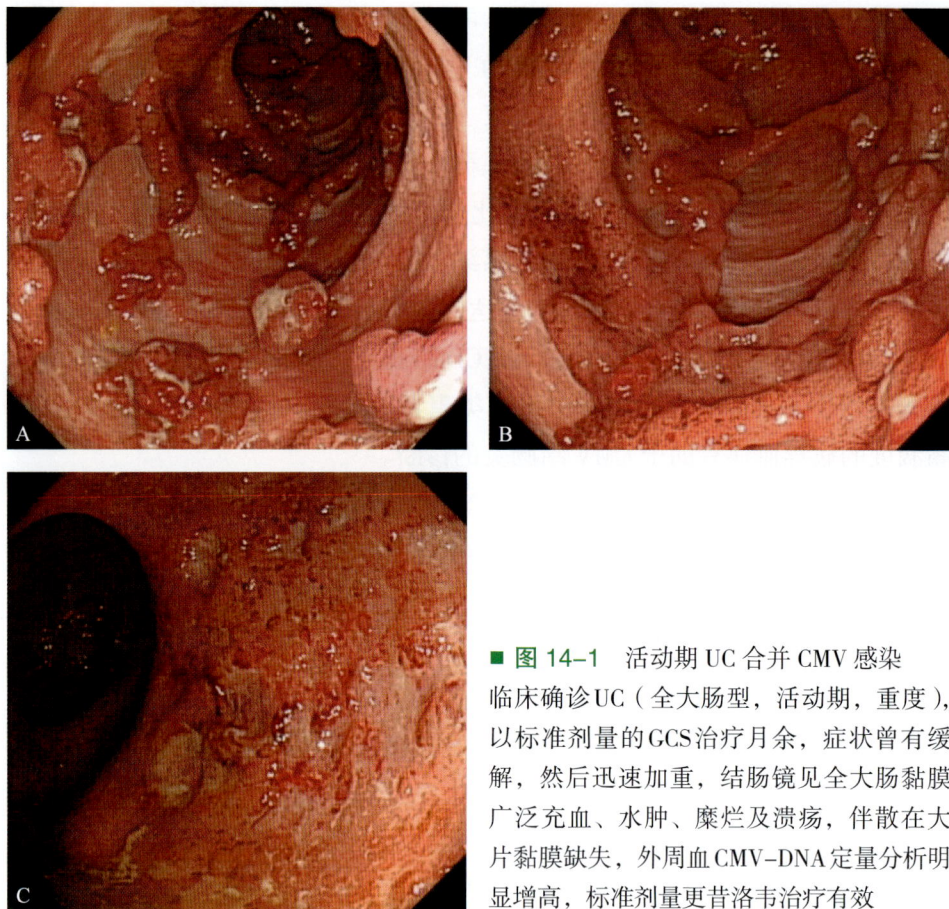

■ 图 14-1 活动期 UC 合并 CMV 感染
临床确诊 UC（全大肠型，活动期，重度），以标准剂量的 GCS 治疗月余，症状曾有缓解，然后迅速加重，结肠镜见全大肠黏膜广泛充血、水肿、糜烂及溃疡，伴散在大片黏膜缺失，外周血 CMV-DNA 定量分析明显增高，标准剂量更昔洛韦治疗有效

染时，需要立即开始抗病毒治疗，同时停用免疫抑制剂，直至结肠炎症状好转后才考虑重新使用。CMV 感染的抗病毒治疗为标准剂量更昔洛韦治疗 2～3 周，一般在静脉用药 3～5 d 症状好转后，可改为口服治疗直至疗程满 2～3 周。对于更昔洛韦不耐受或治疗不佳的，可改为膦甲酸钠治疗 2～3 周。

在使用免疫抑制剂治疗的同时，亚临床或轻度症状性 CMV 感染是无需抗病毒治疗或中断免疫抑制剂疗程的，但是对于很少见的全身性 CMV 感染（CMV 相关的脑膜脑炎、肺炎、食管炎和肝炎等）需要积极抗病毒治疗，同时停用免疫抑制剂，因为 CMV 全身感染预后较差，需要积极早期干预。

（五）单纯疱疹病毒感染

单纯疱疹病毒（HSV）属于疱疹病毒科。根据抗原性的不同分为 1 型

（HSV-1）和 2 型（HSV-2）。HSV-1 主要由口唇病灶获得，HSV-2 可从生殖器病灶分离到。HSV 的感染一般为亚临床型，主要通过接触含有疱疹病毒的疱液接触传播。HSV 也会引起严重的感染，包括角膜炎、视网膜炎和脑炎。HSV 首次感染后，HSV 特异抗体 IgG 数月内都不会出现，并且并非为保护性抗体，细胞免疫在控制病毒复制中发挥重要作用。HSV-2 血清阳性率主要与年龄、性别相关，女性中较高。

免疫功能不全的患者合并 HSV 感染的频率更高，感染严重程度更重，病变更广泛。有研究显示：与使用美沙拉嗪治疗的 IBD 患者相比，使用 AZA 治疗的患者在病程中出现口腔及生殖器 HSV 感染的比例更高。而 HSV 的感染复发可能会导致严重的系统性感染，包括脑炎、脑膜炎、肺炎、结肠炎、食管炎，而这些感染常较凶险，病死率较高，需要加以关注。

目前尚无 HSV 的疫苗，在使用免疫抑制治疗前需要采集患者既往有无口腔、生殖器或眼的 HSV 感染病史。对于反复发作的 HSV 感染或既往已经间断使用抗病毒治疗的患者，可以给予抗病毒药物来抑制病毒的复制，预防 HSV 感染，预防用药可以采用更昔洛韦 400 mg，2/d 或伐昔洛韦（valaciclovir）500 mg 1/d，或泛昔洛韦（famciclovir）250 mg 2/d 口服。

体内检测到 HSV 抗体的阳性表示既往或近期有 HSV 感染，但不能作为确诊的手段，HSV 感染可以通过特征性的疱疹初步诊断。免疫抑制剂治疗前无需常规进行 HSV 的筛查。HSV 感染主要使用治疗剂量的更昔洛韦或伐昔洛韦或泛昔洛韦抗病毒治疗。

HSV 感染临床症状常较轻微，且大部分为自限性的，并不需要停用免疫抑制剂或进行抗病毒治疗。但是对于有 HSV 现症感染时，最好不要加用免疫抑制剂治疗，因为这可能会加重感染，导致感染的扩散。

HSV 感染并不是免疫抑制剂使用的禁忌证。对于在免疫抑制剂治疗过程中反复出现的口腔及生殖器 HSV 感染，需要抗病毒口服治疗。对于使用免疫抑制剂治疗的难治性 IBD 患者，当怀疑合并 HSV 感染的结肠炎时，需要采用免疫组化或 PCR 的方法检测。免疫抑制剂治疗过程中，合并重度 HSV 感染时，需要及时抗病毒治疗，同时停用免疫抑制剂直至疾病好转后才考虑重新使用。

（六）水痘－带状疱疹病毒感染

水痘－带状疱疹病毒（VZV）首次感染即为水痘，主要表现为发热和出现特征性的水疱脓疱疹。水痘在儿童中一般不严重，但是成人中发生的水痘病情常较严重，可导致致命性肺炎，特别是在妊娠晚期更为严重。VZV首次感染恢复后，病毒并未完全清除，可潜伏在背根神经节，在机体免疫力低下的时候可在此复发，导致带状疱疹的产生，主要表现分布于躯干或面部、单侧、沿神经节分布的水疱样皮疹，疼痛剧烈。

免疫功能不全患者水痘病情通常更严重，可导致水痘相关的肺炎、肝炎、脑炎和血液系统疾病等，疾病凶险。有研究显示：免疫抑制剂治疗的IBD患者中，水痘发生的风险明显提高，UC风险比为1.21，而CD为1.61。同时，免疫功能不全的患者发生带状疱疹后遗神经痛的比例也大大提高。

目前已经有VZV疫苗接种预防感染，VZV疫苗接种可有效预防严重水痘的发生。在IBD患者诊断时，对于既往未曾接种VZV疫苗的成年或儿童患者，需要追问既往有无水痘或带状疱疹感染病史，对于病史不明确或既往无感染的患者需要进行血清VZV抗体（VZV-IgG）检测。对于血清学抗体阴性的患者，需要至少在启用免疫抑制剂治疗前3周完成两针VZV疫苗的接种（两针接种间隔1个月以上）。但在免疫抑制剂（包括大剂量的GCS治疗）治疗过程中，不能进行VZV疫苗的接种，必须在停用免疫抑制剂3~6个月后才可接种。对于VZV血清抗体阴性、未接种过疫苗的且具有高危因素的IBD患者，当接触了水痘、带状疱疹等疱液时，需要在10 d内给予VZV免疫球蛋白（VZIG）治疗，同时需要继续观察至少1个月，以防止水痘的发生。

血清学检查并不是诊断水痘或带状疱疹的有效手段。病变部位特征性水痘对于诊断具有重要的价值，而核酸扩增技术具有灵敏度和特异度高的特点，可作为确诊的手段。其他检测手段包括快速抗原检测、细胞学检测、电子内镜技术等也是有效的检测手段。目前已出现可检测VZV-IgG的商业化试剂盒，但其仍需要进一步改善，以提高其灵敏度和可靠性。

对于怀疑有VZV感染的患者，在检查结果出来前即需要立即开始抗病毒治疗。VZV抗病毒治疗的剂量要高于HSV感染，抗病毒药物中伐昔洛韦或泛昔洛韦具有较高的口服生物利用度而优于阿昔洛韦。

对于有 VZV 感染的患者，不能加用免疫抑制剂治疗。对于在免疫抑制剂治疗过程中出现的 VZV 感染，需要立即开始抗病毒治疗，同时停用免疫抑制剂以避免严重并发症的发生。待水疱消失、体温恢复正常病情恢复后可考虑再次启用免疫抑制剂治疗。

（七）EB 病毒感染

EB 病毒（EBV）又称为人类疱疹病毒 4 型，普遍存在于自然界中。EBV 感染通常较迟，在青少年中约 40% 的患者未感染 EBV，但是到成年时，超过 90% 都感染过 EB 病毒。EBV 的感染表现多样，可以表现为临床非显性感染，也可以出现致命性严重感染。临床表现与发病年龄有关，如在幼儿中仅仅出现单核细胞增多，而在青少年及成人可出现传染性单核细胞增多症，以咽喉痛、发热及淋巴结增大为主要表现，也可出现黄疸和肝脾大、淋巴细胞和单核细胞增多和异形淋巴细胞的出现。急性感染通常在 3~4 周后恢复，大部分患者恢复后无后遗症，但是对于少数有潜在免疫功能不全的患者可能会导致脾破裂、呼吸道梗阻及神经系统并发症等。

EBV 首次感染后，可长期存在于体内的 B 淋巴细胞中，可无症状复发并具有传染性，外周血 EBV IgG 阳性提示既往感染。目前认为，EBV 与多种疾病的发生有关，包括霍奇金病、非霍奇金淋巴瘤及肿瘤等。

鉴于 EBV 感染后，EBV 感染的 B 淋巴细胞持续存在于循环系统中，并且表达低剂量的病毒基因，而细胞免疫（如 T 淋巴细胞的细胞毒作用）对于病毒活化的监视和清除转化的 B 淋巴细胞有重要的作用。因此，当器官移植等破坏了 T 淋巴细胞的免疫监视功能后，体内 EBV 感染的 B 淋巴细胞大量增殖，最终可导致淋巴细胞增多症或移植后淋巴组织增生性淋巴瘤（PTLD）的发生。有研究显示，器官移植术后 1 年 PTLD 的发生率明显增加。对于 IBD 患者而言，目前研究提示应用嘌呤类免疫抑制剂可增加淋巴瘤发生的风险，可能与 EBV 感染有一定的关系。

目前尚无 EBV 的疫苗，在肾移植术后推荐预防性使用阿昔洛韦或更昔洛韦预防性治疗，从而降低淋巴瘤发生的风险，但是在 IBD 中因合并淋巴瘤发生较少，尚未建议进行抗病毒的预防性治疗。

血清中检测 EBV IgM 和 IgG 提示 EBV 近期感染。EBNA1 IgG 抗体常常在感染后数周或数月后才出现。EBV 病毒载量的检测是器官移植后进行检测的重要指标。

IBD 患者在使用免疫抑制剂治疗开始前建议进行 EBV 感染（EBV-IgG）的检测。对于血清学抗体检测阴性的患者，目前更推荐使用 TNF-α 拮抗剂优于嘌呤类免疫抑制剂。EBV 感染的治疗，阿昔洛韦并不能缓解传染性单核细胞增多症。对于合并有呼吸道梗阻的患者，可酌情给予 GCS 治疗缓解症状。对于合并 EBV 感染，需进行密切的临床观察评价，同时进行血常规、肝功能及 EBV 血清学检测。

对于在使用免疫抑制剂治疗过程中出现的 EBV 严重感染，需要立即开始抗病毒治疗，同时需停用免疫抑制剂。抗病毒药物常使用更昔洛韦或膦甲酸钠，其较阿昔洛韦抑制病毒复制作用更强，但是其毒副作用相对较严重。对于出现 EB 病毒诱导的淋巴组织增生疾病时，治疗方案的制订需要综合多学科专家的意见，同时停用免疫抑制剂。

（八）人乳头瘤病毒感染

人乳头瘤病毒（HPV）感染是最常见的性传播性疾病，其流行分布与性别（女性多于男性）、地区（经济条件差的地方发生率高）、年龄、性行为及病毒的种类等有关。目前有 40 多种 HPV 病毒通过性传播，根据致病性的强弱，可分为低危型病毒（可导致生殖器疣状增生）和高危型病毒（与高级别上皮内瘤变及生殖器肿瘤如宫颈癌的生成有关）。

免疫抑制剂可增加 HPV 的持续感染及宫颈癌发生的风险。目前国际上已经有四价疫苗（HPV6，HPV11，HPV16，HPV18）可以预防这四种病毒的感染，因为大部分宫颈癌的感染类型为 HPV16、HPV18，所以疫苗可以降低宫颈癌发生的风险。目前欧洲和美国都推荐对 11～14 岁女性在首次性行为前即接种 HPV 疫苗。因为该疫苗为非活菌疫苗，所以对于免疫抑制剂治疗的 IBD 患者也可以使用。

HPV 感染的诊断可以通过检测血清中特定类型病毒的抗体（IgG 和 IgA）进行初步检查，HPV-DNA 的 PCR 检测的特异性高。由于 HPV 感染通常是一过性的，常常在感染后 2 年内清除，故目前的诊断仅仅针对现症感染。也可以宫颈刮片检查进行筛查。

对于 HPV 感染，尚无有效的抗病毒方法。但是对于 HPV 相关的肿瘤的治疗，可采用手术、化疗或放疗等治疗。

IBD 患者中的 HPV 感染率与普通人群相似，但是 IBD 成年女性患者，特别是免疫抑制剂治疗的患者，需要定期进行宫颈刮片等检查。美国癌症学会推荐免疫功能不全的女性在诊断第 1 年需要进行 2 次筛查，随后每年进行 1 次筛查。HPV 的现症和既往感染并不是免疫抑制剂使用的禁忌证。但是，对于有大范围的尖锐湿疣的患者，需要考虑停用免疫抑制剂。

（九）流感病毒感染

流感病毒即流行性感冒病毒，是正黏病毒科的一种，可造成急性呼吸道感染，可在空气中迅速传播，在世界各地可造成周期性大流行。可造成流行的流感病毒包括 A 型和 B 型，A 型流感病毒根据表面抗原的不同分为多个亚型，其中 H1N1 和 H3N2 会造成世界范围内的周期性流行。

在 IBD 中，免疫抑制剂的使用并不会明显增加流感发生的风险，但是会增加流感严重感染和严重并发症发生的风险。目前，每年进行流感疫苗的接种可有效预防流感病毒的感染，因此对于免疫抑制剂治疗的患者推荐使用。目前有两种类型的流感疫苗：减毒活疫苗（适用 5~49 岁的健康人群接种）和三价灭活疫苗（可适用于 6 月以上的婴幼儿及所有人使用，包括使用免疫抑制剂的人群）。对于 IBD 患者，推荐每年接种三价灭活流感疫苗进行流感感染的预防。但是目前研究提示免疫抑制剂治疗的 IBD 患者，特别是在联用免疫抑制剂时，对流感疫苗接种的应答率较低。但是流感疫苗的接种在一定程度上还是可以预防 IBD 患者流感的发生，且 IBD 患者接种流感疫苗是相对安全的。

与流感患者密切接触时，奥司他韦和扎那米韦早期预防可减少症状性流感发生的风险。因此，应用免疫抑制剂治疗的高危 IBD 患者，在密切接触流感患者后，可早期用药物预防流感的发生。

流感的诊断主要是依据典型的临床表现（如畏寒、发热、乏力、鼻塞等呼吸道症状），依据当地流感流行的状况可作出临床诊断。进一步病原学诊断可进行：病毒培养、快速抗原检测、血清诊断、反转录–PCR 和免疫荧光技术等。流感的抗病毒治疗方法包括：金刚烷胺、金刚烷乙胺、扎那米韦、奥司他韦等。目前金刚烷胺和金刚烷乙胺的耐药性较高，故目前较少使用。

对于怀疑或已证实流感感染合并免疫抑制剂治疗的患者需要立即开始进行治疗，治疗可以根据当地流感病毒的分布情况及当地的指南进行经验性治疗。

二、真菌、寄生虫感染

IBD 患者中真菌的感染率相对较低，目前关于 ADA 治疗 CD 的大型临床研究发现真菌的感染约为 1.8%，其中主要为假丝酵母菌或球孢子菌感染。近期研究提示，CD 中肺孢子菌感染的风险增加，特别是在合并 GCS 或联用其他免疫抑制剂治疗时。

真菌广泛分布于自然界中，部分真菌分布与动物相关，部分真菌分布具有地区特异性。而寄生虫的分布则具有较明显的地区特异性，有疫区接触史是疾病诊断的重要提示。目前无预防真菌和寄生虫感染的疫苗。治疗措施的制定需要综合考虑，目前并不推荐真菌感染的一线预防，二线预防需要综合各科专家的意见综合考虑。

就肺孢子菌而言，目前尚无预防的疫苗。对于联合使用钙调磷酸酶抑制剂（CsA 或 FK506）或 TNF-α 拮抗剂的三联免疫抑制疗法的患者，在患者可耐受的情况下，可使用标准剂量的复方磺胺甲噁唑进行预防性治疗。而对于两种免疫抑制剂联用（特别是其中一种为钙调磷酸酶抑制剂）时，可酌情考虑使用复方磺胺甲噁唑预防，也可使用甲氧苄氨嘧啶 – 磺胺甲噁唑（TMP-SMZ）进行预防治疗。

使用免疫抑制剂治疗前无需常规进行真菌及寄生虫感染的预防性筛查。但是对于近期有疫区接触史的需要进一步行相关检查。例如，类圆线虫病，近期有疫区接触史且血清学检查阳性的患者，需要给予伊维菌素或合并阿苯达唑治疗。对于部分血清学阴性的患者，专科医师根据其病史考虑是否也给予相应的治疗。

器官移植、肿瘤及 ICU 的患者在合并中性粒细胞减少时对假丝酵母菌或曲霉菌感染可进行二线预防措施，但是对免疫抑制剂治疗的 IBD 患者无需使用预防处理。对于长期免疫抑制剂治疗的患者，可以考虑给予一定的预防治疗，但是这也需要与专科医师讨论后决定治疗方案。

真菌和寄生虫感染的诊断方法如表 14-1 所示，其中肺孢子菌是非典型真菌，支气管肺泡灌洗液（BAL）中检出阳性率高，血清中 1，3-β-D 多聚糖的检出也有助于诊断，也可以在显微镜下观察有无肺孢子菌的孢子或囊泡。

表 14-1　寄生虫和真菌感染的诊断方法

病原体	培养	血清学	分子学	其他检查方法
肺孢子菌	−	−	+/−	直接观察 / 细胞学
粪类圆线虫	−	+	−	直接观察 / 细胞学
弓形虫	−	+	（+/−）	临床指标 − 放射检查
白假丝酵母菌	+	（+/−）	（+/−）	
曲霉菌	+	+	−	临床指标 − 放射检查
组织胞浆菌	+	+	（+/−）	放射检查 + 直接观察（组织学）/ 抗原检测
新型隐球菌	+	−	−	细胞学 / 抗原检测

　　寄生虫或真菌的感染常常累及肺部，且合并肺部感染时病情较危重。例如隐球菌全身感染可导致隐球菌肺炎，但最常见的为隐球菌性脑膜炎。合并肺泡出血的类圆线虫炎症感染常见于大剂量 GCS 或其他免疫抑制剂治疗时，且类圆线虫感染时约有 70% 出现嗜酸性粒细胞明显升高，故对于嗜酸性粒细胞明显升高者需要加以注意，早期的治疗对于疾病的预后改善有利。

　　患者在合并真菌或寄生虫感染时（除了口腔或阴道念珠菌感染外），合并的免疫抑制剂应停用，并开始进行抗寄生虫或抗真菌治疗（治疗方案见表 14-2）。对于在使用免疫抑制剂过程中，机会性真菌或寄生虫感染反复发作，应该在疾病允许的条件下考虑停用该免疫抑制剂治疗，而对于因病情需要不能停用该治疗方案的，考虑在使用免疫抑制剂的同时加用抗真菌或抗寄生虫的二线预防治疗，以预防机会性感染的反复发作。

表 14-2　寄生虫及真菌感染的治疗方案

病原体	首选方案	二线方案	疗程
肺孢子菌	甲氧苄氨嘧啶 + 磺胺甲恶唑	喷他脒	14 ~ 21 d
粪类圆线虫	伊维菌素	阿苯达唑	2 ~ 3 d
弓形虫	磺胺嘧啶 + 乙嘧啶	克林霉素 + 乙嘧啶	21 ~ 28 d

续表

病原体	首选方案	二线方案	疗程
侵袭性白假丝酵母菌	氟康唑	卡泊芬净	至少 14 d
非侵袭性 非白假丝酵母菌	氟康唑	伏立康唑	2 周
曲霉菌	伏立康唑	两性霉素 B 去氧胆酸盐	直至症状好转
组织胞浆菌	两性霉素 B 脂质体，继以伊曲康唑	两性霉素 B 去氧胆酸盐	2 ~ 3 个月
新型隐球菌	两性霉素 B 去氧胆酸盐	氟康唑	诱导治疗 10 周，巩固治疗（两性霉素 B 去氧胆酸盐 +5 氟胞嘧啶治疗 2 周，继以氟康唑 400 ~ 800 mg/d 治疗 8 周）

三、细菌感染

（一）结核分枝杆菌感染

结核分枝杆菌也称结核杆菌（TB），是结核病的病原菌。早期结核病的病死率较高，是全球重要的传染病。随着抗结核药物的广泛使用，结核病的发病率有所下降。但是近年来，随着免疫抑制剂的使用及多重耐药菌（MDR-TB）和广谱耐药菌（XDR-TB）的出现，结核病的发病率又有上升趋势。结核病好发于发展中国家，但是近年来，随着全球化的趋势及艾滋病的流行，在经济发达地区，结核病的发病率也有所上升。生物制剂的使用增加了结核病发生的风险，如拮抗 TNF-α 生物制剂使用，使得结核病的发病率有所提高，且患者临床症状不典型，易出现肺外表现及全身播散，结核病的诊断相对较困难。

使用 IFX 治疗的患者中，隐性结核病复发的比例逐渐升高，且病情一般较普通人群更严重。在 IBD 诊断时及 IFX 使用前需要进行隐性结核筛查，筛查方法包括：结核接触病史、胸部 X 线检查、皮肤结核菌素试验（TST）及 γIFN 释放试验（IGRA）。其中结核菌素试验是应用结核菌素进行皮肤试验来测定机体对结核分枝杆菌是否能引起超敏反应的一种试验，目前常用结核菌素 PPD 试验，皮试后红肿硬结直径超过 5 mm 即为 PPD 皮试阳性。PPD 试验灵敏度高，但是对于结核病复发的诊断特异性较差，接种过卡介苗的患者都会出现阳性反应，同时，长期使用免疫抑制剂的患者也会出现假阴性。如使用 GCS 治疗超过 1 个月、使用嘌呤类免疫抑制剂或 MTX 治疗超过 3 个月的患者也会出现皮试假阴性的现象。

IGRA 检测的灵敏度和特异度较高，且不受卡介苗接种的影响。IGRA 通过采用酶联免疫吸附测定（ELISA）或酶联免疫斑点（ELISPOT）法定量检出受检者全血或外周血单核细胞对结核分枝杆菌特异性抗原的 IFN-γ 释放反应，可用于结核菌潜伏感染的诊断，主要包括 Quanti FERON-TB Gold（QFT）和 T-SPOT 检查。QFT 主要采用 ELISA 方法检测上清液中 IFN-γ 的量，而 T-SPOT 则是采用 ELISPOT 方法检测分泌 IFN-γ 的细胞数，可避免抗体与卡介苗和大多数非结核分枝杆菌抗原出现交叉反应，特异性较高。IGRA 对于结核近期感染的诊断较好，且不受接种卡介苗的影响。因此在诊断前筛查隐性结核，特别是在启用 TNF-α 拮抗剂治疗前，建议使用 IGRA 进行结核病的筛查。

在启用 TNF-α 拮抗剂治疗前，使用包含异烟肼的抗结核治疗方案治疗 6~9 个月可有效预防结核病的发生，其中 9 个月疗程的保护率达到了 90%，6 个月的保护率达到了 80%。利福喷汀联合异烟肼 1 周 1 次给药治疗 3 个月的抗结核疗效与异烟肼 1 天 1 次的疗效相当，且严重不良反应的发生率不高，可推荐用于结核病的预防治疗。

异烟肼相关的药物不良反应的发生率达到 0.15%，也会出现少见的严重危害生命的不良反应，因此需要严密监测。异烟肼相关的不良反应主要是肝功能损害，研究发现其与药物的剂量、疗程无关，但是合并用药可能会对不良反应的发生产生一定影响。如在风湿性疾病中，MTX 和 SASP 合用会增加肝功能异常的发生率。目前认为，在异烟肼使用的过程中，需要定期检测肝功能，若出现肝功能损害的症状或合并黄疸、同时转氨酶升高 3 倍以上，则需要停药或改用其他药物，肝酶升高 5 倍以上者，虽无合并肝损害的临床症状，也需要考虑停药或改用其他药物。

对于 TNF-α 拮抗药使用前进行的隐性结核筛查阳性者，需要给予抗隐性结核治疗，抗结核方案可以根据当地疾病流行情况及药敏来制订。对于隐性结核筛查阳性的 IBD 活动期患者，至少要进行 3 个月的抗结核治疗后才开始启用TNF-α拮抗药治疗。但是，对于部分病情危重，急需TNF-α拮抗药治疗的情况下，需要征求专家的意见综合考虑。若患者在治疗过程中出现结核病活动，则需停用TNF-α拮抗药，可以在抗结核治疗2个月后根据病情决定是否再次启用生物制剂治疗。

（二）肺炎链球菌感染

免疫抑制剂治疗的IBD患者容易合并肺炎链球菌感染。已报道在使用免疫抑制剂治疗的IBD患者中，肺炎链球菌感染为发生率最高的机会性感染。

肺炎链球菌荚膜具有抗原性，已有相应的疫苗用于预防肺炎链球菌的感染。目前有多价疫苗（23价，适用于2岁以上的适用人群）和蛋白结合疫苗（7价或13价，适用2岁以下的婴幼儿）。免疫抑制剂开始治疗前，建议接种23价肺炎链球菌疫苗，但是免疫抑制剂会降低接种疫苗的应答，因此建议在启用免疫抑制剂治疗前2周接种疫苗。对于既往未接种过肺炎链球菌疫苗的19岁以上的患者，在使用免疫抑制剂前，建议先接种1剂13价疫苗，8周后再接种1次23价疫苗，第2针23价疫苗在5年后接种。而对于既往曾接种过23价疫苗的患者，13价疫苗需要在最后1次23价疫苗接种后1年以上再接种。

肺炎和脑膜炎是肺炎链球菌感染时常见且严重的表现。使用免疫抑制剂治疗的患者合并肺炎感染时，治疗方案应覆盖肺炎链球菌。青霉素是主要治疗的抗生素，但是青霉素的耐药性逐渐增加，故对耐药的致病菌，可考虑换用其他有效的抗生素（如第三代或第三代头孢类等）。在肺炎链球菌活动性感染时，应考虑暂时停用免疫抑制剂。

（三）军团菌感染

免疫抑制剂增加军团菌感染风险，特别是在TNF-α拮抗药联用其他免疫抑制剂时。军团菌感染可导致军团菌肺炎，对于免疫抑制治疗过程中出现的肺部感染，需要检查是否合并有军团菌感染。现已有免疫抑制剂治疗过程中严重军团菌感染的报道，通常在免疫抑制剂治疗后1个月多见。

目前尚无预防军团菌感染的疫苗，也无预防感染的药物治疗方法。军团菌感染诊断可以依据痰液中细菌培养，尿液中抗原的检查快速便捷，也可以进行呼吸道分泌物的直接荧光检测。也可应用分泌物的实时PCR检测，但是临床应用较少；急性期和恢复期血清中抗体滴度的改变也可诊断。

对于在使用免疫抑制剂治疗过程中出现的社区获得性肺炎，应该检测是否合并军团菌的感染。大环内酯类或喹诺酮类可用于感染的治疗。在急性感染期，免疫抑制剂应暂时停用。对于在免疫抑制剂使用过程中出现军团菌的反复感染时，需考虑停用免疫抑制剂。

（四）沙门菌感染

沙门菌属于肠杆菌科，是肠道革兰阴性杆菌，根据其抗原性可分为多个血清型，其中能致病的为伤寒杆菌、副伤寒甲杆菌、副伤寒乙杆菌。免疫抑制剂的使用增加沙门菌感染的风险，特别是沙门肠炎和伤寒的发生。感染早期主要为胃肠道表现，但可播散导致脑膜炎、毒血症、泌尿系统感染或关节炎发生等。注意饮食卫生，如不食用生鸡蛋、未消毒的牛奶、未煮熟的食物或肉类，可有效预防沙门菌的感染，同时接触农场或农场动物时也需要注意避免感染。诊断主要通过从粪便、血、尿中分离致病菌。

沙门菌感染可根据当地的疾病谱经验性使用喹诺酮类或第三代头孢类治疗。对于合并沙门菌感染的骨髓炎或化脓性关节炎，在抗生素治疗的基础上，需要外科清创治疗。在感染急性期，需要暂时停用免疫抑制剂治疗，待感染恢复后才能考虑重新使用免疫抑制剂。

（五）单核细胞增生李斯特菌感染

单核细胞增生李斯特菌属于乳酸杆菌属，为革兰阳性小杆菌，为人畜共患病，免疫抑制剂使用可增加系统性或中枢神经系统感染的风险，特别是在使用 TNF-α 拮抗药联合其他免疫抑制剂治疗时。预防方法包括：避免食用未消毒的奶制品、未煮熟的肉类、生的蔬菜及烟熏的海产品等。诊断主要通过病原学培养。治疗方案包括阿莫西林、氨苄西林、磺胺甲噁唑/甲氧苄氨嘧啶。在急性感染时，需要停用 TNF-α 拮抗药，对于感染恢复后，是否可以再次使用 TNF-α 拮抗药，需要征求感染科医师的意见综合考虑，并在治疗过程中密切观察。

（六）诺卡菌感染

诺卡菌细胞壁含分枝菌酸，是广泛分布于土壤中的需氧性放线菌，为革兰阳性杆菌。可通过直接接触导致皮肤感染或经呼吸道感染引起坏死性肺部感染，也可经血液循环到脑导致中枢神经系统感染，且大部分发生在免疫功能低下的患者中。免疫抑制剂（特别是 TNF-α 拮抗药）的使用可增加系统性或皮肤诺卡菌感染的风险，特别是在 TNF-α 拮抗药与 GCS 联合使用的时候更容易发生感染。已有报道在使用 GCS 或 TNF-α 拮抗药的患者中出现皮肤、肝、肺部及神经系统的诺卡菌感染。预防措施包括：避免破损皮肤接触污染的土壤或吸入污染的尘埃空气。可以通过痰液、胸腔积液及支气管灌洗液的革兰染色及抗酸染色快速诊断，也可以进行病原学分离培养进行诊断。

诺卡菌感染的治疗可采用磺胺甲噁唑/甲氧苄氨嘧啶、头孢曲松钠、碳青霉烯类的单药或联合用药，治疗至病变完全消失后才考虑停药。对于合并神经系统病变的免疫功能低下患者，治疗疗程至少 1 年，对于需要长期使用免疫抑制剂治疗的患者，有建议抗生素的疗程无限期延长。

对于感染恢复后是否需要重新启用 TNF-α 拮抗剂治疗，需要征求感染科医师的意见综合考虑，在治疗的过程中需要密切随访。

（七）艰难梭菌感染

艰难梭菌（c-diff）属于厌氧性细菌，常寄居在人的肠道里。在过度服用抗生素时，艰难梭菌的菌群生长速度加快，导致伪膜性肠炎。艰难梭菌的感染可以为无症状性感染，也可为暴发性感染。它主要通过粪-口途径感染，细菌产生的毒性产物 A 毒素（肠毒性）和 B 毒素（细胞毒性）是主要致病因素。

艰难梭菌感染相关疾病（CDAD）以水样腹泻、疲乏、腹痛、发热和白细胞增多为主要表现。CDAD 的发生率逐渐上升，不仅在普通人群中，同时在活动性或非活动性 IBD 患者中也有上升趋势。有报道显示，IBD 患者中艰难梭菌感染从 2004 年的 1.8% 上升到 2005 年的 4.6%。CDAD 发生标化的 *OR* 值在 UC 和 CD 中分别为 2.1 和 4.0，IBD 是艰难梭菌感染的独立危险因素。CDAD 的发生可延长 IBD 患者的住院时间、增加手术及病死的风险。艰难梭菌在住院 IBD 患者中感染率 1998—2004 年分别为：UC3.7%、CD1%。在 IBD 活动复发时，CDAD 的感染率在 UC 和 CD 中分别为 3%~7% 和 7%~9%，而儿童患者中则高达 26%。故在疾病病程中出现结肠炎复发时，需要排查是否合并艰难梭菌感染。

免疫抑制剂的使用可增加艰难梭菌感染率和 CDAD 的发生率。特别是 GCS，相对于其他免疫抑制剂而言可明显增加 IBD 患者中 CDAD 的发生率，而免疫抑制剂的长期维持使用也是 IBD 合并 CDAD 发生的独立危险因素。

预防医源性艰难梭菌感染可采取以下措施：规律的抗生素升阶梯疗法，一次性手套和温度计的使用，洗手消毒等都可以在一定程度上预防医源性感染。对于怀疑有艰难梭菌感染的患者，尽量采取适当的隔离措施，避免交叉感染。

艰难梭菌感染的诊断方法多种多样，包括采用酶联免疫法（EIAs）和细胞毒中和法（CCNA）检测粪便中的细菌毒素，谷氨酸脱氢酶检测（GDH）或培养方法检测病原菌；也可以采用核酸扩增技术（NAT）来检测毒素基因；还有一些新的方法检测高毒性的菌株等。鉴于上述多种方法各有其优劣，目前 CCNA 和毒素 B 检测仍作为诊断感染的主要方法。

内镜下表现并不能用于艰难梭菌感染的诊断，这主要在于仅有少部分艰难梭菌感染会出现典型的伪膜性肠炎表现，且大部分感染时并没有出现内镜下典型的表现。有报道提示，合并 CDAD 的 IBD 患者中仅有 13% 有伪膜性肠炎的表现，故依据内镜诊断并不可靠。但是，结合内镜下黏膜标本的艰难梭菌培养则对 CDAD 有诊断价值。

在普通人群中 CDAD 的发生与滥用抗生素相关，但是在 IBD 患者中抗生素的使用对 CDAD 发生的影响并不是很明显。

甲硝唑是艰难梭菌感染的一线治疗用药，200～250 mg/d 或 400～500 mg，3/d 治疗 10～14 d 为标准疗法。口服万古霉素治疗 CDAD 疗效佳，特别是对于有多部位艰难梭菌感染或对甲硝唑耐药的菌株有效，125 mg 1/6 h 口服治疗 10～14 d 为 1 个疗程。有研究显示两种药物在治疗 CDAD 疗效方面无明显差别，但是对于使用甲硝唑治疗 CDAD 症状无明显改善时，需要早期改用万古霉素治疗。其他的抗生素还有：硝唑尼特、利福昔明、替加环素、非达霉素为二线治疗药物，在上述药物治疗无效时可考虑使用。近年来也证实，粪菌移植治疗 CDAD 有效。

IBD 治疗过程中免疫抑制剂的使用在一定程度上可增加艰难梭菌感染发生率，其中嘌呤类药物与 TNF-α 拮抗药相比，更能引起艰难梭菌的感染。有研究显示，联用免疫抑制剂和抗生素治疗合并 CDAD 的 IBD 复发，其手术、并发症（肠穿孔、中毒性巨结肠等）及病死率较单用抗生素治疗的患者要高，而且免疫抑制剂的联合使用也会增加 CDAD 感染后疾病预后不良的风险，故对于合并 CDAD 的 IBD 患者，免疫抑制剂的使用需要根据病情综合考虑。

（陈白莉　徐萍萍）

主要参考文献

［1］Rahier J F，Magro F，Abreue C，et al. Second European evidence-based consensus on the prevention，diagnosis and management of opportunistic infections in inflammatory bowel disease[J]. Journal of Crohn's and Colitis，2014，8：443-468.

［2］Magro F，Langner C，Driessen A，et al. European consensus on the histopathology of inflammatory bowel disease[J]. Journal of Crohn's and Colitis，2013，7：827-851.

［3］Vito A，Marco D，Matthew D R，et al. European evidence based consensus for endoscopy in inflammatory bowel disease[J]. Journal of Crohn's and Colitis，2013，7：982-1018.

［4］Panes J，Bouhnik Y，Reinisch W，et al. Imaging techniques for assessment of inflammatory bowel disease：Joint ECCO and ESGAR evidence-based consensus guidelines[J]. Journal of Crohn's and Colitis，2013，7：556-585.

［5］Dan T，Arie L，Johanna C E，et al. Management of pediatric ulcerative colitis：Joint ECCO and ESPGHAN evidence-based consensus guidelines[J]. JPGN，2012，55（3）：340-361.

［6］Gert V A，Axel D，Bernd B，et al. Second European evidence-based consensus on the diagnosis and management of ulcerative colitis Part 3：Special situations[J]. Journal of Crohn's and Colitis，2013，7（1）：1-33.

［7］Axel D，James O L，Andreas S，et al. Second European evidence-based consensus on the diagnosis and management of ulcerative colitis Part 2：Current management[J]. Journal of Crohn's and Colitis，2012，6（10）：991-1030.

［8］Axel D，Rami E，Fernando M，et al. Second European evidence-based consensus on the diagnosis and management of ulcerative colitis Part 1：Definitions and diagnosis[J]. Journal of Crohn's and Colitis，2012，6（10）：965-990.

第十五章

儿童特点

第一节 病史采集和体格检查

一、病史采集

欧洲儿童胃肠肝病学和营养学会基于共识制定了一套 IBD 诊断标准。这个协会建议任何儿童如果有持续性（≥4 周）或反复发作性（6 个月内发作次数≥2 次）的腹痛、腹泻、血便和体重下降症状，则应临床怀疑 IBD，其他支持的症状和体征包括昏睡及厌食。

尽管腹痛、体重下降、直肠出血和腹泻是 IBD 中很常见的症状，但是腹泻和直肠出血在 UC 中更常见。另外 IBD 儿童也可能表现为直肠周围脓肿、体重下降、发育期延迟、关节痛或发热等单一症状。

注意腹痛的类型可获得重要的信息。下腹部痉挛性疼痛提示结肠炎症，而直肠型 UC 常有排便的紧迫感和血便。需要强调的是，年少的儿童常常忍受力较强，可能将疼痛评估得较低。而且他们也不能像年长的儿童那样描述或定位疼痛。

患儿大便情况有点难以获得，但是是必要的。一旦如厕训练完成，父母一般不会看到小孩的大便，而且青少年是不看他们的大便的，更别提讨论它们。在临床诊治中，不仅要询问大便的次数，还要询问大便的性质。每个人对腹泻的定义不同，因此让患儿或家长详细描述大便是重要的。如大便碰到水是否就分散了是区别成形便和稀便的非常有用的问题。夜间大便不正常常反映结肠炎症，应高度怀疑 IBD。学龄期儿童可能会害怕说出大便中有血，青少年可能不会看他们的大便，因此询问患者是否有血便及是否会看是必要的。大便的性质和次数可以帮助判断结肠炎的严重程度。排便紧迫感、大便次数增加及里急后重是直肠型 UC 的症状，在 UC 和 CD 中均可出现。

IBD 儿童常常会表现出体重下降或体重不增、生长障碍及青春期延迟。与成年 IBD 患者相比，生长障碍是儿童 IBD 患者独有的特征，在 10%～40% 的患者中可见。尽管其在 UC 和 CD 患儿中均可出现，但在 CD 中更常见。当患儿仅仅表现营养不良和生长障碍时，IBD 有时会被误诊为神经性厌食症。

IBD 患儿也可能表现出非特异性症状或仅仅有 IBD 的肠外表现。不明原因发热（FUO）定义为每天体温超过 38.3℃，持续 3 个月以上，尽管广泛筛查仍未找到病因。FUO 儿童中 5% 最终诊断为 IBD，而且大约 2% 确诊为 IBD 患儿可只表现出发热。

大约 4% 的 IBD 患者以关节炎为主要症状。IBD 中的关节炎是典型的少关节性，累及大关节。关节炎有在早晨加重的倾向，与感染性关节炎的鉴别显而易见是重要的。

IBD 患者也可能因为痛性非特异性皮疹，尤其是四肢末端的皮疹，而首先就诊于皮肤科医师。有很大比例的结节性红斑或脓皮病患者被发现患有 IBD。极少数患者仅仅会出现 IBD 的肠外表现：口唇肿胀。

除了现病史，家族史也可能为诊断 IBD 提供线索。11%～29% 新诊断的 IBD 患者的一级或二级亲属有 IBD 的病史。当小孩诉任何胃肠道不适时，许多 IBD 父母会担心他们的小孩会患 IBD。兄弟姐妹中的症状较先证者更易被发现。社会史、系统回顾及详细的过敏史也应常规收集。

二、体格检查

体格检查通常能证实通过全面病史采集后得出的怀疑。患者的一般情况可能会提示疾病。患者常有情感和体力缺乏，严重贫血常表现为面色苍白，伴生长和发育延迟的儿童常较他们的实际年龄看起来小很多。虽然眼是评估营养状况的敏感性部位，仔细测量身高和体重及获得既往生长数据也是相当重要的。生长速度下降是疾病活动的重要指标。随着近来肥胖症的发生率上升，正常营养状态甚至肥胖也不能排除 IBD 的可能性。生命体征可能会有重要的改变。发热可出现在 IBD 患者中，在检查时需注意。心动过速可以提示发热、贫血、低血容量及脱水。

IBD 患者体检可发现葡萄膜炎和巩膜表层炎。新诊断的 IBD 患者需转诊到眼科医师处行全面的眼部检查，评估 IBD 的这些肠外表现，以及可能在 GCS 治疗后出现的白内障和青光眼。由于这些病变可没有明显的临床症状，故这部分患者需每年到眼科随访。

口咽部也应全面检查，观察有无口腔溃疡。口面部肉芽肿病史是 CD 的罕见症状，可表现为非特异性的口唇肿胀。

评估 IBD 患者的心肺功能也很重要。极少数 IBD 患者可发展为有较少体征的间质性肺炎或伴有摩擦音、心音低钝及随着呼吸运动反常运动的心包积液。

部分患儿腹部体检是正常的，或仅仅表现为非特异性的压痛。腹胀见于肠道阻塞、肠梗阻、穿孔或中毒性巨结肠。肠鸣音一般会随着肠袢扩张而亢进，也可随着严重炎症、腹膜炎或由于药物或电解质紊乱导致的肠梗阻而次数减少，甚至消失。炎性结肠的压痛仅在严重 UC 患者中可见，在 CD 患者中则常见。

肛周视诊和直肠指检（DRE），尽管给患者带来不便，但在怀疑 IBD 患者体格检查中是非常重要的部分。痔疮在儿童中并不常见，通常只在压力下出现，有反映静脉曲张的蓝色变色。如果直肠指检在患者感到适当地舒适下进行，可以提供关于大便有无带血、肛管有无狭窄等重要信息。如果肛管狭窄，但小指可以通过肛管，那么这种狭窄通常不会阻碍大便的通过。在直肠指检中，如果在骨盆中可触及有压痛的包块，则提示阑尾脓肿而不是 IBD，是导致里急后重的原因。

皮肤、指甲和关节的检查也可提供重要的信息。杵状指、皮疹（如结节性红斑和坏疽性脓皮病）可在 IBD 患者中发现，且相对容易和其他更常见的皮疹区分。关节积液可能不明显。

体格检查也应注意对身高和营养状态评价，包括目前的身高、体重、上臂中段周径、三头肌皮褶测量、父母平均身高，以及青春期性发育的评估。

（一）体重

体重是生长和营养状态评估的关键指标。作为整个身体的质量，它是生长的指标；由于它可以迅速改变，所以也是测量营养状态的指标。体重的测量是与年龄和性别对应的体重表来获得的。然而体重低下和超重的确定需要测量身高，因为相同体重的儿童的身高可以不相同，导致差异较大的"相对体重"。对于 2～20 岁的儿童，BMI 是良好的相对体重指标。

（二）身高

身高是儿童营养状态的累积指标。身高低于同龄儿代表既往营养缺乏或目前生长障碍，动态身高测量可以用于评估目前的生长障碍或生长追赶。

（三）生长速度

生长速度是用某段时间身高（或体重）的改变除以对应的这段时间（年龄改变），如生长速度＝（身高 2－ 身高 1）/（年龄 2－ 年龄 1）。对于还没有完全成熟的儿童，生长速度是目前营养状态和健康状态评估的良好指标。生长速度随着年龄、性别、性成熟状态及季节改变，因此当解释生长速度时这些因素需要考虑在内。生长速度应根据使用的生长速度标准指南来计算 6 个月或 12 个月的时间间隔。较标准指南短或长的时间间隔可能会高估或低估真实的生长速度，这是由于生长速度的季节性波动和其他生长因素。

（四）BMI

在成人中，BMI 是一种简单的相对体重的测量方法，因为其与身高无关，而且性别间无明显差异。因此，成人的营养状态可根据 BMI 的范围分类。在儿童中，BMI 随着年龄和性别有明显的变化，因此将 BMI 与疾病中心（CDC）的生长图表对比来确定相应年龄的 BMI 比例是重要的。

（五）上臂围和肱三头肌皮褶厚度

上臂中段周径是短期营养状态的良好指标，它综合测量了手臂上的肌肉、脂肪和骨骼，只需要简单的仪器即可完成。肱三头肌皮褶厚度是在上臂围测量的相同部位，肱三头肌的上面，上臂的伸面进行的。它是对皮下脂肪储量的测量，可作为能量储存的总指标。它与通过其他方法测量的身体总脂肪量相关性好。上臂围和肱三头肌皮褶厚度可以用于计算上臂脂肪面积和上臂肌肉面积，而且这与身体的脂肪总量和肌肉总量相关性好。

（六）骨骼成熟评估

骨骼成熟评估是儿童生物成熟的良好指标。骨骼成熟延迟可由多种原因引起，包括慢性营养不良。手－腕部 X 线所见的手部和腕部的骨骺成熟情况与 atlas 或健康儿童的标准特定发展阶段相对比来确定骨龄。在美国，The Greulich and Pyle Atlas 标准使用较广泛，而在其他地方则是 The Tanner-Whitehose Ⅲ 系统。

（七）性成熟评估

性成熟延迟在 IBD 儿童中较常见，是儿童生长迟缓的特征性表现。青春期 GCS 的改变促进迅速的线性生长，身体组成部分的改变以及骨骼矿物质的增加，因此处于青春期儿童中，性成熟评估应作为生长和营养状态评估的一部分。性成熟评估将在女孩的乳房发育，男孩的生殖器发育，以及男孩和女孩的阴毛发育根据 Tanner 标准分为五类。性成熟也以女孩的月经初潮和男孩的晚上射精为特点。

第二节　实验室检查

一、血液学检查

血液学检查至少应包括全血细胞计数，包括白细胞计数及分类、血红蛋白、血细胞比容、红细胞特点或指数如平均红细胞体积等。另外，ALT、AST、谷氨酰转肽酶（GGT）、碱性磷酸酶（ALP），清蛋白和总蛋白，以及系统性炎症指标，如 ESR 和 CRP 都应该纳入最初实验室评估中。尽管检查结果正常不能排除肠道炎症的可能，但是如果存在异常，则需要进一步检查。而且，血清生化指标，如 ESR 和 CRP，可鉴别是非活动性还是活动性病变，其升高已证实与肠镜下黏膜病变是相关的。

（一）贫血

贫血是 IBD 常见的并发症。贫血通常定义为血红蛋白 < 120 g/L 或血细胞比容 < 0.4。严重的贫血定义为血红蛋白 < 100 g/L。由于一些尚未被认识的原因，许多 IBD 患者不能耐受口服铁剂治疗，或者他们的贫血具有难治性，补充铁剂疗法对其无效。文献报道，IBD 中贫血的发病率不一，但似乎 CD 较 UC 多。另外，贫血在儿童中较青少年和成人更常见。

UC 中的贫血通常是慢性肠道出血导致的铁丢失所致，但也可是由于慢性疾病所致的贫血，其机制可能包括：①细胞因子激活和继发铁稳态改变所致的贫血；②由于红细胞生成受到抑制所致的贫血；③与慢性疾病相关的红细胞半衰期缩短。由于继发于慢性疾病的炎症的共同存在，在 IBD 中评估铁状态是相当困难。对于这项评估，建议使用几个指标和标志物。铁蛋白在 IBD 贫血的定义和诊断中起着中心作用。转铁蛋白，转铁蛋白饱和度和可溶性转铁蛋白受体在临床实践中都被发现是有用的指标。所有这些生化指标都有局限性，因为其可能被除了铁平衡以外的因素所影响。红细胞指标如红细胞分布宽度（RDW）和低色素性红细胞的比例，以及网织红细胞指标如网织红细胞的血红蛋白浓度、红细胞大小、网织红细胞分布宽度，都可能是评估贫血的有用指标。

（二）急性反应物——血小板

在炎症情况下，由于趋化因子的刺激，急性时相反应蛋白会升高。反应性血小板增多症是一个非特异性炎症指标，是急性时相应答的结果，疑诊 IBD 患者评估中的标准部分，并用于监测其疾病活动度。然而，最近，IBD 发病机制的研究提示血小板在诱发和加重肠道炎症中起着重要作用。凝血机制激活可能介导并扩大 IBD 中的炎症瀑布，特别是通过蛋白酶激活的受体相关通路。UC 患者发生血栓栓塞（TE）的风险比对照人群多 3 倍以上。尽管病因是多因素的，IBD 中的 TE 现象大部分归因于在全身炎症时凝血功能激活和血小板聚集。因此，血小板可能在诱发和加重肠道炎症及 IBD 全身炎症的一些严重后遗症（如 TE 过程）中起着很重要的作用，而不是 IBD 中简单的生物标志物。

平均血小板体积（MPV）受黏膜和全身炎症程度和类型的影响，可能是肠道炎症的另一个有用的指标。

（三）急性时相反应物——ESR 和 CRP 及其他标志物

ESR 和 CRP 是两种炎症的非特异性指标，在 IBD 患者的评估中可用于：①诊断和鉴别诊断；②评估疾病活动度和并发症风险；③预测 UC 复发；④监测治疗的疗效。CRP 与其他急性时相蛋白相比，半衰期相对较短（19 h），因此在炎症早期即升高，在炎症缓解后迅速下降，可能是评估疾病活动度和预测复发的良好指标，可能有助于鉴别 IBD 和其他炎症疾病。另外，在生物制剂的临床试验中，在治疗开始前 CRP 水平升高与较高的应答率有关。然而，不是所有的 CD 患者 CRP 均升高。ESR 和 CRP 的联合有助于提高诊断率。

总体上，在 UC 中，ESR，特别是 CRP 的应答不是很强烈，而且在广泛性肠炎中较局限性肠炎中要高。然而，超敏 CRP（Hs-CRP）的发展可能会提高检测的敏感性，特别是在局限性疾病患者中。

最近一项研究发现了一种新的肠道炎症指标，即中性粒细胞明胶酶相关脂质转运蛋白（NGAL），是与 ESR 和 CRP 相当的疾病指标。另外也有利用血浆中氨基酸谱建立的生物统计模型，多因素指标来鉴别 UC 患者与健康对照，区分活动期 UC 患者与缓解期患者。

（四）其他实验室评估

肝功能和电解质检测可提供临床医师更多的信息。尽管严重的肝疾病在 IBD 患儿中可以是首发表现，但是低清蛋白血症在诊断时较常见。据报道，在儿童中低清蛋白血症可出现于 15% 的 UC 患儿，可用于评估儿童整体营养状态（清蛋白反映的是最近 1 个月的，半衰期为 18～20 d；前清蛋白反映的是最近 1 周的，半衰期为 2～3 d），也可预测手术风险及作为疗效应答的指标。

AST 和 ALT 可出现一过性升高。然而，当 AST/ALT 持续升高或 AST/ALT 升高伴 ALP、直接胆红素和（或）GGT 升高时，应考虑到 PSC 或自身免疫性肝炎/重叠综合征。据报道，PSC 可出现于 3% 的 IBD 儿童中，与 IBD 同时或先于 IBD 出现，可明显减少儿童的存活率。

肾疾病和胰腺疾病可能是 IBD 重要的肠外表现，也可能是 IBD 药物治疗的不良反应，应注意检测淀粉酶和脂肪酶。

还有营养状态和骨骼健康的相关评估，如血清钙、锌、镁、VD、VK 和 ALP 等。

（五）特殊的血液学检查——IBD 血清学

ASCA 和核周抗核胞质抗体（p-ANCA）是在 IBD 中检测的两种免疫指标。据报道，在 UC 中，ASCA（IgG 或 IgA）的特异性波动于 88%～97%，p-ANCA 的特异性波动于 65%～95%。在儿童中，联合两种血清学指标在鉴别 IBD 和非 IBD 中的特异性波动于 84%～95%。不幸的是，这些血清学的敏感性都较低，据报道，总体上的敏感性波动于 55%～78%，不如临床病史和常规实验室检查（Hb 和 ESR）敏感。因此，阴性的血清学检测结果并不能够排除 IBD。

二、大便检查

（一）大便培养及涂片

对有腹泻和腹痛的儿童应进行全面的大便检查，需在侵入性操作前采集大便标本，以排除细菌或寄生虫感染。标准大便培养可用于寻找肠出血性大肠埃希菌、沙门菌、志贺菌及弯曲菌属和艰难梭菌（最好是通过 PCR 法）；寄生虫及虫卵检测用于寻找溶组织性阿米巴和其他寄生虫。阳性的大便检测结果并不能排除 IBD 的可能性，所以对病史可疑、使用针对大便病原体的治疗方案却不见好转的患儿需要进一步的评估。

（二）粪便 CP

CP 是 S100 家族的一种钙结合蛋白，在中性粒细胞中大量存在，在巨噬细胞和单核细胞中存在较少，大约占中性粒细胞胞质蛋白的 60%，具有抑制细菌生长和抗真菌的特性，因此可能有助于中性粒细胞性防御。在健康人群中，粪便中的 CP 浓度大约比血浆中的高 6 倍。在 IBD 中，粪便 CP 与粪便中铟标记的白细胞相关性良好，表明这种蛋白是肠道炎症的指标，可作为疾病活动度和复发的前瞻性指标。尽管还需要更大型的前瞻性儿童临床试验完成，粪便 CP 在疑诊 IBD 的评估中提供了希望。

（三）粪便 LF

IBD 患者中另一个潜在有用的大便指标是 LF。与 CP 类似，LF 也可能在检测对治疗的应答方面有用。

第三节　影像学检查

UC 是结直肠黏膜的慢性、特发性、炎症性病变，以黏膜炎症、水肿和溃疡为特点，通常会累及直肠，并以连续性的方式向近段结肠延伸。除了偶尔会有回肠末段的"倒灌性回肠炎"外，小肠一般不会受累。偶尔，也可出现全肠壁受累及直肠型 UC。UC 的影像学表现相对有特异性。

一、腹部 X 线平片

腹部 X 线平片表现为非特异性黏膜水肿对诊断几乎无帮助，然而，在有中毒性巨结肠的患者中，可显示明显的结肠扩张。也可用于检测疗效和是否有肠穿孔。

二、对比灌肠

考虑到结肠镜及活检比对比灌肠在诊断与鉴别诊断中有更重要的作用，结肠对比造影较过去少做，然而，如果需要，可用于确定诊断、评估疾病范围和严重程度以及监测并发症。在气体对比造影中最早见的改变是结肠黏膜的小颗粒样改变。随着疾病的进展，黏膜的不规则性增多。随后，出现溃疡，并向深处延伸，破坏了黏膜下层，形成烧瓶样或领扣样溃疡。广泛的黏膜溃疡可使剩下的炎症性黏膜形成黏膜岛，可被认为是"假息肉"。与 CD 相反，在 UC 中这些改变是连续性的，环周的和对称性的，不存在跳跃性病变。在持续的疾病中，结肠壁可由于黏膜下层纤维化而变得僵硬、缩短及狭窄，形成"铅管样结肠"表现。

对比灌肠在有急性症状患者中使用应特别小心。在对比灌肠前应先做体格检查，排除会阴部体征，腹部 X 线平片排除中毒性巨结肠和游离性气体，因为这些发现都是对比灌肠的禁忌证。

三、CT

CT 在鉴别 UC 和 CD 上有价值，它在观察肠壁及邻近结构上有优势。UC 的特征性表现包括累及直肠的对称性、连续性肠壁增厚，并以连续的方式向近段延伸。没有小肠病变和跳跃性病变。肠系膜增厚或肠系膜淋巴结肿大比较少见，但是可出现直肠周围脂肪增生。

在骨骼状态测量中，骨密度仪（DXA）是已经广泛接受的定量检测手段。WHO 成人骨质疏松诊断标准是基于 T 评分的，即测量的骨密度（BMD）结果与处于骨量高峰期的年轻成年人的平均 BMD 对比，T 评分≤2.5 倍标准差的平均高峰骨量即可诊断。尽管 T 评分是骨密度仪 BMD 的标准组成部分，但是通过与成人高峰骨量对比来评估儿童骨骼健康是不适合的。儿童的评估是相对于年龄或身材，即 Z 评分。许多研究均报道过 IBD 儿童中 DXA 检测 BMD 下降。然而 DXA 检查常被疾病对生长的影响而受到影响。一些研究证实 IBD 儿童由于生长迟缓，其骨骼相对于年龄来说较小，但是相对于骨骼大小来说其骨质含量是足够的。因此一些研究开始通过三维定量计算机断层扫面（QCT）评估相对于身高的整个身体的骨质含量（BMC）。

四、MRI

对比强化 MRI 检查可作为鉴别 UC 和 CD 的手段，且与内镜有良好的可比性。然而，由于不能获取组织标本，因此不能取代内镜。尽管目前 MRI 可以检测出结肠病变，其在 IBD 相关的小肠病变的检测比较有潜力。

五、超声检查

超声检查有如下优势：便宜、非侵入性和无电离辐射。在少数的儿童研究中，超声在监测疾病活动度和评估疗效方面有合适的作用。如在中重度 UC 中，结肠肠壁增厚超过 3 mm 预测疾病活动的预测值是 82%。

第四节　内　镜　检　查

一、患者准备

对儿童和家长都应该预先告知和观看内镜检查，并回答他们的疑问，减少他们关于操作的任何担心和焦虑。对内镜操作了解越多的儿童越少担心。焦虑的减轻甚至可减少静脉镇静药物的剂量。在高度紧张时，儿童友好型装饰的内镜房间及年龄适当的录像和熟悉的面孔是很重要的。

全面筛查以鉴别潜在的镇静或麻醉的风险是很重要的。尽管黏膜活检后出血与外周血凝血功能轻度紊乱几乎没有关系，但是易出血体质可能要求提前准备配好血以备用。在怀疑心内膜炎或免疫抑制的儿童中，抗生素的预防性使用是有价值的。由于操作过程可导致由肠道细菌移位引起的低级别菌血症，通常推荐在操作前 30 min 及操作后 6 h 静脉或肌内注射氨苄西林（50 mg/kg，最大量 2 g），联合庆大霉素（2 mg/kg，最大量 120 mg）。青霉素过敏者用万古霉素（20 mg/kg，内镜操作前 1 h 缓慢静脉滴注）替代。

二、肠道准备

大剂量口服电解质清肠剂有明显的缺点，可引起水电解质紊乱。这些口服清肠剂的改进更易被儿童接受，如低容量不可吸收聚乙二醇的肠道准备方法在儿童患者中越来越受欢迎，而且耐受性好，无明显的电解质紊乱。

三、监测和镇静

镇静的目标包括确保患儿的安全，缓解焦虑，镇痛，遗忘及保证充足的检查时间。在儿童中关于上消化道镜和回结肠镜的检查过程中镇静和全麻使用的优缺点已经争论了好几年。在所有龄的患儿中，为减少回结肠镜检查的痛苦，使用深度镇静通常是必要。当镇静时，复苏设备应放在易于获取的地方，由接受过儿童高级生命支持的 $1 \sim 2$ 个医师负责保持气道的通畅，监测呼吸、心率、血压和氧饱和度，注意严重的风险如低血压、呼吸功能下降，甚至呼吸抑制等。目前尚缺乏全麻较镇静有更高的并发症发生率的证据。事实上，全麻中气道的管理更有效和安全。

四、内镜检查

（一）胃镜检查

上消化道受累相对不常见，因此常规并不进行胃镜检查，除非存在上消化道症状，如吞咽困难、吞咽不适、恶心和（或）呕吐以及口腔阿弗他溃疡。传统上，UC 仅累及结直肠，偶可累及回肠，然而，目前已发现到上消化道炎症也可在 UC 中存在。

（二）结肠镜检查

通常来说，成人结肠镜的直径较大，在儿童中使用低限是 $3 \sim 4$ 岁和（或）$12 \sim 15$ kg，使用时需要特别小心，当有过度的抵抗时不要进镜，以避免结肠穿孔。与成人不同，在儿童中未发现结肠镜后菌血症，且并发症较少见。正常的结肠黏膜呈闪闪发光的肉粉色，并可见黏膜下血管分支网。黏膜表面光滑是健康结肠的特征，同时没有接触性出血、易脆性和渗出物。UC 的早期改变是弥漫性红斑及血管结构模糊不清（充血和水肿所致），伴易脆性，可发生接触性出血，散在的小溃疡可融合形成大溃疡。长期病变可引起假息肉的发生。

（三）超声内镜

在成人中，肿瘤分期是超声内镜检查的主要指征；在儿童和青少年中，其指征包括怀疑存在起源于腺瘤的早期侵入性肿瘤，评估无蒂息肉的深度和范围以指导切除，评估结肠狭窄、瘘管和吻合口，评估 IBD 的范围和深度，评估血管病变的范围和深度，检查直肠和结肠在门静脉高压时的静脉曲张情况，以及怀疑淋巴瘤时。

第五节　组织病理学检查

一、早期组织学特点

局灶活动性结肠炎（FAC）、黏膜嗜酸性细胞增多等可在 IBD 早期出现，但也可以出现在其他疾病中，如自限性结肠炎、食物过敏、原发性免疫缺陷病和自身免疫性肠病，需联合其他组织病理学特征，如浆细胞、隐窝及杯状和帕内特细胞的情况予以鉴别。

二、特征性表现

显微镜下，UC 以局限于黏膜和黏膜下浅层炎症为特征，肠壁深层极少受累，巨结肠除外。黏膜中性粒细胞浸润，隐窝炎，上皮变形，杯状细胞减少甚至消失，隐窝脓肿是活动性 UC 的表现，隐窝脓肿破溃到固有层或糜烂时可导致组织细胞的聚集，形成肉芽肿样结构，需注意鉴别；隐窝结构改变如腺体不规则分支和萎缩，通常伴单核细胞浸润，则是慢性 UC 的表现。另外，隐窝上皮转化的增加导致杯状细胞减少和帕内特细胞化生，值得注意的是，在正常年轻儿童的远端结肠也可出现帕内特细胞化生。假息肉在 UC 中较常见，其柄较短，表面光滑，其广泛树枝样分支及融合可导致黏膜桥的形成。

结肠恶性肿瘤是 UC 的长期并发症。在 UC 发病 10 年后其发生风险以每年高于普通人群的 1% 递增。不幸的是，在儿童中，缺少描述 IBD 中早发 UC 和最终肿瘤的风险的长期前瞻性数据。由于异型增生（DALM）和腺瘤已证实可存在于有长期结肠炎病史的青少年和年轻成年人中，在 10 岁前发生结肠炎的儿童在其青春期时及此后每年应行结肠镜筛查，有研究甚至建议，在儿童期就患 UC 的患者中行预防性结肠切除术。

第六节 鉴 别 诊 断

一、急性期

急性腹泻时需注意与肠道细菌或寄生虫感染、食物过敏（通常为 < 2 岁且有特异性反应家族史的婴儿中出现，可行斑片实验明确）及急性阑尾炎鉴别。

二、慢性期

当出现慢性或复发性肠道症状时应注意与以下疾病鉴别：肠道感染［如小肠结肠炎耶尔森菌感染、致病性大肠杆菌（EPEC）和侵袭性大肠杆菌（EAEC）、溶组织阿米巴感染、肠道结核及原发性 CMV 肠道感染等］、乳糜泻、嗜酸性粒细胞胃肠炎、原发性或获得性免疫缺陷性疾病、自身免疫性肠病、肠道肿瘤（特别是肠道淋巴瘤）及血管疾病如过敏性紫癜等。

第七节 治 疗

一、氨基水杨酸类制剂

氨基水杨酸类制剂在成人 UC 的诱导和维持缓解中均已证实有明显疗效，是成人轻中度 UC 的一线疗法，在轻中度 UC 儿童的治疗中也是重要的药物。不过，UC 患儿的相关研究数据较少且无随机对照研究，因此，儿童人群中 5-ASA 的口服剂量差异较大，一般在 $30 \sim 100$ mg/（kg·d^{-1}），最大剂量为 4 g/d。

二、抗生素疗法

目前，没有有关 IBD 患儿抗生素治疗疗效和安全性的随机对照研究。尽管 FDA 已批准甲硝唑用于感染和慢性 IBD 的治疗，但已有研究发现甲硝唑、万古霉素和环丙沙星在活动性 UC 中无明显疗效。一般当患者出现发热和结肠炎恶化时，可使用三联抗生素，即阿莫西林、庆大霉素和甲硝唑，直到细菌双重感染导致疾病恶化的可能性已排除且大便培养和血培养阴性时抗生素方可停掉。不过伴 PSC 的 UC 患儿中口服万古霉素治疗已证实有一定疗效。

三、GCS

GCS 在短期治疗中可导致外形变丑（如满月脸和水牛背），在长期使用中可导致骨质疏松和生长迟缓，因此限制了其在儿童和青少年中的使用。除了不良反应外，GCS 抵抗和 GCS 依赖也较常见。目前的趋势是在儿童和成人 IBD 中减少甚至是避免使用 GCS。

四、6-MP

6-MP 和它的前代药物 AZA 以其免疫抑制和淋巴细胞毒性而知名，在儿童 UC 的维持缓解中的疗效已被证实。临床实践中，药物遗传学和代谢物检测的应用可提高 UC 儿童对抗代谢治疗的整体临床应答率，减少疾病复发及降低结直肠癌的发病风险，并减少抗代谢物导致的不良反应风险。6-MP 和 AZA 的代谢物 6-TGN（活性成分）和 6-MMP 的浓度检测有助于治疗中疗效的监测和为转换治疗提供依据。全血细胞计数和红细胞 6-TGN 监测适用于巯嘌呤甲基转移酶（TPMT）水平过低（<5）或过高（>12）时。

五、MTX

MTX 有包括叶酸独立通路的多种作用机制，1 周 1 次的低剂量 MTX，口服或肠外使用，已证明能发挥其免疫调节作用。目前发表的数据已表明 MTX 在 CD 中的疗效，但是缺乏在 UC 方面可信服的数据，直到在儿童 UC 中出现关于 MTX 的前瞻性、长期疗效和安全性的数据，常规推荐 MTX 作为一线免疫调节剂的时机才算成熟。MTX 的生殖系统毒性是需要特别注意的毒性。因此，对于那些不计划怀孕或者对嘌呤类物质不应答或不耐受的患者，MTX 是比较有潜力的二线免疫调节剂。

六、IFX

TNF-α 是主要的炎症因子，而 IFX 是人鼠嵌合型的针对 TNF-α 的 IgG1 单克隆抗体，其作用除了中和 TNF 外，也阻止白细胞迁移、诱导 T 淋巴细胞和单核细胞凋亡、补体依赖的细胞毒性及抗体依赖的细胞毒性。

IFX 在中重度 UC 患儿中可作为诱导和维持缓解治疗手段，并在 GCS 难治性和 GCS 依赖的患者中有一定的作用，可达到无 GCS 缓解和恢复生长。这可能是由于：①TNF-α 对骨骼生长的作用消失；②由于疾病活动度改善而使 GCS 的使用剂量减少；③线性生长增加。

系统的每 8 周 1 次的 IFX（5 mg/kg）维持缓解治疗在临床应答和缓解方面优于间断性治疗或每 12 周 1 次治疗。IFX 的安全性总体上令人满意，其不良反应主要与其嵌合部分和抗抗体（ATI）的形成有关，其他不良反应还包括急性输液反应、失应答和迟发型过敏反应以及机会性感染和恶性肿瘤。

其他生物制剂如 ADA、CZP 和 NTZ 等还处于临床研究中。

（陈白莉　冯婷）

主要参考文献

[1] Dan T, Arie L, Johanna C E, et al. Management of pediatric ulcerative colitis: Joint ECCO and ESPGHAN evidence-based consensus guidelines[J]. JPGN, 2012, 55（3）: 340–361.

[2] Gert V A, Axel D, Bernd B, et al. Second European evidence-based consensus on the diagnosis and management of ulcerative colitis Part 3: Special situations[J]. Journal of Crohn's and Colitis, 2013, 7（1）: 1–33.

[3] Axel D, James O L, Andreas S, et al. Second European evidence-based consensus on the diagnosis and management of ulcerative colitis Part 2: Current management[J]. Journal of Crohn's and Colitis, 2012, 6（10）: 991–1030.

[4] Axel D, Rami E, Fernando M, et al. Second European evidence-based consensus on the diagnosis and management of ulcerative colitis Part 1: Definitions and diagnosis[J]. Journal of Crohn's and Colitis, 2012, 6（10）: 965–990.

[5] Rahier J F, Magro F, Abreue C, et al. Second European evidence-based consensus on the prevention, diagnosis and management of opportunistic infections in inflammatory bowel

disease[J]. Journal of Crohn's and Colitis，2014，8：443-468.

［6］Magro F，Langner C，Driessen A，et al. European consensus on the histopathology of inflammatory bowel disease[J]. Journal of Crohn's and Colitis，2013，7：827-851.

［7］Vito A，Marco D，Matthew D R，et al. European evidence based consensus for endoscopy in inflammatory bowel disease[J]. Journal of Crohn's and Colitis，2013，7：982-1018.

［8］Panes J，Bouhnik Y，Reinisch W，et al. Imaging techniques for assessment of inflammatory bowel disease：Joint ECCO and ESGAR evidence-based consensus guidelines[J]. Journal of Crohn's and Colitis，2013，7：556-585.

第十六章

生　育

UC 是一种病因尚不十分清楚的直肠和结肠慢性非特异性炎症性疾病。病变主要局限于大肠黏膜与黏膜下层。临床表现为腹泻、黏液脓血便、腹痛。病情轻重不等，多呈反复发作的慢性病程，往往需要长期服药，给个人生活质量带来极大影响。由于多见于 20～40 岁，UC 患者常常面临着生育问题。这些育龄期患者常担忧自身疾病和病情进展会影响生育，对治疗药物的安全性亦产生疑虑。面对患者的种种担心，毫无疑问医师的建议在很大程度上影响了患者的态度和选择。此外，医师对患者病情的认识和控制程度、药物的选用等对妊娠是否成功亦起关键作用。因此，为科学建议和指导育龄期 UC 患者，针对育龄期 UC 患者进行科学建议和指导，临床医师首先应对 UC 与生殖、妊娠、药物安全、哺乳等一系列问题有充分的认识。

第一节　UC 对生殖能力的影响

研究发现，UC 患者受孕率比普通人群低，可能主要与一些患者采取主动避孕有关。超过 1/3 的患者认为 UC 治疗药物对胎儿有害，因而惧怕妊娠，部分患者认为妊娠会使疾病复发、加重或影响胎儿发育而避免妊娠，还有部分患者则因反复腹痛、腹泻困扰而主动选择避孕。

事实上，UC 本身不是妊娠的禁忌证，患者的年龄、营养状况、外科手术、疾病活动度等因素可能会影响生殖能力，但就整个 UC 育龄女性患者群体而言，她们中的 85%～90% 可以正常妊娠。

一、疾病活动情况

缓解期 UC 患者的生殖能力与正常人群无明显差异，活动期患者的生殖力有所下降，可能与活动期输卵管炎和卵巢炎、手术干预、腹腔黏连等因素有关。

二、药物

（一）女性

大部分药物本身对女性患者的生殖能力无影响。

目前尚无氨基水杨酸制剂、GCS 和 AZA 降低女性生殖能力的报道，认为上述药物不会导致女性不孕症的发生。

MTX 有明确致畸作用，计划生育时即应避免使用，至少应停用 MTX 3～6 个月方可妊娠。

生物制剂方面 IFX 的研究比较多，认为女性备孕期使用是安全的，不影响女性生殖能力。

现无 CsA 和 FK506 对 UC 女性患者生殖能力影响的资料，但肝移植方面的研究提示 CsA、FK506 不影响女性生殖能力。

（二）男性

SASP 可导致 60% 男性出现可逆性不孕。具体的作用机制目前仍不清楚，可能与 SASP 引起精子运动能力和数量下降有关。当停药或调整为 5-ASA 后，精子穿卵力及其他生育指标会有所改善，恢复正常生殖能力。鉴于精子的平均寿命为 120 d，建议男性患者在考虑生育能力时，提前 4 个月停用 SASP 或改用 5-ASA。虽然 SASP 会影响精子质量，但男性在 SASP 服药期间仍然可使其配偶怀孕。一项纳入 22 名男性 IBD 患者的研究发现，有 5 名男性在持续服用 SASP 期间其配偶成功怀孕。对于 5-ASA，曾有 1 例病例报道一名男性服用 5-ASA 后出现可逆性不孕，随后未见类似报道。

很多疾病需要使用 GCS 治疗，泼尼松、泼尼松龙和布地奈德是最常用的 GCS。至今未发现 GCS 会影响精子质量和生殖能力。男性患者在备孕期可短期使用 GCS 以控制病情。

免疫抑制剂包括 AZA 和 6-MP。研究发现男性 IBD 患者使用这两种免疫抑制剂后不影响精子的质量，不会导致男性出现不孕。

MTX 对男性生殖能力的影响结论不一。部分研究认为 MTX 不影响精子质量，但一项 MTX 治疗银屑病的研究报道，MTX 可导致可逆性精子减少，停药数月后可逐渐恢复。在有关男性备孕期服用 MTX 的研究中，目前尚未发现 MTX 有致男性生殖能力下降风险。由于 MTX 有明确的致畸作用，推荐男性备孕者应至少提前 3 ~ 6 个月停用 MTX。

IFX 可使精子能动性及正常椭圆形态出现轻微变化，但总体而言精子质量是没有变化的，这些改变是否会对男性生殖能力造成影响有待进一步研究。男性备孕期间可以使用 IFX。

现无 CsA 和 FK506 对 UC 男性患者生殖能力影响的资料，肝移植方面的研究提示 CsA、FK506 不影响男性生殖功能。

三、腹部手术史

（一）女性

多项研究发现手术治疗后的女性患者生殖能力下降。一项荟萃分析报道，女性 UC 患者行 IPAA 后不孕症的发生风险是内科治疗患者的 3 倍，这可能与手术导致输卵管积水、输卵管伞部结构破坏、输卵管堵塞等并发症有关。

现有大量文献报道可经腹腔镜行 IPAA 手术，但结果不一致。有的研究发现其不孕症的发生风险与传统开腹手术一样，有的则发现减少了不孕症发生率。

生育期的女性患者可选择行一期手术行全结肠切除 + 直肠封闭 + 回肠造口术，随后再二期手术行 IPAA 的手术方案，但目前没有证据支持这有助于降低不孕症的发生率。同时，这种术式可能会导致患者出现造口狭窄、梗阻、周围皮肤炎等罕见并发症。

（二）男性

UC 男性患者行 IPPA 后可能会出现逆行性射精和勃起功能障碍，导致少数男性不孕。但总体而言，UC 男性患者术后性功能与术前无明显差别，甚至有所增强。目前尚无研究分析这种性功能改变对男性生殖能力有何影响。

第二节　UC 与妊娠间的相互影响

在 UC 与妊娠之间有两个重要的问题：一是妊娠是否促进 UC 活动，增加患者治疗负担；二是 UC 及其治疗是否影响妊娠的结果。

一、对孕妇的影响

（一）妊娠期间 UC 病情变化

妊娠对 UC 的影响，主要取决于受孕时 UC 是否处于活动状态。经较大样本调查发现，受孕时疾病处于缓解期，75%患者妊娠期间继续保持在缓解期；受孕时疾病处于活动期的患者，51%患者妊娠期间疾病仍将保持中－重度活动性。即使是予以积极治疗，妊娠过程中病情多数仍然会处于活动期。所以，建议 UC 患者在疾病缓解期怀孕。

UC 患者妊娠期间若出现病情复发，患者不必终止妊娠。因为目前尚无证据证明诱导流产能改善疾病的活动，甚至有报道流产会导致病情进一步恶化。

少数患者在妊娠期或产褥期会初发 UC，主要为重型或暴发型。曾有报道 5 例孕妇妊娠期间初发 UC，结果 4 例在分娩或流产后死于暴发型 UC。尽管这种情况比较少见，但也应予以高度重视。

（二）分娩方式

UC 患者剖宫产率研究结果不一致。早期研究发现 UC 患者剖宫产率明显增加，但近期一项大型研究发现，UC 患者总体剖宫产率与正常人无明显差别。

UC 孕妇的最佳分娩方式目前仍存在争议，至今尚无随机对照的前瞻性研究结果。

现认为分娩方式应根据产科的需要及适应证决定。曾行 IPAA 手术的 UC 患者应选择剖宫产，因为 IPAA 手术改变了直肠肛门正常的生理结构与功能，患者易出现大便失禁，术后患者较正常人更加依赖完整的盆底肌和肛门括约肌结构与功能来维持正常的排便功能。

UC 患者回直肠吻合术虽然保留了正常的直肠结构与功能，但术后常出现稀烂便，且存在病情复发需二次手术治疗的风险。所以，回直肠吻合术后患者也应选择剖宫产分娩。

既往有结肠造口术、回肠造口术等手术史的患者可经阴道分娩，但若存在其他原因导致分娩风险增加时，应适当降低其剖宫产适应证。

既往无手术史的 UC 患者主要由产科医师根据相关适应证并结合患者具体病情选择分娩方式。

研究发现，IBD 患者经阴道分娩后永久性大便失禁的发生率较正常人高。阴道分娩时会阴切开术可能会出现肛周括约肌损伤，且发生率不低，影响患者排便功能。建议阴道分娩时应在避免会阴撕裂伤的前提下避免会阴切开术。括约肌损伤风险在第一次分娩时最高。

总之，UC 患者分娩方式的选择主要取决于产科适应证，但需结合产后括约肌及盆底肌损伤对胃肠道可能产生的短期及远期不良影响，权衡利弊后慎重抉择。

（三）分娩后 UC 复发情况

与 CD 患者妊娠期及产后病程进展不同，ECCO 研究发现 UC 妊娠患者相较于非妊娠患者在妊娠期［相对危险度（RR）=2.19］及产后（RR=6.22）复发风险更高。

（四）其他

20%～30% IPAA 术后患者的妊娠期间，尤其是妊娠晚期 3 个月会出现储袋功能障碍，表现为肠蠕动增加，大便次数增多，排便急甚至大便失禁，但这些改变在产褥期会完全恢复。

二、对胎儿的影响

UC 患者出现不良妊娠结局的整体风险较正常人高。

目前主流观点认为 UC 患者更易出现流产（包括人工流产和自然流产）、早产（妊娠满 28 周至不足 37 周分娩者）、低出生体重儿（出生体重小于 2 500 g 者）。

近期瑞士一项研究纳入了 470 110 名单胎妊娠女性，其中包括 1 833 名 UC 患者和 1 220 名 CD 患者，结果发现 UC 患者流产、早产、低出生体重儿、小于胎龄儿及死产发生风险增高。

目前尚不清楚患者发生妊娠不良事件是否与 UC 疾病本身、疾病活动情况或治疗药物有关。但研究发现，患者在病情持续活动状态下受孕或妊娠，不良事件发生风险增高，若在疾病缓解期妊娠，患者不良事件发生风险与正常人无差别，说明疾病严重程度会显著影响 UC 患者的妊娠结局。

此外，患者受孕年龄、吸烟状态等因素也影响 UC 患者妊娠结局。

对于先天畸形发生风险，目前的研究结果仍模棱两可。就 IBD 而言，UC 较 CD 更易出现胎儿或婴儿先天畸形。

三、对新生儿的影响

除前面提及的早产、低出生体重儿外，UC 患者足月分娩的新生儿没有其他重大缺陷，其新生儿 Apgar 评分、死亡率、重症监护室住院率、癫痫发作等与健康对照组相比无明显差异。

四、对婴儿、儿童的影响

（一）遗传易感性

众所周知，IBD 是一种遗传易感性疾病，5.5% ~ 22.5% 的 IBD 患者存在 IBD 家族史。

UC 患者的兄弟姐妹的患病 RR 是 7 ~ 17。也即是：假设欧洲和北美的 UC 发病率为 10 人 /（10 万人·年），UC 患者的兄弟姐妹的患病风险仅为 0.5% ~ 1%。

UC 患者会影响下一代的患病率。UC 患者的子女的患病风险较正常人群增加，尤其是父母双方均患 IBD，其子女患病风险最高，子女 28 周岁时其患病风险高达 30%。

与无家族史的患者相比，有家族史的 IBD 患者发病年龄较早，更倾向于表现出相同的疾病类型（CD 或 UC），甚至病变累及范围也相同，但疾病严重程度无明显差异。

（二）疫苗接种与感染风险

CD 患者妊娠期使用抗 TNF 药物，其婴儿在出生后 6 个月内可检测到抗 TNF 抗体。这种免疫耐受可能会增加婴儿后期感染风险和影响免疫系统发育、疫苗接种后的免疫应答，但到目前为止尚无感染不良事件报道及常规疫苗接种异常免疫应答发生。

子宫内暴露抗 TNF 抗体的婴儿出生后可按正常婴儿的非活疫苗接种方案定期接种相关疫苗。但这不适用于轮状病毒活疫苗、口服型脊髓灰质炎活疫苗和卡介苗等活疫苗。

2010 年 ECCO 指南建议，轮状病毒活疫苗、口服型脊髓灰质炎活疫苗、卡介苗等活疫苗适用于 6~12 月婴儿，且婴儿血液检测不出 IFX、ADA 含量或抗 TNF 抗体。现无另两种抗 TNF 药物 CZP 和 NAT 的免疫接种方案。AZA 等其他治疗药物在婴儿血液中的浓度不高，可能不会影响疫苗接种方案，目前缺乏相关权威的数据。

第三节　妊娠期 UC 的诊断

妊娠期 UC 的诊断程序与一般患者没有区别。UC 孕妇主要表现为腹泻、黏液脓血便、体重增加不明显等。体格检查可能没有明显的阳性体征，也可能出现一些非特异性的表现，如体重减轻、苍白、口腔溃疡等。此外，体格检查还可以发现一些皮肤、骨骼等方面的肠外表现。

在血液检查方面，由于妊娠期血液稀释，血红蛋白和清蛋白降低更为显著。因此，评价病情程度的血液学相关指标的价值受到影响，不能可靠地反映病情活动的真实性。慢性铁丢失在 UC 合并妊娠时也会加重，常常会引起小细胞性贫血。CRP 在妊娠期比较稳定，因此，可以用它来评估 IBD 的活动性。粪便培养可以用来鉴别诊断一些与 UC 具有相同症状的疾病，如肠道感染。腹部 X 线平片对胎儿的影响几乎可以忽略。在暴露当量 < 0.05Gy 时，不会导致胎儿异常及流产。因此，可以拍摄腹部 X 线平片来诊断中毒性巨结肠。至于 MRI，由于没有电离辐射，因而可以放心地用于妊娠期 UC 的诊断。腹部超声也基本上无风险，可以用于观察是否有脓肿形成，判定肠壁厚度。

妊娠期 UC 的内镜检查仍有争议。

一般来说，乙状结肠镜的检查是安全的。因此，这是确定 UC 是否处于活动期的重要检查手段。

尽管目前还没有足够的证据证明妊娠期 UC 患者全结肠镜检查是绝对安全的，但是，全球每年仍有约 20 000 名女性在妊娠期安全地接受了全结肠镜检查。有学者担心，妊娠早期 3 个月行肠镜检查更有可能导致胎儿流产。

在妊娠后期，由于巨大的子宫压迫腹腔和盆腔内器官，肠镜检查会变得比较困难。

由此可见，负责检查操作的内镜医师必须技术熟练，检查前或检查中遇到复杂情况时应仔细分析，慎重权衡利弊，既要完成检查，又要保证胎儿与孕妇的安全。

第四节　妊娠期 UC 的治疗

有研究表明，若 UC 患者在疾病缓解期或轻微活动时受孕，大部分孕妇妊娠期间病情都维持在平稳状态，85% 孕妇会平稳度过妊娠期，仅 1% 孕妇出现胎儿畸形，自发性流产和死产发生率与正常人无差异。相反地，若 UC 患者在病情活动阶段受孕，不良妊娠结局发生率较正常人高，且与缓解期受孕者相比，产程明显延长和低出生体重儿显著增多。

2010 年 ECCO 指南已明确提出，活动期或病情加重所导致的妊娠不良事件远多于绝大部分药物本身所致的不良反应，除 MTX 外，UC 患者在妊娠期间仍需继续维持原有药物治疗。在妊娠前和妊娠过程应及时有效地控制 UC 病情，诱导并维持疾病缓解是保证 UC 患者妊娠成功的关键。

妊娠期 UC 的药物治疗要比普通 UC 患者复杂困难得多，临床上应根据 UC 孕妇的实际病情，参照美国食品与药品管理局（FDA）关于孕妇药物安全等级划分（表 16-1），灵活地选用有关药物，积极地把病情控制在缓解期，并且要迅速果断地处理好并发症。

表 16-1　FDA 对妊娠 UC 治疗药物的推荐

药物分类	药物	FDA 分级	妊娠建议
氨基水杨酸类	SASP、巴柳氮、美沙拉嗪	B	安全
	奥沙拉嗪	C	安全
抗菌药物	甲硝唑	B	安全
	环丙沙星	C	证据有限，可能安全
GCS	泼尼松、泼尼松龙、	C	安全
	布地奈德	B	安全

药物分类	药物	FDA 分级	妊娠建议
免疫抑制剂	AZA/6-MP	D	安全
	MTX、沙利度胺	X	禁忌
生物制剂	IFX	B	可能安全（避免妊娠晚期使用）
	ADA	B	可能安全（避免妊娠晚期使用）
	CZP	B	证据有限，可能安全（避免妊娠早期使用）

FDA 关于孕妇药物安全等级划分如下。

A 级：大量设计良好的动物和临床对照研究均未提示存在胎儿致畸的风险。

B 级：无胎儿致畸风险的临床证据。该证据可以是动物实验提示风险，但临床试验未证实；亦可以是动物实验未发现风险，但临床对照研究相对缺乏。

C 级：风险不能排除。缺乏来自设计良好的临床对照试验的证据，但动物实验已显示有胎儿致畸风险的发生或动物实验亦缺乏，然而药物潜在的收益可能远远高于其风险。

D 级：风险证据存在。临床调查提示有风险，然而药物潜在的收益可能高于其风险。

X 级：动物和临床试验已证实胎儿致畸作用，其风险远高于可能的收益，药物属于禁忌。

一、氨基水杨酸制剂

氨基水杨酸制剂包括 SASP 和 5-ASA 两类，运用氨基水杨酸制剂治疗妊娠期 UC 女性已有多年的历史。实践证明，这类药物比较安全。

FDA 将 SASP 列为妊娠 B 级药物，SASP 及其代谢产物磺胺吡啶能通过胎盘屏障和抑制叶酸的合成。根据 SASP 的这种化学特性，人们猜测 SASP 有致神经管缺陷、唇腭裂等畸形的发生风险，但临床未见相关报道。此外，磺胺吡啶能取代胆红素与清蛋白结合，导致新生儿出现黄疸，目前亦未见相关病例报道。大量研究表明，胎儿的并发症和自发性流产等的风险并未因使用该药而增加。

5-ASA 在妊娠期 UC 女性应用更为广泛。由于美沙拉嗪的肾脏排泄速率很快，其胎盘通过量很少。已有研究表明美沙拉嗪并不增加妊娠期间如流产、先天畸形等不良事件的发生风险，而早产、死产、低出生体重儿的发生风险的研究结果不一致。早期一项纳入 165 名美沙拉嗪治疗的 IBD 患者（其中 146 例在妊娠早期 3 个月使用美沙拉嗪）的研究发现，美沙拉嗪与低出生体重儿和早产相关，该研究不能排除疾病活动度对研究结果的影响。近期一项纳入 642 名美沙拉嗪或 SASP 治疗的 IBD 患者荟萃分析发现，美沙拉嗪或 SASP 不增加早产、低出生体重儿、死产的发生风险。总体而言，目前认为妊娠期间服用常规剂量（3 g/d）美沙拉嗪是比较安全的。然而，有研究报道较大剂量给药（4 g/d），可能引发新生儿肾功能不全。较大剂量美沙拉嗪的妊娠安全性仍需进一步研究。某些美沙拉嗪缓释片如安萨科（Asacol）表面会使用邻苯二甲酸二丁酯（DBP）涂层。最近动物实验发现 DBP 增加动物泌尿系统先天畸形的发生风险。一名妇女使用这类美沙拉嗪后在其尿液中检测出高浓度的 DBP 代谢产物。生活中许多常用药物和膳食添加剂含有 DBP 成分，目前尚无 DBP 导致人类先天畸形的研究报道，但有研究发现 DBP 可能与青少年性早熟相关。

FDA 将含 DBP 涂层的美沙拉嗪从 B 级降至 C 级。UC 患者妊娠期应避免使用这类美沙拉嗪。

尽管奥沙拉嗪在动物实验中有胚胎发育异常的个案，但是目前还未证实这一药物能否透过胎盘屏障。FDA 将奥沙拉嗪的风险列为 C 级，这表明当临床认为使用益处明显大于潜在的风险时，还是可以使用该药的。

此外，因为 SASP 影响叶酸的合成，而叶酸在神经管发育中起重要作用，建议患者在服用 SASP 时，在妊娠前 3 个月、妊娠全程、产后 4~6 周及哺乳全程除进食富含叶酸的食物外，每日还要补充 2 mg 的叶酸。

二、GCS

GCS 是治疗中、重度 UC 最常用的药物，用于 UC 急性期诱导缓解可迅速奏效。这类药物的主要缺点是作用广泛，干扰全身各系统的生理功能，但并不能预防 UC 复发。所以，GCS 不宜作为 UC 维持缓解的药物。

FDA 对 GCS 的妊娠安全分级定义为可的松 D 级，倍他米松 C 级，地塞米松 C 级，泼尼松 B 级，泼尼松龙 B 级，布地奈德 B 级。

尽管 GCS 可以透过胎盘屏障，但会在合体滋养层 11- 氢化酶的作用下快速降解成低活性的代谢产物，因而胎儿体内 GCS 浓度很低，对胎儿的影响很小。泼尼松、泼尼松龙和甲泼尼龙在胎盘的降解效率更高，其在胎儿体内的药物浓度明显低于地塞米松和倍他米松。UC 患者妊娠期间 GCS 治疗首选泼尼松、泼尼松龙或甲泼尼龙。

动物实验提示 GCS 可导致不良妊娠结果，但未能在人体得到证实。早期曾有研究发现妊娠前 3 个月服用 GCS 会增加胎儿唇腭裂发生风险。然而另一项纳入 51 973 名孕妇的研究发现，妊娠早期服用 GCS 者的胎儿畸形发生率与未服用者无明显差异，均未发生唇腭裂。随后又有另外两项病例对照研究也证明 GCS 不增加唇腭裂发生风险。这提示 GCS 似乎对唇腭裂可能产生轻微的影响，但不会导致明显的畸形。

UC 孕妇使用 GCS 治疗后流产、早产、低出生体重儿的发生风险与正常人类似。

有部分研究提出，GCS 可能会影响婴儿下丘脑 - 垂体 - 肾上腺轴的功能，导致新生儿肾上腺功能不全，但仅有 2 例病例报道称妊娠晚期使用 GCS 可抑制新生儿肾上腺功能，证据等级低。目前仅有一项小样本研究报道，IBD 孕妇使用布地奈德不增加妊娠不良事件发生率。

总体来说，妊娠期间使用 GCS 是相对安全的，为避免潜在的胎儿唇腭裂风险，妊娠期使用 GCS 应尽可能避开妊娠早期 3 个月，且尽可能采用较小的有效剂量。

此外，GCS 增加高血压与糖尿病的患病风险，严重影响母婴的健康。患者妊娠期间需严密监测血压、血糖、尿常规变化，及早发现妊娠期高血压和糖尿病并及时予以相应处理。

三、AZA 与 6-MP

AZA 能通过胎盘屏障，脐带血可测得相当于母体 1/2 水平的 AZA 代谢产物 6-TGN。

FDA 将 AZA 和其代谢产物 6-MP 的妊娠安全分级均定为 D 级。

AZA 及 6-MP 可干扰腺嘌呤及鸟嘌呤核苷酸的合成，人们以细胞毒作用来推测这类药物可能存在胎儿致畸作用。

动物实验已证实 AZA 或 6-MP 可导致胎儿腭裂、骨骼异常等先天畸形，但大量研究发现女性患者服用 AZA 或 6-MP 后不提高其子女先天畸形的发生风险。一项荟萃分析报道 AZA 除了增加早产发生风险以外，不影响低出生体重儿、先天异常的发生风险。

近期另一项大型的临床试验（PIANO study）亦报道，妊娠期使用免疫抑制剂不增加先天畸形、新生儿生长发育异常及其他并发症的发生风险。

另外，AZA 和 6-MP 为免疫抑制剂，能抑制免疫系统，可能会对新生儿的免疫系统及血液系统产生近期或远期影响。有一项研究对宫内暴露 AZA/6-MP 的婴儿平均随访 4 年后发现，这些婴儿的感染风险没有增加，生长发育及免疫系统功能未出现异常。

对于血液系统，一项研究发现 16 名宫内暴露 AZA/6-MP 新生儿中有 10 名出现贫血。

现普遍认为 UC 疾病活动度对胎儿的影响大于药物本身的影响。对于 UC 妊娠期女性，通常建议妊娠前停止服用此类药物，如果临床经过慎重考虑，认为有必要使用此类药物，则可以继续使用维持病情缓解。一般不建议此类药物作为治疗首选。

AZA/6-MP 治疗期间妊娠，建议继续使用 AZA/6-MP 治疗及继续妊娠，同时密切注意患者是否出现 AZA/6-MP 相关不良反应。6-TG 能通过胎盘屏障，目前尚无妊娠相关安全性研究，所以不建议 UC 患者妊娠期间使用 6-TG。

男性患者使用 AZA/6-MP 不影响其配偶的妊娠结局。一项研究发现，男性 IBD 患者在其配偶受孕前 3 个月内仍服用 AZA，其配偶妊娠不良事件发生率与受孕前停药超过 3 个月者相似。

四、CsA、FK506

对任何疾病的患者，CsA 和 FK506 都是一种有严重毒副反应的强效免疫抑制剂，临床上广泛用于预防和治疗骨髓移植后的移植物抗宿主免疫反应及抑制实体器官移植后的排斥反应。

现有的 CsA 和 FK506 妊娠安全数据主要来源于这些移植患者。CsA 能通过胎盘，动物实验未发现 CsA 有致畸作用。一项纳入 15 项研究共 410 例使用 CsA 患者的荟萃分析，发现使用 CsA 后先天畸形的发生率为 4.1%，与正常人群无差异（$OR=3.83$，95% CI：$0.75 \sim 19.6$）。另一项荟萃分析发现，CsA 与妊娠不良事件早产、低出生体重儿相关。CsA 对母体有肝肾毒性，目前只限用于少数对 GCS 不敏感的难治性重症 UC，以避免或延缓手术治疗，使患者顺利度过妊娠期。

目前 UC 患者 CsA 妊娠安全性研究仅限于少量重症 UC 的小样本研究，未发现 CsA 导致先天畸形，但可能会导致早产和低出生体重儿，尚不清楚是与患者本身严重疾病或 CsA 相关。

此外，有研究表明重症 UC 手术治疗与严重妊娠不良事件相关，使新生儿死亡率高达 49%，产妇病死率高达 22%。所以暴发型 UC 孕妇或 GCS 治疗无效的难治性 UC 孕妇可以选择使用 CsA 治疗，以避免妊娠期急诊手术治疗。由于 IFX 是 B 级药物，且其临床资料比 CsA 更丰富，这种情况下常优先选择 IFX 治疗。

FK506 妊娠安全性的数据主要来源于移植患者。一项研究共纳入了 84 名孕妇，最终产下 100 名新生儿，其中 59% 新生儿为早产，3 例新生儿死亡，4 例先天畸形。此外，该研究还发现 14% 新生儿出现短暂但有意义的血钾升高（血钾 > 7 mmol/L）。另一项研究对 37 名孕妇分娩的 49 名新生儿进行 13 年随访发现 FK506 显著增加早产率，但不增加先天畸形的发生风险。目前关于 FK506 治疗 UC 的妊娠安全性的研究很少。仅有一个病例报道一名 UC 患者妊娠期使用 FK506 治疗后足月顺产一名健康婴儿（Apgar 评分 9/10/10；出生时体重 3 500 g，身长 51 cm）。

五、MTX

MTX 属于 X 级药物，有明显致畸作用。虽然有少数研究报道 IBD 患者妊娠期间暴露 MTX 后仍产下正常新生儿的个别病例，目前普遍认为 MTX 可使自发性流产的风险大为增加，导致孕妇反复自发性流产。

此外，胎儿暴露 MTX 后出现宫内生长发育迟缓、颅面畸形、肢体缺失、中枢神经系统异常如无脑畸形、脑积水和脊髓脊膜膨出的概率很高。

因此，MTX 禁用于妊娠或任何计划怀孕的女性，接受 MTX 治疗的患者应采取科学避孕措施。若患者出现意外受孕，立即停用 MTX 并同时补充大剂量叶酸、评估胎儿情况和考虑是否终止妊娠。

MTX 在细胞内的代谢产物多聚谷氨酸 MTX 半衰期很长，需要经过 6 周左右的时间才会达到稳定状态或完全从患者体内清除。UC 男性或女性患者至少应在计划妊娠前 3～6 个月停药。

六、生物制剂

TNF 是 UC 发病过程中的一个主要的炎症因子。近年来，随着生物工程技术的迅猛发展，人们将 TNF-α 作为一个药物靶点开发了许多新型生物制剂用于 CD 临床治疗。常见的生物制剂包括：IFX、ADA、CZP、NAT，多用于免疫抑制剂治疗无效或 GCS 依赖的 UC 患者。

IFX 属 IgG1 单克隆抗体，是 FDA 妊娠分级 B 级的药物。

动物实验的研究表明，IFX 没有母体毒性、胚胎毒性和致畸作用等。

许多临床研究也证实 UC 患者妊娠早中期使用 IFX 是安全有效的，能够使病情很好地维持在缓解期及顺利分娩足月新生儿。

目前关于 IFX 药品安全性及妊娠安全最大样本量的资料主要来源于美国 Centocor 公司的 IFX 注册表及安全数据库。该临床试验于 2007 年进行，共纳入 6 200 余名 IBD 患者，其中有 168 名孕妇，结果只有 2 名新生儿出现先天异常：室间隔缺损和无脑畸形。IFX 组与安慰剂组的流产率分别是 10% 和 6.7%，新生儿并发症分别是 6.9% 和 10%，两者的不良妊娠事件无差别。IFX 妊娠早期几乎不通过胎盘屏障，但妊娠中晚期却能经主动运输有效地通过胎盘屏障。这虽可以避免胎儿在妊娠早期器官发育的关键时期暴露于 IFX，但可能会使胎儿及出生数月内的婴儿体内存在 IFX。已有研究在胎儿及出生 6 个月婴儿检出 IFX。文献报道，有 8 名 IBD 孕妇每隔 8 周注射 1 次 IFX，最后一次使用 IFX 中位时间是分娩前 66 天。8 名患者均产出 8 名健康婴儿。这 8 名婴儿出生时血液中的 IFX 含量较母亲高并持续至出生后 2～7 个月。由于新生儿的单核巨噬细胞系统发育不完全，抗体清除效率低下，新生儿出生时 IFX 浓度总是高于母亲，且常需要更多时间方可降至检测值下限。新生儿体内存在 IFX 可能会增加婴儿后期感染风险及影响婴儿疫苗接种后的免疫应答。曾有病例报道一名女性 IBD 患者妊娠期间使用 IFX 治疗，其出生仅 4.5 月的婴儿在接种卡介苗 3 个月后因播散性卡介苗感染而死亡。

妊娠中期末或妊娠晚期停用 IFX 有助于减少 IFX 胎盘通过量及降低 IFX 对婴儿的潜在不良影响。但这期间，患者可能存在病情复发的风险。

一项研究曾有 22 名 IBD 患者在受孕前 3 个月和妊娠 20 周前使用 IFX，结果部分患者在妊娠后 3 个月出现疾病复发，最终有 3 例自然流产，1 例稽留流产，1 例 36 周死胎（脐带异常），2 例早产，3 例低出生体重儿，无先天畸形发生。

针对这种情况，国外研究者的实践经验是若患者不临近分娩，可按照原有注射时间表给予原剂量 IFX 治疗。Centocor 公司 IFX 数据库中有 10 名 IBD 患者妊娠全程均持续使用 IFX 治疗，最终均顺利产出活婴。另外，有的学者认为此时应首选 GCS 治疗。

妊娠患者停用 IFX 确切时间目前仍存在争议。普遍认为患者妊娠早中期使用 IFX 是安全有效的。为减少对胎儿的影响，妊娠晚期应尽早输注最后一次 IFX。若患者具有 UC 高危因素或妊娠晚期仍处于活动期，可以妊娠全程使用 IFX。

对于男性，有研究报道 10 名使用 IFX 治疗的男性患者其配偶的妊娠结局，9 例活婴，1 例流产，无先天畸形发生。目前认为男性备孕期使用 IFX 是安全的。

此外，近期的 PIANO 临床试验报道妊娠期间联合使用 AZA/6-MP 和 IFX 增加 9～12 月婴儿的感染风险。

ADA 是 FDA 妊娠分级 B 级的药物，相关临床资料较 IFX 少。现已有 UC 孕妇使用 ADA 治疗后成功妊娠的病例报道。畸形学信息专家组织（OTIS）进行了一项纳入 38 名使用 ADA 孕妇前瞻性研究，同时还回顾性病例对照分析 133 名使用 ADA 孕妇。结果前瞻组有 5 人出现流产（5/38，13%），0 例死胎，妊娠不良事件发生率与病例对照组及健康人群相似，先天畸形（2/33，6.1%）与早产率分布在健康人群的预测值范围。

ADA 与 IFX 同属 IgG1 单克隆抗体，推测 ADA 的胎盘通过率与 IFX 类似。目前尚无检测 ADA 药物含量的方法，所以暂无法检测患者、胎儿和新生儿体内的 ADA 含量，不十分清楚 ADA 对患者及新生儿有何影响。

通常认为妊娠早中期使用 ADA 是安全的，但 ADA 是每周或每 2 周给药 1 次，妊娠晚期过早停止使用 ADA 可能难以避免病情出现复发，建议预产期前 8～10 周停止使用 ADA。

与 IFX 相似，在具有 UC 高危因素或妊娠晚期仍处于活动期的特殊情况下，可以妊娠全程使用 ADA。现无男性患者备孕期间使用 ADA 的数据，不清楚男性患者使用 ADA 对其子女有何不良影响。

CZP 是一种聚乙二醇人源化 Fab' 片段的抗 TNF-α 单克隆抗体，FDA 妊娠分级为 B 级。CZP 的研究资料很少，现有的动物实验和 I 期临床试验数据显示 CZP 无胎儿致畸作用，认为女性患者妊娠期使用 CZP 是安全的。不同于 IFX 和 ADA 的 IgG1 单克隆抗体，CZP 的 Fab' 片段在妊娠晚期是通过被动扩散的方式通过胎盘，导致 CZP 胎盘通过率远低于 IFX 和 ADA。动物实验证实大鼠乳汁及幼年大鼠体内的 CZP 含量低于 IFX 和 ADA。在人类身上，有研究报道 4 名妊娠期间接受 CZP 治疗的患者，在分娩期前 1～4 周给予最后一次 CZP 治疗，测得患者分娩当日 CZP 含量为 4.9～59.6 μg/mL，新生儿为 0.4～1.0 μg/mL。新生儿体内这种微量浓度几乎可以忽略不计。从这点来看 CZP 相较于其他生物制剂在妊娠期的运用更具优势。但 CZP 在胎儿器官发育的关键时期——妊娠早期能通过胎盘，尽管通过量很少且不排除其他生物制剂亦会如此，我们仍需进一步研究验证 CZP 的妊娠安全性并避免在妊娠早期使用。目前无男性使用 CZP 生育安全性的研究。

NAT 是人 IgG4 的单克隆抗体，通过整合素 α4 抑制白细胞黏附，为妊娠 C 类药物。与 IgG1 类似，IgG4 在妊娠中晚期会通过胎盘。目前无 UC 孕妇使用 NAT 的资料。一项纳入 35 名 CD 和 129 名多发性硬化患者在妊娠期间使用 NAT 研究发现，NAT 组胎儿出生缺陷率无明显差别。NAT 不像其他抗 TNF 生物制剂分级为 B 级药物，可能与 NAT 是比较新的生物制剂，临床资料缺乏，无其作用机制相似的药物可用于对照研究及成年患者使用后可能出现渐进性、多灶性白质脑病并发症有关。目前尚不明确其在妊娠期使用的安全性，患者妊娠期间使用 NAT 需要谨慎评估潜在的风险，建议接受 NAT 治疗的 UC 患者应采取避孕措施，或在妊娠前 3

个月停药。

七、抗生素

UC 患者出现感染时常常需要抗生素治疗。常用的抗生素有甲硝唑和环丙沙星。甲硝唑属 B 级药物，动物实验中发现甲硝唑有致畸及致癌的作用。目前仅有少量文献报道妊娠中晚期暴露甲硝唑会增加唇裂发生风险，未见到其他严重的胎儿畸形。近期另一项研究发现，不同妊娠期使用甲硝唑不会增加自发性流产、胎儿先天性畸形的发生风险，而且长期以来甲硝唑被广泛应用于妊娠女性细菌性阴道炎的治疗，实践证明是十分安全的。所以 UC 患者妊娠期间短期使用甲硝唑是安全的。不过，没有数据证实甲硝唑长期给药治疗 UC 有无毒副反应，建议妊娠早期 3 个月内应避免应用该药和避免长期使用甲硝唑。

环丙沙星 FDA 妊娠分级定为 C 级。关于环丙沙星妊娠安全性的证据有限。虽然动物实验发现环丙沙星会导致胎儿骨骼发育异常，但是人类致畸风险并未见到。现有研究发现，妊娠期间服用环丙沙星的女性患者发生胎儿畸形、早产和低出生体重儿等妊娠不良事件的风险与未服用者相比无明显差异。UC 患者妊娠期间短期使用环丙沙星是低风险的。环丙沙星对软骨和骨组织的亲和力高，可能引起儿童骨关节病，虽然发生风险很低，妊娠早期 3 个月内仍应避免应用该类药物。

八、营养治疗

UC 患者营养不良的原因主要与食欲减退、药物治疗引起的味觉改变、腹泻等有关。UC 孕妇由于病情活动、失血过多、吸收不良及消耗增加等原因更容易出现营养不良，导致机体蛋白质缺乏，增加妊娠女性 UC 的发病率与病死率，且不利于胎儿内宫内生长发育。所以营养支持对患有 UC 的妊娠女性尤其重要，但目前无针对 UC 妊娠女性的特殊营养建议。

平时注意 UC 孕妇体重变化，若发现早期体重无明显增加，应立即评估患者的营养状态，明确是否存在叶酸、VB_{12}、铁和 VD 的缺乏，及时加强营养支持。长期应用 SASP 会显著降低叶酸的吸收，对所有的计划妊娠及妊娠期 UC 患者都要应用叶酸制剂。对于有缺铁性贫血倾向的 UC 孕妇，要补充铁剂。

九、手术

约 20% UC 患者需要行手术。妊娠期 UC 手术适应证和非妊娠正常患者是一样的，主要是积极内科治疗无效的重度 UC、大出血、穿孔、癌变及高度疑为癌变。

现有少数研究报道妊娠早期手术干预会导致胎儿流产，妊娠晚期手术治疗会导致早产，但若不及时手术治疗，则会严重威胁胎儿和母体的健康，甚至导致死亡。对于病情严重的患者，病情持续活动造成的危害远大于手术可能导致的风险。

孕妇的手术时机常常没有选择余地，所以若临床判断 UC 孕妇有手术适应证，应及时手术处理。

目前普遍认为任何妊娠期手术治疗都是比较安全的。手术方式有直肠结肠切除术、部分结肠切除术、回肠造口术等。为避免一期吻合可能发生的术后并发症，一般首选造口术。

第五节 UC 患者的哺乳

母乳含有丰富的生物利用率高的营养物质，最适合婴儿消化吸收，其质和量随婴儿生长和需要发生相应变化，促进婴儿生长发育。另外，乳汁还含有丰富的免疫球蛋白和免疫细胞，母乳喂养能提高婴儿免疫功能。而 UC 患者常因个人原因或对药物副作用的担忧选择放弃母乳喂养。

一、母乳喂养与 UC 病情变化

一项研究认为，患者产后母乳喂养会增加疾病复发风险，但若校正妊娠期中断药物治疗混杂因素后母乳喂养与非母乳喂养患者的疾病复发风险无统计学意义。近期另一项研究发现，母乳喂养与非母乳喂养患者在产后 1 年内的 IBD 复发率无明显差别，分别是 26% 和 29.4%。现普遍认为母乳喂养不影响 UC 的病情变化。

二、母乳喂养与 UC 患病易感性

关于母乳喂养与 UC 患病关系的研究结果存在矛盾。有一项研究认为，母乳喂养与 IBD 患病无关，而另外三项研究认为母乳喂养是一种保护性因素，非母乳喂养的婴儿 UC 发病风险增高（$OR=1.5$，95% CI：$1.2 \sim 2.1$）。有两项系统评价认为母乳喂养与早发性 IBD 发病风险降低相关。

三、哺乳期用药

（一）氨基水杨酸制剂

乳汁中的美沙拉嗪含量很低，其影响几乎微不足道。早期有 2 例研究报道婴儿暴露美沙拉嗪会出现水样腹泻或血便，但随后未见类似报道。目前认为，美沙拉嗪可安全用于哺乳期 UC 患者。

SASP 和磺胺吡啶能排泄至乳汁，其含量分别只有母体的 30% 和 50%。理论上 SASP 能引起新生儿黄疸，但迄今为止未见相关病例报道。另外，曾有一病例报道婴儿经乳汁暴露 SASP 后出现血便，但随后再无类似发现。因此，UC 患者哺乳期可以服用常规剂量 SASP 或 5-ASA。

（二）AZA 和 6-MP

少量研究报道在乳汁可检测到微量的 AZA/6-MP 的代谢产物 6-甲基嘌呤和六尿酸，在服药后 4 h 内浓度最高。新生儿体内的药物含量更是微不足道。一项病例对照研究发现婴儿乳汁暴露 AZA/6-MP 后不会增加婴儿感染风险。因目前 AZA/6-MP 哺乳期安全性研究资料有限，且新生儿肝脏发育不完全，AZA/6-MP 的吸收与代谢存在明显的个体差异，现不清楚新生儿暴露 AZA/6-MP 是否存在潜在毒性。

哺乳期妇女是否可以使用 AZA/6-MP 有待进一步研究。若女性患者使用 AZA/6-MP 坚持母乳喂养，最好服药 4 h 后再哺乳，以减少 AZA/6-MP 进入新生儿体内。

（三）GCS

泼尼松和泼尼松龙在乳汁中的浓度很低，对新生儿影响较小，较为安全。为尽量减少乳汁中的药物浓度对婴儿的不良影响，建议服用 GCS 4 h 后再哺乳。

（四）CsA 和 FK506

CsA 哺乳期安全性的数据主要来源于移植治疗的患者。大量研究在乳汁中检出不同浓度的 CsA，暂无母乳喂养的婴儿发生不良事件。但 CsA 有改变胎儿细胞代谢的潜在不良影响，婴儿有可能出现高血压、肾毒性、恶性肿瘤等不良事件。CsA 不能用于哺乳期患者。乳汁中同样可检出 FK506，根据现有的少量资料不建议女性哺乳期继续使用 FK506。

（五）抗生素

甲硝唑和环丙沙星乳汁中检出量很低。目前缺乏哺乳安全性的临床资料，建议哺乳期妇女尽量避免使用，女性患者使用甲硝唑和环丙沙星时必须停止哺乳。

（六）MTX

MTX 可在乳汁中检出，而且会在婴儿体内积聚。MTX 有明显的致畸作用，对婴儿可能产生免疫抑制、中性粒细胞减少、潜在致癌性的不良影响。因此，MTX 禁止用于哺乳期女性。

（七）生物制剂

研究发现乳汁中含有零至微量的生物制剂，但目前普遍认为新生儿血循环检出的生物制剂含量是通过胎盘而不是乳汁进入新生儿体内的。目前仅有的少量研究发现哺乳期患者继续使用抗 TNF 生物制剂，其婴儿无不良事件发生。

根据现有的少量相关研究推测，哺乳期使用抗 TNF 生物制剂可能是安全的，哺乳期妇女必要时可在检测乳汁及新生儿血循环内的抗 TNF 抗体及药物浓度的条件下谨慎使用抗 TNF 生物制剂。

ECCO 对哺乳期 UC 治疗药物的安全性评定见表 16-2。

表 16-2　ECCO 对哺乳期 UC 治疗药物的安全性评定

安全	可能安全	未知是否安全	禁忌
口服 5-ASA	IFX		MTX
局部使用 5-ASA	ADA	环丙沙星	CsA
SASP	CZP	布地奈德	
GCS（服药 4 h 后）	AZA		
	6-MP		
	FK506		

第六节　特殊情况

一、UC 与性生活

关于 UC 是否影响患者性生活的研究结果相互矛盾。目前认为 UC 的症状和病情活动会影响患者的性生活，尤其是女性。女性更易出现性交痛、性欲低下和月经异常等不适。女性患者的性生活次数及性欲较男性患者明显下降。手术因素对 UC 女性患者性生活的影响结论不一致，部分研究报道 UC 女性患者术后性欲和性活动显著下降，而有的研究报道 UC 女性患者术后虽然性交痛明显增加，但性欲和性活动与术前无差别。UC 对男性患者的性生活影响则较小。一些手术尤其是盆腔手术，如 IPAA 术，会导致射精丧失或逆行性射精等罕见并发症，但总体而言男性患者术后依然维持正常的甚至增强了性功能，这可能与手术治疗改善了患者整体身体健康和心理健康，从而使患者性欲增加有关。

二、UC 与口服避孕药

目前已有一项大型前瞻性队列研究和多个病例对照研究提示，避孕药不影响 UC 病情活动度，但尚无研究分析 UC 是否影响避孕药的避孕疗效。类固醇类避孕药主要是在小肠部位吸收，吸收率决定避孕药的避孕效果。慢性炎症性疾病和腹泻患者通常出现消化道吸收功能障碍或肠内容物通过加快，可能会导致避孕失败。所以，UC 患者使用避孕药时避孕疗效可能下降。UC 患者服用避孕药后，若出现严重的呕吐或腹泻且症状持续超过 24 h，建议按药品说明书采取相应补救措施。

长期使用避孕药可能增加 UC 的患病风险。既往有文献提出一个假说，认为避孕药的某些成分通过引起胃肠道多部位的微血管栓塞的机制参与 UC 的发病，是否与避孕药中的雌激素和孕激素有关仍有待进一步研究。UC 患者发生血栓形成及血栓栓塞的风险比正常人高，类固醇类药物是最有意义的危险因素。类固醇类避孕药会增加血栓栓塞的发生风险，可能与避孕药诱导机体对活化 C 蛋白产生拮抗作用，升高促凝血蛋白（凝血因子 Ⅱ、Ⅶ 和纤维蛋白原）水平，降低抗凝血酶、S蛋白、组织因子途径抑制物和纤溶蛋白的水平，并增加凝血和纤溶活化标志物的含量机制有关。血栓形成与栓塞风险与避孕药使用时间相关。使用避孕药的第一年风险最高，尤其是凝血功能缺陷的女性患者。炎症可使凝血因子Ⅷ水平，促使血栓形成，所以UC患者是血栓形成和血栓栓塞的高危群体，临床上应根据患者具体情况综合考虑是否可以使用避孕药避孕。UC青少年女性患者若有系统性红斑狼疮病史、血栓栓塞史等血栓形成危险因素，应慎用类固醇类避孕药。

三、妊娠与血栓栓塞

妊娠妇女静脉血栓栓塞的发生风险较非妊娠妇女高4~6倍，是导致西方发达国家产妇死亡的首要原因。女性在产后6周内最易发生血栓栓塞。UC患者，尤其是病情处于活动期需住院治疗的患者，静脉血栓栓塞的发生风险高于正常人。研究发现住院治疗的UC妊娠妇女静脉血栓栓塞发生风险显著高于非UC妊娠女性（$OR=8.44$，95%CI：3.71~19.2）。使用预防剂量的低分子肝素可使内外科患者的血栓栓塞风险下降60%~70%。已有证据证明妊娠女性使用低分子肝素是安全且有效的。因此，强烈建议活动期或需住院治疗的UC妊娠患者使用预防剂量的低分子肝素，预防血栓栓塞的发生。所有女性患者在妊娠前及妊娠早期均需全面评估静脉血栓栓塞的发生风险。患者分娩后或因各种原因导致入院治疗时需再次评估静脉血栓栓塞的发生风险。

四、宫颈癌筛查

肾移植患者的HPV相关宫颈癌的发生率及艾滋病患者的宫颈上皮内瘤变（CIN）的发生率比正常人高。据此推测，使用免疫抑制药物治疗的UC患者宫颈癌和宫颈上皮内瘤变的发生风险可能会比正常人高。目前现有的研究结果相互矛盾。有的研究发现18%~42.5%IBD患者出现宫颈抹片检查异常，而正常人仅为5%~7%，进一步分析发现使用超过6个月免疫抑制剂患者发生宫颈抹片检查异常的风险高于使用其他药物治疗的患者（$OR=8.12$，95%CI：1.2~7.1），提示IBD增加患者宫颈上皮内瘤变的发生风险，且可能与免疫抑制剂的使用相关。而近期有两项大型病例对照研究却发现无论IBD患者是否使用免疫抑制剂治疗，其宫颈上皮内瘤变发生率无明显增加。全世界范围内尚未对 IBD 患者宫颈抹片检查达成共识，建议按照各国指南定期完善宫颈癌筛查检查，特别是使用免疫抑制剂治疗的患者，并对患者进行相关健康教育，提高患者对其潜在风险的认识。2012 年 NCCN 宫颈癌早期筛查指南见表 16–3。

表 16–3 2012 年 NCCN 宫颈癌早期筛查指南

年龄 / 岁	推荐筛查方法	筛查结果的处理	备注
< 21	不进行筛查		不适合进行 HPV 检测，ASC–US 者也不使用 HPV 检测
21 ~ 29	单独细胞学筛查，每 3 年 1 次	HPV（+）的 ASC–US 或 ≥LSIL：参考 NCCN 或 ASCCP 指南进行处理	对这一人群进行筛查不适合用 HPV 检测
		细胞学阴性或 ASC–US 但 HPV（–）：3 年后再进行细胞学检查	
30 ~ 65	HPV 和细胞学联合筛查，每 5 年 1 次	HPV（+）的 ASC–US 或 ≥LSIL：参考 NCCN 或 ASCCP 指南进行处理	一般不推荐单独使用 HPV 筛查
		HPV（+）、细胞学（–），可选择：①1 年后再次复查细胞学和 HPV；②行 HPV16 或 HPV16/18 检测：如 HPV16 或 HPV16/18（+），行阴道镜检查；如果 HPV16 或 HPV16/18（–），1 年后复查细胞学和 HPV	
		细胞学（–）或 ASC–US+HPV（+），5 年后再次联合筛查	
	单独细胞学筛查，每 3 年 1 次	HPV（+）的 ASC–US 或 ≥LSIL：参考 NCCN 或 ASCCP 指南进行处理	
		细胞学（–）或 HPV（–）的 ASC–US，3 年后宫颈涂片检查	
> 65	既往筛查结果连续阴性时可终止筛查		如果既往有 ≥CIN2 病史，至少进行 20 年的常规筛查
子宫切除术后的女性	不接受筛查		宫颈已切除并且 20 年内无 ≥CIN2 病史者可不筛查

续表

年龄／岁	推荐筛查方法	筛查结果的处理	备注
宫颈已切除并且 20 年内无≥CIN2病史者可不筛查		和无接种 HPV 疫苗者的筛查方式相同	

ASC-US：不典型鳞状细胞；LSIL：鳞状上皮内低度病变；NCCN：美国国立综合癌症网络；ASCCP：美国阴道镜及宫颈病理协会。注意：对于任何年龄的女性，不论使用何种方法，筛查都没有必要每年进行一次；单使用细胞学进行筛查时，鳞状上皮内病变的检出率更高，但腺体病变及腺癌的检出率有限，同时进行 HPV 检测可弥补这一不足。

几乎所有的人群流行病学调查和实验室研究均显示，HPV 感染是宫颈癌的主要病因，HPV 感染与宫颈癌高度相关，其相对危险度或危险度比值高达 250，人群归因百分比大于 90%，HPV 阴性者几乎不会发生宫颈癌。实验动物和组织标本研究还表明，HPV DNA 检测的病毒含量与宫颈病变程度成正相关，而且 HPV 感染与宫颈癌的发生有时序关系，符合生物学致病机制。这些证据都强有力地支持了 HPV 感染与宫颈癌之间的因果关系，均表明 HPV 感染是宫颈癌发生的必要病因条件。通常建议女性进行 HPV 疫苗接种预防宫颈癌。

2006 年欧洲开始出现 HPV6、11、16、18 型四价疫苗 Gardasil，现已获美国 FDA 批准上市。2007 欧盟委员会批准葛兰素史克公司的 HPV16、18型二价疫苗 Cervarix 上市。两种 HPV 疫苗都是高免疫原性，能给免疫功能正常者提供安全、高效（95%～100%）的 HPV 预防作用。HPV 疫苗通常在 12～14 岁女性发生性生活前接种。若错过或推迟接种，女性在 26 岁前尚无性生活史时可补种 HPV 疫苗。对于 Gardasil 四价疫苗，美国还建议用于12～14 岁男性青少年，26 岁前仍可补种 Gardasil。这两种疫苗是非活疫苗，可用于免疫功能不全的 UC 患者，最好是在使用免疫抑制剂前。最近有一项研究纳入 37 名 IBD 患者，其中 51%接受抗 TNF 药物治疗，49%患者则给予免疫抑制剂治疗。这 37 名 IBD 均给予 3 剂 Gardasil 疫苗接种，结果均产生了高免疫原性免疫作用，且无严重不良反应发生。Gardasil 为妊娠 B 级药物，动物实验中 Gardasil 对母鼠的交配能力、生育力都没有影响，均未观察到妊娠毒性或造成子代的不良反应，但妊娠期间母鼠血液中、近足月的胎儿血液中、子代断奶期及出生后 11 周的血液中均可检测到高浓度的 HPV 抗体，即代表这些抗体可透过胎盘及母乳传给子代。人类临床试验中未发现 Gardasil 对生殖、妊娠或婴儿具有不良的影响。同时 Gardasil 的临床试验中，总共有 995 位哺乳期母亲接种 Gardasil 或安慰剂，Gardasil 组与安慰剂组的母亲或母乳喂养婴儿的不良反应发生率无明显差别，授乳和没有授乳的妇女之间所产生的免疫应答类似。目前仍未知 Gardasil 引起的疫苗抗原或抗体是否会排泄在人类乳汁中，所以对哺乳期妇女予以 Gardasil 时应谨慎。现暂无动物实验及人类临床试验研究 Gardasil 对男性生育及其后代的影响。

Cervarix 已明确标明不建议用于孕妇，接种疫苗期间需采取避孕措施避孕。若出现意外妊娠，不需终止妊娠，后续剂量必须等产后再继续接种。

五、肠道准备

肠道准备是内镜检查的一个重要环节。与正常人一样，UC 孕妇在进行结肠镜、乙状结肠镜、胶囊内镜等检查前都需要使用泻药清洁肠道。目前无关于 IBD 患者妊娠期间使用泻药进行肠道准备的相关研究。一项纳入 22 843 名便秘孕妇使用泻药治疗的研究发现泻药不增加先天性畸形的发生风险。临床上有多种泻药可用于清洁肠道，临床医师需根据泻药的 FDA 分级及药物属性等选择最适合用于孕妇的泻药。

磷酸二氢钠的主要成分是磷酸盐，是一种渗透性泻药。FDA 分级为 C 级。研究发现该药可能会导致人体水电解质失衡，大部分患者使用后会出现低钾血症、低钙血症和高磷血症。所以不建议孕妇选择磷酸钠类泻药进行肠道准备。

柠檬酸镁是一种 FDA 妊娠分级为 B 级药物，偶尔用于治疗便秘或进行肠道准备是安全有效的，但长期使用会出现高镁血症、高磷血症、脱水等水电解平衡紊乱。

聚乙二醇溶液是一种非吸收性非分泌性等渗的口服肠道清洗液，改进了其他泻药影响水电解质平衡的副作用。聚乙二醇溶液口服后，其在人体肠道内吸收量甚少。FDA 分级为 C 级。由于孕妇使用聚乙二醇溶液的的研究资料有限，尚不清楚其妊娠安全性。根据现有资料认为孕妇使用后肠道清洁效果佳且耐受性好，是孕妇妊娠期间进行肠道准备的较佳选择。目前仅有一项便秘患者哺乳期使用泻药的研究，发现乳汁中不含任何泻药及其活性代谢产物。

六、镇静镇痛药

内镜检查时经常使用哌替啶镇痛和镇静。

哌替啶可快速通过胎盘屏障。两项分别纳入 268 名孕妇和 62 名新生儿的研究发现，妊娠早期暴露哌替啶无致畸作用。孕妇静脉注射哌替啶 1 h 内会出现胎儿心搏间歇期变化减少，提示可能存在胎儿宫内窘迫。哌替啶的这种不良作用是短暂可逆的，不会导致不良妊娠结局。美国儿科学会批准哺乳期妇女可使用少量的哌替啶。

孕妇分娩期间常使用芬太尼镇痛。虽然有个别病例报道称芬太尼可导致胎儿呼吸抑制、肌肉僵硬、阿片类依赖等不良事件，但普遍认为孕妇使用芬太尼是安全的。芬太尼可在乳汁中检出，但新生儿对其生物利用度很低，所以哺乳期妇女使用芬太尼是比较安全的。

越来越多的医师在内镜检查时使用丙泊酚进行麻醉。目前无妊娠早中期孕妇使用丙泊酚的大样本研究，所以不推荐孕妇妊娠早中期使用丙泊酚。少量丙泊酚分泌到母乳和初乳中，但含量很少，几乎可以忽略不计。

妊娠早期前 3 个月应避免使用苯二氮䓬类、地西泮和咪达唑仑。如内镜检查需使用上述药物时，常优先选择使用咪达唑仑。咪达唑仑可通过胎盘屏障，但孕妇口服、肌内注射或静脉注射咪达唑仑后，其胎儿血液中的咪达唑仑含量仅有孕妇的 1/3 ~ 2/3。同时，咪达唑仑可分泌至乳汁，建议若孕妇使用咪达唑仑 15 mg 以上，最好延迟 4 h 再哺乳，以减少乳汁中的咪达唑仑含量及对新生儿的不良影响。

（陈白莉　饶佩斯）

主要参考文献

［1］Gert V A，Axel D，Bernd B，et al. Second European evidence-based consensus on the diagnosis and management of ulcerative colitis Part 3：Special situations[J]. Journal of Crohn's and Colitis，2013，7（1）：1–33.

［2］Axel D，James O L，Andreas S，et al. Second European evidence-based consensus on the diagnosis and management of ulcerative colitis Part 2：Current management[J]. Journal of Crohn's and Colitis，2012，6（10）：991–1030.

［3］Axel D，Rami E，Fernando M，et al. Second European evidence-based consensus on the diagnosis and management of ulcerative colitis Part 1：Definitions and diagnosis[J]. Journal of Crohn's and Colitis，2012，6（10）：965–990.

第十七章

癌　变

由于慢性炎症的长期刺激，病程较长的 UC 患者可继发肠道癌变。UC 合并肠癌符合炎症组织 – 异型增生 – 癌变的演变规律。UC 患者发生肠癌的风险较非 UC 患者明显升高。Eaden 等所做的荟萃分析显示，UC 肠癌总的发生率为 3.7%；UC 患者起病 10 年、20 年及 30 年后累计结直肠癌发生率分别为 2%、8% 及 18%。

因此，对于病程较长的 UC 患者，必须进行监测，以及时了解是否癌变及癌变的程度，争取早期发现癌前病变和癌性病变，并及时行内镜治疗或外科手术治疗。

第一节　癌变的危险因素

UC 患者继发肠道癌变的危险因素包括：发病时间、病程长短、病变部位、病变范围、炎症持续性、继发病变、家族史。

广泛结肠型 UC 癌变危险性最高，其次是左半结肠型 UC，但直肠型并不会增加癌变危险性。

发病时间早的患者（发病年龄 < 20 岁）癌变危险性明显增高。

病程较长（超过 8 年）的 UC 患者癌变危险性明显增高。

有 UC 相关性 PSC 的患者癌变危险性明显增高，而且癌变时间明显提前。

肠道持续性炎症和结肠癌家族史均增加 UC 患者癌变危险性。

第二节 癌变的筛查与监测

一、筛查与监测

UC 患者癌症的监测方案以结肠镜检查为主，此外，还包括评估患者症状、药物使用和实验室检查和患者本人及家族疾病史。

在监测方案开始时，应行筛查性结肠镜检查，以再次评估病变的范围和确认不存在发育异常的病变。其后，在确定的间隔时间定期行结肠镜监测。结肠镜检查还包括运用内镜下的染色、放大和超声等技术对可疑病变进行定性和定量分析。

二、筛查与监测的目的

结肠镜监测有助于及时发现癌前病变和早期癌症，有利于改善预后，从而延长 UC 患者生存期。

三、初次结肠镜筛查

由于病程长短是 UC 患者继发癌症的主要危险因素之一，因此，UC 病程越长越应尽早行结肠镜筛查，通常是发病后 8～10 年即应进行肠镜筛查，合并 PSC 的 UC 应立即行结肠镜筛查，有继发肠癌高危因素的 UC 患者宜尽早行初次筛查。

由于病变范围也是影响癌变的高危因素，首次肠镜检查的目的还在于再次评估病变范围。

四、监测时间表

由于肠道黏膜从正常到癌症形成通常需要 2 年以上的时间，因此，UC 患者肠道癌症监测自 UC 患者起病 8 年起初次筛查，其后复查间隔时间不应长于 2 年。

对病程 8 年以上的广泛结肠型和病程 30 年以上的左半结肠型 UC 及直肠型 UC 患者，应行监测性结肠镜检查，至少 2 年 1 次，并做多部位活检。

对组织学检查发现有异型增生者，更应密切随访，如为高级别异型增生，一经确认应立即行内镜或手术治疗。

当 UC 患者合并 PSC 时，癌症发生的危险性不仅会特别高，而且癌症在疾病发展过程中较早发生（中位时间 2.9 年）。这类患者一旦明确 PSC 诊断，应立即开始监测，并每年最少一次监测性肠镜检查。

第三节　结肠镜检查

一、活检数量和部位

结肠镜监测除了常规内镜下观察外，在结肠镜检查全程还必须进行活检。

UC 合并肠癌符合炎症组织－异型增生－癌变的演变规律，而且通常是多位点同时发生癌变。因此，结肠镜检查时，最好全结肠每隔 10 cm 行黏膜活检，合理的活检方法是沿结直肠每隔 10 cm、4 个象限的随机活检，特别注意任何狭窄或隆起性损害的活检，以避免遗漏任何可疑的假性息肉，可疑病变区额外取活检。从结肠到直肠至少需要 33 处活检，才能达到 90% 的敏感性。

不可否认结肠镜监测能发现癌前病变和早期癌，但美国胃肠病学会制定的结直肠癌筛查指南认为，没有直接证据表明内镜监测能减少 IBD 的癌症死亡率。

目前欧美及国内的指南均建议在病变肠段应每隔 10 cm、4 个象限随机取材，即随机活检。但随机活检具有盲目性、损伤大、准确性差等缺点，而且大大增加了内镜医师和病理医师的工作量。因此，越来越多的内镜医师和病理科医师建议采用更有效的靶向活检，即定点活检。定点活检是在肠镜检查过程中运用染色、放大及超声技术，识别可疑的病变部位，并对可疑的病变部位进行定性和定量分析，必要时再活检。与随机活检相比，定点活检具有以下优点：取材准确，阳性率高，损伤小，减少内镜医师和病理医师工作量。

二、染色和放大内镜检查

由于常规肠镜检查及随机活检的局限性，在肠镜检查的同时，越来越多的内镜医师积极采用内镜下的染色、放大及超声技术，提高对 UC 合并癌变的检出率（见图 5–17）。

内镜下的染色包括化学染色和电子染色。化学染色结合放大可以突出结肠黏膜结构上的微小病变，从而提高结肠镜监测的效果，尤其是提高异型增生病变的检出率。电子染色包括 NBI 和 FICE，结合放大功能，不仅可以突出结肠黏膜结构上的微小病变，而且可以观察到黏膜层的微小血管结构，准确识别病变部位，鉴别肿瘤性和非肿瘤性病变，并可进一步判断肿瘤性病变的浸润深度，从而确定是否宜行内镜下治疗或外科手术治疗。

第四节 治 疗

结肠镜监测的最终目的在于检出结肠黏膜是否已经发生癌前病变（如异型增生）或已经癌变，从而为制定下一步的治疗方案提供依据。

一、异型增生的分级

异型增生（dysplasia），可分为 4 个级别：阴性 / 再生性上皮（negative/regenerating epithelium）；可疑异型增生（indefinite for dysplasia）；低级别异型增生（low-grade dysplasia）；高级别异型增生（high-grade dysplasia）。

如果由经验丰富的病理学家确认活检组织为可疑异型增生，则推荐 3~6 个月应行结肠镜检查监测，同时强化 UC 的治疗。

由于不同级别的异型增生病变发生癌症的风险是不一样的，异型增生的分级十分重要，不仅影响到癌症发生发展的敏感性和特异性，而且也直接影响下一步的治疗选择。因此，对 UC 患者的异型增生病变应予高度重视。

二、扁平性异型增生性病变的治疗

扁平性高级别异型增生应视同黏膜内癌，应直接切除病变肠段，并根据手术标本的病理学结果，酌情考虑是否需要进一步的化疗。

扁平性低级别异型增生病变，会使癌症发生危险性增加9倍，因此，具有扁平性低级别异型增生的患者也应行病变肠段切除，或3～6个月再次活检监测，并根据活检结果确定下一步的治疗。

三、隆起性异型增生性病变的治疗

具有异型增生的隆起性病变应首选 ESD 完整切除。

若组织学上隆起性异型增生完全切除，紧连着隆起性病变切除部位附近的扁平黏膜活检未见异型增生，同时，肠道其他部位未发现异型增生，则可以推迟结肠切除术。但是，此类患者应进行密切随访，最好在内镜治疗后的第1年的第3、6、9个月行结肠镜检查，以后每隔6～12个月检查1次。

若组织学上隆起性异型增生完全切除，紧连着隆起性病变切除部位附近的扁平黏膜活检有异型增生，则应追加外科手术切除病变肠段。

若无法行内镜下切除或异型增生见于周围扁平黏膜，则应直接行结直肠切除术。

第五节　化　学　预　防

有证据表明 UC 的积极有效的治疗能减少发生肠癌的危险性，长期规律服用 5-ASA 制剂可以降低结直肠癌的风险。

随机对照研究结果显示，规则的 5-ASA 制剂治疗 UC，可使的癌发生率降低75%。另一组研究表明氨基水杨酸类制剂治疗特别是 SASP，有明显的保护效应，其作用与疾病活动无关。长程服用氨基水杨酸类制剂患者发展为癌的风险明显低于停止治疗或不能坚持治疗的患者。此外，熊去氧胆酸能减少 UC 合并 PSC 患者发生癌的危险。有学者认为叶酸也有化学预防作用，但尚未被证明。

第六节　预　　后

CD 患者继发的肠癌常为多发，而且常由于免疫抑制剂的应用，进展较快，因此，较散发的肠癌预后差。

（李明松　龚伟　张强）

主要参考文献

［1］Gert V A，Axel D，Bernd B，et al. Second European evidence-based consensus on the diagnosis and management of ulcerative colitis Part 3：Special situations[J]. Journal of Crohn's and Colitis，2013，7（1）：1–33.

［2］Vito A，Marco D，Matthew D R，et al. European evidence based consensus for endoscopy in inflammatory bowel disease[J]. Journal of Crohn's and Colitis，2013，7：982–1018.

［3］Magro F，Langner C，Driessen A，et al. European consensus on the histopathology of inflammatory bowel disease[J]. Journal of Crohn's and Colitis，2013，7：827–851.

［4］Axel D，James O L，Andreas S，et al. Second European evidence-based consensus on the diagnosis and management of ulcerative colitis Part 2：Current management[J]. Journal of Crohn's and Colitis，2012，6（10）：991–1030.

［5］Axel D，Rami E，Fernando M，et al. Second European evidence-based consensus on the diagnosis and management of ulcerative colitis Part 1：Definitions and diagnosis[J]. Journal of Crohn's and Colitis，2012，6（10）：965–990.

第十八章

生 活 质 量

　　UC 是一种反复发作的慢性炎症性疾病，由于疾病长期存在及需要长期治疗，大部分患者最终会出现肠道结构和功能障碍，还有一部分病程较长的患者甚至会继发肠道肿瘤，不得不接受手术治疗。上述这些情况均不同程度地影响了 UC 患者的生长、发育、生育以及学习、工作和生活，导致 UC 患者生活质量随之不同程度地下降，部分患者甚至出现不同程度的精神及心理性疾病。因此，针对 UC 患者的治疗不仅要治疗 UC 本身，更重要的是要改善 UC 患者的生活质量，尽可能地使 UC 患者像正常人一样生长、发育、生育以及学习、工作和生活。

第一节　日常饮食

　　由于 UC 的发生本身与饮食关系密切，同时，UC 又主要累及消化道，尤其是累及小肠时，饮食的摄入、消化及吸收均会受到不同程度的影响，而且治疗 UC 的药物对饮食的摄入、消化及吸收也会产生不良影响，UC 患者常有营养不良，并且不利于病情缓解。因此，对 UC 患者应高度重视其日常饮食。

一、适宜的饮食

（一）低脂肪、适量蛋白质

　　由于高脂肪、高蛋白质食物改变了肠道菌群、较多的抗原易于诱导免疫反应，从而参与了 UC 的发生和发展。因此，日常饮食应避免高脂肪、高蛋白质食物，采用低脂肪和适量优质蛋白食物。适量优质蛋白的摄入有利于病变组织的修复。

（二）高膳食纤维

高膳食纤维饮食有利于恢复肠道正常的菌群，保持大便通畅，减少了大便中不良成分对消化道黏膜的不良刺激。但是，当 UC 处于活动期，尤其是有明显的腹泻及脓血便时，应以清淡易消化食物为主，不应进食过多的膳食纤维，甚至可以暂停摄入高膳食纤维一段时间。

（三）高维生素

UC 的发生与维生素的缺乏，尤其是 VD 的缺乏相关，而补充维生素则有利于 UC 的缓解。因此，应根据患者的具体情况，适量补充足够的维生素。

（四）清淡易消化

由于 UC 主要累及消化道，同时还由于药物的副作用，UC 患者的饮食摄入、消化及吸收均受到不同程度的影响。为保证 UC 患者的营养均衡，减少饮食对消化道的不良刺激，应给予可口、清淡及易消化的食物。

二、不宜的饮食

（一）粗糙食物

由于 UC 患者消化道存在不同程度的损伤，粗糙的饮食不利于消化和吸收，并且还会因为粗糙的饮食本身及继发的腹泻加重消化道黏膜的损伤。

（二）海产品和牛奶

海产品和牛奶，尤其是生的海产品和牛奶含有大量的蛋白质，这些蛋白质作为抗原可诱导变态反应，从而诱发或加重 UC 患者消化道黏膜损伤。同时，还由于中国人对海产品和牛奶等生蛋白不耐受，海产品和乳制品饮食更容易导致 UC 的复发或病情加重。

（三）刺激性食物

辛辣等刺激性食物会直接损伤消化道黏膜，尤其是已损伤的消化道黏膜，同时还刺激肠蠕动和黏膜分泌，诱发或加重腹泻，从而诱发或加重 UC 病情。

（四）油腻食物

由于 UC 患者消化道结构和功能有不同程度的损伤，进食油腻的食物将会导致 UC 患者消化及吸收不良。因此，UC 患者不能耐受油腻食物。

三、中国传统饮食

（一）日常饮食

改革开放前，我国 UC 的发生率非常低，其中一个重要的原因可能就是得益于中国传统的日常饮食。中国传统饮食的特点是：清淡易消化，膳食纤维丰富，高蛋白质和高脂肪食物较少。中国传统饮食的这些特点与中国 UC 发生率低相关，也有利于 UC 患者的康复，并能减少复发是一致的，同时也与现代医学所发现的 UC 的发生机制是吻合的。

（二）补品

在中国传统饮食中，有一类饮食属于补品，如人参、灵芝、鹿茸等。这类饮食通过增强机体免疫功能而达到滋补作用。由于 UC 发生的重要机制是免疫过激，因此，这类饮食常诱发或加重 UC，UC 患者不宜食用。

（三）祛湿降火的食物

在中国传统的饮食中，还有一类饮食具有祛湿、降火功能。这类饮食能够缓解 UC，其可能的机制是调节 UC 患者的免疫状态，从而缓解 UC。

四、洋快餐

欧美等西方国家 UC 高发的重要原因是西方式的生活方式，尤其是高脂肪和高蛋白质饮食，而洋快餐则是西方饮食的典型代表，不仅具有高脂肪和高蛋白质的特点，而且还含有高浓度的糖、色素和咖啡因。此外，洋快餐还包括大量的高温油炸食物。这些西方式食物的流行和欧美国家 UC 的高发是一致的。

近 20 年来，这些洋快餐大量涌入中国，而这个时期，正是中国 UC 发生率急剧攀升的重要时期，它们之间已有明确的相关性，必须引起我们的高度重视。抵制洋快餐，推广中国传统饮食对于控制我国 UC 及 CD 的发生、发展和治疗具有重要意义。

第二节　日 常 活 动

对于轻中度的 UC 患者，只要体力许可，正常的日常活动并不受限制，包括适当强度的工作和学习，甚至可以参加一些适度的户外活动和体育活动。是否参加剧烈的体育活动取决于患者当时自身的体力，但是较重的 UC 患者不应进行剧烈的体育活动。

对于轻中度的 UC 患者，在做好充分准备的基础上，参加正常的社交活动完全没有任何问题。这些准备工作包括备齐并带足必要的药品，了解社交场所及其附近是否有卫生间并带足必要的卫生用品。适当的社交活动不仅是正常生活的一部分，而且良好的氛围和愉悦的心情对 UC 本身也是有益的。但是，社交场所的饮食必须高度警惕，千万不要因为情绪高涨或友人的劝诱而暴饮暴食，同时也不要通宵狂欢，否则会诱发或加重病情。

有节制、有规律的生活永远是所有 UC 患者应该遵循的，即使处在缓解期。

第三节　心理健康

UC 的发生与精神和心理因素相关。同时，作为一种目前尚不能治愈的反复发作的慢性疾病，长期的疾病状态也会导致 UC 患者精神和心理异常。因此，UC 患者常有不同程度的精神和心理障碍。

一旦 UC 的诊断成立，对任何人来说都是一个重大的打击，尤其是对儿童，这种打击更是糟糕。大部分人遭遇到 UC 的时候往往表现出一定程度的不安和消沉。多达 50% 的 UC 患儿会变得消沉，有时候各种各样的治疗方案可能使得情况更严重，比如说，一些药物如 GCS 的副作用可能影响患者的精神和情绪。但是，对于任何一名 UC 患者，首先自己对 UC 要有一个清醒的认识，既要了解 UC 的复杂性和长期性，又要坦然地面对现实。如果不能坦然的面对现实，只会使 UC 雪上加霜。

UC 患者与家人、朋友、主管医师及其他 UC 患者的交流非常重要，尤其是家人的理解、关心和支持极其重要，不仅有助于 UC 的诊断和治疗，也有助于缓解紧张和压力，让 UC 患者有勇气、有能力去面对 UC 的挑战，去规划新的学习、工作和生活。

大部分 UC 患者通过与家人、朋友、主管医师及其他的 UC 患者的交流，其精神和心理上的异常都会有不同程度的缓解，因而不需要咨询心理科或精神科医师，也不需要心理或精神治疗。但是，仍有少部分 UC 患者可能出现严重的心理或精神上的异常。此时，必须及时咨询心理科或精神科医师，并按照心理科或精神科医师的建议，给予必要的心理或精神治疗。

虽然 UC 患者必须应对严峻的挑战，但是，大部分 UC 患者没必要抛弃自己喜欢的或是梦想要做的事情。向别人学习应对 UC 的策略，并与别人分享自己的相关知识，无论是活动期还是缓解期，严格遵照医嘱进行治疗，保持积极向上的心态，这是最基本的也是最好的处方。

西方文化功利思想浓厚，追求享受，纵情声色犬马，物欲横流，这可能与西方 UC 高发有一定的相关性，也不利于 UC 的康复。中国传统文化讲求清心寡欲、修身养性，所谓宁静以明志、淡泊以致远，这些对 UC 无疑是有益的。因此，UC 患者在寻求积极的医学治疗的同时，应在精神上提高中国传统文化的素养，追求宁静和淡泊的思想境界，从容而坦然面对尘世中的一切，包括 UC。

虽然 UC 是一种严重的慢性病，但它并不致命。带着它生活的确具有挑战性，但是大部分 UC 患者仍能够拥有丰富多彩的人生。而且，随着 UC 诊断和治疗经验的逐步积累，以及新一代疗效更好、副作用更少的药物的不断出现，尤其是新一代生物药物的出现，UC 的治疗效果会越来越好，大部分 UC 患者可以长期处于缓解期，完全可以像正常人一样学习、工作和生活，也可以像正常人一样生长、发育和生育。

第四节 资　料

UC 为终身性疾病，具有反复发作的特点，UC 患者全程要经过多次甚至无数次的各种检查，会产生大量的资料。UC 患者收集、整理和保存这些资料，并在每次就诊时把所有的资料随身携带不仅有利于医师及时做出准确和客观的判断，制订更加合理的治疗方案，而且也有助于患者避免不必要的检查，从而减少患者痛苦，减轻患者及其家人的经济负担。

有能力对 UC 进行诊断和治疗的医院，尤其是 IBD 诊疗中心，有责任和义务建立相应的管理系统，对每一位 UC 患者所有的资料进行收集、整理，并应及时追踪、随访每一位 UC 患者。这样做的好处是便于我们开展 UC 基础和临床研究，积累经验和教训，从而更好地为以后的 UC 患者提供更优质的诊断和治疗。

IBD 诊疗中心的管理系统包括软件系统和专职人员。专业的管理系统对于提高我们的 IBD 临床诊断和治疗水平及提高 IBD 基础研究水平无疑是有益和必要的。

第五节　有　效　沟　通

UC 的病程是一个漫长的历程，UC 患者及其家属将承受巨大的精神和肉体上的痛苦。因此，UC 患者及其家属需要沟通。

首先，UC 患者需要与其家属进行充分的沟通。这种沟通更有多一份的亲情、理解和关心，能够给患者带来更多心灵上的慰藉，能够缓解 UC 患者及其家属精神上的压力和痛苦，有利于 UC 患者病情的缓解。

其次，UC 患者及其家属需要与主管医师建立并保持密切而充分的沟通。这种沟通不仅有利于医师及时了解 UC 患者的病情，从而及时制订或调整治疗方案，更重要的是，UC 患者能够从主管医师那里得到及时而充分的指导，包括对治疗方案和日常生活的指导，有利于减少 UC 的复发和恶化。

此外，UC 患者之间的沟通也具有不可估量的作用。UC 患者之间能够进行更充分、更有效的沟通，正所谓同病相怜、感同身受。这种沟通更有感染力和说服力，能够相互鼓励，彼此扶持，面对挑战，共同走过艰难的历程。

令人欣慰的是，我国 IBD 患者已经自发地建立了大量的相关网站、微信群和 QQ 群，我国各大 IBD 治疗中心也纷纷建立了自己的网站和主页。毫无疑问，这些新型通讯技术的应用对于我国 IBD 事业的发展具有无法估量的推动作用。

自 2012 年以来，南方医院消化科率先建立了每年一度的医患论坛，广邀 UC 患者和 IBD 专家共聚一堂，通过众多 UC 患者与 IBD 专家的现场直接交流，充分交换信息，形成了 UC 患者和 IBD 专家间的良性互动，不仅加深了患者对疾病的认识和理解、增强了患者应对 UC 挑战的信心、提高了患者对治疗的依从性，而且有利于 IBD 专家知道患者在想什么、在做什么以及他们的痛苦所在、希望所在，从而制订更加合理和人性化的诊断和治疗方案，同时，对 UC 的基础和临床研究也有良好的促进作用。

第六节　优 化 管 理

　　IBD 从诊断到治疗极其复杂，要兼顾规范化和个性化，同时还要根据病情的具体变化及时调整诊断和治疗方案。IBD 的治疗不仅是在医院内，而且更多的是在医院外。IBD 的病程漫长，会伴随患者终身，严重影响患者学习、工作和生活以及生长、发育和生育。因此，IBD 的诊断和治疗是一个复杂的系统工程，必须进行有效的管理，尽可能地改善患者的生活质量。

　　在国家层面，应对 IBD 予以高度重视。建立相关的专业机构，从国家公共卫生的角度和层面制定相应的政策和规划，组织人力、物力和财力对 IBD 的基础和临床进行重点研究。建立国家级数据库，对每一位 IBD 患者进行登记和管理。基于我国 IBD 流行病学调查结果，制定相应的国家公共卫生政策，对于减少我国 IBD 的发生有重要意义，尤其是要关注我国饮食结构改变、药物滥用和环境恶化所造成的不良影响。

　　在全国主要中心城市的顶级医院建立基于多学科协作的 IBD 诊疗中心，对 IBD 进行综合性的诊断和治疗，确保 IBD 患者身心健康。

　　作为 IBD 治疗中心，其职能应该包括以下内容：首先应有专职的医师和护士，确保 IBD 诊断和治疗的专业性；强调多学科协作，确保 IBD 患者能够得到规范化和系统性诊断和治疗；重视早期诊断和优化治疗，尽可能维持患者胃肠道结构和功能，减少患者的残障率；及时考虑并实施手术治疗不仅是必要的，而且是改善预后甚至是拯救生命的重要步骤；营养治疗应受到高度重视，因为营养治疗不只是纠正营养不良，而且是 IBD 治疗的重要内容之一；及时有效的随访和监测对于提高疗效、改善预后有重要意义；加强沟通和互动，不只是医患之间，患者之间的沟通同样重要；重视患者院外治疗和生活管理；协助 IBD 患者及其家人认识并接受活动期的诱导缓解治疗和缓解期的维持缓解治疗同样重要；指导 IBD 患者有规律有节制地生活，理解日常饮食和活动对 IBD 的病程有直接影响；建立 IBD 数据库，确保 IBD 患者资料的完整性和连续性；同步开展 IBD 的基础研究和临床研究；加强国内外有关 IBD 的合作与交流；建立制度化的培训中心，加强 IBD 基础和临床知识的普及和提高。

　　IBD 的优化管理不只是政府的责任和义务，同时也是医师和护士的责任和义务。此外，还必须有 IBD 患者和家属的积极参与。只有多方面的齐心协力，才能真正做到对 IBD 的优化管理，才能改善 IBD 患者的预后，提高患者的生活质量。

（李明松　巩兰波　王志青）

主要参考文献

［1］Alexis P，Millie D L. A clinical review of recent findings in the epidemiology of inflammatory bowel disease[J]. Clinical Epidemiology，2013：5237–5247.

［2］Ashwin N A. Environmental risk factors for inflammatory bowel disease [J]. Gastroenterology & Hepatology，2013，9（6）：367–374.

［3］Heiner B，Angela B，Achim B，et al. Critical review：Vegetables and fruit in the prevention of chronic diseases[J]. Eur J Nutr，2012，51：637–663.

［4］Albenberg L G，Wu G D. Diet and the intestinal microbiome：Associations，functions，and implications for health and disease[J]. Gastroenterology，2014，146（6）：1564–1572.

［5］Owyang C，Wu G D. The gut microbiome in health and disease[J]. Gastroenterology，2014，146（6）：1433–1436.

［6］Lindsey G A，James D L，Gary D W. Food and the gut microbiota in inflammatory bowel diseases：A critical connection[J]. Curr Opin Gastroenterol，2012，28：314–320.

［7］Gert V A，Axel D，Bernd B，et al. Second European evidence-based consensus on the diagnosis and management of ulcerative colitis Part 3：Special situations[J]. Journal of Crohn's and Colitis，2013，7（1）：1–33.

［8］Axel D，James O L，Andreas S，et al. Second European evidence-based consensus on the diagnosis and management of ulcerative colitis Part 2：Current management[J]. Journal of Crohn's and Colitis，2012，6（10）：991–1030.

［9］Axel D，Rami E，Fernando M，et al. Second European evidence-based consensus on the diagnosis and management of ulcerative colitis Part 1：Definitions and diagnosis[J]. Journal of Crohn's and Colitis，2012，6（10）：965–990.

郑重声明

高等教育出版社依法对本书享有专有出版权。任何未经许可的复制、销售行为均违反《中华人民共和国著作权法》，其行为人将承担相应的民事责任和行政责任；构成犯罪的，将被依法追究刑事责任。为了维护市场秩序，保护读者的合法权益，避免读者误用盗版书造成不良后果，我社将配合行政执法部门和司法机关对违法犯罪的单位和个人进行严厉打击。社会各界人士如发现上述侵权行为，希望及时举报，本社将奖励举报有功人员。

反盗版举报电话　　（010）58581897　58582371　58581879

反盗版举报传真　　（010）82086060

反盗版举报邮箱　　dd@hep.com.cn

通信地址　北京市西城区德外大街4号　高等教育出版社法务部

邮政编码　100120